JN417429

지역사회 보건간호학 II

Community ***Health Nursing***

지역사회보건간호학II
Community Health Nursing

2023년 2월 20일 1판 1쇄 인쇄
2023년 3월 2일 1판 1쇄 발행

지은이 | 최애숙 · 임은실 · 권문희 · 김동옥 · 범은애 · 송혜영 · 이건아 · 이영주 · 이혜경 · 정명희 외 공저
펴낸이 | 김진환
펴낸곳 | 학지사메디컬 HAKJISA MEDICAL
04031 서울특별시 마포구 양화로 15길 20 마인드월드빌딩
대표전화_ 02-330-5188 팩스_ 02-326-0338
등 록 | 2010년 2월 8일 제313-2010-36호
메 일 | hakjisamd@hakjisamd.co.kr
홈페이지 | http://www.hakjisamd.co.kr

ISBN 979-11-92867-34-2 94510(세트)
979-11-92867-35-9 94510(1권)
979-11-92867-36-6 94510(2권)

가 격 | 72,000원(세트) / 36,000원(1권) / 36,000(2권)

· 저자와의 협약으로 인지는 생략합니다.
· 이 책을 무단 전재 또는 복제 행위 시 저작권법에 따라 처벌을 받게 됩니다.

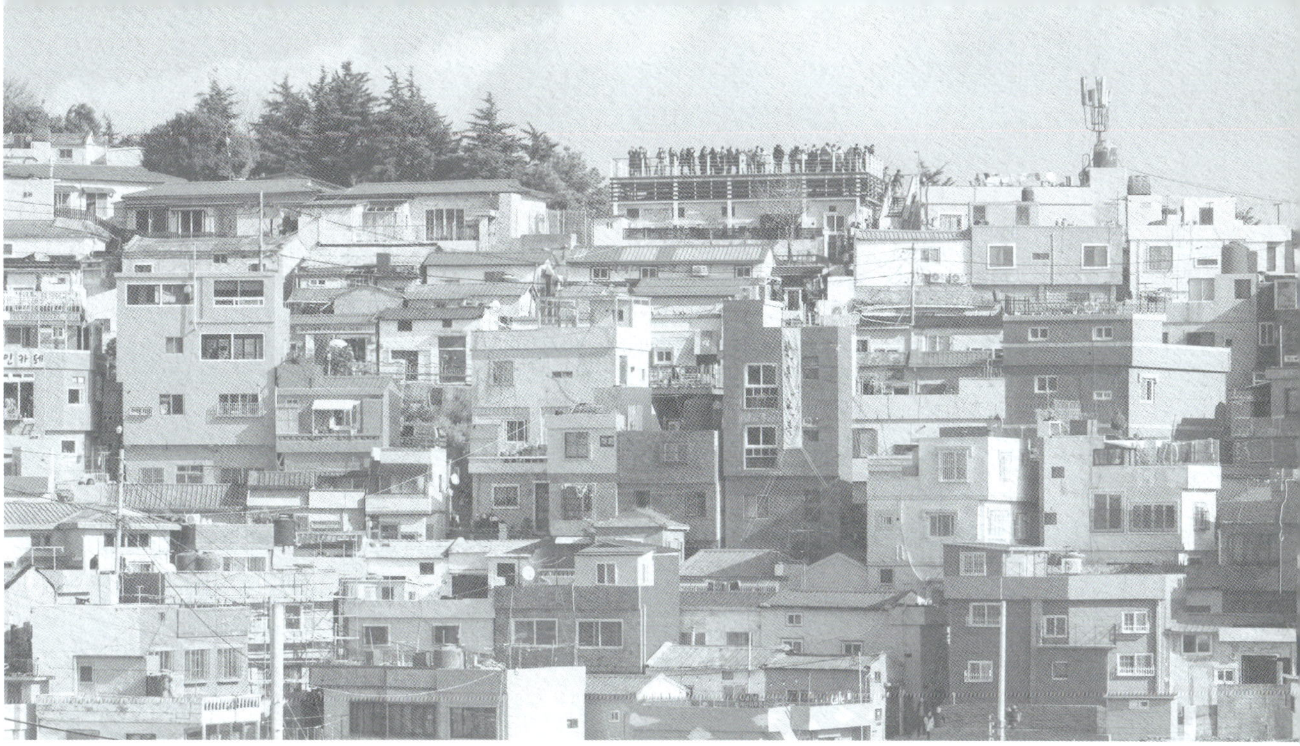

지역사회 보건간호학 II

최애숙 · 임은실 · 권문희 · 김동옥 · 범은애 · 송혜영 · 이건아 · 이영주 · 이혜경 · 정명희 외 공저

Community
Health Nursing

학지사메디컬
HAKJISA MEDICAL

저자소개 Community Health Nursing

대표저자

최애숙 백석문화대학교

임은실 대구보건대학교

편집위원

권문희	경동대학교	이건아	청주대학교
김동옥	경북보건대학교	이영주	김천대학교
범은애	백석문화대학교	이혜경	공주대학교
송혜영	우석대학교	정명희	영진전문대학교

집필진

강태화	경북보건대학교	이영주	김천대학교
권문희	경동대학교	이지수	김천대학교
김경숙	강서대학교	이현주	우석대학교
김동옥	경북보건대학교	이혜경	공주대학교
범은애	백석문화대학교	임은실	대구보건대학교
송혜영	우석대학교	정명희	영진전문대학교
이건아	청주대학교	최애숙	백석문화대학교

현대 사회는 급격하게 변화하고 있으며, 우리나라가 겪고 있는 저출산, 고령화, 만성퇴행성환자 및 보건의료취약계층의 증가, 건강 불평등 보건의료계에 나타나고 있는 근본적인 문제를 극복하기 위해 보건의료체계 또한 정책적 · 제도적 · 재정적 및 사회적 차원에서의 다양하고 신속한 대처가 필요한 시대가 되었다. 이러한 변화에 대응하기 위해 보건의료정책은 건강수명연장, 건강형평성을 제고하여 지역사회의 모든 사람이 평생건강을 누리는 사회를 추구하며, 국가 정책에 건강을 우선적으로 반영하여 관련된 모든 부문의 연계를 강조하고 있다.

지역사회간호사는 시대적인 요구에 부응하기 위해 국민의 질병예방과 건강증진 및 삶의 질 향상에 중점을 둔 적합한 지역사회간호실무능력을 갖춘 전문인으로 훈련되어야 할 것이다. 또한 지역사회간호사가 되기 위해 학생간호사는 졸업시점에 요구되는 학습성과를 달성해야 한다. 이를 위해 지역사회간호의 기초지식뿐 아니라 사례중심의 종합적 자료분석 능력, 의사결정능력, 창의력, 비판적 사고와 논리적 추론 능력 등을 키우고, 자기주도적 학습훈련을 해야 하므로 이에 적합한 학습전략 개발이 요구되고 있다.

본 교재는 지역사회간호학회 학습목적인 "사회적 건강결정요인에 대한 이해와 국제보건의 추세를 배경으로 하여 지역사회와 인구집단의 건강수준을 향상시키고, 비용효과적인 보건의료를 제공하며 지역사회의 역량을 강화하는 데 기여할 수 있도록 필수적인 실무능력을 갖춘다."에 근거하여 총 4부 13개장으로 구성하였다. 또한 건강정책과 보건환경의 변화에 따라 개정된 국가보건정책 및 법적 내용을 반영하였으며, 각 영역별로 최신 정보를 바탕으로 새롭게 구성하였다.

강의와 실습지도, 연구 등으로 시간이 부족함에도 불구하고 원고 집필에 참여해 주신 교수님들과 편집위원들의 노고에 깊은 감사의 뜻을 전한다. 수차례 검토작업을 통하여 수정 · 보완하였으나 여전히 미흡한 부분이 있으리라 본다. 소중한 피드백을 부탁드리며, 앞으로 지역사회간호학의 질 향상에 도움이 되도록 수정 · 보완해 나갈 예정이다. 마지막으로 본 저서가 나올 수 있도록 지원해 주신 학지사메디컬 김진환 사장님과 임직원 여러분께 진심으로 감사의 마음을 전한다.

2023년 2월
편집위원 일동

UNIT 1 지역사회간호 요구사정

CHAPTER 1 지역사회간호와 보건정책 _ 3

제1절 지역사회와 건강 _ 4

1. 지역사회 개념 _ 4
2. 지역사회간호 _ 8

제2절 지역사회간호의 역사 _ 15

1. 공중보건과 지역사회보건 개념 _ 15
2. 지역사회간호의 역사 _ 20
3. 국외 지역사회간호의 역사적 변화과정 _ 23

제3절 보건정책과 보건의료관련법 _ 28

1. 보건정책 _ 28
2. 보건의료관련법과 지역사회간호실무 _ 34
3. 건강증진종합계획 _ 37

제4절 보건의료전달체계의 이해 _ 43

1. 우리나라의 보건의료전달체계 _ 43
2. 외국의 보건의료전달체계 _ 46
3. 보건의료전달체계와 지역사회간호사 _ 48
4. 보건의료체계의 구성요소 _ 48
5. 보건의료행정조직 _ 50
6. 진료비 지불보상제도 _ 54
7. 사회보장제도 _ 57
8. 의료보장 _ 61

차례

제5절 국제보건의 이해 _ 67

1. 국제보건의 정의 _ 67
2. 국제보건기구 _ 67
3. 국제보건과 간호 및 보건의료서비스 _ 70

CHAPTER 2 지역사회간호와 건강형평성 _ 79

제1절 지역사회와 건강 _ 80

1. 건강의 개념 _ 80
2. 건강의 결정요인 _ 81
3. 건강-질병 연속성과 적정기능수준 _ 84
4. 건강권과 건강형평성 _ 86

제2절 문화적 다양성과 지역사회간호 _ 91

1. 다문화사회 _ 91
2. 다문화사회의 우리나라 건강정책 _ 97
3. 다문화 관련법 _ 106
4. 다문화사회의 건강특성 _ 108
5. 다문화가족의 지역사회간호 _ 110

CHAPTER 3 역학과 보건통계 _ 121

제1절 역학의 이해 _ 122

1. 역학의 정의 및 목적 _ 122
2. 역학의 역사적 배경 _ 124

제2절 질병의 자연사와 예방수준 및 관리 _ 128

1. 질병발생의 다요인설 _ 128
2. 질병발생의 역학적 모형 _ 132
3. 질병의 자연사와 예방수준 _ 136

제3절 역학의 측정지표 _ 138

1. 역학의 측정지표 종류 _ 138
2. 집단검진 _ 146
3. 건강과 질병의 진단 _ 147
4. 신뢰도 _ 150

제4절 역학적 연구방법 _ 151

1. 감염병 역학조사 _ 151
2. 기술역학 _ 159
3. 분석연구 _ 162
4. 실험연구 _ 167

제5절 보건통계 활용 _ 168

1. 서술통계 _ 168
2. 추론통계 _ 175

CHAPTER 4 지역사회간호과정 _ 183

제1절 지역사회보건간호이론 _ 184

1. 체계이론 _ 184
2. 기획이론 _ 187
3. 뉴만의 건강관리체계이론 _ 190
4. 오렘의 자가간호이론 _ 195
5. 로이의 적응이론 _ 200

제2절 간호과정 _ 204

1. 간호사정 _ 204
2. 간호진단 _ 209
3. 간호계획 _ 218
4. 간호수행 _ 232
5. 간호평가 _ 272

제3절 지역사회간호과정 적용 _ 278

1. 자료수집 _ 278
2. 간호진단 및 우선순위 설정 _ 285
3. 지역사회간호계획 _ 286
4. 수행과 평가 실시 _ 288

UNIT 2 보건사업기획

CHAPTER 5 보건사업기획 _ 295

제1절 보건기획의 개요 _ 296

1. 보건사업기획의 이해 _ 296
2. 보건사업기획 모형 _ 298
3. 보건사업기획 과정 _ 305

제2절 지역사회보건간호사업의 질 관리 _ 321

1. 질 관리의 개념 _ 321
2. 질 관리의 접근방법 _ 324
3. 질 관리의 평가방법 _ 326
4. 질 관리를 위한 전략 _ 326
5. 질 관리의 수행질사 _ 328
6. 질 관리의 평가 _ 330

UNIT 3 인구 집단별 건강증진 및 유지

CHAPTER 6 일차보건의료 _ 337

제1절 일차보건의료의 이해 _ 338

1. 개념 _ 338
2. 일차보건의료의 특성 _ 338
3. 일차보건의료의 철학 및 접근전략 _ 339
4. 일차보건의료의 필수서비스 내용 _ 341
5. 우리나라의 일차보건의료 _ 341

제2절 공공보건기관의 기능과 역할 _ 342

1. 보건소 _ 342
2. 보건지소 _ 353
3. 건강생활지원센터 _ 354
4. 보건진료소 _ 355

차례

CHAPTER 7 건강증진사업 _ 359

제1절 건강증진 _ 360

1. 건강증진의 개념 _ 360
2. 건강증진의 역사적 배경 _ 361
3. 건강증진 관련 이론 _ 365
4. 건강증진사업 _ 374
5. 통합건강증진사업 _ 380
6. 건강증진을 위한 간호사의 역할 _ 383
7. 인구집단별 건강증진사업 _ 385

제2절 보건교육 _ 389

1. 보건교육의 이해 _ 389
2. 보건교육 담당자 _ 391
3. 보건교육 관련이론 _ 393
4. 보건교육프로그램 개발 _ 404

제3절 보건교육수행 _ 438

1. 교육활동 _ 438
2. 대상자별 수행전략 _ 440

제4절 보건교육평가 _ 443

1. 평가의 개념 _ 443
2. 평가과정 _ 444
3. 평가유형 _ 444

CHAPTER 8 가족보건간호 _ 453

제1절 가족의 이해 _ 454

1. 가족간호의 정의 _ 454
2. 가족의 특성 _ 455
3. 가족의 구조와 기능 _ 456
4. 가족생활주기 _ 458

제2절 가족 관련 이론 _ 462

1. 가족체계이론 _ 462
2. 상징적 상호주의 이론 _ 463
3. 구조-기능주의 이론 _ 464
4. 가족발달이론 _ 464

제3절 가족간호과정 _ 465

1. 가족간호의 대상 _ 465
2. 가족간호과정 _ 466

제4절 우리나라 가족 _ 482

1. 가족간호사정 _ 482
2. 가족간호진단 _ 490
3. 가족간호계획 _ 491
4. 가족간호수행 _ 492
5. 가족간호평가 _ 492

제5절 취약가족과 간호 _ 493

1. 저소득가족 _ 493
2. 만성질환자 가족 _ 494
3. 다문화가족 _ 494

차례

CHAPTER 9 생활터별 보건간호사업 _ 499

제1절 학교보건의 이해 _ 500

1. 학교보건의 이해 _ 500
2. 학생건강관리 _ 513
3. 학교보건실운영 _ 540

제2절 산업보건의 이해 _ 545

1. 산업간호의 이해 _ 545
2. 직업건강간호과정 _ 562

제3절 사고예방 _ 572

1. 산업피로 _ 572
2. 산업재해 _ 574

제4절 작업환경관리 _ 587

1. 유해물질의 허용기준 _ 587
2. 물질안전보건자료 _ 588
3. 작업환경관리의 기본원리 _ 590
4. 유해물질의 관리 _ 598

제5절 근로자의 건강관리 _ 602

1. 건강진단 _ 602
2. 직업병 _ 612
3. 직업성 질환관리 _ 616

CHAPTER 10 인구 및 생애단계별 보건간호사업 _ 643

제1절 인구현상의 이해와 인구정책 _ 644

1. 인구의 개요 _ 644
2. 인구이론 _ 645
3. 인구통계 _ 649
4. 인구구조 _ 652
5. 우리나라 인구구조의 변화 _ 655
6. 우리나라 인구정책 _ 656

제2절 모자보건사업 _ 661

1. 모자보건사업의 개요 _ 661
2. 모자보건사업 관련 현황 _ 665
3. 모자보건 정책 _ 669
4. 모성보건 관리 _ 675
5. 영유아보건사업 _ 681
6. 영유아 건강관리 _ 682

제3절 노인보건사업 _ 691

1. 노인보건의 개요 _ 691
2. 노인장기요양보험제도 _ 697
3. 우리나라 노인보건복지서비스 종류 _ 705

차례

CHAPTER 11 지역사회보건간호사업 _ 725

제1절 감염성질환 관리사업 _ 726

1. 감염병의 개념 _ 726
2. 감염병의 자연사 _ 726
3. 감염병의 발생과정 _ 728
4. 감염병 예방 및 관리 _ 733
5. 법정감염병 _ 734
6. 감염성질환 관리를 위한 지역사회간호사의 역할 _ 741

제2절 만성질환관리사업 _ 742

1. 만성질환의 개념 _ 742
2. 만성질환의 특성 _ 743
3. 만성질환의 감시체계 _ 744
4. 만성질환의 위험요인 _ 745
5. 만성질환관리의 필요성 _ 746
6. 우리나라의 만성질환관리사업 _ 747
7. 만성질환관리를 위한 접근 _ 751

제3절 방문건강관리사업 _ 753

1. 방문건강관리사업의 개요 _ 753
2. 방문건강관리사업의 내용 _ 754

제4절 재활간호사업 _ 763

1. 재활간호의 개념 _ 763
2. 우리나라 지역사회중심재활사업의 실제 _ 769

UNIT 4 안전과 환경관리

CHAPTER 12 환경보건관리 _ 795

제1절 환경과 건강의 이해 _ 796

1. 환경이 정의 _ 796
2. 환경보존을 위한 다양한 논의 _ 796
3. 환경문제 _ 798
4. 국내 환경보건정책 _ 806
5. 환경영향평가 _ 806
6. 건강영향평가 _ 809
7. 환경보존을 위한 대책 _ 810

제2절 환경이 건강에 미치는 영향 _ 812

1. 기후의 이해 812
2. 온열조건 _ 813
3. 온열지수 _ 816
4. 대기와 건강 _ 819
5. 물과 강 _ 843
6. 식품과 건강 _ 862
7. 주거와 건강 _ 883
8. 폐기물과 건강 _ 891
9. 토양과 건강 _ 899

제3절 환경보건과 간호사의 역할 _ 903

1. 환경유해요인 노출 가능집단 파악 _ 903
2. 환경사정 _ 903
3. 환경보건 관련 위해 의사소통의 주요역할 _ 904
4. 환경보건자원 파악 및 의뢰 _ 904
5. 환경보건교육 _ 905

차례

CHAPTER 13 재난관리 _ 909

제1절 재난의 이해 _ 910

1. 재난의 개요 _ 910
2. 재난관리 _ 920
3. 재난간호 _ 921

제2절 재난예방 및 대응 _ 923

1. 재난단계별 간호 _ 923
2. 재난상황에서 간호사의 역할 _ 937

제3절 재난구호활동 _ 942

1. 국제적 협조의 필요성 _ 942

찾아보기

Community Health Nursing

CHAPTER 8

가족보건간호

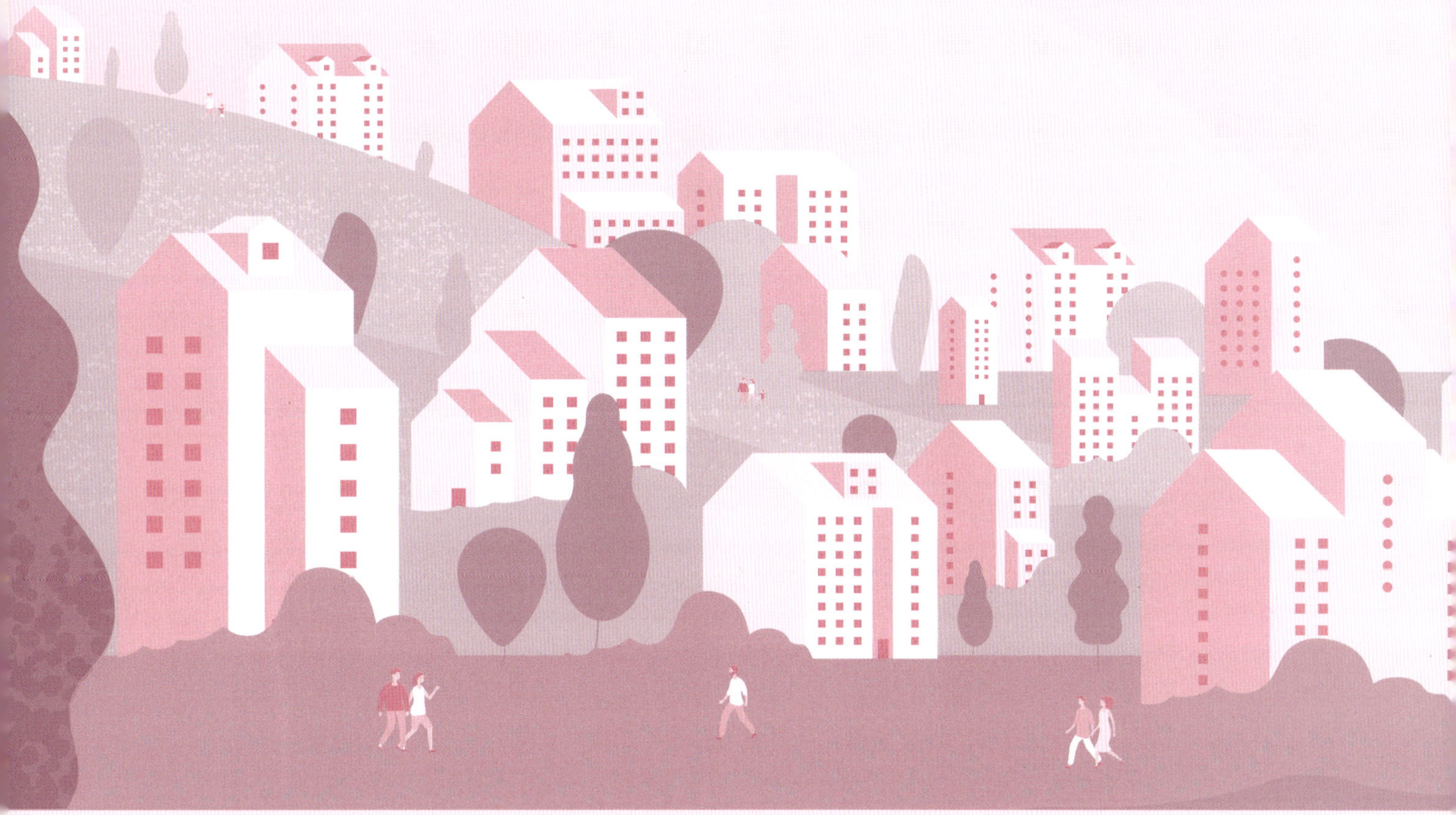

학습목표

1. 가족간호의 개념을 설명할 수 있다.
2. 가족 관련 이론의 특징을 비교할 수 있다.
3. 가족의 건강사정을 위한 자료수집방법을 기술할 수 있다.
4. 간호진단에 따른 가족간호계획을 수립할 수 있다.
5. 가족간호수행에 대해 설명할 수 있다.
6. 가족간호진단에 대해 설명할 수 있다.
7. 취약가족의 유형별 간호에 대해 설명할 수 있다.

제1절 | 가족의 이해

인류학자인 머독(Murdock, 1949)은 가족은 "부부와 그들의 자녀로 구성되고, 주거와 경제적 협력을 같이하며, 자녀의 출산을 특징으로 하는 집단"이라고 정의하였다. 레비스트로스(Levi-Strauss, 1971)는 "가족은 결혼으로 시작하며 부부와 그들 사이에 출생한 자녀들로 구성된다. 그러나 이들 외에 가까운 친척이 포함될 수 있고 가족구성원은 법적 유대와 경제적 · 종교적인 것 등의 권리와 의무, 성적 권리와 금기 · 애정 · 존경 등의 다양한 심리적 정감으로 결합되어 있다"고 하였다. 이것은 머독의 정의보다 확대된 범위를 가족으로 보고 가족구성원의 유대 · 관계 · 결합의 운명공동체적 성격을 강조한 것이다.

최근에 보편적으로 사용하고 있는 가족의 정의는 버제스와 로크(Burgess & Locke, 1953)의 정의로 가족을 "혼인, 혈연 또는 입양에 의해 결합된 집단으로 하나의 가구를 형성하고 남편과 아내, 아버지와 어머니, 아들과 딸, 형제와 자매라는 각각의 사회적 역할 속에서 상호작용하며 의사소통하고 공통의 문화를 창조, 유지하는 집단"이라고 하였다.

1. 가족간호의 정의

지역사회에서 간호사는 개인, 가족, 지역사회 내의 집단, 지역사회를 대상으로 간호를 제공한다. 개인은 가족을 구성하는 구성원으로서 가족의 하부체계에 속하며, 가족은 상부체계인 사회와 지역사회의 하부체계로서 중요한 사회적 단위이다. 그러므로 지역사회간호에서 가족은 개인과 사회를 연결하는 가장 중심적 위치에 있으면서 제각기 독특한 특성을 지닌다.

지역사회 내에는 건강한 가족뿐만 아니라 만성질환자 가족, 가족기능이 취약한 가족, 비정형적 가족 등 다양한 형태의 가족들이 산재하고 있다. 이러한 다양한 형태의 가족들을 간호한다는 것은 가족의 기능과 총체적 안녕수준을 향상시켜 건강한 가족으로 변화시키기 위한 간호행위를 제공하는 것이다. 그러므로 가족간호란 가족 구성원의 신체적 안녕 측면뿐만 아니라 사회적 안녕까지도 도모하기 위한 간호행위이다.

가족간호에 대한 정의를 살펴보면, 라이트와 리헤이(Wright & Leahey, 1994)는 "가족간호는 현재 또는 잠재적 건강문제를 가진 가족에 대한 반응으로서 건강한 사람과 아픈 사람에 대한 간호이다"라고 정의하여 신체적 건강 측면을 강조한 반면, 러브랜드-체리(Loveland-Cherry, 2000)는 사회적 · 발달적 측면을 강조하고 있다. 핸슨(Hanson, 2001)은 가족간호란 간호 실무영역 내에서 가족의 건강요구를 제공하기 위한 과정으로 보았다. 에드워드(Edwards, 2003)는 가족간호란 가족의 역량과 힘을 찾는 것이라고 설명하며, 효과적인 가족간호의 접근은 대상가족과의 파트너십을 형성하는 것뿐만 아니라 가족의 역량이나 자원을 찾기 위한 기술을 요구한다고 하였다. 또한 가족간호는 가족과 함께 이루어지며, 가족의 강점이나 자원을 개발·활용하여 스스로 문제를 해결할 수 있도록 가족의 역량을 키우는 것이다(Freely & Korchek, 2000).

가족간호의 목적은 가족들로 하여금 그들의 건강문제를 스스로 해결해 나갈 수 있는 능력을 향상시킴으로써 건강한 가족을 형성하는 데 있다. 특히 건강증진적 접근과 현재의 건강문제들에 대한 포괄적·지속적·통합적 건강관리를 통해 가족들은 자기건강관리 능력을 향상시키게 된다. 가족의 자기건강관리능력 향상은 결국 건강한 가족으로 발전하게 됨을 의미한다.

2. 가족의 특성

가족은 사회를 구성하고 있는 가장 기본단위이자 하나의 특수한 조직인데, 다른 사회조직과는 구별되는 매우 독특한 특성을 가지고 있다.

1) 1차적 집단

사람 간의 상호작용 방식에 따라 집단을 일차적 집단과 이차적 집단으로 구분하고 감정적인 유대가 깊은 사람들의 연합, 즉 가족과 친구와 같은 집단을 일차적 집단이라고 한다. 이 집단은 구성원 간의 상호작용이 어느 집단보다 빈번하고 긴밀하며, 집단에 대한 소속감과 일체감을 강하게 나타낸다

2) 공동사회집단

사회는 공동사회와 이익사회로 구분되는데, 공동사회란 구성원이 서로 애정과 상호작용으로 긴밀하게 연결되어 있어서 어떠한 자극이나 장애에도 분리되지 않는 강력한 결합 관계를 가지는 것을 말한다. 대표적인 예로 가족, 민족, 국가 등이 있다. 이와 반대로 특정한 공통 목적과 이익을 위해 연합된 것을 이익사회라 하며, 대표적인 예로 사회, 조합, 정당 등이 있다.

3) 형식집단

가족은 결혼이라는 법적 절차를 통한 부부관계에 의해서 형성되므로 제도적이고 형식적인 집단이다. 그러나 가족 간의 관계에서는 어느 사회보다도 솔직하고 순수하며 자유롭기 때문에 어떠한 형식이나 예의에 구속되지 않는 비형식적이고 자유로운 사회집단이다. 가족은 매우 형식적인 제도적 집단이지만 가족관계는 어떤 조직보다 비형식적이고 비제도적이다.

4) 폐쇄집단

가족은 폐쇄집단으로서 가족구성원 개인의 의사에 따라 집단구성원의 자격을 획득하거나 포기할 수 없는 집단을 뜻한다. 집단에 소속을 원하거나 원하지 않는 것이 개인의 의지나 선택으로 이뤄질 수 없는 운명공동체와 같은 특징이 있다.

5) 혈연집단

가족은 결혼이라는 법적 절차를 통한 부부관계에서 그들의 자녀들로 구성되는 혈연집단의 특성을 가지고 있다. 가족 외에는 혈연을 기반으로 하는 사회집단이 없다.

3. 가족의 구조와 기능

가족의 구조는 안정적인 특징을 갖고 있지만 가족생활주기, 이혼, 별거 또는 사망 등의 원인으로 변화하여 다양한 형태의 가족이 존재한다. 또한 가족 내, 가족과 다른 사회체계와의 관계를 나타낸 순서집합으로 가족을 구성하는 개인, 개인 간의 관계, 가족구성원의 상호작용, 다른 사회체계와의 상호작용을 확인해야 한다. 가족의 구조에는 핵가족, 확대가족, 조손가족, 새싹가족 등이 있다.

1) 가족의 구조

(1) 핵가족

부부와 자녀로 이루어진 가족을 의미하며, 현대가족의 가장 일반적 형태는 핵가족이다. 핵가족은 경제적인 면과 정서적인 면에서 친족의 영향을 받지 않고 독립적으로 생활하며, 의사결정에서도 자율성이 보장된다. 핵가족은 부부와 그들의 미혼자녀로 구성된 2세대로 한정되며, 부부가족이라고도 한다.

(2) 확대가족

확대가족은 기본적인 핵가족에 조부모와 형제자매, 사촌 등이 포함되는 가족이다. 즉, 핵가족이 종적 · 횡적으로 확산되어 형성되는 것으로 자녀가 결혼 후에도 자신의 부모와 동거하는 가족형태를 말한다. 여기에는 자녀 중 특정한 한 사람이 혼인 후에도 그 배우자나 자식과 함께 부모와 동거하는 직계가족, 2인 이상의 자식이 혼인 후에도 부모와 동거하는 복합가족이 있다.

(3) 조손가족

부모가 별거 · 이혼 · 사망 등으로 각각 흩어지고, 남겨진 자녀를 조부모가 돌보게 된 경우를 말한다.

(4) 새싹가족

부모의 별거 · 이혼 · 가출 등으로 가족이 해체되어, 소년소녀가 가장이 된 가족을 말한다.

(5) 기타

동성애자가 가족을 이루고 사는 동성애가족, 남녀가 공동 거주하는 동거가족, 성인 혼자 사는 독거가족, 한 장소에 다양한 사람들이 필요에 따라 모여 사는 공동체가족 등 다양한 가족의 유형이 있다.

2) 가족의 기능

가족의 기능이란 가족이 수행하는 역할, 행위로서의 가족행동을 의미하며, 그 행동의 결과가 사회의 유지, 존속이나 가족구성원의 욕구충족에 어떤 영향을 주는지의 문제와 관련된다.

가족의 대내적 기능이란 애정, 성, 생식, 양육, 재화의 생산과 소비, 교육, 보호, 휴식, 오락, 종교적인 측면에서 수행되는 기능을 말한다. 가족의 대외적 기능이란 가족이 사회 전체에 대해 수행하는 기능, 즉 성적 통제, 종족보존과 사회구성원 보충, 노동력 제공, 생활보장과 경제질서의 유지, 문화전달, 사회를 안정적으로 유지시키는 기능 등을 포함한다(표 8-1).

가족의 기능에 대한 사회의 변화로 첫째, 의식주를 포함한 경제적 기능이 간편해지고, 주부의 부담이 사회 전체의 책임으로 변화함에 따라 감소되었다. 둘째, 기계화 · 정보화로 사회 변화의 속도가 급격해지고 개인 위주의 업무 중심이 되면서 가족에게 심리적 안정을 취하기 위한 기능이 강조되었다. 셋째, 가족과 가정에서 휴식의 기능이 요구된다.

(1) 성 · 애정의 기능

가족은 애정을 기반으로 하는 집단으로, 가족의 사랑은 가족구성원이 존엄성 있고 가치 있는 삶을 살 수 있도록 도와준다. 또한 가족구성원의 중심이 되는 부부가 성생활을 영

표 8-1 가족의 기능

기능	대내적 기능	대외적 기능
성 · 애정의 기능	성적 욕구 충족	성적 욕구 통제
생식기능	자녀의 출산	종족보존(사회구성원 제공)
경제적 기능	생산과 소비, 경제적 협동	노동력 제공, 경제질서 유지
사회화 기능	자녀의 교육과 사회화	문화 전달, 사회적 역할과 지위창출
휴식 제공 · 정서적 안정 기능	지지 및 건강관리	사회의 안정화

위함으로써 대내적으로 성적 욕구가 충족되며, 대외적으로는 사회 내에서 성적 욕구가 통제된다.

(2) 생식기능

생식기능은 국가 사회의 인구를 형성하고 사회구성원을 충족시켜 기본기능으로 변화되는 사회 한 가운데에서, 가족의 여러 기능이 축소되고 약화되더라도 절대 위임이 불가한 기능이다. 자녀를 출산하는 것은 가족이 갖는 중요한 기능이다.

(3) 경제적 기능

가족은 소비와 생산의 기능을 가지고 있다. 과거에는 생산의 기능이 중요했으나, 현대에는 생산의 기능이 축소되고 소비의 기능이 강화되고 있다. 우리나라는 전통적으로 가족이 생산에서부터 소비에 이르기까지 자급자족하는 경제 단위였다. 그러나 현대사회에서는 가족 구성원이 그들의 노동력을 제공하고 그 대가로 임금을 받으며, 임금으로 필요한 물품을 구입하고 있다. 생산과 소비가 분리된 현대사회에서 가족은 소비의 기초단위가 되고 있다.

(4) 사회화 기능

가족구성원은 가족이라는 울타리 안에서 사회생활에 필요한 규범, 권리, 의무 및 책임감을 배우며 성장한다. 개인이 평생 지니는 행동, 가치관, 목표의식 등은 부모의 자녀 양육법과 가족의 가치관 및 문화와 아주 밀접한 연관이 있다. 가정에서 이루어지는 교육은 사회가 요구하는 문화유형과 사회생활을 하는 데 필요한 기본적인 지식, 기술, 태도 등이다. 그러나 현대사회에서는 맞벌이 부부가 늘어나면서 자녀교육 및 사회화 기능이 상당 부분 가정에서 사회집단으로 이전되고 있다.

(5) 휴식 제공 · 정서적 안정 기능

가족은 현대사회에서 겪는 복잡한 업무와 인간관계로부터 오는 스트레스나 긴장을 해소할 수 있는 안식처로서의 기능을 제공함으로써 가족구성원에게 정서적 안정을 유지하게 한다. 가족의 휴식 제공 및 정서적 안정 기능은 일터와 가정의 연결, 인적 자원의 재충족, 노동력의 질적 향상, 나아가 개인과 가족의 삶의 질 향상에 절대적인 역할을 한다.

4. 가족생활주기

개인의 삶이 연령 증가에 따라 일정한 단계를 거쳐 형성되는 것처럼 남녀가 결혼을 통해 한가족으로 변화되어가는 모습 또한 일련의 특정한 발달 유형을 나타낸다. 이러한 가족의 발달적 단계를 가족생활주기(family life cycle)라고 한다. 즉, 가족생활주기는 가족이 결혼, 자녀출생, 자녀출가, 가계부양자의 퇴직, 배우자의 사망 등 일련의 가족생활 사건들을 단계적으로 경험하면서 형성-확대-축소-소멸되는 과정을 의미한다. 이것은 가족생활에서의 규칙성을 설명해 주는 것으로, 가족은 정형화된 일련의 발달단계 안에서 가족의 형태와 기능을 변화시켜 나간다.

1) WHO(1976) 핵가족의 생활주기

- **1단계**: 가족형성기 – 결혼, 신혼부부
- **2단계**: 가족확대기 – 첫 자녀의 출산
- **3단계**: 가족확대 완료기 – 막내 자녀 출산
- **4단계**: 가족축소기 – 자녀의 결혼
- **5단계**: 가족축소 완료기 – 배우자 사망
- **6단계**: 가족해체기 – 부부 사망에 이를 때까지의 가족

2) 듀발(Duvall, 1977)의 가족발달주기

- **1단계**: 신혼기 가족 – 결혼한 부부 가족
- **2단계**: 양육기 가족 – 첫 자녀 출산~30개월인 가족
- **3단계**: 학령전기 가족 – 첫 자녀가 30개월~6세인 가족
- **4단계**: 학령기아동 가족 – 첫 자녀가 6~13세인 가족
- **5단계**: 청소년기 가족 – 첫 자녀가 13~19세인 가족
- **6단계**: 진수기 가족 – 첫 자녀부터 마지막 자녀까지 독립한 가족
- **7단계**: 중년기 가족 – 부부만 남았을 때부터 은퇴 시기까지의 가족
- **8단계**: 노년기 가족 – 은퇴 시기부터 부부 사망에 이를 때까지의 가족

가족발달과업이란 가족생활주기의 각 발달단계이다. 구체적으로 주어진 기본적인 가족의 과업을 말한다. 건강과 관련지어 이행해야 할 과업을 듀발의 가족생활주기 기준에 따라 정리하면 다음과 같다.

(1) 신혼기 가족

신혼기 가족은 결혼한 부부 가족으로서, 이 시기의 발달과업은 결혼에 적응하고 가족계획을 수립하며 독립성과 의존성의 조화를 이루는 것을 말한다. 이러한 발달과업에 대한 상의는 결혼 전부터 시작되는 것이 좋다.

(2) 양육기 가족

양육기 가족은 첫 자녀 출산에서 첫 자녀의 월령이 30개월까지의 기간이다. 산아 제한, 임신, 자녀 양육 문제에 대한 배우자 간의 동의가 필요한 시기로, 발달과업은 부모의 역할과 기능을 정립하고 가족구성원 간의 역할갈등의 조정이다. 또한 산모교육, 예방접종, 육아의 신체건강문제의 조기발견 및 처치 등 모자보건서비스의 요구가 증가하는 시기이다.

(3) 학령전기 가족

학령전기 가족은 첫 자녀가 30개월에서 6세까지의 기간이다. 이 시기의 발달과업은 안정된 부부관계를 유지하고, 자녀들의 경쟁 및 불균형적인 관계에 대한 대처이다. 주요 건강문제로 행동장애, 시력문제, 언어장애, 사고 및 중독 등이 있다.

(4) 학령기 가족

학령기 가족은 첫 자녀가 6~13세까지의 기간이다. 이 시기의 발달과업은 자녀들의 사회화, 가족의 전통과 관습 형성, 학업성취의 증진이다. 또한 만족스러운 부부관계의 유지, 가족 내 규칙과 규범의 확립이 필요한 시기이며, 특히 자녀의 학업 성취와 부모의 성인병 예방에 주의를 기울여야 한다.

(5) 청소년기 가족

청소년기 가족은 첫 자녀가 13~19세까지의 기간이다. 이 시기의 발달과업은 안정된 결혼관계 유지, 십대의 자유와 책임의 균형, 자녀들의 성문제 대처, 수입의 안정화이다. 또한 자녀들과의 세대 간 충돌에 대처해야 하며, 자녀의 출가에 대한 준비가 필요하다. 건강증진을 위한 구체적인 방안뿐 아니라 건강상담 및 의뢰가 필요한 시기이다.

(6) 진수기 가족

진수기 가족은 첫 자녀의 독립에서 막내 자녀 독립까지의 기간이다. 이 시기의 발달과업은 부부관계에 대한 재조명, 남편과 아내의 역할전이, 자녀의 독립에 따른 부모의 역할 적응이다. 만성질환에 대처해야 하며 건전한 생활양식에 따라 생활하는 것이 필요한 시기이다.

(7) 중년기 가족

중년기 가족은 부부만 남았을 때부터 은퇴 시기까지의 기간이다. 이 시기의 발달과업은 경제적 풍요, 독립한 자녀의 가족과의 관계유지, 부부관계의 재확립, 만성질환의 예방이다. 노후생활에 대한 대책을 마련해야 하는 시기이다.

(8) 노년기 가족

은퇴 시기부터 부부 사망에 이를 때까지의 기간이다. 이 시기의 발달과업은 만족스러운 생활 유지, 건강문제에 대한 대처, 배우자 상실에 대한 대처, 권위 이양, 의존과 독립의 전환이다. 퇴행성 질환으로 인한 건강 악화는 피할 수 없지만, 예방 가능한 질환은 사전에 예방해야 한다. 적극적인 만성질환의 관리 및 대처가 필요한 시기이며, 주요 건강문제로 치매, 우울, 사회적 고립, 인지장애, 심리적 · 신체적 허약감, 죽음에 대한 불안 등이 있다.

제2절 | 가족 관련 이론

1. 가족체계이론

가족을 하나의 체계로 인식하는 것은 생물학자 버틀란피(Bertalanffy, 1950)가 개발한 일반체계이론에서 도출된 이론이다. 체계이론에서의 체계는 일련의 구성요소로 이루어지고, 각각의 체계는 그 체계가 존재하는 환경과 명확히 구별되며, 이들 체계와 환경을 분리하는 경계는 체계 내에 있는 단위들 스스로 고도의 상호작용을 하도록 되어 있다.

가족을 하나의 개방체계로 이해하며 체계는 상호작용하는 여러 요소들의 집합체라고 정의하는 이론이다. 가족은 각 부분의 특성을 합한 것 이상의 특징을 지닌 체계이다. 가족은 그 자체가 하위체계(배우자체계, 형제자매체계, 부모자식체계)로 구성되어 있고, 더 큰 상위체계(국가, 지역사회)의 일부인 하나의 체계로 보는 것이다(그림 8-1). 따라서 가족을 하나의 체계로 보고 이를 사정할 때는 가족과 상호작용하는 내외적 환경에 대하여 먼저 파악하고, 그 이하의 하위체계에 관해 사정해야 한다(그림 8-2).

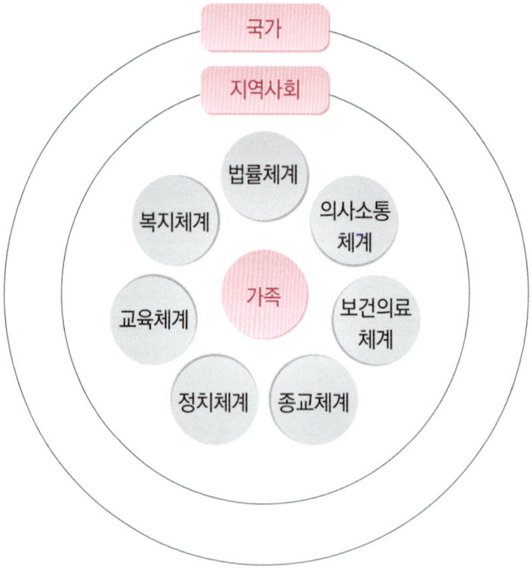

그림 8-1 가족의 상위체계

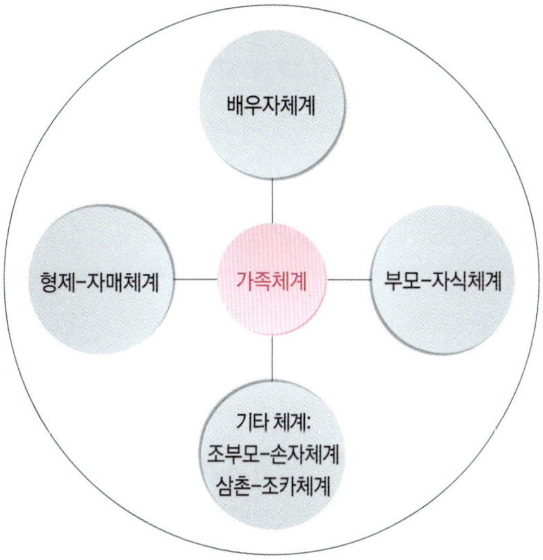

그림 8-2 가족의 하위체계

2. 상징적 상호주의 이론

가족 내부의 가족구성원 행위는 상호작용을 통해 형성된다. 상징적 상호주의 이론의 가족건강은 가족의 역힐, 역할길등, 위치, 의사소통, 스트레스에 대한 반응, 의사결성, 사회화 능 가족의 내적인 과정, 즉 내적인 가족역동에 영향을 받는다. 가족의 변화는 가족 외부의 힘보다는 가족구성원의 간의 관계를 고찰하는 방식으로 접근한다.

각 개인은 가족구성 내 할당된 역할을 지각하고, 가족 내 다른 구성원은 그 역할에 대한 기대를 받게 된다. 가족구성원 간의 상호작용에 대한 개인의 중요성을 강조하고 가족의 역할, 갈등, 의사소통, 의사결정 등 가족 내적인 과정에 초점을 둔 가족이론이다. 가족의 상호작용은 외부관찰만으로 설명할 수 없고, 반드시 가족구성원이 그 상황을 지각하는 방식으로 이해되어야 한다.

이 이론은 가족현상을 내적인 관점에서 설명하고자 하므로 배우자 선택과정, 역할 수행, 지위 관계, 의사결정 관계, 부모자녀 관계를 이해하는 데 도움이 된다. 하지만 가족을 외부환경과 연관지어 개념화하지 않아 개방체계인 가족에 대한 간호 시 이를 보완해야 한다.

3. 구조-기능주의 이론

구조-기능주의 이론은 가족을 전체 사회 내의 하나의 사회체계로 간주하고 있다. 가족이 사회 구조의 하나로서 사회의 요구에 가족의 기능이 어느 정도 적합한지 중점을 둔다. 가족구조(가족 내 권력구조, 역할구조, 대화 또는 상호작용 구조 등)의 기능이 사회의 요구에 맞는지가 가족구조의 적합성 여부를 판단한다.

4. 가족발달이론

가족생활주기의 단계별로 가족의 다양한 역할과 발달과업을 구성원이 어떻게 실행하는지, 가족이 각 단계의 과업을 교화적으로 달성하는가를 중심으로 가족의 문제를 파악하는 이론이다. 가족 형태에 따라 발달단계를 먼저 사정한 후 그 시기의 발달과업을 어느 정도 수행하고 있는가를 사정하게 된다. 이 이론은 핵가족을 중심으로 가족의 발달단계를 분류하고 있기 때문에 확대가족에 적용하기 어렵다. 하지만 짧은 시간에 가족사정을 요구하는 경우나 많은 가족을 관리해야 하는 지역사회간호사에게 유용한 이론이다.

제3절 | 가족간호과정

가족을 대상으로 한 간호과정은 일련의 체계적이고 과학적인 접근 방법이다. 가족간호과정의 최종 목적은 가족의 건강과 기능을 향상시키는 것으로, 적절한 자료수집과 분석, 가족건강문제의 확인 및 진단, 간호계획, 평가단계가 체계적으로 이루어진다.

1. 가족간호의 대상

초기 가족간호에서 가족은 개개인의 성장과 발전 혹은 질병 회복에 중요한 영향을 미치는 환경요인 정도로 파악되었다. 가족을 하나의 대상자로 인식하는 가족간호는 간호의 새로운 영역이며, 일반적으로 가족에 접근하는 세 가지 접근법은 다음과 같다.

1) 개인 환경으로서의 가족간호

가족을 가족구성원에 대한 배경 또는 구조로 보는 관점이다. 가족구성원 개인이 중요하고 가족은 단지 배경으로서, 개인의 건강과 질병에 스트레스원으로 작용하거나 건강 자원을 제공한다는 관점이다.

2) 대인관계 체계로서의 가족간호

주어진 시간에 서로 상호작용하는 가족의 수에 근거하여 둘이나 그 이상의 개인체계를 가족간호의 대상으로 하는 관점이다. 가족간호는 가족의 상호작용에 개입함으로써 중재자로서의 역할을 수행한다. 대인적 수준에서 가족간호사는 가족구성원의 상호이해와 지지를 주된 목표로 한다.

3) 전체 체계로서의 가족간호

전체 체계로서의 가족간호는 가족을 환경체계 및 하위체계와 상호작용하는 구조-기능적 요소를 갖춘 체계로 보는 관점이다. 가족을 전체로 이해하려는 노력이 필요하며, 이러한 관점에서는 가족 내 상호관계나 가족역동 또는 가족기능이 중심이 된다. 또한 가족과 다른 사회조직과의 관계를 파악하는 것을 중점으로 둔다. 체계 수준에서 간호의 목표는 하나의 체계로서의 가족체계 내의 변화, 체계와 환경, 체계와 하위체계 사이의 조화를 증진함으로써 이루어진다(그림 8-3).

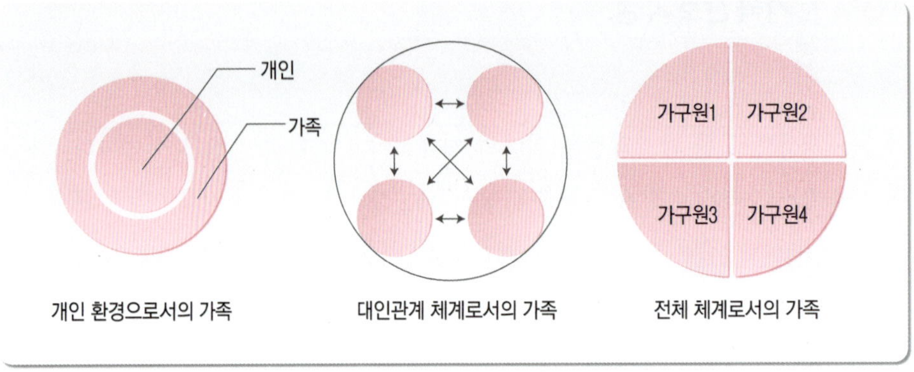

그림 8-3 가족간호의 대상

2. 가족간호과정

1) 가족간호사정

가족건강사정은 많은 가족 이론가들이 각각 다른 개념틀을 가지고 다양하게 접근하고 있다. 프리드먼(Friedman, 1981)은 가족건강에 대하여 환경적 자료와 함께 가족을 체계적 접근에서 가족의 발달단계와 가족력, 환경적 자료, 역할구조, 가족의 가치, 의사소통 유형, 권력구조와 같은 가족구조측면, 애정기능, 사회화, 보건의료와 같은 가족기능측면과 가족 대처양상을 사정하였다. 라이트 등(1994)이 개발한 Calgary 사정 모델은 가족을 구조적 영역, 발달적 영역, 기능적 영역으로 나누고 다시 여러 개의 하위영역으로 구분하여 가족건강을 사정하였다. 앤더슨 등(Anderson et al., 1992)은 가족 상호작용과정, 발달과정, 대처과정, 통합과정, 건강과정으로 구분하여 사정하였고, 스탠호프 등(Stanhope et al., 1988)은 환경, 구조, 과정, 기능, 대처, 건강행위 등으로 구분하여 사정하였다. 우리나라 가족을 대상으로 연구한 김모임 등(1994)과 김의숙 등(1994)의 가족사정 기본원칙은 다음과 같다.

(1) 김모임 등(1994)의 가족사정 기본원칙

- 가구원보다는 가족 전체에 초점을 맞춘다.
- 정상 가족에 대한 일반적인 고정관념이 아닌, 가족의 다양성과 변화성에 대한 인식을 가지고 접근한다.
- 가족의 문제점뿐 아니라 강점도 사정한다.
- 가족이 사정단계에서부터 전 간호과정에 함께 참여함으로써 간호사와 대상자가 함께 진단을 내리고 중재방법을 결정하도록 한다.
- 가구원 한 사람에게 의존하지 않고 가구원 전체, 친척, 이웃, 의료기관이나 통·반장

등 지역 자원 및 기존자료를 통해서 자료를 수집한다.

- 가족정보 중에는 이중적 의미의 정보가 가능하다. 따라서 한 가지 정보나 단면적인 정보에 의존하기보다는 복합적인 정보를 수집하여 정확한 해석을 통해 판단한다.
- 대부분의 가족사정 자료들은 질적자료도 필요로 되므로 충분한 시간을 할애해야 한다.
- 수집된 자료 중에 의미 있는 자료(critical data)를 선택하여 기록한다.

(2) 김의숙 등(1994)의 간호사정

7가지 영역을 다시 총 21가지의 하부문제 영역으로 분류해 한 가족에 대한 완전한 이해, 즉 전체 사정을 하여 문제를 발견하는 방법을 제안하였다. 여기서 중요한 것은 사정하는 자료자체와 문제가 같지 않다는 점이다. 예를 들어, 정신질환자가 있는 가정이라고 해서 문제 가정으로 진단을 내리는 것은 아니다. 만약 이 가정이 가족구성원 중에 정신질환자가 있다는 점이 계기가 되어 더 결속되고 성숙되어 가구원 각자가 자신의 역할을 잘 해내고 있으며 가정의 기능을 더 잘 수행하게 되었다면 오히려 정상적 구조를 가지고 있는 다른 가족보다 더 건강한 가족일 수 있다. 사정영역에서는 이와 같이 가족 전체의 문제를 보기 위해서는 어느 한 사람의 이야기를 듣거나 관찰하는 것만으로는 부족하며, 가족 전체를 파악하고 이해하는 것이 필요하다. 따라서 가족을 대상으로 자료를 수집하기 위한 사정 영역은 가족구조 및 체제유지, 상호작용 및 교류, 지지, 대처와 적응, 건강관리, 주거환경, 강점의 7가지로 구분할 수 있으며, 각 영역에 따라 자료를 수집해야 할 내용은 다음과 같다.

① 가족구조 및 체제유지

- **가족형태**: 확대가족 또는 핵가족 여부, 동거형태 및 가족 외 동거인, 가족구조도
- **발달주기와 발달과업**
- **재정**: 직업, 재정자원, 수입의 분배, 경제적 협동
- **관습과 가치관**: 일상생활과 관련된 습관, 종교, 여가활동
- **자존감(self-worth)**: 교육 정도, 관심과 목표, 삶의 질 또는 만족도
- 가족규칙
- **사회화와 양육**: 훈육 및 자녀 교육, 가훈

② 상호작용 및 교류

- **의사소통**: 방법, 빈도, 유형
- **역할**: 역할만족, 업무의 위임과 분배, 업무수행의 융통성
- **의사결정과 권위**: 권력(power) 관계, 가족 구성원의 자율성 정도, 유형

- 사회참여와 교류

③ 지지

- **정서적 · 영적 지지**: 가족밀착도
- **지지자원**: 가족내 · 외, 친족이나 이웃, 전문조직, 사회지지도

④ 대처와 적응

- **문제 해결**: 문제 해결과정, 참여자와 지도자
- 생활의 변화

⑤ 건강관리

- **가족 건강력**: 유전질환 등 가족 질병력, 심리적 문제에 대한 가족력, 질병상태
- **생활양식**: 위험행위 유무(영양, 운동, 수면, 흡연, 술, 스트레스, 약물남용)
- 자가간호 능력 · 예방법 · 응급처치 등 질병의 원인과 치료에 대한 지식
- 건강관리 행위

⑥ 주거환경

- **주거지역**: 주거상태 및 주위환경, 환경적 소음이나 공해
- 안전
- **생활공간**: 적합성, 효율성, 사생활 보장
- **위생**: 화장실, 상하수도, 환기, 조명, 부엌, 쓰레기 시설, 방충망 등

⑦ 강점

- 가족의 물리적 · 정서적 · 영적 요구를 충족시켜 주는 능력
- 가족 구성원의 요구를 감지하는 능력
- 효과적으로 의사소통하는 능력
- 지지, 보호 및 격려를 제공해 주는 능력
- 가족 내 · 외에서 생성되는 관계와 경험을 시작하고 유지하는 능력
- 이웃, 학교, 정부와 건설적이고 책임 있는 지역관계를 유지하고 창조하는 능력
- 어린이와 함께 또는 어린이를 통하여 성장하는 능력
- 가족역할을 융통성 있게 수행하는 능력
- 자기관리 능력과 적절할 때 도움을 수용할 수 있는 능력
- 가족 구성원 개개인에 대한 상호존경

- 위기나 부정적 경험을 성장의 수단으로 사용하는 능력
- 가족화합, 자신의 가족에 대한 긍지, 가족 상호협동에 대한 관심도

2) 가족사정방법

사정단계에서 가족간호를 위한 자료는 다양한 방법으로 수집될 수 있으며, 구체적인 수집 방법은 다음과 같다.

(1) 1차 자료

간호사가 직접 관찰하고, 면담을 수행하여 정보를 수집하는 방법이다. 간호하는 가족이 구두로 제공한 정보뿐만 아니라 직접 관찰한 내용도 주의 깊게 기록한다. 1차 자료 수집 방법에는 면담, 관찰, 신체사정, 환경조사 등이 있다.

(2) 2차 자료

가족과 관련 있는 중요한 타인, 보건 및 사회기관의 직원, 가족의 주치의, 성직자로부터 가족에 대한 정보를 수집하는 방법이다. 또한 가족이 이용하는 보건의료기관의 자료나 이미 수집되어 있는 기존자료를 활용하는 방법도 포함된다. 2차 자료를 이용할 때에는 가족의 구두 또는 서면 동의를 받아야 한다.

3) 가족사정도구

가족사정도구는 가족 이론을 근거로 다양하게 개발되어 활용되고 있다. 가족을 사정하는 데 공통적으로 사용할 수 있는 도구로는 가족구조도(가계도), 가족밀착도, 생태도(외부체계도), 사회지지도 및 가족연대기, 가족기능평가도구 등을 활용할 수 있다.

(1) 가족구조도(가계도)

가족구조도(가계도)는 가족 전체의 구성과 구조를 한눈에 볼 수 있도록 고안된 그림으로 3세대 이상에 걸친 가족구성원에 관한 정보와 그들 간의 관계를 나타낸다(그림 8-4). 여기에는 혈족관계와 중요한 가족사건, 직업, 가족의 질병력, 가족 이동, 역할 분담, 의사소통에 관한 정보 등이 포함된다(Hartman, 1978).

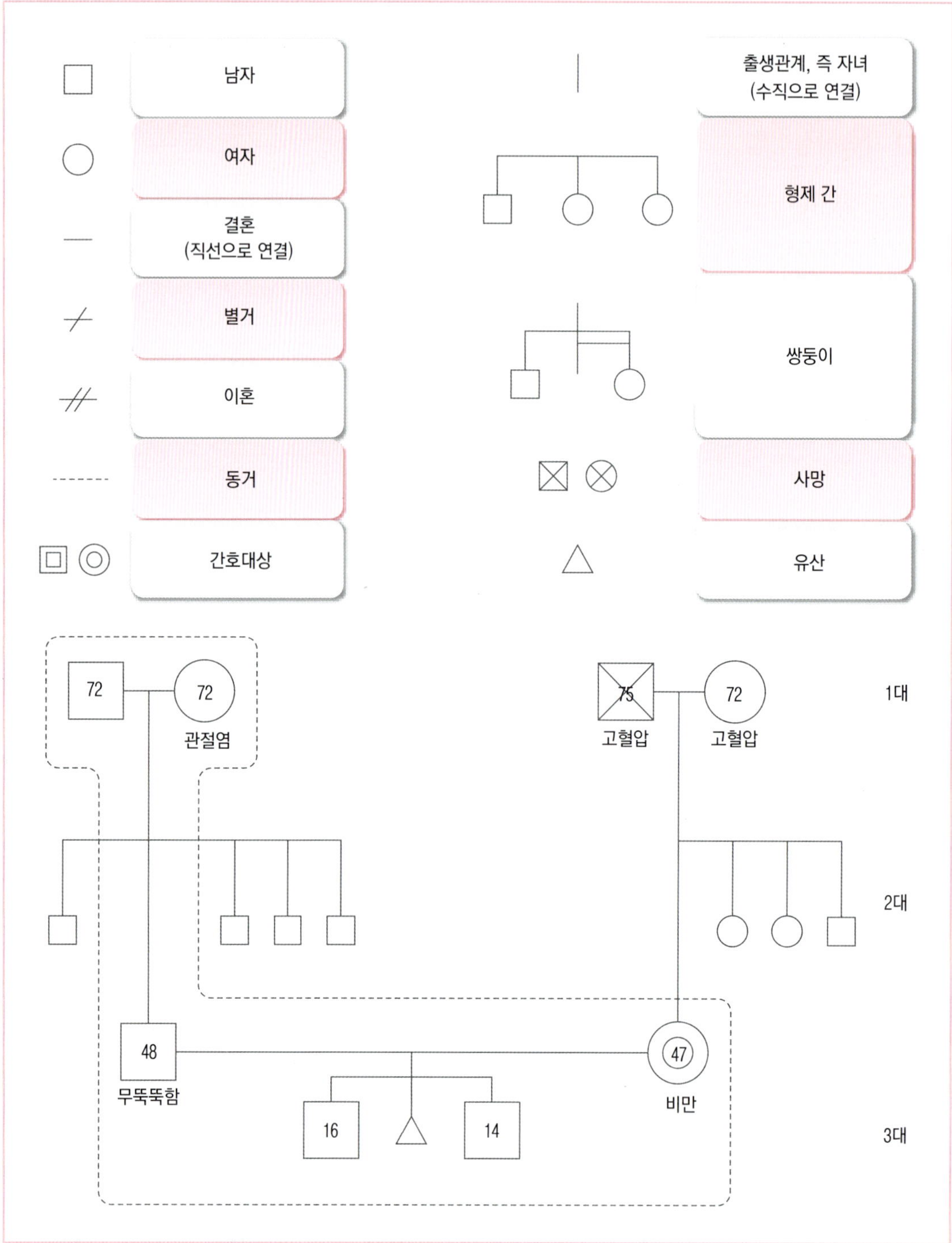

그림 8-4 가족구조도 예시

(2) 가족밀착도

현재 동거하고 있는 가족구성원들 간의 밀착관계와 상호관계를 이해하는 데 도움이 되는 방법이다. 전체 구성원들의 상호작용 구조가 한눈에 들어와 어디가 문제인지를 바로 확인할 수 있고, 그 이유와 중재를 위하여 더 필요한 자료를 깊이 있게 사정할 수 있게 만든다(그림 8-5).

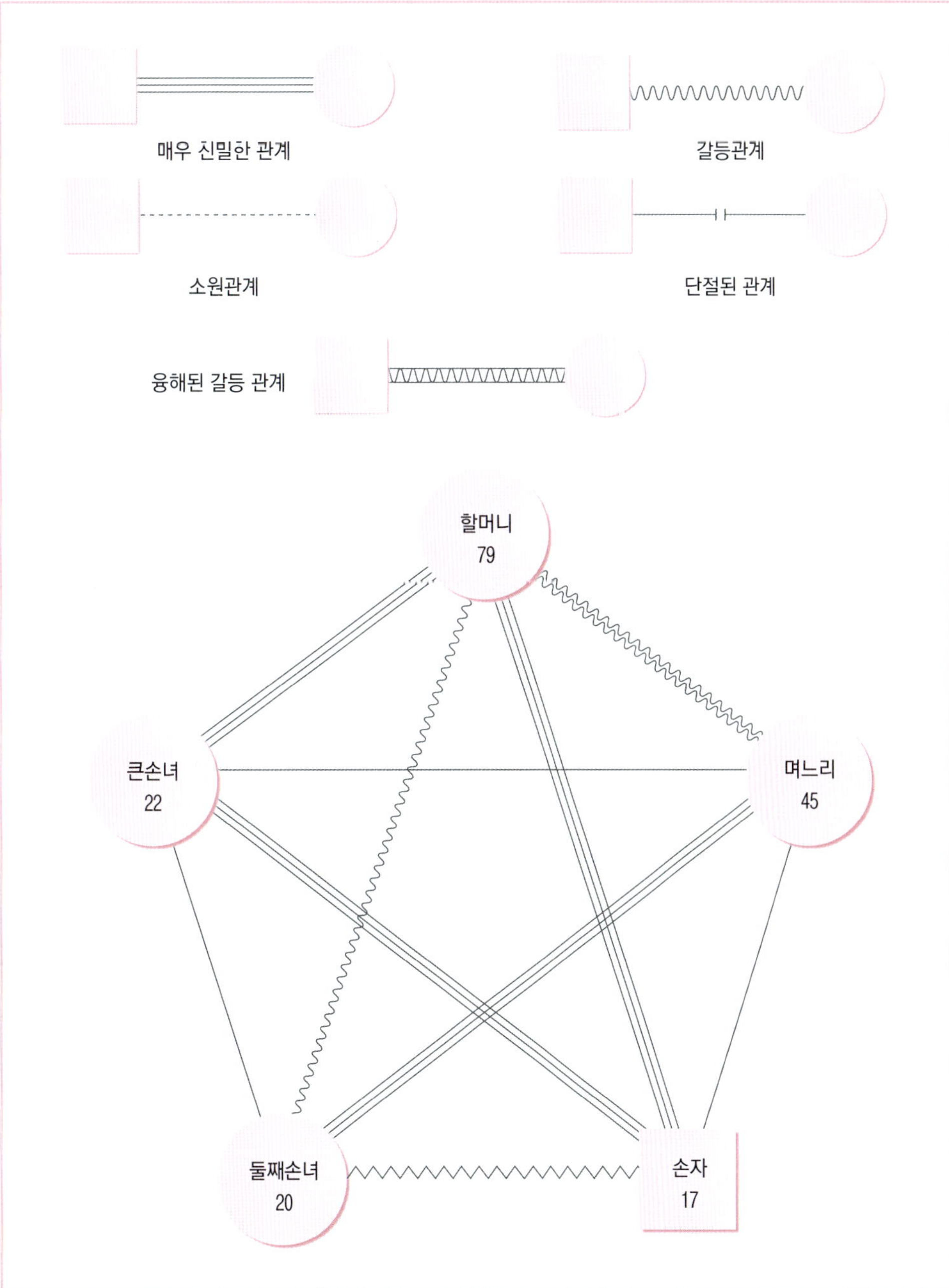

그림 8-5 가족밀착도 예시

(3) 외부체계도(생태도)

외부체계도는 가족을 둘러싸고 있는 다양한 외부체계와 가족구성원과의 관계를 그림으로 나타낸 것이다(그림 8–6). 또한 생태학적 체계를 묘사하는데 이것의 경계는 개인과 가족이며, 가족생활과 다양한 체계들의 가족 상호작용 특성이 포함된다. 또한 가족과 외부환경 사이의 중요한 지지적 관계와 스트레스를 유발하는 관계, 부족한 자원을 표현할 수 있는 도구이다.

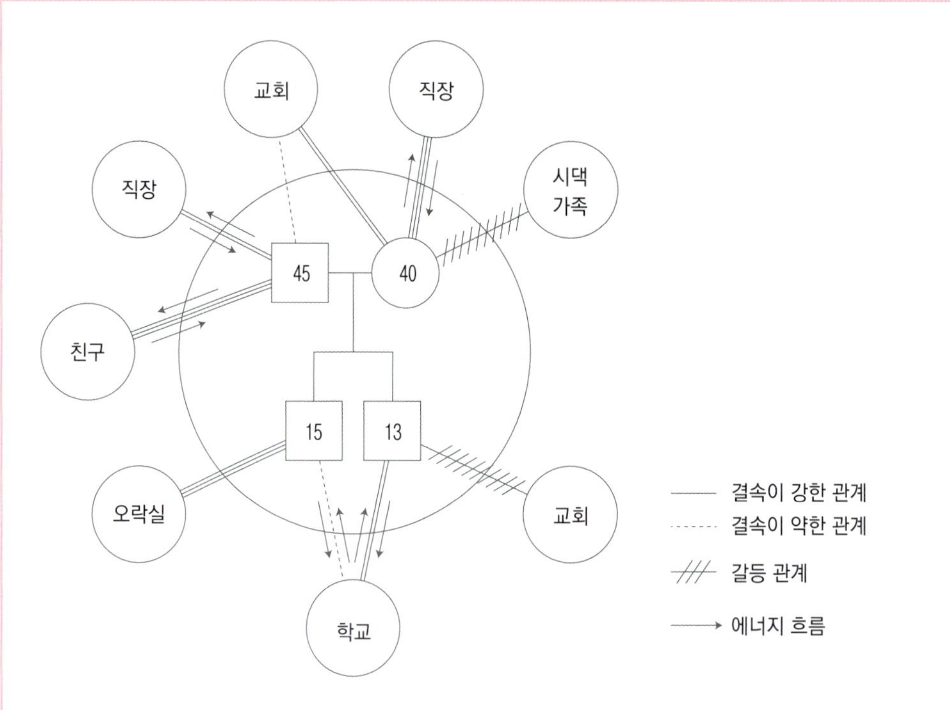

그림 8-6 외부체계도 예시

(4) 사회지지도

가족구조나 외부체계도가 가족 전체의 양상을 보여 주도록 접근한다면 사회지지도는 가족 내 가장 취약점을 가지고 있는 가구원을 중심으로 가족 내뿐 아니라 외부와의 상호작용도 보여준다(그림 8–7). 즉, 이 도구는 가족 자체의 지지체계 양상을 전반적으로 이해할 수 있도록 도와줄 뿐 아니라 가족의 문제를 해결할 때 누구를 중심으로 시작할 것인지, 또 어떻게 지지체계를 활용할 수 있을 것인지를 알려준다.

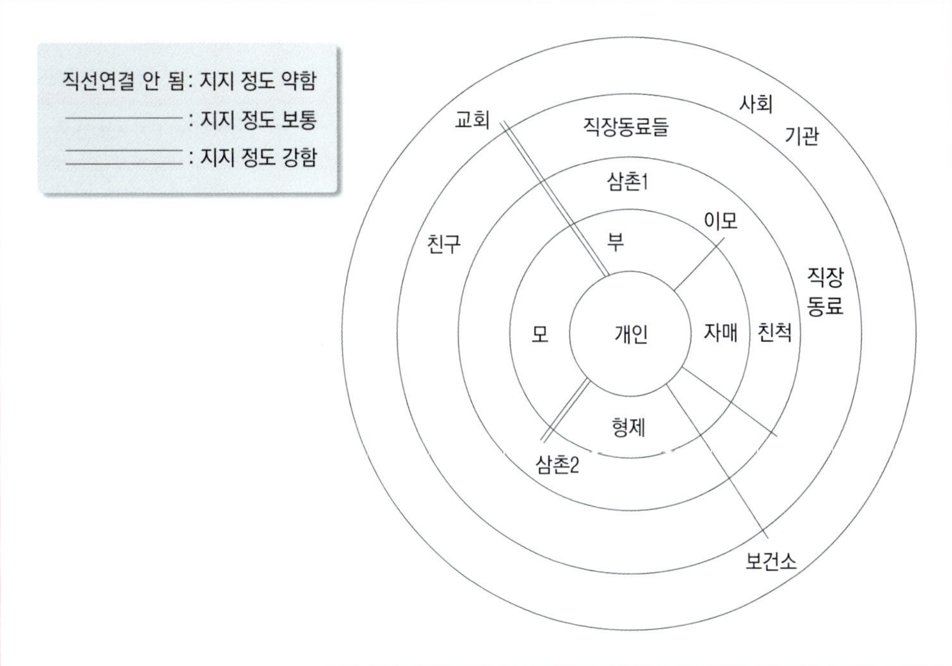

그림 8-7 사회지지도 예시

(5) 가족연대기

가족의 역사 중에서 가장 중요하다고 생각하는 사건들을 순서대로 열거하여 개인의 질환과 중요한 사건의 관련성을 추구하려 할 때 사용한다. 언제 어떤 일이 생겼으며, 가족이 상황을 어떻게 규정하고 대처했는지를 통하여 가족의 스트레스와 가족생활상의 변화를 동시에 볼 수 있다. 가족연대기를 통해 가족의 긍정적 경험을 발견할 수 있으며, 포괄적이고 일관성 있는 가족의 이야기로 구성될 수 있다. 가족연대기와 개인연대기를 연결하여 분석해 보면 가족과 가족구성원의 관계를 분석할 수 있고, 또한 가족에게 필요한 건강행위나 건강에 대해 집중적인 관심을 쏟지 못하는 가족관계의 문제를 다룰 때 도움이 된다(표 8-2).

(6) 가족기능평가도구

가족의 문제를 대처 및 해결하기 위해 필요한 가족의 자가관리능력과 가족기능 수준을 사정하는 평가도구이다. 스밀크스타인(Smilkstain, 1982)은 가족의 적응능력(adaptation), 가족 간의 동료의식 정도(partnership), 가족 간의 성숙도(growth), 가족 간의 애정 정도(affection), 해결(resolve) 등 5가지 가족기능 영역(APGAR)을 평가하는데, 항목당 최고 2점을 배정하여 총 7~10점을 받은 경우 가족기능이 좋은 것이다(표 8-3).

표 8-2 가족연대기 예시

발생일	주요사건	가족생활의 변화
2005년 12월 5일	할아버지: 알코올 중독으로 사망	• 할아버지의 알코올 중독을 가족 대대로 내려오는 유전적인 것으로 생각하고, 아버지는 폭음을 지속함. 이에 대해 어머니와 심한 갈등관계를 보임 • 어머니는 중3 아들에게 금주를 요구하나 아들은 반항적 태도를 보임
2008년 11월 16일	아들: 대입 수능 실패로 재수 결정	• 아버지의 폭음은 더욱 심화됨
2010년 6월 13일	아버지: 알코올 중독으로 병원 입원	• 아버지의 병원 입원으로 어머니의 아들에 대한 간섭이 심해지고 아들과 갈등관계가 심화됨
2015년 2월 4일	아들: 대학 졸업 및 군대 입대	• 부부가 가족관계에 대해 다시 생각하는 기회가 됨
2018년 5월 7일	아버지: 금주 성공, 아들: 대기업 취업	• 아버지, 어머니의 부부관계가 좋아짐 • 아들이 금주 선언을 함

표 8-3 가족기능 영역(APGAR)

	항상 그렇다 (2)	때때로 그렇다 (1)	아니다 (0)
1. 나에게 괴롭거나 어려운 일이 생기면 나의 가족에게 도움을 청할 수 있다.			
2. 문제 해결을 위한 대화나 어려움을 서로 나누어 갖기 위해 현재 우리 가족이 취하고 있는 방법들이 좋다고 생각한다.			
3. 내가 새로운 일을 하거나 새로운 제안을 할 때 나의 가족은 이를 따라 주고 도와준다.			
4. 분노, 슬픔, 사랑 등 나의 감정에 대응하는 나의 가족의 반응에 만족한다.			
5. 가족과 함께 여가를 보내는 방법 중 현재 우리 가족이 취하는 방법들이 좋다고 생각한다.			

4) 자료 분석 및 요약

수집된 자료를 영역별로 분류하고, 문제가 있는 하부영역별로 근거자료를 제시한다. 이러한 분석 및 요약을 통해 가족의 문제점을 확인하고, 수집된 영역별 자료의 관계를 분석하며 가족의 행위를 파악할 수 있도록 자료를 조직화한다. 수집된 자료 중에 의미 있는 자료를 선택한다.

의미 있는 자료를 통하여 2차로 요구되는 자료를 확인하고, 의미 있는 자료를 하부영역별로 분류하여 한 곳에 모은다. 통합된 자료를 종합해서 결론을 도출한다(표 8-4).

표 8-4 자료 분석 예시

영역	자료	2차 요구 자료	하부영역	결론
가족구조	부인 사별	• 사별시기 • 사별로 인한 어려움	부모역할	부모역할장애
가족발달	막내딸 고교 중퇴	• 막내딸의 고교 중퇴에 의한 어려움 • 학업중단에 의한 가족관계의 변화	발달과업	발달과업의 미완
가족기능	세대주가 무직	• 실직기간 • 실직으로 인한 어려움	사회경제적 수준	경제적 문제 가능성
	가족 내 대화가 없음	• 가족의사소통 유형 • 의사소통의 단절	의사소통	비효율적 가족 대응 가능성

5) 가족간호진단

(1) 가족간호진단 도출

가족간호진단은 개인접근보다 더 복잡하고, 개인 간호진단보다 훨씬 늦은 최근에 와서야 많은 관심을 받게 된 영역이다. 가족간호진단이란 가족이 경험하는 어려움으로 가족의 자료로부터 도출된 건강문제이다. 가족의 간호진단은 다양한 이론적 접근을 바탕으로 추출될 수 있는데 구조기능론적 개념틀(예: 역할문제, 가치갈등, 의사소통문제 등), 체계론적 개념틀(예: 폐쇄적 경계, 부모 하위체계의 부족 등), 상호작용론적 개념 틀(예: 역할전이 문제, 의사결정 갈등 등), 발달론적 개념틀(예: 아버지와 아들의 의사소통 격차, 노인가족에서의 간병문제 등) 등에 근간을 두고 다양한 간호진단을 추출할 수 있다.

간호진단을 명명하는 방식은 두 가지 방법이 있다. 하나는 고든(Gorden)이 제안한 방식으로, 건강문제(건강요구)는 원인적 요인을 변수로 하여 문제의 증상과 연결하는 방식이다. 즉, 간호진단은 원인적 요인이기도 하며 문제의 증상이기도 하다는 것이다. 예를 들어, 가족 내 구성원의 당뇨관리에 대한 지식 부족으로 당뇨 관리가 제대로 되지 못한 경우, 당뇨 관리에 대한 지식 부족은 '원인'이며, 부적절한 당뇨병 관리는 간호문제의 '증상'이다. 이와 같은 경우 원인적 요인(지식 부족)을 변수로 하고 간호문제의 증상(부적절한 당뇨병 관리)을 나열하면 간호진단이 된다. 다른 하나는 문제원인증상증후군체계(problem etiology symptom syndrome, PES)를 이용한 방식으로 문제, 원인, 증상과 증후로 구성된 것이다.

대부분의 간호사는 NANDA의 진단을 통해 개별 환자를 대상으로 하는 간호진단에 대해서는 익숙한 편이라고 할 수 있다. 그러나 NANDA의 간호진단이 가족에 적용할 수 있는 진단명을 포함하고 있다 해도 개인을 중심으로 한 가족진단이 포함되어 있기 때문에 가족접근의 가족간호진단으로는 매우 부족하다. 따라서 여기에서는 가족진단을 기술하는 방법과 가족진단 목록을 소개하고자 한다.

가족간호진단의 형태는 다음과 같은 형태로 기술한다.

표 8-5 가족간호진단 예시

문제 + 원인/위험요인	
문제	**결론**
역할편중	• 가족 간의 유대감 부족
부적절한 문제해결방법	• 가족 간의 유대감 부족 • 지지체계 활용 부족
부적절한 생활양식	• 건강관리에 대한 지식 부족 • 지도자 역할 부족

즉, 사정자료 분석을 통하여 종합된 문제를 먼저 기술하고 그 문제를 일으키는 데 주요원인이나 영향요인이 된 것을 기술한다(표 8-5). 가족진단은 대상을 가족으로 보고 진단을 하는데, 이는 곧 간호 서비스를 제공할 때 가족을 기본 단위, 즉 가족 전체를 하나로 본다는 뜻이다. 한 가족에 4명의 가구원이 있다고 할 때 가족을 단위로 본다는 것은 그 안에 가구원이 4명이 있건 6명이 있건 간에 가족 하나로서 접근되어야 한다는 것이다.

가족진단은 가족구성원 개개인, 가족구성원 간의 관계, 가족기능, 물리적 · 사회적 · 심리적 환경, 친족 및 지역사회와의 교류를 고려하여 내린다.

(2) 간호진단의 우선순위

간호사와 가족 간에 형성된 신뢰를 바탕으로 간호계획을 세우기 전에 간호진단의 우선순위를 결정하여야 한다. 우선순위 설정의 기준은 문제의 특성, 문제의 해결가능성, 예방가능성, 문제인식의 차등성에 따라 결정되며, 또한 가족문제의 중요성과 가족의 자가관리능력 등 여러 요인을 고려하여 결정한다.

이 외에도 우선순위를 결정할 때 다음의 내용도 고려하여 결정한다.

- 가족들이 실제로 행동을 함으로써 변화된 결과를 보거나 경험할 수 있는 것
- 도미노 현상을 일으킬 수 있는 것(근본적 문제)
- 가족의 관심도가 높은 것
- 가족이 쉽게 수행 가능한 것
- 응급 또는 긴급을 요하는 것
- 가족 전체에 영향을 줄 수 있는 것

(3) 간호진단분류체계

간호진단분류체계에는 북미간호진단협회의 간호진단체계(NANDA), 오마하(Omaha) 문제분류체계, 국제간호실무 분류체계(ICNP), 가정간호분류체계(HHCC) 등이 있다.

① NANDA의 간호진단체계

북미간호진단협회에서 개발한 NANDA 분류체계 I은 가장 추상적인 개념의 제1단계부터 가장 구체적인 개념의 제5단계까지 있다. 제1단계는 9가지 인간 반응 양상으로 교환, 의사소통, 관계형성, 가치, 선택, 기동, 지각, 지식, 감정이다. 제2단계부터 5단계는 148개의 진단 분류를 포함한다. NANDA 분류체계 II는 고든(Gordon)의 기능적 건강양상 틀에 기초하였으며, 총 7개의 축과 13개의 최상위 영역이 있다. 그리고 하부에 47개의 분류가 있고, 총 267개의 간호진단으로 구성되어 있다.

NANDA 분류체계에 가족 진단을 통합시키려는 시도가 이루어지고 있으며, 다음과 같은 진단명을 활용할 수 있다.

- 가족대처불능(disabled family coping)
- 비효과적 가족 대처(ineffective family coping)
- 가족대응 향상을 위한 준비(readiness for enhanced family coping)
- 가족과정기능장애(dysfunctional family processes)
- 가족과정 향상을 위한 준비(readiness for enhanced family processes)
- 부모역할장애(impaired parenting)
- 부모역할 향상을 위한 준비(readiness for enhanced parenting)
- 부모역할갈등(parental role conflict)
- 사회적 상호작용장애(impaired social interaction)

② 오마하 문제분류체계

오마하 문제분류체계는 간호과정에 기초를 두고 지역사회보건간호 실무영역에 적용하기 위한 개발된 간호진단체계이다. 공중보건, 학교보건, 가정간호 등의 다양한 지역사회 간호실무에 가장 효율적으로 적용이 가능하다. 포괄적이고 간단하며 융통성이 있어 다양한 환경에서 여러 분야의 실무자들과 간호사가 유용하게 활용할 수 있다. 오마하 문제분류체계는 4개의 영역, 42개의 문제로 구성되어 있다. 4개의 영역은 환경 영역, 심리사회 영역, 생리적 영역, 건강관련행위 영역이다.

③ 국제간호실무 분류체계(ICNP)

국제간호협회(International Council of Nurses, ICN)는 국제적으로 통용될 수 있는 공통의 진단체계를 위해 국제간호실무 분류체계(international classification for nursing practice, ICNP)를 개발하였다. ICNP는 간호현상, 간호중재, 간호결과로 구성되어 있다. 간호현상은 간호사가 진단하는 환자 및 환자 주변의 상태라고 정의되며 간호진단에 해당된다. 간호현상 분류는 8개의 다축 구조로 구성되어 있는데, 이는 간호실무의 초점, 판단, 빈도, 기간, 범위, 신체 부위, 가능성, 분포이다.

④ 가정간호 분류체계(HHCC)

가정간호 분류체계는 가정간호제공 시 필요한 자원을 결정하기 위하여 대상자를 사정·분류하는 방법으로 개발되어 NANDA와 동일하게 간호진단을 정의하고 있다.

(4) 가족간호계획

① 가족간호 목표설정

명확한 목표설정은 수행계획의 지침이 될 뿐만 아니라 평가기준을 제시할 수 있으므로 중요하다. 목표를 설정하는 기준으로는 첫째, 가족이 해결해야 할 문제와 관련이 있어야 하며, 둘째, 필요로 하는 자원을 활용할 수 있는 가능성과 문제해결의 가능성이 있어야 한다. 셋째, 성취된 결과를 볼 수 있어야 하고, 넷째, 성취된 결과를 측정할 수 있어야 한다.

간호목표는 관련된 가족문제와 영향요인에 따라 일반적·구체적 목표로 나뉘며, 구체적 목표를 달성하기 위한 간호전략을 계획한다. 일반적 목표는 궁극적으로 도달해야 할 목표이며, 구체적 목표는 일반적 목표에 도달하기 위한 중간단계의 목표로 다수의 목표를 단계별로 설정할 수 있다. 일반적 목표는 가족의 간호문제로부터 도출되고 구체적 목표는 가족간호문제의 원인이나 관련요인으로부터 도출할 수 있다. 간호목표는 가족을 중심으로 누가, 무엇을, 어디서, 언제까지, 어느 범위로 달성할지를 서술해야 한다.

② 가족간호 방법 및 수단의 선택

가족간호의 목표를 효율적으로 달성하기 위해 적절한 간호 방법과 수단을 선택하여야 한다. 간호방법으로는 직접 간호제공, 보건교육, 관리 등이 있으며, 이를 수행하기 위해 가정방문, 클리닉 활동, 집단교육, 상담, 의뢰, 매체활용 등의 수단을 선정한다. 일반적으로 간호방법이나 수단은 가족 구성원들이 수용할 수 있어야 하며 가족의 신념과 일치되어야 한다.

가족은 고유의 독특성이 있으므로 동일한 가족문제를 가진 가족이라 할지라도 한 가족에게 적용하여 효과적이었던 간호방법이나 수단이 다른 가족에게도 그대로 성공할 수 있다고 확신할 수 없다. 따라서 간호사는 대상 가족의 간호목표 달성을 위한 가장 효과적인 간호방법과 수단을 선택하도록 하여야 한다.

③ 가족간호수행 및 평가계획

가족간호 목표를 달성할 수 있도록 수행에 필요한 인력의 업무분담과 시간계획, 예산 및 자원의 배치 등이 포함된다. 또한 수행된 활동에 대하여 언제, 어떻게, 어느 범위에서 평가할 것인가도 계획한다. 평가방법은 설문지 활용이나 행동변화의 관찰 등이 있다. 대상 가족의 특성, 가족문제의 성격 등을 고려하여 적절한 평가방법을 계획하도록 한다.

(5) 가족간호수행

가족간호수행에서 고려할 점은 가족들 스스로가 자기건강관리 능력을 갖도록 한다. 무엇보다 간호사의 활동이 시간과 공간적으로 제한을 받기 때문에 가족들의 자발적 참여를 유도해 자기 가족의 건강요구를 인식하여 스스로 행동할 수 있도록 동기를 부여하는 것이 중요하다. 가족 안에서 중심적인 역할을 할 수 있는 가족구성원을 찾아내어 구심적인 역할을 수행하도록 조력하여야 한다. 또한, 가족의 건강문제를 찾아내어 효율적인 관리가 이루어질 수 있도록 해야 한다.

- 건강상담

  건강상담은 개인은 물론 가족이 스스로 돌보는 능력과 의료자원의 효과적인 이용을 증진하는 데 매우 유용하다. 해결방안은 상담자가 제시하기도 하지만 대개는 상담의뢰자가 스스로 결정한다. 가족건강과 관련된 상담은 가정에서 하는 것이 더욱 효과적인데, 이는 가족들의 건강과 행위에 영향을 미칠 수 있는 환경과 집안 분위기를 직접 관찰할 수 있을 뿐 아니라 상담과 더불어 가족에게 필요한 정보 제공과 교육을 현장에서 바로 실시할 수 있기 때문이다.

- 보건교육

  가족을 위한 보건교육 형태로는 시범, 사례연구, 가족집담회, 역할극이 있다.

- 직접 간호제공

  직접적이고 기술적인 간호행위는 가족의 건강증진을 촉진하는 간호활동으로서, 만성질환자 가족의 가정간호에서 더욱 많이 요구된다.

- 의뢰

  의뢰는 간호사의 중요한 역할로 가족의 복합적인 건강문제나 위기 시 여러 전문인의 도움이 필요할 때 행하는 행위이다. 기관이나 시설의 설립목적, 이용절차, 수혜대상자, 의뢰 시의 구비서류, 담당자 이름, 주소, 전화번호 등의 정보와 목록을 구비하여야 한다.

- 가족 자원 강화

  가족 자원은 경제적 · 물리적인 것과 인력을 포함한다. 경제적 자원의 적절성 여부는 가족구성원 소득의 총액과 지출, 질병의 종류, 이용가능한 의료기관의 접근도, 의료비용, 의료보험에서의 지원이나 충당범위에 따라 달라진다. 물리적 자원은 건강한 가정환경을 유지하며, 특히 환자가 있는 가족의 경우에는 적절한 기구나 물품의 조달이 필수적이다.

(6) 가족간호평가

간호평가는 간호를 실시한 후 평가계획에서 세워 두었던 항목대로 실제 업무의 목표달성 정도를 살펴보는 작업으로 간호수행내용이나 방법이 적절했는지 평가한다. 또한 평가결과에 대한 복기는 간호과정 전 과정에 중요한 영향을 미치며 바람직한 가족관계를 유지 · 증진시키는 데 중요한 지침이 되는 요소이다. 평가는 시기에 따라 진단평가, 형성평가, 총괄평가로 구분한다. 또한 체계적이고 거시적인 관점에서 구조적 평가, 과정적 평가, 결과적 평가로 구분할 수 있다. 그리고 가족의 특성, 간호사의 특성, 간호제공기관의 특성이 반영된 간호제공에 투입된 예산, 인력, 물품 및 기구, 장소 등에 대한 적합성을 평가한다.

김의숙(2000)은 가족간호평가 시 주의할 점으로 다음의 내용을 제시하였다.

- 가족의 현재 간호요구를 파악하는 데 기초자료는 충분한가?
- 목표설정이 광범위하고 일반적이었는가?
- 목표설정 시 가족이 참여하거나 결정하였는가?
- 목적에 따라 간호의 우선순위가 명확하였는가?
- 여러 가지 가족의 문제를 한꺼번에 다루었는가?
- 상황적인 위기로 인해 가족의 에너지가 고갈되었는가?
- 가족의 상황변화에 따라 간호목표 및 계획이 융통성 있게 변화되었는가?
- 목표를 달성하기 위한 간호는 적절하였는가?
- 가족이 변화과정에서 생긴 불안이나 염려를 감소시키는 데 필요한 지지가 제공되었는가?
- 간호수행 시 다른 보건 전문인과의 관계는 유기적이며 협력적이었는가?
- 다른 보건인력들이 가족에게 제공한 사업은 일관성이 있는가?
- 목적과 목표와 관련하여 우선순위가 확실하였는가?
- 가족이 한 번에 너무 많은 문제를 다루려고 하였는가?
- 가족의 에너지 상태는 어떠한가?

- 간호에서의 장애요인은 무엇이었는가?
- 가족의 변화에 따라 간호계획이 수정되었는가?
- 중재방법은 적절하였는가?
- 변화과정에서 불안을 감소시키며 지지하였는가?
- 다른 보건 의료인과의 협력은 어떠하였는가?

제4절 | 우리나라 가족

1. 가족간호사정

1) 가족구조 · 발달주기(표 8-6)

표 8-6 가족구조 · 발달주기(가족 및 동거인)

성명	관계	성별	연령	학력	직업	종교	건강
박공○	본인	여	89세	무학	농업직	천주교	• 고혈압, 당뇨, 치매
장병○	배우자	남	71세 (사망 시 나이)	무학	농업직	천주교	• 고혈압, 당뇨력 있음 • 뇌졸중으로 1994년에 71세의 나이로 사망
장재○	첫째 아들	남	67	대졸	성남시청 퇴직	천주교	• 고혈압, 당뇨, 구강암
장재○	둘째 아들	남	64	대졸	보험건강공단 정년퇴직, 현재 요양사무실 운영	천주교	• 고혈압, 당뇨
장재○	셋째 아들	남	58	대졸	경찰	천주교	• 고혈압, 당뇨
장재○	넷째 아들	남	51	대졸	공인중개사	천주교	• 고혈압, 당뇨
장재○	첫째 딸	여	62	대졸	보건진료소 소장 퇴직	천주교	• 고혈압, 당뇨
장재○	둘째 딸	여	60	대졸		천주교	• 고혈압, 당뇨
장재○	셋째 딸	여	55	대졸	성모병원 간호과장	천주교	• 고혈압, 당뇨

(1) 대상자의 건강

- **입원경험**: 10년 전 뇌졸중으로 한 달가량 입원한 후, 퇴원하여 7년 정도 요양병원에 있다가 3년 전(2012년 4월)부터 집에서 둘째 아들, 며느리와 함께 거주
- **수술경험**: 없음
- **과거 질병력**: 알려지 없음, 고혈압과 당뇨가 있으며(대상자의 부모님 모두 고혈압과 당뇨병력이 있었음), 5년 전부터 치매증상 발생. 매일 아침저녁으로 고혈압 및 당뇨약 복용 중

(2) 가족형태

- 핵가족(대상자, 둘째 아들, 며느리→ 2대가 거주)

(3) 동거형태 및 가족 외 동거인

- 현재 둘째 아들, 둘째 며느리와 함께 거주 중

(4) 가족구조(가계도)(그림 8-8)

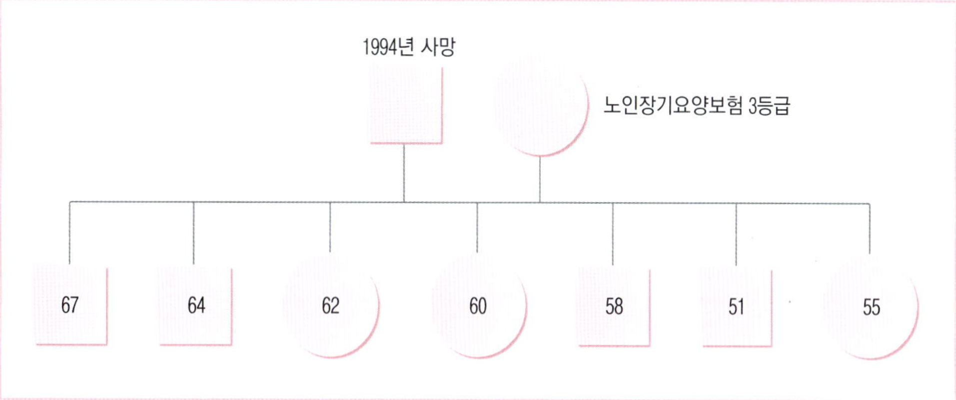

그림 8-8 가족구조 예시

(5) 가족의 발달단계와 발달과업

① 발달단계

- 듀발(Duvall, 1977)의 발달단계(총 8단계) → 8단계(노년기 가족)
- 유영주(1990)의 발달단계 6가지 발달단계 → 6단계(노년기): 막내자녀 결혼 후 배우자가 사망하고 본인이 사망할 때까지

표 8-7 발달과업에 따른 위험요인 및 건강문제

발달과업	위험요인	건강문제
• 은퇴에 대한 대처 • 만족스러운 생활 유지 • 건강문제에 대한 대처 • 사회적 지위 및 경제적 감소의 대처 • 배우자 상실, 권위 이양, 의존과 독립의 전환	• 나이 • 약물의 상호작용 • 우울 • 대사 이상 • 갑상선 기능장애 • 고칼슘혈증 • 쿠싱증후군 • 만성 질환 • 은퇴 • 배우자의 사망 • 수입의 감소 • 운동 부족 • 과거의 환경과 생활방식 • 죽음에 대한 준비 부족	• 정신혼란 • 치매 • 시력감퇴 • 청력감퇴 • 고혈압 • 급성 질병 • 전염병 • 인플루엔자 • 폐렴 • 화상 • 낙상 • 우울 • 죽음에 대한 불안

- WHO(1976)의 핵가족 생활주기 모형(총 6단계) → 6단계(해체기): 부부 중 한명이 사망하여 나머지 부부가 사망할 때까지

② **발달과업(Duvall, 1977)(표 8-7)**

③ **8단계(노년기 가족)**

2) 가족체제 유지

(1) 재정(직업, 재정자원, 수입의 분배)

- **소득수준 높음**
  - 둘째 아들은 요양사무실 운영, 며느리는 보험회사 소장으로 고소득
  - 노인장기요양보험 3급으로 의료비의 85%를 지원받고 있음

(2) 관습과 가치관(일상생활과 관련된 습관, 종교, 여가활동)

대상자는 평소에 거동을 거의 하지 않으며, 식사시간을 제외하고는 거의 방에서 누워 있다. 대상자는 자가간호를 거의 하지 않아, 양치와 세수를 주 1회 정도 실시하며 샤워는 대상자가 거부하여 한 달에 한 번 정도 한다. 대상자의 종교는 천주교이나 현재는 나이도 있고 거동이 불편하여 종교생활을 하지 않는다. 여가활동으로는 주 1~2회 정도로 가끔씩 보조기구를 이용하여 바깥에 나가 걷거나 양로원에 가며, 외출하지 않을 때에는 가끔씩 혼자서 또는 요양보호사 할머니와 함께 화투를 치거나 TV를 시청한다.

(3) 자존감(교육 정도, 관심과 목표, 삶의 질 또는 만족도)

- 대상자는 무학으로, 교육을 받지 않았다.
- 대상자는 현재 치매로, 관심과 목표 및 삶의 질 또는 만족도를 파악할 수 없었다.

(4) 가족규칙

- 가족규칙은 특별히 없다.

3) 상호작용 및 교류

(1) 가족 의사소통(의사결정 유형, 가족갈등)

- 과거에 치매증상이 심하지 않았을 땐, 가족 내에서 대상자의 의견이 중심이 되어 의사결정이 되었지만, 현재는 의사결정에 영향력을 행사하지 못하고 있다.
- 가족 내 갈등은 없다.

(2) 역할(역할 만족 · 편중, 업무의 위임과 분배, 업무수행의 융통성)

- 대상자 가정의 집안일은 주로 며느리가 담당하고 있으며, 며느리가 아침식사를 대상자에게 제공한 후에 보험회사로 출근하기 때문에, 이후로는 이웃집 요양보호사 할머니가 대상자를 돌봐 주고 있다. 며느리가 출근한 후로, 요양보호사 할머니께서는 대상자의 집에 방문하여 점심과 저녁식사를 차려드리고, 약을 드리며, 틈틈이 세발간호도 제공하고 있다.
- 둘째 아들은 대상자의 집 옥상에 따로 공간을 마련하여 요양사무실을 차려, 이곳에서 업무를 보고 있다. 둘째 아들은 틈틈이 대상자의 상태를 파악하고 있다.
- 요양보호사 할머니는 50m정도 떨어진 곳에 가까이 거주하고 있어서, 지역적으로 밀접하여 융통성 있게 업무를 수행하고 있다.

(3) 사회참여와 교류(사회화, 사회참여, 사회적 고립)

- 대상자는 거동이 불편하여 바깥외출을 거의 하지 않고 있고, 요양보호사 할머니와 가족들이 외출을 권유하여도 대부분은 거부하는 모습을 보이고 있다. 외출을 하지 않고 주로 방안에서 누워만 있어, 사회적으로 고립되어 있는 상태이다.

(4) 양육(훈육과 자녀교육, 가치관, 가훈)

- 7남매 모두 자녀교육을 마치고, 안정적인 직장을 다닌 뒤 현재는 퇴직한 상태이다.
- 가치관과 가훈은 특별히 마련되어 있지 않다.

(5) 의사결정과 권위(권력구조, 가족구성원의 자율성 정도)

현재는 둘째 아들이 중심이 되어 가정을 이끌어가고 있으며, 의사결정 시에 대상자와 며느리도 자율적으로 의견을 반영하고 있다.

4) 지지

(1) 정서적 · 영적 지지

- **가족 밀착도**: 대상자의 자녀들은 한 달에 한번 꼴로 방문하고 있고, 틈틈이 전화도 하고 있다. 어버이날이나 명절 같은 특별한 날에는 자식들이 모두 방문하여 친밀한 관계를 유지하고 있다.
- **편애나 소외된 가족원에 대한 파악**: 편애받거나 소외된 가족원은 없다.
- **지지 자원**: 가족 내 · 외 친족이나 이웃, 전문조직(그림 8-9, 8-10)

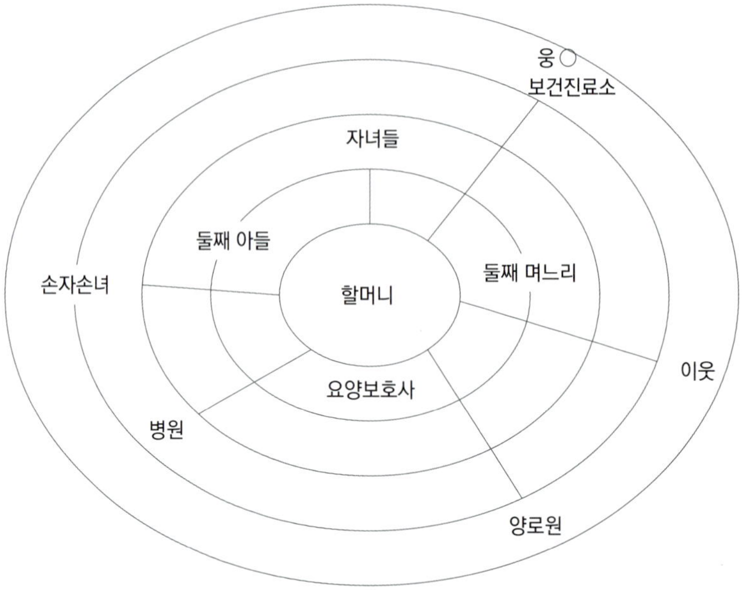

그림 8-9 사회지지도 예시

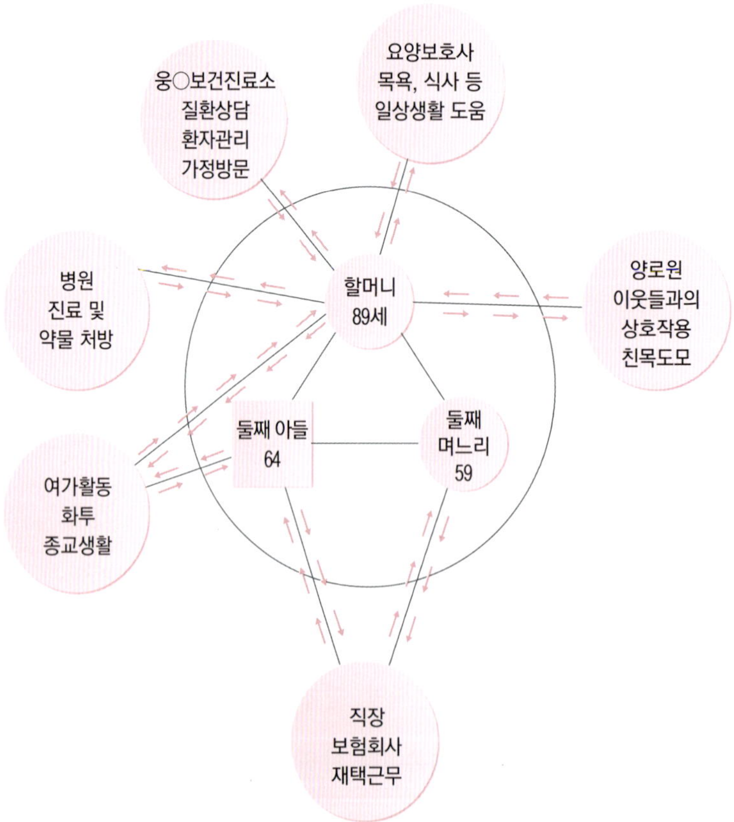

그림 8-10 외부체계도 예시

5) 대처 · 적응

① 문제해결과정(대처방식, 참여자와 지도자, 가족폭력, 아동폭력, 환자수발로 인한 가족의 부담, 역할과다)

대상자가 치매이기는 하지만, 밖을 돌아다니거나 대소변을 가리지 못하거나 하는 심각한 증상은 없어, 가족들이 환자를 수발하는 데 특별한 부담은 없다고 한다.

② 생활의 변화(급작스럽거나 과도한 생활변화)

급작스럽거나 과도한 생활변화는 없다.

6) 건강관리

① 가족건강력(유전질환 등 가족 질병력, 심리적 문제에 대한 가족력, 질병상태)

- 대상자의 부모님이 고혈압과 당뇨가 있었고, 유전적인 영향으로 대상자와 대상자의 형제들까지 영향을 미친다.
- 대상자가 가진 고혈압과 당뇨가 자녀들에게도 영향을 미친다.

② 건강교육 · 상담

- **건강관리와 관련된 지식, 태도, 실천:** 대상자는 당뇨가 있어, 버섯이나 나물 등 채소류를 주로 먹고 있다. 편식하지 않으나, 튀밥이나 과일 등 혈당이 높아질 수 있는 음식들을 머리맡에 두고 수시로 먹는다.
- **자가간호능력(예방법, 응급처치 등 질병의 원인과 치료에 대한 지식)**
  - 대상자는 치매로 인지능력이 저하되어, 질병에 대한 예방법이나 응급처치에 대한 지식이 결여되어 있다.
  - 거동이 불편하고, 치매를 앓고 있어, 샤워는 월 1~2회, 세수나 양치는 주 1회 정도로 하여, 자가간호 수행이 제대로 되고 있지 않고, 위생상태도 불량한 편이다.
- **환자관리**
  - 치매환자: 평소에는 함께 살고 있는 둘째 아들과 며느리가, 며느리가 없거나 아들이 업무를 볼 때에는 근처에 거주하는 요양보호사 할머니가 대상자를 돌보고 있다. 대상자에게 식사로는 잡곡밥, 나물 등의 당뇨식이가 제공되고 있었고, 산책을 권유하기도 하여 가끔씩 걷기운동을 하고 있었다. 할머니가 옷에 대변을 봤을 때는, 옷을 갈아입혀 주고 샤워도 시켜주기도 하였다.
  - 만성질환자: 아침저녁으로 당뇨약과 고혈압약을 복용하고 있으며, 잡곡밥과 나물 등의 당뇨식이를 섭취하고 있다.

- 지속적 관리대상(임산부, 영유아, 노인, 재활대상자, 장애인)

  대상자는 89세의 노인이며, 노인장기요양보험 3급 판정을 받았다.

- 건강증진과 관련된 행위(운동 등)

  혈당관리를 위해 당뇨식이를 섭취하고 있으며, 가끔씩 보조기를 이용하여 주 1~2회 정도 집 앞을 걷거나 양로원에 가기도 한다.

7) 위험행위

① 지나친 음주 · 흡연

음주와 흡연을 하지 않는다.

② 스트레스

파악할 수 없다.

③ 부적합한 건강관리법

주 1~2회 주변 사람의 도움을 받아 걷기운동을 한다.

④ 식습관 문제(불규칙적인 식사, 편식, 맵고 짠 음식)

하루 3끼 맵거나 짜지 않은 음식을 섭취하며 편식하지 않는다.

⑤ 약물남용

약물남용을 하지 않는다.

8) 주거환경

① 안전 · 사고의 위험성

- 방마다 문턱이 있어, 거동이 불편한 대상자에게는 안전사고의 위험성이 있다.
- 거실에 2층으로 통하는 높은 계단이 존재하여, 대상자가 계단 이용 시에 낙상의 위험성이 있다.
- 부엌에 식기나 주방도구들이 부엌장 내부에 있지 않고 손이 닿기 쉬운 외부에 있어 대상자가 위험할 수 있다.

② 집 · 방의 출입 어려움

방에 문턱이 있어, 대상자가 출입할 때에 어려움이 있을 수 있다.

③ 사생활 · 생활공간 부족

대상자의 방이 따로 마련되어 있어 사생활보호는 잘 유지된다.

④ **위생관리, 주거환경 및 주택구조의 불량(화장실, 부엌, 쓰레기 시설, 방충망 등)**

화장실이나 부엌이 깨끗하며, 주거환경이 전반적으로 양호하고 청결하게 유지되었다.

⑤ **부적합한 식수(상하수도)**

식수는 청결하였다.

⑥ **난방, 환기, 채광, 소음 및 공해**

이상이 없다.

9) 가족의 강점

대상자의 가족은 둘째 아들이 가족의 구심점이 되며 가족을 이끌어가고 있다.

둘째 아들 부부와 함께 거주하고 있고, 둘째 아들은 대상자의 집 옥상에 따로 공간을 마련하여 요양사무실을 차려 이곳에서 업무를 보기도 하고 수시로 친어머니인 대상자에게 아침약(당뇨약, 고혈압약)을 챙겨드리며 틈틈이 대상자를 챙겨드리고 있다. 며느리도 대상자와 함께 거주하면서, 출근 전과 퇴근 후에 대상자를 살피고 있다. 또한 이 가족은 이웃집에 거주하는 요양보호사를 섭외하였는데, 요양보호사 할머니는 50m 정도 떨어진 곳에 가까이 거주하고 계셔서, 지역적으로 밀접하여 식사제공, 말벗되어 드리기 등 가족의 업무를 위임받아 융통성 있게 수행하고 있다. 대상자는 가족이나 요양보호사와 함께 화투를 하며 단합을 하기두 한다.

(1) 가족사정 자료 분석의 예(표 8-8)

표 8-8 가족사정 자료 분석의 예(가족의 문제 및 강점 확인)

가족영역	문제영역	의미 있는 자료	결론	추가요구 자료
가족구조	가족구조	• 고혈압, 당뇨, 치매	• 부적절한 식습관 및 만성질환 관리	
가족체계유지	관습과 가치관	• 자가간호 부족(양치와 세수 주 1회), 샤워 한 달에 한 번 • 종교: 천주교이나 현재는 나이도 있고 거동이 불편하여 종교생활 불가	• 위생상태 양호하지 못함 • 종교활동 불가	
상호작용/교류	사회참여와 교류	• 현재 의사결정 영향력 행사 불가능	• 치매와 관련된 사회적 고립	• 치매 정도 파악(KMMSE)
건강관리	건강교육/상담	• 혈당이 높아질 수 있는 음식들을 머리맡에 두고 수시로 먹음	• 부적절한 식습관	• 보호자의 질병 관련 지식 정도 파악

표 8-8 가족사정 자료 분석의 예(가족의 문제 및 강점 확인)(계속)

가족영역	문제영역	의미 있는 자료	결론	추가요구 자료
위험행위	부적합한 건강관리법	• 운동을 하긴 하지만, 운동량이 부족하며 불규칙적으로 수행하고 있음	• 부적절한 일상생활방식(식습관)	
	식습관 문제	• 하루 3끼를 맵거나 짜지 않은 음식으로 섭취하며 편식하지 않음		
주거환경	안전 · 사고의 위험성	• 방마다 문턱이 있어, 안전사고의 위험성이 있음 • 거실에 2층으로 통하는 높은 계단이 존재, 계단 이용 시에 낙상의 위험성이 있음	• 안전 사고의 위험성이 있음	
강점	지지 제공	• 둘째 아들 부부와 함께 거주 • 요양보호사를 섭외하여 돌봄 제공	• 부적절한 식습관	보호자의 질병 관련 지식정도 파악

2. 가족간호진단(표 8-9)

표 8-9 가족간호진단: 가족과 개인의 건강문제

문제도출	원인추출	진단명
• 식습관 관리가 되지 않음 • 만성질환 관리가 되지 않음	• 가족과 요양보호사의 지식 부족	• 부적절한 일상생활 방식(식습관)
• 위생상태 양호하지 못함 • 종교활동 불가 • 운동 시간부족	• 인지적 손상	• 부적당한 위생관리
• 치매와 관련된 사회적 고립	• 인지적 손상	• 사회적 고립
• 잘못된 식이 습관	• 가족과 요양보호사의 지식 부족	• 부적절한 일상생활 방식(식습관)
• 부절절한 건강 관리 • 잘못된 식이 습관	• 가족과 요양보호사의 지식 부족	• 부적절한 일상생활 방식(식습관)
• 안전사고의 위험성이 있음	• 안전하지 못한 환경(문턱, 계단)	• 외상위험성

■ 진단 및 진단의 우선순위(표 8-10)

- 부적절한 일상생활 방식(식습관)
- 부적당한 위생관리
- 사회적 고립
- 외상위험성

표 8-10 진단의 우선순위

진단명	1. 문제의 특성	2. 문제의 해결능력	3. 예방 가능성	4. 문제인식의 차등성	합산	우선순위
1	2	2	3	1	25/6	1
2	2	1	3	1	19/6	2
3	1	1	2	1	15/6	4
4	2	1	2	1	17/6	3

3. 가족간호계획

진단명은 가족과 요양보호사의 지식 부족과 관련된 부적절한 일상생활 방식(식습관)이다(표 8-11).

표 8-11 가족간호계획

<table>
<tr><th rowspan="2">가족진단</th><th colspan="2">목표</th><th rowspan="2">간호계획</th><th rowspan="2">평가계획</th></tr>
<tr><th>일반적 목표</th><th>구체적 목표</th></tr>
<tr><td rowspan="2">가족과 요양보호사의 지식 부족과 관련된 부적절한 일상생활 방식(식습관)</td><td rowspan="2">2023년 5월 31일까지 가족과 요양보호사는 대상자에게 적절한 식이를 제공한다.</td><td>1. 2023년 5월 31일까지 가족과 요양보호사는 대상자에게 제공하는 간식의 양을 1/2로 줄인다.</td><td>1. 가족과 요양보호사는 대상자에게 제공하는 간식의 양을 1/2로 줄인다.
a. 가족과 요양보호사에게 혈당을 높일 수 있는 간식의 종류를 설명한다.
b. 가족과 요양보호사에게 고혈당으로 올 수 있는 합병증을 교육한다.</td><td>1. 일 간식섭취량이 1/2로 감소한다.</td></tr>
<tr><td>2. 2023년 5월 15일까지 가족과 요양보호사는 당뇨식이지침을 세 가지 이상 말할 수 있다.</td><td>2. 가족과 요양보호사는 당뇨식이지침을 세 가지 이상 말할 수 있다.
a. 가족과 요양보호사는 당뇨환자를 위한 올바른 식이지침을 교육받는다.</td><td>2. 당뇨 식이지침 평가</td></tr>
</table>

4. 가족간호수행(표 8–12)

표 8-12 가족간호수행

수행일	내용
5/1 수요일	• 요양보호사 할머니와, 대상자와 함께 거주하는 둘째 아들에게 당뇨를 악화시킬 수 있는 음식들에 대해 설명하였다. • 요양보호사 할머니와 둘째 아들에게 대상자에게 제공하는 간식의 양을 1/2로 줄이도록 권하였다. • 요양보호사 할머니와 둘째 아들에게 혈당을 높일 수 있는 간식들의 종류를 설명해주었다(튀밥, 참외, 사탕 등). • 요양보호사 할머니와 둘째 아들에게 고혈당으로 올 수 있는 합병증을 교육했다(신장증, 망막증, 신경병증). • 가족과 요양보호사에게 올바른 당뇨식이지침을 설명해주었다(좋은 음식: 잡곡밥, 토마토, 마늘, 둥굴레차/해로운 음식: 빵, 떡, 사탕, 튀밥, 딸기, 참외).
5/2 목요일	• 보호자의 질병 관련 지식 정도 파악 후 요양보호사 할머니와 대상자와 함께 거주하는 둘째 아들에게 당뇨를 악화시킬 수 있는 음식들에 대해 설명하였다. • 요양보호사 할머니와 둘째 아들에게 대상자에게 제공하는 간식의 양을 1/2로 줄이도록 권하였다. • 요양보호사 할머니와 둘째 아들에게 혈당을 높일 수 있는 간식들의 종류를 설명해주었다(튀밥, 참외, 사탕 등). • 요양보호사 할머니와 둘째 아들에게 고혈당으로 올 수 있는 합병증을 교육했다(신장증, 망막증, 신경병증). • 가족과 요양보호사에게 올바른 당뇨식이지침을 설명해주었다(좋은 음식: 잡곡밥, 토마토, 마늘, 둥굴레차/해로운 음식: 빵, 떡, 사탕, 튀밥, 딸기, 참외).

5. 가족간호평가(표 8–13)

표 8-13 가족간호평가

평가일	평가결과
5/3 금요일	구체적 목표 '1. 2023년 5월 31일까지 가족과 요양보호사는 대상자에게 제공하는 간식의 양을 1/2로 줄인다.'는 달성되지 못하였다. • 5월 3일 오전 11시에 대상자에게 방문했을 때, 머리맡에 간식으로 튀밥과 떡을 놓고 이미 반 이상의 양을 먹은 상태가 관찰되었다. 따라서 금요일까지는 목표가 달성되지 못하였다. 하지만 최종 평가일이 2023년 5월 31일까지인 것을 고려하고, 지속적으로 간호를 수행하고 지켜보아야 할 것이다. 구체적 목표 '2. 2023년 5월 15일까지 가족과 요양보호사는 당뇨식이지침을 세 가지 이상 말할 수 있다.'는 달성되지 못하였다. • 5월 3일 오전 11시에 대상자에게 방문하여, 함께 있는 요양보호사 할머니와 둘째 아들에게 당뇨식이지침에 대해 질문을 하였고, '사탕을 자주 먹지 않는다.'의 한 가지만 말하였으므로, 달성되지 못하였다. 하지만 최종 평가일이 2023년 5월 15일까지인 것을 고려하고, 지속적으로 간호를 수행하고 지켜보아야 할 것이다. 따라서, 일반적 목표 '2023년 5월 31일까지 가족과 요양보호사는 대상자에게 적절한 식이를 제공한다.'는 달성되지 못하였다. • 하지만 최종 평가일이 2023년 5월 31일까지인 것을 고려하여 지속적으로 간호를 수행하고 지켜보아야 할 것이다.

제5절 | 취약가족과 간호

취약가족이란 장기적 · 일시적 위험요인이 개인, 가족, 지역사회에 작용하여 생활 속에 서 바람직하지 못한 결과를 좀 더 많이 경험하는 가족을 말한다. 취약가족의 종류에는 구조적으로 취약한 가족(한부모가족, 이혼가족, 단독가족 등), 기능적으로 취약한 가족(저소득 가족, 실업가족, 만성질환자 가족, 가족장애자 가족 등), 가족 내 상호작용이 취약한 가족(학대가족, 비행청소년 가족, 알코올중독 가족 등) 및 발달 단계에서 취약한 가족(미혼모 가족, 미숙아 가족 등)으로 다양하다. 간호사는 취약가족의 복합적인 문제점에 대해 이해하고, 가족적 · 사회적 차원의 접근으로 집중적인 간호를 제공함으로써 취약가족이 정상적인 가족기능을 유지할 수 있도록 도와야 할 것이다. 이에 따라 일반적으로 나타나는 취약가족의 유형 특성과 문제점, 간호중재를 살펴보고자 한다.

1. 저소득가족

1) 특성

저소득 가족은 경제적 빈곤, 근로능력이 없는 세대주 가구, 한부모가구, 노인가구, 여성가구주 가구, 중졸 이하의 저학력가구, 단순노무직인 가구로, 노동시장에서 배제되기 쉬우며 노동시장에 참여할 수 있다고 해도 저임금의 비정규직 취업이 많다.

2) 문제

경제적 빈곤에 의해 가족의 부모가 무기력 · 무능력 · 음주벽 또는 생활의 무질서 등으로 자녀 교육을 방임하거나 사회의 갈등이 큰 문제를 야기할 수 있다. 사회 · 경제적으로 취약하다는 것은 최소한의 생계와 사회적 존엄성을 유지하기 위한 물질적인 지원, 건강 등과 관련된 여러 정보를 얻기가 어렵다.

3) 간호중재

- 저소득층을 위한 지역사회 자원을 파악하고 연계해 준다.
  (예: 직업훈련 프로그램, 창업지원 프로그램 및 근로복지 프로그램, 자원봉사자 방문 프로그램 및 도시락 지원 프로그램, 지역아동센터 등)
- 가구의 소득, 재산, 생활실태 등의 조사를 거쳐 적합한 가족은 생계, 주거, 교육, 의료, 해산, 장제 급여 등을 지원받을 수 있다.

2. 만성질환자 가족

1) 특성

가족은 가족구성원의 질병과 건강에 가장 중요한 영향을 미치는 단위로, 가족 내 환자 발생 시 환자의 간호역할도 담당하기 때문에 가족생활도 큰 영향을 받는다. 만성질환은 환자생활 전반에 큰 영향을 미치며, 가족 전체 일상의 재조정을 필요로 한다.

2) 문제

- 환자의 가족은 환자 돌봄으로 수면부족, 피로, 신체적 건강상태의 악화를 경험한다. 특히 일상생활의 모든 부분에서 도움이 필요한 치매노인의 경우, 가족은 육체적인 노동에 많은 시간을 소모하여 신체적 건강이 악화되므로, 다른 노인성 질환자를 부양하는 것보다 더 큰 부담감을 갖는다.
- 환자가 가족에 대한 의존도가 높거나 회복이 장기화됨에 따라 우울 및 절망감으로 발전하며, 이러한 문제해결 없이 장기간 돌봄이 지속될 경우 가족간의 갈등을 초래한다.
- 환자를 돌보면서 직장일이나 가사를 동시에 수행해야 하므로, 역할갈등을 경험한다.
- 질환 치료 시 비용문제가 발생하며, 만성질환자가 가족의 생계를 책임진 가장이거나 간호수발자가 환자간호를 위해 직업을 포기할 경우 어려움이 가중된다.

3) 간호중재

- 질병발생 등의 위기 시에는 가족 내에서 자신의 정상적인 역할수행이 불가능하여, 가족은 구조가 수정되고, 불균형상태로 들어가게 되며, 새로운 균형이 수립되는 동안 권력과 역할 관계의 재조정이 필요하다.
- 사회적 지지는 대인관계의 상호작용을 통해 형성되며, 건강문제로 인한 스트레스의 충격을 감소 또는 완충할 수 있다.
- 노인장기요양보험제도의 활용, 재가서비스, 주간보호센터, 지역사회 돌봄 서비스 이용, 보건소 방문건강관리 서비스 및 치매안심센터 등을 활용하여 역할을 분배한다.

3. 다문화가족

1) 특성

다문화가족이란 결혼이민, 출생, 인지, 귀화 등으로 대한민국 국적을 취득한 자로 이루어진 가족에 해당하는 자를 말한다(「재한외국인처우기본법」 제2조 제3호, 「국적법」 제2조부터 제

4조까지의 규정, 「다문화가족지원법」, 2020. 5. 19., 시행 및 일부 개정). 이는 다문화가족 구성원이 안정적인 가족생활을 영위하고 사회 구성원으로서 역할과 책임을 다할 수 있도록 법으로써 이들의 삶의 질 향상과 사회통합에 이바지함을 목적으로 한다.

2) 문제

2018년 결혼이민자 및 귀화자를 대상으로 한국 생활에서의 어려움을 조사한 결과, 가장 큰 어려움은 경제적 어려움(26.2%), 외로움(24.1%)과 언어문제(22.3%)였다.

3) 간호중재

- 다문화 가족을 위한 지역사회 자원을 파악하고 연계해 준다.
- 여성가족부는 다문화가족을 지원하기 위해 다문화가족 지원센터를 운영하여 다문화가족을 위한 가족교육 · 상담 · 문화 프로그램 등 서비스 제공을 통해 결혼이민자의 한국사회 조기적응 및 다문화가족의 안정적인 가족생활을 지원하고 있다.
- 다문화가족 지원센터의 주요 사업은 크게 나누어 가족 프로그램, 성평등 · 인권 프로그램, 사회통합 프로그램, 상담 프로그램 등이 있다

저소득가족 간호 사례

○○시에 거주하는 오○○(54세) 씨는 현재는 무직으로 국민기초생활수급자이다. 현재 중학생 1명의 자녀와 함께 거주하고 있다. 보증금 2,500만 원, 월세 35만 원의 다세대주택 지하층에서 살고 있으며, 방 1개와 거실 겸 주방으로 되어 있다.

오○○ 씨는 건물 일용직 근로자로 일을 하다가 5년 전에 팔을 다쳤다. 그 이후 계속되는 통증으로 병원 치료를 장기간 받아왔지만 차도가 없어 수술권유를 받았으나 경제적 부담으로 엄두를 못 내고 최근에는 전혀 일을 하지 못하고 있는 형편이다.

▪ 토론하기

- 위의 사례에서 가장 우선되어야 할 문제는 무엇일까요?
- 사례관리자로 지역사회 간호사의 역할을 할 때에 위의 사례에서는 어떤 역할이 중점이 되어야 할지 토론해 봅시다.
- 저소득가족 간호에서 더욱 발전되어야 할 부분을 생각해 봅시다.

만성질환자 가족 간호 사례

○○시에 거주하는 박○○(54세) 씨는 국민기초생활수급자로 부인(51세), 아들(18세)과 함께 전세 1,800만 원의 다세대주택 지하에서 생활하고 있다.

박○○ 씨는 고혈압, 간경화를 최근에 진단받았으며, 하루에 술 1병을 마시는 음주습관이 있고, 부인은 최근에 식당일을 하다가 허리를 다쳐 병원에서 통원 치료를 면서 집에서 쉬고 있다. 아들은 기초학력 부진으로 학교를 자주 가지 않고 있고, 집에도 잘 들어오지 않는다. 박○○ 씨는 건설현장에서 막노동을 했으나, 최근 건강상태 악화로 경제활동이 어려운 상태이다.

▪ 토론하기

- 위의 사례에서 가장 우선되어야 할 문제는 무엇일까요?
- 사례관리자로 지역사회간호사의 역할을 할 때에 위의 사례에서는 어떤 역할이 중점이 되어야 할지 토론해 봅시다.
- 만성질환자 가족 간호에서 더욱 발전되어야 할 부분을 생각해 봅시다.

다문화가족 간호 사례

캄보디아 이주 여성 ○○ 씨는 결혼으로 한국에 온지 1년이 되었고, 현재 임신 5개월이다. 시어머니는 최근에 치매증상이 심해져 요양병원으로 간 상태이고, 남편은 2교대 근무를 하고 있다. ○○ 씨는 출산이 임박했을 때 남편이 근무 중일 가능성이 크고, 주변에 도움을 요청할 친한 이웃도 없는 상태이다.

■ 토론하기

- 위의 사례에서 가장 우선되어야 할 문제는 무엇일까요?
- 사례관리자로 지역사회 간호사의 역할을 할 때에 위의 사례에서는 어떤 역할이 중점이 되어야 할지 토론해 봅시다.
- 다문화가족 간호에서 더욱 발전되어야 할 부분을 생각해 봅시다.

참고문헌

김모임(1994). 한국 간호교육에 대한 개혁 전망. 대한간호학회지, 24(2), 313-318.

김승권 외(2000). 한국 가족의 변화와 대응방안. 한국보건사회연구원.

박순주, 심혜원(2012). 긍정적 부모양육태도, 자아탄력성, 자기조절학습이 빈곤아동의 학교생활적응에 미치는 영향. 청소년학연구, 19(12), 113-135.

박소연(2019). 청소년의 비만 관련 요인에 대한 다층모형 분석. 한국보건사회연구원.

보건복지부(2008). 다문화가족 생애주기별 맞춤형 지원강화 대책.

보건복지부(2015). 2015년도 노인돌봄서비스 사업안내.

보건복지부(2020). 한국보건사회연구원. 2020년도 노인실태조사.

여성가족부(2021). 2025 세상 모든 가족함께 제4차 건강가정기본계획(2021~2025).

유영주, 이순향, 홍숙자(1996). 가족발달학. 교문사.

통계청(2021). 인구동태조사.

Anderson(1992). Agricultural trade liberalisation and the environment: a global perspective, Australian National University.

Ann L. Whall(1986). The Family as the Unit of Care in Nursing: A Historical Review, Public health nursing, 3(4).

Beverly Ross, Karen L. Cobb(1990). *Family Nursing-A Nursing Process Approach. Addison-Wesley Nursing,* A Division of the Benjamin/Commings Publishing Company, Inc.

Burgess, E.W., & H.J. Locke.(1953). *The Family,* New York, American Book Company.

Claude Lévi-Strauss.(1971). *Boléro. de Maurice Ravel, 11*(2), 5-14.

Duvall E.M(1997). *Marriage and Family Relationships.* 5th ed. Lippincott.

Dyer W.(1973). *Working with groups: Family-Centered Community Nursing.* St. Louis: Mosby.

Friedman(1978). Creativity and the Childbirth Metaphor: Gender Difference in Literary Discourse. *Susan Stanford Friedman Feminist Studies. 13*(1), 49-82.

Hanson S.M.H., Gedaly-duff, V., & Kaakinen, J.R(2005). *Family health care nursing: theory, practice, and research.* 3rd ed, F. A. Davis.

Loveland-Cherry, C.J.(2000). Family interventions to prevent substance abuse: *Children and adolescents. Annual Review of Nursing Research,* 18, 195-218.

Marilyn M. Friedman(2003). Family Nursing: Research, Theory and Assessment. second edition. *Appleton-CenturyCrofts,* Norwalk, Connecticut.

Murdock, G.P.(1949). *Social structure.* Macmillan.

Smilkstein G.(1982). *The family in family medicine. The Journal of Family Practice, 14*(2), 221-223.

World Health Organization(2008). The definition of health.

Von Bertalanffy, L.(1950). An outline of general system theory. *British Journal for the Philosophy of Science, 1,* 134~165

Wright & Leahey(1994). Calgary family intervention model: one way th think about change. *Journal of Martial and Family Therapy, 20*(4), 381-395.

Wright, L., & Leahey(2005). *M. Nursing and families, a guide to family assessment and intervention (4th ed.).* Philadelphia: F. A. Davis.

Community Health Nursing

CHAPTER 9

생활터별 보건간호사업

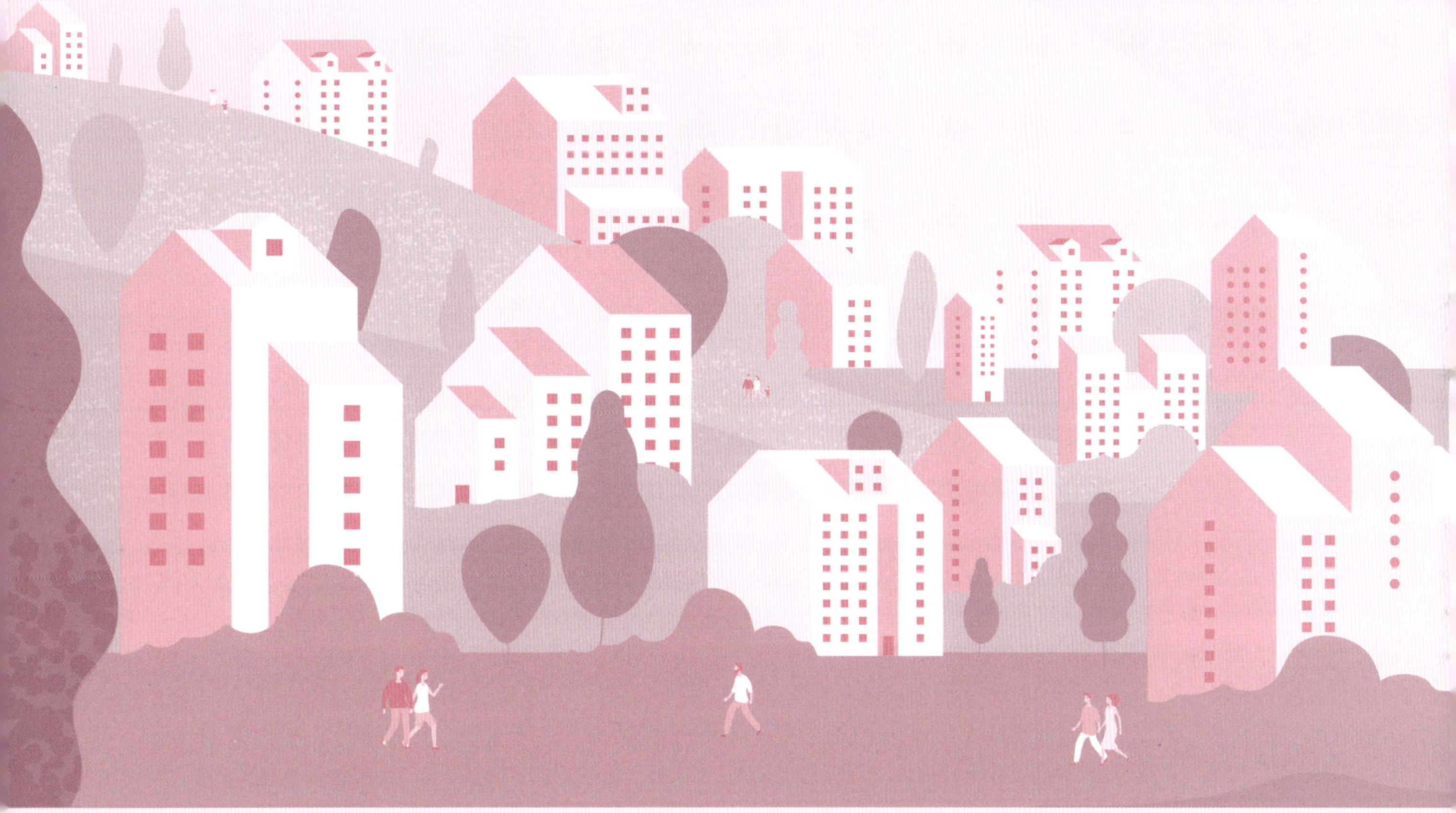

학습목표

1. 학교보건의 개념을 설명할 수 있다.
2. 학교건강검사를 설명할 수 있다.
3. 학교보건조직운영에 대해 설명할 수 있다.
4. 산업간호의 개념을 이해할 수 있다.
5. 근로자 건강관리에 대해 이해할 수 있다.

제1절 | 학교보건의 이해

1. 학교보건의 이해

1) 학교보건의 개념

(1) 학교보건의 정의

학교보건(school health)이란 학생과 교직원의 건강을 유지 · 증진하고 보건에 관한 지식을 제공하며 건강한 생활습관을 길러 스스로 건강을 관리할 수 있도록 함을 목적으로 한다. 또한 쾌적하고 안전한 학교환경을 조성하여 학습능률을 향상시키는 것을 목적으로 하는 보건활동을 말한다. 더 나아가 가족 및 지역사회 주민을 대상으로 보건의료 전문가가 참여하여 건강관리, 보건교육과 상담 및 환경관리를 제공함으로써, 대상자의 건강문제를 스스로 해결할 수 있는 신체적 · 정신적 · 사회적 기능 수준을 향상시켜 안녕상태에 이르도록 하는 포괄적인 건강사업이다.

학교를 통하여 학생들의 건강을 증진키기는 것은 1950년대부터 세계보건기구(WHO), 국제연합아동기금(UNICEF)의 중요한 목표 중 하나였다. 유네스코(UNESCO)에서 주장한 'Education for All'과 세계보건기구에서 제창한 'Health for All by the Year 2000' 목표 달성을 위한 필수방법 중에는 '건강을 증진시키는 학교(health−promoting schools)'를 통한 학교보건사업이 포함되어 있다. 1980년대에 이르기까지 학교보건은 학교보건 서비스, 학교보건교육, 학교 환경관리를 구성요소로 하였으며, 1980년대 들어서 알렌워드(Allenworth)와 콜베(Kolbe)에 의해 8가지 구성요소를 포함하고 있는 포괄적인 학교보건사업(comprehensive school health programs)으로 확대되었다. 이 8가지 구성요소는 다음과 같다.

- 보건교육(health education)
- 체육교육(physical education)
- 학교보건서비스(health services)
- 영양 서비스(nutrition services)
- 상담과 정신건강 서비스(counseling, psychological and social services)
- 학교환경 서비스(health school environment)
- 교직원을 위한 건강증진(staff health promotion)
- 학부모 및 지역사회 참여이다(family and community involvement)

(2) 학교보건의 목적

우리나라의 「학교보건법」 제1조는 학교보건의 목적을 '학교의 보건관리화에 필요한 사항을 규정하여 학생과 교직원의 건강을 보호 · 증진함'이라고 제시하고 있다. 또한 미국의 학교보건협회(1977)는 학교보건을 교육, 서비스, 환경관리 등을 포함한 포괄적인 건강사업이며, 학교보건의 최종목표는 대상자가 신체적, 정신적, 사회적으로 가장 높은 기능을 발휘하는 것이라고 명시하였다.

즉, 학교보건은 학생 및 교직원의 건강관리와 건전한 학교환경, 보건교육과 지역사회 관련 활동을 포함하는 것으로서 1차적 목적은 학생과 교직원 건강의 유지 및 증진이며, 2차적 목적은 1차적 목적 달성에 따른 학습능력의 향상이라고 할 수 있다.

(3) 학교보건의 중요성

학교보건이 중요한 구체적 이유는 다음과 같다.

① 전체 인구에 비해 학교인구의 비율이 높다.

학교보건 대상자인 초 · 중 · 고등학생 인구와 교직원의 인구는 전체 인구의 1/4을 차지할 정도로 많다. 따라서 전체 국민의 건강수준을 향상시키기 위해서는 학교인구의 건강이 밑받침되어야 한다.

② 학생의 건강은 학교 교육목표 달성의 기본이다.

학교는 학생들의 학습능력 향상이 중요한 과제이다. 따라서 학생들의 심신 건강은 학습능력 향상의 기초라 할 수 있다.

③ 교육효과가 크다.

학교는 교육집단으로 형성되어 있으므로 효과적 학습이 용이하다. 또한 학교보건 인구는 학교라는 고정된 장소에 밀집되고 조직화되어 있어 효과적인 보건사업 수행에 유리하다.

④ 투자효과가 높다.

학교의 학생들은 행동변화가 용이한 시기이므로, 학생시기에 형성된 올바른 건강행위와 신념, 건강에 관한 지식은 건강한 성인의 기초가 되어 국민건강향상에 기여한다.

⑤ 학교보건사업은 파급효과가 크다.

학교에서 실시한 보건사업은 학생뿐만 아니라 학생을 통하여 가정과 지역사회에 큰 파급효과를 미친다. 즉, 학교와 교직원은 지역사회의 중심적 역할로서 지역사회 전반에 영향을 미칠 수 있는 지도자 위치에 있다. 따라서 학교보건은 지역사회 전체 건강 문제 해결을 위해 우선적으로 해결해야 할 필요가 있다.

2) 학교보건의 역사

(1) 우리나라

우리나라는 19세기 말부터 보건(위생)과 체육(체조)이 함께 시작되었다. 1895년 한성사범 학교규칙에는 평소 위생에 유의하고 체조에 힘써 건강을 증진시킴을 요한다고 명시하였다. 1948년 정부수립은 학교보건이 발전할 수 있는 계기였으나, 일제강점기와 6·25전쟁으로 학교보건과 복리후생에 관한 파행이 더욱 심해졌다. 우리나라는 1949년 「교육법」 제89조에 신체검사와 양호시설의 설비에 대한 규정을 두었으며, 본격적인 학교보건사업은 1950년대 중반 이후라고 할 수 있다. 이때의 학교보건사업은 감염병관리를 위한 예방접종과 위생관리가 이루어졌으며 그 후 공중보건학의 발전으로 감염병이 어느 정도 통제되자, 환경관리에 관심을 두기 시작했다. 1950년대 후반 이후 결핵예방법, 기생충예방법이 법제화되었고 학생과 교직원에 대한 정기적 건강진단이 실시되었다. 이 시기에는 학교에서 행해지던 신체검사가 환경에 대한 적응력이 건강한 사람과 건강하지 못한 사람을 구별하는 기준이 되었고 학교보건사업의 주요 역할을 차지하였다.

1965년부터 개정된 교육법에 의해 간호사가 학교보건을 관리하는 전문적인 교사로서 역할을 수행해오고 있다. 1967년에 학교보건법이 제정·공포되고 학교보건의 관장 부서인 문교부의 체육국 내 조직이 강화되었다. 또한 학교급식에 대한 관심이 커졌으며, 감염병관리뿐만 아니라 사고예방, 응급처치, 신체 장애아동관리 등으로 학교보건사업이 확대되었다. 신체검사 위주의 학교보건사업은 수십 년 동안 지속되었으나, 그 후 신체·정신·사회적 건강관리로 전환하기 시작하였고 이를 보건교사가 제공하도록 하였다. 보건교사는 학생들의 건강상태를 사정하고 의뢰하며 보건교육을 실시할 뿐만 아니라 흔히 발생하는 건강문제를 해결하는 1차 건강관리를 시도하였다. 이러한 보건교사의 활동은 이용이 편리하고 의료비용도 절감시켰으며 건강수준을 향상시키는 데 성공적이었다. 그 후 학교보건사업은 학생의 적극적인 참여능력을 개발해야 한다는 것이 강조되어 현재의 학교보건사업은 보건교육 중심으로 실시되고 있다. 또한 학교보건사업의 법적 근거인 「학교보건법」(1967. 3.) 및 「학교보건법 시행령」(1969. 12.)의 제정은 학교보건사업이 발전하는 기점이 되었다.

19세기 말부터 현재까지 100년이 넘는 우리나라 학교보건의 역사를 요약하면 다음과 같다.

- 1930년 – 이화학당에 간호사가 배치되어 학생의 건강관리를 했다는 기록, 최초로 학교간호사가 배치
- 1949년 – 「교육법」 제89조: 각급 학교에서의 학교보건사업의 실시와 양호시설의 설비에 대한 규정
- 1953년 – 「교육공무원법」 제4조: 양호교사를 처음으로 제도화함(교사의 자격규정)
- 1954년 – 문교부령 제35호(1954. 4. 20.) '교과과정 시간배정 기준령'을 제정하여 국민학교는 보건과로, 중등학교는 체육보건으로 교과목을 설정하여 보건교육 실시
- 1956년 – 문교부장관에 의한 양호교사 자격증 발행
- 1961년 – 학교간호사가 고용직에서 교사직인 양호교사로 발령
- 1967년 – 1967년 3월 30일 법률 제1928호로 학교보건법 제정
- 1969년 – 1969년 12월 25일 대통령령 제4311호로 학교보건법 시행령 공포
- 1979년 – 문교부의 직제 개정 시 '학교보건과'가 신설되어 1980년부터 학교보건사업이 공식화됨
- 1988년 – 대한간호협회의 산하단체 가입
- 1991년 – '문교부' 명칭이 '교육부'로 개칭
- 1995년 – 교육법 제79조 1항 법률 공포(1995년 12월 29일 법률 5,069호) 양호교사를 1급, 2급으로 구분
- 1996년 – '국민학교' 명칭이 '초등학교'로 개칭
  - 서울시 양호교사회의 학교보건관리 프로그램의 개발 및 보급으로 학교보건사업의 전산화가 시작됨
- 1998년 – 양호교사가 「초중등교육법」 시행령 제33조에 의해 보직교사로 임용될 수 있게 됨
  - 양호실이 보건실로 명칭 변경
  - 고등학교 선택과목 중 보건교과 교육과정이 서울특별시 교육청으로부터 승인
- 1999년 – 학생 건강기록부 처리를 전산화로 실시
  SA(Standard Alone)프로그램으로 초, 중, 고 각 학교에서 독립형태로 운영됨. 수기에서 전산화로 변경
- 2000년 – 학생건강기록부가 CS(Client Server System)으로 운영됨
- 2000년 – 초등학교, 고등학교 보건 인정도서 승인
  - 「초중등교육법」 제21조의 개정으로 양호교사 2급의 자격기준을 개정
    (간호학과 졸업자로서 재학 중 교직학점을 취득하고 간호사면허를 가진 자)
  - 양호교사를 서울시 교육청에 파견교사로 최초 배치
- 2001년 – 양호교사 수당 신설
- 2002년 – 양호교사 명칭이 보건교사로 개칭(「초중등교육법」 제21조 2항의 개정)
  - 보건교사의 전문상담교사 자격취득 가능
  - 보건교사 자격을 대학 · 산업대학의 간호학과 졸업자에게도 소정의 교직학점을 취득할 수 있도록 함
- 2002년 – 전국단위 교육행정 정보 시스템(National Education Information System, NEIS)의 도입으로 처리
  보건영역은 기초자료, 건강기록부, 학교보건관리, 보건통계관리 항목 포함
- 2003년 – 부산광역시 교육청 보건장학사 최초 탄생
- 2005년 – 「학교보건법」 시행규칙 제정
- 2005년 – 학교 신체검사가 학생 건강검사로 변경(학교보건법 개정).
- 2006년 – 학교 신체검사 규칙이 학교 건강검사 규칙으로 개정(교육인적자원부령 제 873호). 가슴둘레, 앉은키

항목 삭제, 초등학교 1학년과 4학년, 중학교 1학년, 고등학교 1학년 학생은 검진기관에서 건강검사를 실시

- 보건교사 최초 교육연구관 승진(전라북도 교육연수원)

- 2007년 - 교육인적자원부 학교체육보건급식과 보건교사 출신 교육연구사 탄생
  - 「학교보건법」 신설조항으로 '학교에서는 모든 학생들을 대상으로 보건교육을 체계적으로 실시하여야 함을 명시(신설조항, 제9조 2)
  - 모든 학교에 9조2에 따라 보건교육과 건강관리를 담당하는 보건교사를 둔다. 다만 대통령령으로 정하는 일정 규모 이하의 학교에서만 순회 보건교사를 둘 수 있다고 명시(학교보건법 제15조 2)
- 2008년 - 보건교사 자격증을 2008년도 신입생부터는 학생정원의 10%만 교사자격을 부여하도록 함(교원자격검정령개정령(대통령령 제20455호, 2007. 12. 20).
- 2008년 - 2008년 9월 11일 교육과학기술부고시 제 2008-148호 초중등학교 교육과정에 체계적인 학교보건교육을 위한 교육과정 고시
- 2013년 - 학교보건법 개정(보건실의 설치 기준)
- 2014년 - 제10조 신설(응급처치교육)
  ① 학교의 장이 법 제9조의2 제2항에 따라 교직원을 대상으로 심폐소생술 등 응급처치에 관한 교육(이하 "응급처치교육"이라 한다)을 실시하는 경우 응급처치교육의 계획 · 내용 및 시간 등은 별표 9와 같다.
  ② 학교의 장은 응급처치교육을 실시한 후 해당 학년도의 교육 결과를 다음 학년도가 시작되기 30일 전까지 교육감에게 제출하여야 한다(개정 2016. 9. 1., 시행일 2017. 3. 1.).
  ③ 학교의 장은 공공기관, 「고등교육법」 제2조에 따른 학교, 「교원 등의 연수에 관한 규정」 제2조 제2항의 연수원 중 교육감이 설치한 연수원 또는 의료기관에서 교직원으로 하여금 응급처치교육을 받게 할 수 있다. 이 경우 예산의 범위에서 소정의 비용을 지원할 수 있다(본조신설 2014. 7. 7.).
- 2015년 - 개정 교육과정 적용(초 1, 2학년)
- 2017년 - 모든 학교 교직원 응급처치 및 심폐소생술 교육 의무화, 교육통계조사
- 2018년 - 2015년 개정 교육과정 적용(초 3, 4, 중1, 고1)
- 2021년 - 학교보건법 일부 개정

우리나라의 학교보건은 위와 같은 역사적 과정에 의해서 네 단계의 발달과정을 거쳤으며 이를 요약하면 다음과 같다.

- **1단계 감염병관리기**: 전염병관리를 위한 보건의료사업의 일환으로 이루어졌다. 주된 학교보건활동은 전염병치료였으며 건강개념은 의학적 이론에 입각하였다.
- **2단계 신체검사기**: 학교보건사업이 학생의 건강평가(신체검사) 위주로 이루어졌다. 건강개념도 인간의 신체나 생리 기능이 외부의 병원체나 환경에 잘 적응하는 능력으로 인지되었다.
- **3단계 포괄적 건강관리기**: 학교보건사업을 자기건강관리능력 향상이라는 하위의 건강

개념을 통해 궁극적으로 학교의 신체 · 정신 · 사회 · 영적 안녕상태에 도달한다는 관점을 갖는다.

- **4단계 학교보건교육과정기**: 학생과 교직원의 능동적 참여로 자기건강관리능력의 향상에 중점을 두고 보건교육을 위주로 학교보건사업을 전개한다.

(2) 외국

외국의 학교보건 역사는 아동보건활동에서 시작되었다고 할 수 있다. 15세기 이후 전쟁으로 인한 높은 영아사망률, 영양실조 및 감염병 발생으로 아동보건에 관심을 갖게 되었고, 18세기 말부터 19세기 초에 이르러 아동의 신체적 보건에 관한 활동이 시작되었다. 학교보건에 대한 관심은 18세기 말에서 19세기 초에 소아보건에 관한 활동에서 시작하여 1865년 이후부터 독일에서는 프랭크(Frank, 1786)가 학교위생에 관해서 기록하였으며, 학교급식의 무상제공이 시작되었다. 또한 병리학자 비르쇼후(Virchow, 1849)는 아동보건의 증진을 위한 중요한 활동으로 학생 신체검사의 필요성을 강조했으며, 1833년에 교의(학교의사)제도가 채택되었고, 19세기 말부터 근대의학, 특히 실험위생학이 발달되어 이를 기초로 한 학교위생이 추진되었다. 이때부터 교육의 의학적 관난과 학생에 대한 위생적 보호를 주 임무로 하는 교의 중심의 학교보건체계가 이루어졌다.

미국은 1870년대부터 학교에 입학하기 전에 천연두 예방접종을 받도록 하면서(Allen-sworth et al, 1997) 산발적으로 학교보건 감시가 시작되어 1894년 본격적으로 보건감시제도가 수립되었다. 뉴욕에서는 1897년 3월에 150명의 보건감시원이 초등학교를 방문 · 검진하여 많은 감염병 환자들을 조기 발견하였고, 반면 대도시의 빈민 지역에서는 피부병, 눈병, 영양실조 등에 걸린 어린이들이 많아 보건교육만이 이러한 현실을 극복하는 데 도움이 된다는 사실을 알게 되었다. 뉴욕에서는 1890년 학교의를 임명하였고, 1902년에 학교간호사가 배치되어 학교 감염병의 예방 및 관리를 주업무로 하여 차츰 신체검사와 보건교육도 담당하게 하였다. 1997년 미국 질병통제예방센터(Center for Disease Control and Prevention, CDC)가 청소년의 신체활동을 증가시키기 위해 통합된 노력을 기울일 수 있도록 광범위한 전략적 학교보건 프로그램(보건교육, 체육교육, 보건서비스, 학교급식, 직원을 위한 건강증진, 상담 및 정신건강서비스, 건강한 학교환경, 학부모와 지역사회 참여 등)을 제시하였다.

영국에서는 1853년 공중보건사업으로 어린이에 대한 개별적인 예방접종이 시도되었으며, 전국적으로 학교보건사업이 시작된 것은 「학교관계법」이 제정된 1907년 이후였다. 1892년 영국 런던에서는 최초로 학교 간호사를 배치하여 학생들의 영양상태를 조사하도록 하였다. 또한 문부성에 의무국을 창설하고 지방교육기관을 격려해서 초등학교 아동의 보건감시를 제도화시켰다. 신체검진으로 발견된 경증 환자를 학교 진료소에서 치료해 주기 시작하였으며, 각종 심신장애아를 위한 특수시설을 발달시켰으며, 학생들의 영양문제에도 관심을 갖기 시작하였다. 1938년 초등학교 학생에게 학교급식이 지급되고, 1946년 이후 18세 이하의 모든 학생들에게 정부 부담으로 우유가 지급되었는데 그 결과 영국 아동의 건강상태는 두드러지게 개선되었다. 1998년에는 국가 차원의 건강한 학교표준(national healthy school standard, NHSS)을 개발하였다.

3) 학교간호의 정의와 목표

학교간호는 학교의 건강관리능력을 최대한 향상시키기 위해 학생 및 교직원이 스스로 건강문제를 해결해 나갈 수 있는 능력을 개발할 수 있도록 학교간호과정을 통하여 간호를 제공하고, 보건교육을 실시하며 학교의 교육환경을 관리해주는 것이다.

또한 학교간호는 교육과정에 투입된 전문 서비스로서 학교조직을 대상으로 하며, 학교간호의 목표는 학교인구가 스스로 건강관리능력을 갖추어 학교 지역사회 건강의 적정기능수준을 향상시키는 것이다.

4) 학교보건 인력

학교보건 관리의 최고 책임자는 학교장이지만 직접적으로 학생의 보건을 담당하는 것은 보건교사와 담임교사이며, 특히 보건교사의 역할을 매우 중요하다. 학교보건 인력은 직종별로 교원인 보건교사와 일반직으로 구분하는데, 학교보건 전담 상근인력으로 보건교사가 있고, 촉탁 의료전문인력으로 학교의(치과의사, 한의사 포함)와 학교약사를 둘 수 있다(「학교보건법」 제15조). 그 외에 학교급식을 전담하는 상근인력으로 영양교사가 있다.

(1) 보건교사

1953년 「교육공무원법」 제4조에 양호교사(현재 보건교사로 개칭)를 교사 자격으로 규정한 이후, 보건교사는 학교에 상주하며 법적으로 학교보건에 있어 중요한 역할을 담당하는 유일한 의료인이다. 학교보건인력 중 학교의사 및 학교약사는 대부분 촉탁의사나 촉탁약사로서 학교장이 위촉한다.

우리나라 「학교보건법 시행령」에 규정되어 있는 보건교사의 직무는 다음과 같다.

- 학교보건계획의 수립
- 학교환경위생의 유지, 관리 및 개선에 관한 사항
- 학생과 교직원에 대한 건강진단의 준비와 실시에 관한 협조
- 각종 질병의 예방처치 및 보건지도
- 학생과 교직원의 건강관찰과 학교의사의 건강상담, 건강평가 등의 실시에 관한 협조
- 신체가 허약한 학생에 대한 보건지도

- 보건지도를 위한 학생가정 방문
- 교사의 보건교육 협조와 필요시의 보건교육
- 보건실의 시설 · 설비 및 약품 등의 관리
- 보건교육자료의 수집 · 관리
- 학생건강기록부 관리
- 다음의 의료행위(간호사 면허소지자만 해당)를 할 수 있다.
  가. 외상 등 흔히 볼 수 있는 환자의 치료
  나. 응급을 요하는 자에 대한 응급처치
  다. 부상과 질병의 악화를 방지하기 위한 처치
  라. 건강진단결과 발견된 질병자의 요양지도 및 관리
  마. (가)부터 (라)까지의 의료행위에 따르는 의약품 투여
- 기타 학교의 보건관리

「학교보건법」과 「학교보건법 시행령」에 근거한 보건교사 배치기준은 다음과 같다.

- 「학교보건법 시행령」 제23조 제1항에 따라 학교에 다음과 같이 학교의사(치과의사, 한의사를 포함), 학교약사와 보건교사를 둔다.
- 18학급 이상의 초등학교에는 학교의사 1명, 학교약사 1명 및 보건교사 1명을 두고, 18학급 미만의 초등학교에는 학교의사 또는 학교약사 중 1명을 두고, 보건교사 1명을 둘 수 있다.
- 9학급 이상인 중학교와 고등학교에는 학교의사 1명, 학교약사 1명 및 보건교사 1명을 두고, 9학급 미만의 경우에는 학교의사 또는 학교약사 중 1명과 보건교사 1명을 둔다.
- 대학(3개 이상의 단과대학을 두는 대학에 있어서는 단과대학), 사범대학, 교육대학, 전문대학에는 학교의사 1명 및 학교약사 1명을 둔다.
- 고등기술학교, 공민학교, 고등공민학교, 특수학교, 유치원 및 각종 학교에도 위의 첫 번째부터 세 번째까지 규정된 해당 학교에 준하여 학교의사, 학교약사 및 보건교사를 둔다.

「학교보건법」 제15조 제2항에 따라 모든 학교에 제9조의2에 따른 보건교육과 학생들의 건강관리를 담당하는 보건교사를 둔다. 다만 대통령령으로 정하는 일정 규모 이하의 학교에는 순회 보건교사를 둘 수 있다.

이처럼 보건교사를 포함한 학교보건인력의 배치기준은 「학교보건법 시행령」에 근거를 두고 있으나, 실제적으로 교육현장에서 보건교사의 배치는 저조한 실정이다. 2021년 교육부의 자료에 따른 우리나라 보건교사 배치현황은 표 9-1과 같다.

표 9-1 우리나라 초 · 중 · 고 보건교사 배치현황(특수 · 기타 학교 제외)

구분	초등학교		중학교		고등학교		계		
	학교수	보건교사수	학교수	보건교사수	학교수	보건교사수	학교수	보건교사수	배치율(%)
서울	607	584	389	354	320	261	1,316	1,119	91.9
부산	304	277	171	116	142	84	617	477	77.3
대구	232	197	125	109	94	69	451	375	83.1
인천	258	216	139	98	126	101	523	415	79.3
광주	155	142	91	53	68	45	314	240	76.4
대전	148	127	88	60	62	42	298	229	76.8
울산	121	109	64	42	58	46	243	197	81.1
세종	51	38	26	20	21	17	98	75	76.5
경기	1,317	1,001	646	493	485	400	2,448	1,894	77.4
강원	348	233	163	86	116	92	627	411	65.6
충북	259	212	128	78	84	65	471	355	75.4
충남	412	288	184	88	117	83	713	459	64.4
전북	420	268	210	96	133	91	463	455	59.6
전남	430	319	250	113	144	105	824	537	65.2
경북	473	358	261	121	185	114	919	593	64.5
경남	509	390	265	131	190	133	964	654	67.8
제주	113	55	45	40	30	28	188	123	65.4
계	6,157	4,814	3,245	2,098	2,375	1,776	11,777	8,688	73.8
배치율(%)	78.2		64.7		74.8		73.8%		

출처: 교육부(2021). 교육통계연보.

(2) 학교의사, 학교약사

1967년에 제정된 「학교보건법」과 1969년에 제정된 「학교보건법 시행령」에 의거하여 학교에는 학교의사(치과의사와 한의사), 학교약사를 두도록 하였다. 대부분 촉탁의사나 약사로서 학교장이 위촉하며, 학교보건에 대한 협력관계도 학교마다 다소 차이가 있다.

① 학교의사의 직무

- 학교보건계획의 수립에 관한 자문
- 학교 환경위생의 유지 · 관리 및 개선에 관한 자문
- 학생과 교직원의 건강진단과 건강평가
- 각종 질병의 예방처치 및 보건지도
- 학생과 교직원의 건강상담
- 그 밖에 학교보건관리에 관한 지도

② 학교약사의 직무

- 학교보건계획의 수립에 관한 자문
- 학교환경위생의 유지관리 및 개선에 관한 자문
- 학교에서 사용하는 의약품과 독극물의 관리에 관한 자문
- 학교에서 사용하는 의약품 및 독극물의 실험 · 검사
- 그 밖에 학교보건관리에 관한 지도

5) 학교보건 조직

(1) 중앙 조직

1960년에 문교부 체육국, 문예체육국 등에서 학교보건 및 학교체력검사관리, 체육 등을 담당하였고, 1979년 문교부에 학교보건과가 설치되어 학교보건사업을 이끌어나갔다. 이후 교육부로 바뀐 후에는 지방 교육행정국 학교보건환경과에서 학교보건사업을 담당하였다. 1999년에 조직개편이 이루어지며 교육자치지원국 학교시설환경과에서 학교보건 업무를 담당하였고, 2001년에 「정부조직법」의 개정으로 교육인적자원부로 개편되어 학교시설환경과는 특수교육보건과로 개칭되어 학교보건 및 학교급식 업무를 담당하였다. 2005년에 특수교육보건과가 학교체육보건급식과로 개칭되어 학교보건 업무를 담당하고 있다. 우리나라에서는 학교보건사업만을 전담하는 중앙 조직의 독립부서는 없는 실정이지만, 2007년 교육인적자원부 내의 보건담당 교육전문직에 최초로 실무경험이 있는 보건교사를 배치하여 학교현장의 건강관리와 보건교육이 전문적이며 체계적으로 이루어지도록 하고 있다. 그리고 2020년에는 교육부 내의 학생지원국의 학생건강정책과에서 학교보건 업무를 관할하고 있다.

(2) 지방 조직

① 교육청

1946년 학교보건 업무가 시 · 도 교육청으로 이관된 이래로, 시 · 도교육청에서는 평생교육국, 교육정책국 등의 이름으로 된 부서에서 학교보건업무를 담당한다. 교육장은 교육감이 임명하고, 시 · 군의 교육청을 책임지며, 교육 · 학예에 관한 사무 중 일부를 시 · 도에서 위임받아 분장한다. 교육청은 교육 · 학예에 관한 업무를 집행하는 기관이며, 학급 · 학교에 관한 재산, 경비, 시설, 교육, 학교보건, 인사행정, 취학 등에 관한 지도와 감독을 시행하고, 소속 공무원을 지휘 · 감독한다. 교육감은 2007년부터 주민의 직접선거에 따라 선출되며, 그 자격은 학식과 덕망이 높고 시 · 도지사의 피선거권이 있는 자로서 교육 또는 교육행정 경력 5년 이상인 자로서 정당인이 아니어야 하며, 임기는 4년이다.

② 교육위원회

시 · 도 교육위원회는 도지사의 자문기구로서 시 · 도 의회에 교육, 학예에 관한 의안과 청원 등을 심사 · 의결하기 위하여 둔다. 이는 시 · 도 의회의원과 교육의원으로 구성하되 교육의원이 과반수가 되도록 구성한다. 교육의원은 시 · 도 의회의원의 지위와 권한을 가지며 시 · 도 의회의원의 피선거권이 있는 자로서 교육 또는 교육행정 경력 10년 이상인 자로서 정당인이 아니어야 한다. 교육의원의 임기는 4년이며 주민의 보통 · 평등 · 직접 · 비밀 선거에 의해 선출한다.

(3) 기타 관련 조직

보건소 및 보건지소는 시 · 도 교육청과 공식적인 채널을 갖고 있지는 않으나, 일선 학교의 구강관리 및 예방접종 지원, 건강증진사업 지원 등 지역보건사업에 적극적으로 학교조직을 참여시켜 지역사회 연계사업을 실시하고 있다.

6) 학교보건 관련법

우리나라 학교보건사업과 관련된 법령으로는 「학교보건법」을 비롯하여 「교육기본법」, 「초 · 중등교육법」, 「학교건강검사규칙」, 「학교급식법」, 「감염병 예방 및 관리에 관한 법률」 등이 있다. 해당 법률들을 간략히 살펴보면 다음과 같다.

(1) 학교보건법

① 학교의사, 학교약사 및 보건교사 배치기준

「학교보건법」 제15조에 의해 학교에는 학생과 교직원의 건강관리를 지원하는 학교의사(치과의사와 한의사 포함)와 학교약사를 둘 수 있다. 모든 학교에는 보건교육과 학생들의 건강관리를 담당하는 보건교사를 둔다. 다만, 대통령령으로 정하는 일정 규모 이하의 학교에는 순회 보건교사를 둘 수 있다.

② 학교보건위원회

「학교보건법」 제17조에 따르면 「학교보건법」 제2조의2에 따른 기본계획 및 학교보건의 중요시책을 심의하기 위하여 교육감 소속으로 시 · 도학교보건위원회를 두고, 시 · 도학교보건위원회는 학교의 보건에 경험이 있는 15명 이내의 위원으로 구성하며, 기능 · 운영과 그 밖에 필요한 사항은 대통령령으로 정한다.

(2) 교육환경 보호에 관한 법률

① 교육환경 보호구역 설정

「교육환경 보호에 관한 법률」 제8조에 의해 교육감은 학교경계 또는 학교설립 예정지 경계로부터 직선거리 200m의 범위 안의 지역을 교육환경 보호구역으로 설정 · 고지하여야 한다. 절대보호구역은 학교출입문으로부터 직선거리로 50m까지인 지역(학교설립 예정지의 경우 학교경계로부터 직선거리 50m까지인 지역)이고 상대보호구역은 학교경계 등으로부터 직선거리로 200m까지인 지역 중 절대보호구역을 제외한 지역이다. 특히 설정된 정화구역은 정화구역이 설정된 해당 학교의 장이 관리한다(다만, 학교 설립예정지의 경우에는 학교가 개교하기 전까지는 정화구역을 설정한 자가 관리한다). 만일 학교 간에 정화구역이 서로 중복되는 경우에는 학교의 장이 그 중복된 구역을 관리한다. 즉, 상 · 하급학교 간에 정화구역이 중복될 경우에는 하급학교과 관리하며, 이때 하급학교가 유치원인 경우에는 상급학교가 관리한다. 또한 같은 급의 학교 간에 정화구역이 서로 중복될 경우에는 학생 수가 많은 학교가 관리한다. 그리고 학교 간에 절대정화구역과 상대정화구역이 중복될 경우에는 절대정화구역이 설정된 학교의 장이 이를 관리한다(그림 9-1).

② 교육환경 보호 위원회

「교육환경 보호에 관한 법률」 제5조에 의해 교육환경 보호에 관한 사항을 심의하기 위하여 교육감 소속으로 시 · 도교육환경보호위원회를 두며, 위원자 1명을 포함하여 15명 이내의 위원을 구성한다.

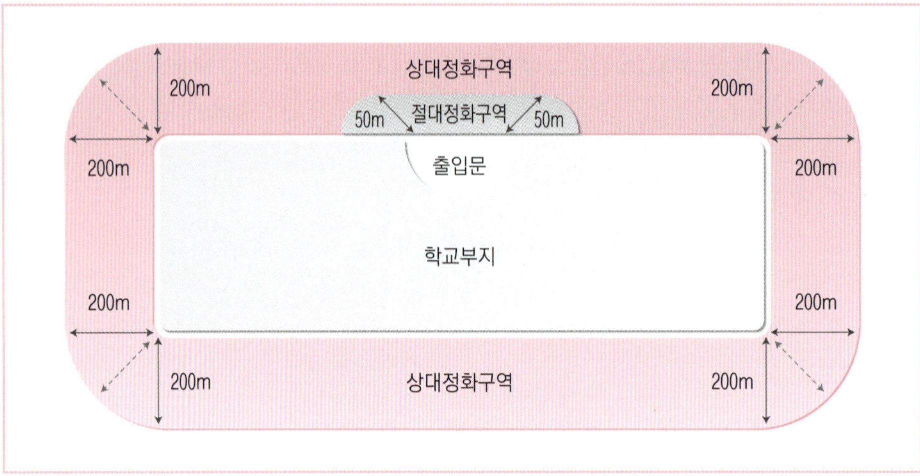

그림 9-1 학교환경위생정화구역

(3) 교육기본법

「교육기본법」 제13조에 의해 부모 등 보호자는 보호하는 자녀 또는 아동이 바른 인성을 가지고 건강하게 성장하도록 교육할 권리와 책임을 가진다. 「교육기본법」 제27조에 의해 국가와 지방자치단체는 학생과 교직원의 건강 및 복지를 증진하기 위하여 필요한 시책을 수립 · 실시하여야 한다.

(4) 초 · 중등교육법

보건교사의 자격기준은 표 9-2와 같다.

표 9-2 보건교사 자격 기준

자격 / 학교별	보건교사(1급)	보건교사(2급)
중등학교 초등학교 특수학교	보건교사(2급) 자격증을 가진 사람으로서 3년 이상의 보건교사 경력을 가지고 자격연수를 받은 사람	1. 대학 · 산업대학의 간호학과를 졸업한 사람으로서 재학 중 일정한 교직학점을 취득하고 간호사 면허증을 가진 사람 2. 전문대학의 간호학과를 졸업한 사람으로서 재학 중 일정한 교직학점을 취득하고 간호사 면허증을 가진 사람

출처: 국가법령정보센터(2019). 초 · 중등교육법[별표 2].

(5) 학교건강검사규칙

학교건강검사의 실시 및 그 결과의 기록에 관해 필요한 사항 등을 규정하였다.

2. 학생건강관리

1) 학생건강검사

건강검사는 초 · 중 · 고등학교에서 「학교보건법」 및 「학교건강검사규칙」에 의거하여 신체의 발달상황 및 능력, 건강조사, 정신건강 상태, 생활습관, 질병의 유무 등에 대하여 조사하거나 검사하는 것을 말한다. 목적은 학생에 대한 정기적인 건강검진을 통하여 질병의 조기발견, 치료 및 예방에 필요한 조치를 취하고, 질병 또는 건강문제가 발견된 학생에 대한 건강상담, 치료 및 보호 등의 적절한 대책을 강구하여 자기건강관리 능력을 향상시키고 건강한 학교생활을 유지하고자 함이다. 신체의 발달상황, 신체의 능력, 건강조사 및 정신건강 상태 검사는 해당 학교의 장이 실시하고, 건강검진은 「건강검진기본법」 제14조에 따라 지정된 검진기관에서 실시한다(표 9-3).

표 9-3 학생건강검사 대상 및 방법

구분	건강검진	건강조사	신체발달상황	별도검사
대상	초 1, 4학년, 중 · 고 1학년 및 이에 준하는 특수 · 각종학교, 학력 인정 평생교육시설 *단, 초 2, 3, 5, 6학년도 구강검진 대상	전학년	전학년	• 소변: 각급학교 전학년 • 시력: 초등학교 전학년 • 결핵: 고 2, 3학년
방법	검진기관에서 실시	문진표에 의한 조사 (학교 교직원이 실시)	키, 몸무게 측정 (학교 교직원이 실시)	• 시력: 학교 교직원이 실시 • 소변: 한국학교보건협회(방문검진) • 결핵: 대한결핵협회(방문검진)

(1) 학생건강검사 내용

① 학생건강검사의 구분

- **신체 발달상황:** 키와 몸무게이며, 이를 이용하여 비만도를 산출한다.
- **신체 능력검사:** 체력요소를 평가하여 신체의 능력등급을 판정하는 필수평가와 신체활동에 대한 인식 정도 등 필수평가에 대한 심층평가를 하는 선택평가로 구분한다.
- **건강조사:** 예방접종 및 병력, 식생활 및 비만, 위생관리, 신체활동, 학교생활 및 가정생활, 텔레비전 · 인터넷 및 음란물의 이용, 안전의식, 학교폭력, 흡연 · 음주 및 약물의 사용, 성 의식, 사회성 및 정신건강, 건강상담 등을 실시한다.
- **정신건강 상태검사:** 설문조사 등의 방법을 이용하며, 그 결과처리는 교육정보시스템을 통하여 할 수 있다.

- **건강검진:** 척추, 눈 · 귀, 콧병 · 목병 · 피부병, 구강, 병리검사 등에 대하여 검사 또는 진단해야 한다. 건강검진 항목 및 방법은 표 9-4와 같다.
- **별도검사:** 건강검진을 받지 않는 초 · 중 · 고등학생에 대하여 소변검사 및 시력검사, 결핵검사, 구강검사를 실시한다.

표 9-4 건강검진 항목 및 방법

검진항목		검진방법(세부항목)
1. 척추		척추열굽음증(척추측만증) 검사
2. 눈	가. 시력측정	1) 공인시력표에 의한 검사 2) 오른쪽과 왼쪽의 눈을 각각 구별하여 검사 3) 안경 등으로 시력을 교정한 경우에는 교정시력 검사
	나. 안질환	결막염, 눈썹찔림증, 사시 등 검사
3. 귀	가. 청력	1) 청력계 등에 의한 검사
	나. 귓병	중이염, 바깥귀길염(외이도염) 등 검사
4. 콧병		코곁굴염(부비동염), 비염 등 검사
5. 목병		편도선비대, 목부위 림프절비대, 갑상샘비대 등 검사
6. 피부병		아토피성 피부염, 전염성피부염 등 검사
7. 구강	가. 치아상태	충치발생 위험치아, 결손치아(영구치로 한정한다) 검사
	나. 구강상태	치주질환(잇몸병). 구내염 및 연조직질환, 부정교합, 구강위생상태 등 검사
8. 병리검사나 혈액 등	가. 소변	요컵 또는 시험관 등을 이용하여 신선한 요를 채취하며, 시험시를 사용하여 측정(요단백 · 요잠혈 검사)
	나. 혈액	1회용 주사기나 진공시험관으로 재현하여 다음의 검사 1) 혈당(식전에 측정한다), 총콜레스테롤, 고밀도지단백(HDL) 콜레스테롤, 중성지방, 저밀도지단백(LDL) 콜레스테롤 및 간 세포 효소(AST, ALT) 2) 혈색소
	다. 결핵	흉부 X-선 촬영 및 판독
	라. 혈압	혈압계에 의한 수축기 및 이완기 혈압
9. 허리둘레		줄자를 이용하여 측정
10. 그 밖의 사항		제1호부터 제9호까지의 검진항목 외에 담당의사가 필요하다고 판단하여 추가하는 항목(검진비용이 추가되지 않는 경우로 한정한다)

출처: 국가법령정보센터(2020. 1. 9.). 학교건강검사규칙[별표 2](제5조 제2항 관련) 개정.

② 학생건강검사 실시 요령

ⓐ 신체 발달상황

- **검사시기**: 매 학년도 1학기 말까지 실시, 필요한 경우 추가 실시 가능
- **검사항목**: 키(cm), 몸무게(kg), 비만도
- **검사자**: 당해 학교 교직원(단, 건강검진 대상 학년은 검진기관에서 실시)
- **결과처리**: 학생건강기록부에 입력 후 학부모에게 통보하여 적절한 치료 등을 할 수 있도록 조치

  신체의 발달상황에 대한 검사항목 및 방법은 표 9-5와 같다.

표 9-5 신체의 발달상황에 대한 검사항목 및 방법

검사항목	측정단위	검사방법
키	센티미터(cm)	1. 검사대상자의 자세 가. 신발을 벗은 상태에서 발꿈치를 붙일 것 나. 등 · 엉덩이 및 발꿈치를 측정대에 붙일 것 다. 똑바로 서서 두 팔을 몸 옆에 자연스럽게 붙일 것 라. 눈과 귀는 수평인 상태를 유지할 것 2. 검사자는 검사대상자의 발바닥부터 머리끝까지의 높이를 측정
몸무게	킬로그램(kg)	옷을 입고 측정한 경우 옷의 무게를 뺄 것
비만도	-	1. 비만도는 학생의 키와 몸무게를 이용하여 계산된 체질량지수(body mass index, BMI: kg/m^2)를 성별, 나이별 체질량지수 백분위수 도표에 대비하여 판정한다. 2. 비만도의 표기방법은 다음 각 목과 같다. 가. 체질량지수 백분위수 도표의 5 미만인 경우: 저체중 나. 체질량지수 백분위수 도표의 85 이상 95 미만인 경우: 과체중 다. 체질량지수 백분위수 도표의 95 이상인 경우: 비만 라. 가목부터 다목까지의 규정에 해당되지 않는 경우: 정상

※ 비고: 수치는 소수 첫째자리까지 나타낸다(측정값이 소수 둘째자리 이상까지 나오는 경우에는 둘째자리에서 반올림한다).
출처: 국가법령정보센터(2010. 1. 9.). 학교건강검사규칙[별표 1](제4조제2항 관련) 개정.

ⓑ 건강조사

- **검사시기**: 매 학년도 1학기 말까지 실시, 필요한 경우 추가 실시 가능
- **조사항목**: 예방접종 및 병력, 식생활 및 비만, 위생관리, 신체활동, 학교생활 및 가정생활, 텔레비전 · 인터넷 및 음란물의 이용, 안전의식, 학교폭력, 흡연 · 음주 및 약물의 사용, 성 의식, 사회성 및 정신건강, 건강상담
- **조사자**: 당해 학교 교직원(단, 건강검진 대상 학년은 검진기관에서 실시)
- **조사방법**: 설문조사

ⓒ **건강검진**

- **검진시기**: 연중
- **검진대상**: 초등학교 1, 4학년, 중 · 고등학교 1학년
- **검진항목**: 척추, 눈 · 귀, 콧병 · 목병 · 피부병, 구강, 병리검사
- **건강검진 절차**: 학교의 장은 2개 이상의 검진기관을 선정하여야 하며, 학교운영위원회의 심의 또는 자문을 받을 수 있다. 대상 학생이 선정된 검진기관 중에서 본인이 원하는 검진기관을 방문하여 건강검진을 실시하며, 검진기관은 검진을 실시한 후 검진결과통보서 2부를 작성하여 해당 학생 또는 학부모 및 해당 학교의 장에게 각각 통보한다(표 9-6).

표 9-6 **학년별 건강검진 내용**

<table>
<tr><th>구분</th><th>초등학교 1학년</th><th>초등학교 4학년</th><th>중학교 1학년</th><th>고등학교 1학년</th></tr>
<tr><td>기본 공통항목</td><td colspan="4">근골격 및 척추, 눈 · 귀 · 코 · 목 · 피부, 구강, 기관능력, 소변검사, 혈압</td></tr>
<tr><td rowspan="2">추가항목</td><td rowspan="2">혈액형</td><td>색각검사</td><td>색각검사
간염검사
결핵검사</td><td>결핵검사
혈색소(여학생)</td></tr>
<tr><td colspan="3">비만학생(혈당, 총 콜레스테롤, AST-ALT)</td></tr>
</table>

③ **별도검사**

- **소변검사 및 시력검사**: 초등학교 · 중학교 및 고등학교의 학생 중 교육감이 지정하는 학년의 학생
- **결핵검사**: 고등학교의 학생 중 교육감이 지정하는 학년의 학생
- **구강검사**: 중학교 및 고등학교의 학생 중 교육감이 지정하는 학년의 학생

(2) 건강검사 결과 기록과 관리

건강검진 및 별도검사의 실시 현황 및 감염병 예방접종의 실시여부 등을 포함한 건강검사 결과는 교육정보시스템에 의한 처리를 위해 학생건강기록부로 작성한다. 학생건강기록부는 학생이 고등학교를 졸업할 때 교부하며, 휴학 또는 퇴학 시 최종적으로 제적하였던 학교에서 5년간 보존하여야 한다.

건강검사 결과에 대한 조치로 학교의 장은 그 학교가 소재하는 지역보건기관의 협조를 얻어 건강검사의 결과에 따라 소속 학생 및 교직원에 대하여 건강상담 · 예방조치, 기타 적절한 보호 또는 양호의 대책을 강구하여야 한다. 건강검사 실시 결과, 수업면제 · 휴학 · 치료 · 보호 또는 교정 등을 필요로 하는 학생에 대하여는 본인 또는 보호자에게

적절한 조치를 강구하도록 하여야 하며, 구체적인 결과 조치는 다음과 같다.

- 이상 증상이 있는 학생에 대한 적절한 저치나 건강지도를 한다.
- 요구되는 재검사를 받도록 지시한다.
- 필요하면 전문가로부터 더 정밀한 진찰을 받도록 권고한다.
- 요양이 필요한 경우 소요기간 동안 학교를 쉬게 한다.
- 특수학교 편입에 대해 지도한다.
- 학습 · 운동의 경감, 정지, 변경 등을 한다.
- 운동경기, 학교행사 참가 등을 조정한다.
- 책상 · 의자의 조정, 좌석 및 학급편제의 적정을 기한다.

교직원에 대해서는 감염성 질환 또는 신체의 심한 허약 등으로 복무에 지장이 있다고 인정되는 경우에는 휴직 등 기타 적절한 조치를 취하도록 한다. 그리고 학교의 장은 건강검사의 결과를 평가하여 이를 바탕으로 학교건강증진계획을 수립하고 시행한다.

2) 학교감염병 관리

학교는 밀집해서 장시간 공동생활을 하는 장소이기 때문에 면역이 약한 소아 및 청소년의 경우에는 쉽게 감염병이 발생할 수 있고 빠른 속도로 전파될 우려가 높다. 감염병에 걸리면 학업을 중지하거나, 심한 경우에는 입원 또는 사망에 이르는 등 학생 개인의 피해가 심각하게 초래된다. 그리고 이환된 학생의 가정을 통해 지역사회로 감염병이 확산될 수도 있으므로 학교에서의 감염병 관리는 아주 중요하다. 우리나라에서는 감염병 예방을 위해 초등학교의 장은 학생이 입학한 날로부터 90일 이내에 예방접종 완료 여부를 조사하여 예방접종을 완료하지 않은 입학생은 필요한 예방접종을 받도록 지도해야 한다. 또한 필요한 경우 관할 보건소장에게 예방접종 지원 협조요청을 할 수 있다.

학령기에 흔한 수두, 홍역, 성홍열, 풍진, 인플루엔자, 유행성이하선염, 디프테리아, 결핵, 일본뇌염, 장티푸스 등은 예방이 가능한 감염병이기 때문에 적기에 학생에 대한 예방접종을 실시하여 후천적 면역을 획득하도록 하며, 감염병 감시체계를 통한 질환의 조기발견, 발견된 질병의 관리 등을 통해 감염성 질환관리를 해야 한다.

(1) 학교감염병 대응체계

감염병 관리를 위해서 학교에서는 감염병 예방에 대한 보건교육, 예방접종 및 환경위생 개선 등으로 사전예방을 통해 학생 및 교직원의 건강을 유지하고 증진하여야 한다. 특히 홍역, 유행성 결막염 등 급성감염병의 대유행, 사스(SARS), 조류 인플루엔자(AI), 신종플루, COVID-19 등 신종 감염병의 출현에 따른 감염병 예방관리의 강화 및 방역 당국과의 협조로 신속한 대응체계를 확립하고자 하는 목적으로 감염병 관리가 이루어져야 한다(표 9-7). 감염병이 유행한다고 판단될 경우에는 학생감염병관리조직을 운영하고(그림 9-2), 유행 종결 시까지 부서별 학교감염병 대응체계에 따라 해당 업무를 수행한다(표 9-8, 그림 9-3).

표 9-7 학교감염병 대응체계별 조치

구분	측정단위	관리체계	주요 조치내용
평상시 대응체계	• 감염병의 산발적 발생 • 감염병의 유행 - 동일학급 내 의심 또는 확진 환자 2명 이상 발생 - 급성호흡기감염병의 경우 전체 인원의 5% 이상 발생	학교 내 감염병 유행 시 학교 감염병 대책위원회 구성 및 운영	• 감염병환자(유증상자 포함) 관리 • 감염자 조기격리 및 유증상자 관리 • 접촉자 관리 및 추가 발병자 파악 • 교육청 보고 및 보건소 신고 • 수학여행, 교내행사 및 단체 활동 자제 • 시설물 및 취약지역 소독, 방역 실시 • 감염병 예방 및 발생 시 대처요령 교육
국가 위기 상황 발생 시 대응체계	• 해외 신종 감염병의 국내 유입 및 전국적 확산 • 국내 신종 감염병의 전국적 확산 • 국내 수인성, 재출현 감염병의 전국적 확산	국가 위기상황 발령 시 학교 감염병 관리조직 구성 및 운영	• 위기경보 수준에 따른 역할 수행 • 방역기관과 유기적인 협조체계 유지 • 지역 내 의료기관에 의료자문

출처: 교육부(2016). 학교감염병 예방, 위기 대응 매뉴얼.

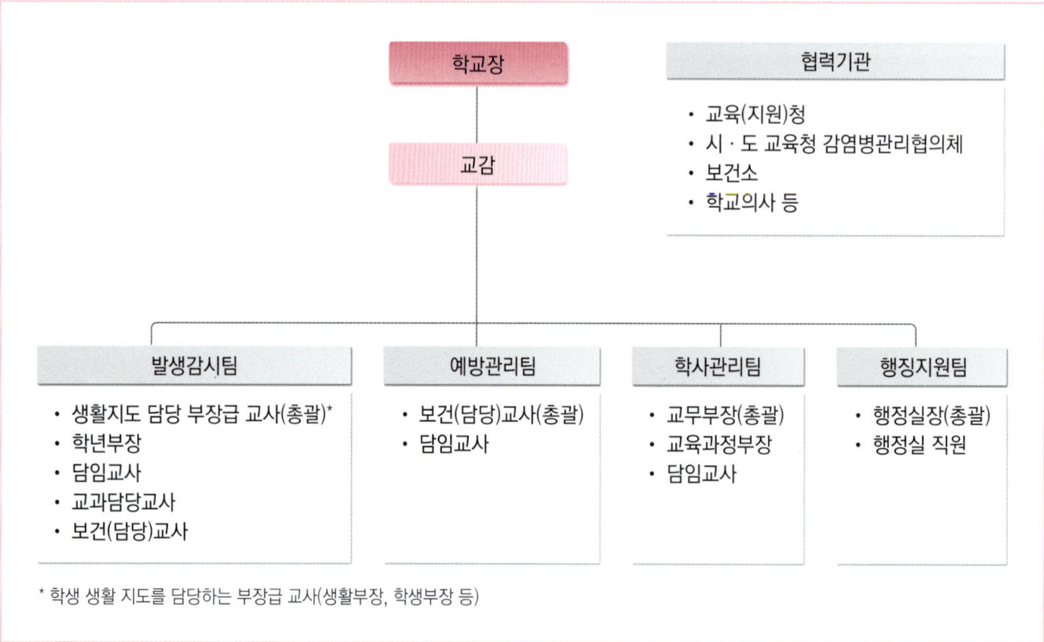
학교장
교감
협력기관
• 교육(지원)청
• 시 · 도 교육청 감염병관리협의체
• 보건소
• 학교의사 등
발생감시팀
• 생활지도 담당 부장급 교사(총괄)*
• 학년부장
• 담임교사
• 교과담당교사
• 보건(담당)교사
예방관리팀
• 보건(담당)교사(총괄)
• 담임교사
학사관리팀
• 교무부장(총괄)
• 교육과정부장
• 담임교사
행정지원팀
• 행정실장(총괄)
• 행정실 직원
* 학생 생활 지도를 담당하는 부장급 교사(생활부장, 학생부장 등)

그림 9-2 학교감염병관리조직 구성 예시

출처: 교육부(2016). 학교감염병 예방, 위기 대응 매뉴얼.

표 9-8 학교감염병 대비 및 대응체계별 대응

단계		상황	주요 대응 내용
대비		• 감염병 환자 또는 의사환자 발생 전	• 감염병 예방관리 계획서 수립 및 감염병 예방활동 시행 • 감염병 예방 및 발생 시 대처요령 교육 ※ 대응단계에 따라 추가 교육실시
대응	1단계 유증상자발견 시 대응	• 학교 내 감염병 유증상자 1명 이상 확인	• 초기 응급처치 실시 • 보호자 연락 후 귀가 조치 • 등교 중지 안내 및 병원 진료 의뢰
	2단계 환자 파악 및 유행 여부 판단	• 학교 내 감염병 확진 또는 의사환자 1명 이상 발생	• 학교 내 감염병 유행 감시 – 담임교사: 학급별 환자 파악 – 보건교사: 학급별 환자 집계 분석 • 감염병 발생 양상에 따른 유행 여부 판단 • 교육청 보고 및 보건소 신고
	3단계 학교 감염병 관리조직 운영 및 확산 방지	• 학교 내 감염병 유행 〈유행 판단기준(예시)〉 • 동일 학급 내 2명 이상 발생 • 급성열성호흡기 질환: 전체 인원의 5% 발생	• 학교 감염병관리조직 구성 • 발생감시팀(담임/학년부장/생활지도담당 부장급 교사 교과담당교사/보건교사): 유증상자, 접촉자, 2차 감염 의심자 등 파악하여 보건교사에게 알림 • 예방관리팀(보건교사총괄/담임교사): 유증상자 처치 및 진료의뢰, 교육청 보고 및 보건소 신고, 학생 및 학부모 보건교육 • 행정지원팀(행정실장 총괄/행정실 직원) 방역, 예산지원, 역학조사 협 조, 대내·외 홍보 • 학사관리팀(교무부장 총괄/교육과정부장/담임교사): 상황판 작성, 수업 결손 대책 수립, 등교중지 학생의 출결 사항 확인, 생활지도
	4단계 상황 종료	• 새로운 환자가 발생하지 않음 • 파악된 모든 접촉자가 최대 잠복기까지 의심 증상이 없음	• 보건교사: 기간별, 학년별 확진 환자 수, 처리 내용, 역학조사 내용 등을 정리하여 감염병 발생 종료 보고

출처: 교육부(2016). 학교감염병 예방, 위기 대응 매뉴얼.

(2) 학교 결핵관리

학교 결핵관리사업은 「학교보건법」과 「학교보건법 시행령」 이외에 「결핵예방법」, 「감염병 예방 및 관리에 관한 법률」 등을 근거로 한다. 학교는 교육청, 보건소와 행정 및 기술 지도체계를 구축하여야 하며, 학교장은 해당 학교의 결핵관리사업 전반에 대한 계획수립, 점검, 결핵환자 치료 및 발생에 대한 사항을 총괄하는 업무를 담당한다. 또한 보건교사는 다음과 같은 역할을 수행한다.

- 결핵환자 발견 및 등록에 관한 사항
- 결핵 소집단 발생에 관한 역학조사 협조
- 결핵환자 및 잠복결핵감염자의 추구관리에 관한 협조
- 결핵환자 및 발생에 관한 기록, 통계 및 보고에 관한 사항

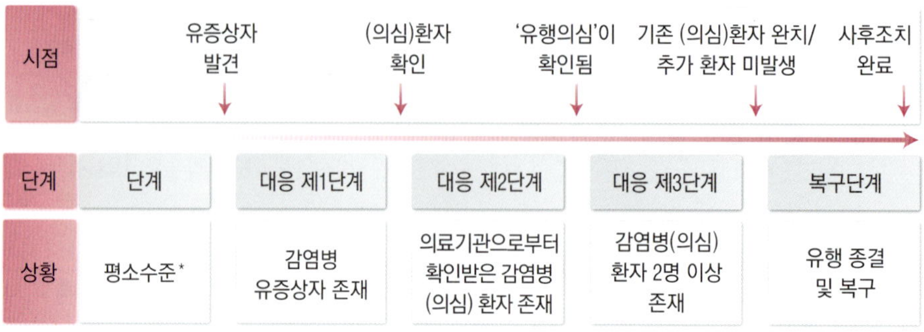

* 학교 내 감염병이 없거나 감기 혹은 단순한 설사 등 특이사항 없이 일반적인 상황을 유지하는 경우

그림 9-3 평상시 학생 감염병 발생 단계

출처: 교육부(2017). 학교감염병 예방, 위기 대응 매뉴얼.

■ 보건교육 및 홍보

학교건강검사규칙에 따른 검진결과, 결핵환자나 결핵의심자로 통보받았거나 결핵으로 진단받거나 치료 중인 학생을 발견했을 때, 학교에서는 환자 명부를 작성하여 교육정보시스템에 보고하고 관할 보건소장에게 신고하여야 한다.

학생 및 교직원이 2~3주 이상 기침을 하는 등 결핵 증상이 의심될 경우에는 의심자와 보호자에게 보건소를 방문하도록 지도해야 하며, 결핵환자는 수시로 상담 및 교육을 하고, 전 학생 및 교직원을 대상으로 결핵 감염 후 발생위험, 결핵전파, 결핵의심 증상 등에 대한 보건교육과 학부모에게 가정통신문을 발송한다.

유증상자는 반드시 흉부 X-선 검사와 객담검사 등 결핵검진을 받도록 지도하여야 하며, 건강검진을 통해 확인된 유소견자는 결핵검진을 실시한다. 결핵 유소견자로 판명된 자는 반드시 초회 객담검사를 실시하고 요치료 대상자와 요관찰 대상자를 구분하여 관리한다. 또한 감염성 기간 동안 환자와 접촉한 접촉자는 발생 상황과 범위에 따라 검진을 실시한다.

결핵 감염성 상실의 기준은 도말 양성 환자의 경우에는 최소 2주 이상 항결핵제 투약 후 객담 도말검사에서 음성이 확인되거나 담당 주치의가 감염성 상실에 대한 소견서를 제출한 경우이다. 도말 음성, 배양 양성 환자인 경우에는 항결핵제가 2주 이상 투여되고 있는 상황에서 배양 양성이 확인된 경우이다. 항결핵제가 투여되고 있지 않은 상황에서 배양 양성이 확인된 경우에는 등교 및 출근을 제한하고 최소 2주 이상 항결핵제를 투약한 후에 담당 주치의가 감염성 상실에 대한 소견서를 발부한 경우에 등교 및 출근 제한을 해제한다.

(3) 감염학생 관리

법정감염병 및 감염성이 강한 질환에 감염된 학생은 등교를 중지시킨다. 등교중지 학생의 행정처리 방법은 다음과 같다.

- 가정에 통보하여 진료확인서(소견서) 제출
- 담임교사는 의사진단에 의거 감염성 질환임이 유선으로 확인되면 우선 등교중지를 시키고 보건교사에게 통보
- 완치 후 등교 시 진료확인서를 제출하여 출석인정에 관한 사후 결재 실시
- 진료확인서 미제출 시 특별한 경우에 한하여 인정

가성통신눈을 발송하여 정밀진단 및 치료를 받도록 하며, 진단서 또는 소견서를 제출하게 하여 보관한다.

(4) 보고와 신고

학교에서 감염병이 발생한 경우에는 감염병 발생의 조기발견과 확산방지를 위한 신속한 대처가 필요하다.

- **보고**: 학교 감염병 발생 시 보건교사는 환자 발생 현황을 교육청에 즉시 유선보고 후 교무업무시스템으로 보고하며, 학교장은 「감염병의 예방 및 관리에 의한 법률」에 따라 감염병 환자 또는 의사환자 발생 시 전자문서를 통해 보건소에 신고한다.
- **보고 내용**: 병명, 최초 발생 일시, 장소, 이환자 수, 치료 중인 환자 수, 학교에서의 조치 상황, 참고 사항 등
- **신고 내용**: 보건소에 환자의 인적 사항, 주요 증상, 발병 연 · 월 · 일 등을 신고한다.

(5) 휴업 및 휴교 조치

감독청의 장은 감염병 예방과 학교보건에 필요한 경우 당해 학교에 휴업을 명할 수 있다. 학교의 장은 계속적인 교내접촉이 감염원이 될 우려가 있을 때, 각종 조치에도 불구하고 환자가 계속 발생할 때, 휴교로서 환자가 감소하리라는 충분한 이유가 있을 때 등 명확한 사유가 있을 경우 휴교 조치를 명할 수 있다.

3) 응급 건강문제 관리

학교 내 응급환자 발생 시 신속한 응급처치 및 후송체계를 확보하여 응급증상을 보이는 학생에 대하여 적기에 적정 수준의 응급의료를 제공함으로써 학생의 생명과 건강을 보호하고, 증상의 현저한 악화를 방지하며 후유증을 최소화한다.

(1) 응급환자 관리를 위한 보건교사의 역할

- 응급환자 발생 시 신속하고 침착하게 응급처치를 시행한다.
- 응급환자 처치 경과를 기록하고 보관한다.
- 응급처치 후 사건의 경중에 따라 전문병원의 검진 및 동행을 결정한다.
- 학교의사, 치과의사, 협력병원으로 후송하는 경우에는 해당 병원에 연락하여 신속한 검진 및 치료를 받을 수 있도록 요청한다.
- 학생 및 교직원을 대상으로 연 2회 응급처치 및 심폐소생술 교육을 실시한다.
- 응급처치에 필요한 물품 및 자료를 구비한다.

(2) 의료기관으로 긴급 이송이 필요한 상황

- 호흡곤란이 있을 때
- 안색이 창백하며, 청색증이라고 인정될 때
- 의식장애를 보일 때
- 구토가 지속될 때
- 경련이 지속되거나 반복될 때
- 고열이나 오한을 느낄 때
- 요나 변의 실금이 있을 때
- 멈추지 않는 비출혈이나 대량의 출혈이 있을 때
- 큰 개방성 찰과상이나 골절이 있을 때
- 심한 통증이 지속될 때
- 쇼크 증상을 보일 때
- 광범위한 화상을 보일 때

(3) 응급처치

① 호흡곤란 시

- 원인을 파악하고 원인 중심 치료를 한다.
- 의심 증상에 대한 긴급 대처로 119에 도움을 요청한다.
- 과호흡증후군일 때는 비닐봉지로 입과 코를 중심으로 느슨하게 덮어주어 본인이 내쉰 숨을 다시 들이마실 수 있도록 하며, 숨을 천천히 쉬도록 옆에서 도와주고 격려한다.

② 상처

상처란 피부가 찢겨져 피가 나는 경우로 상처를 가진 사람은 출혈과 감염의 우려가 있으므로 이에 대한 주의가 필요하다.

- **찰과상**: 넘어지거나 충돌로 인해 소량의 출혈이 있으면 상처를 비눗물로 씻고 생리식염수로 세척한다. 이 과정에서 이물질의 제거도 함께 시행되어야 한다. 지혈한 후에는 감염방지에 관심을 가져야 한다.
- **절상**: 칼이나 종이에 베어서 생기는 경우가 대부분이며, 소독 후 1회용 반창고를 붙여 두면 쉽게 치유된다. 상처부위가 깊고 넓어서 출혈이 심하거나 흉터가 생길 가능성이 있는 경우는 봉합을 위해 병원으로 후송한다.
- **자상**: 송곳이나 못에 찔리거나 연필, 샤프심 등으로 장난하다가 찔리는 경우와 마룻바닥, 목재, 책상, 의자, 문틈 등의 나뭇가지에 찔려서 오는 경우가 많다. 상처가 깊거나 녹슨 못일 경우에는 병원으로 후송한다.
- **타박상**: 넘어지거나 충돌 등으로 피하조직이 손상된 것으로서 두부, 흉부, 복부 타박 시 뇌나 내장의 손상 등 합병증에 유의하도록 한다. 타박상 부위에 냉찜질을 하고, 얼굴을 제외한 다른 신체부위는 소염진통제를 바르거나 상처부위를 올려서 안정을 취하게 한다.

③ 출혈

출혈이 심하면 즉시 지혈을 해야 한다. 지혈방법은 직접압박, 혈관압박, 지혈대 사용 등이 있다. 출혈이 심하면 먼저 출혈부위를 심장보다 높게 하여 안정되게 눕힌다.

- **직접압박**: 거즈나 깨끗한 천을 두껍게 접어 상처 위에 대고 직접 누르고 붕대로 단단히 감아준다. 소독되지 않은 헝겊은 상처 부위에 닿을 부분을 간이 소독한 뒤에 사용한다.
- **혈관압박**: 동맥에 손상이 있으면 상처에서 많은 피가 나온다. 출혈부위의 직접압박으로 지혈이 되지 않을 경우 혈관압박을 병행한다. 혈관압박은 출혈부위에 혈액을 공급하는 혈관을 압박함으로써 지혈하는 방법이다.

④ 화상

화상은 과도한 열, 화학물질, 전기, 태양열, 방사능 등에 의해 피부조직에 손상이 유발되는 것을 말한다. 화상은 피부의 표피층을 파괴한다. 화상으로 피부가 벗겨지게 되면 감염이 유발될 수 있고, 신체로부터 나오는 체액 손실이 발생할 수도 있다. 또한 신체의 체온을 조절하는 기능을 손상시킬 수도 있다. 화상의 범위, 화상의 정도, 환자의 연령 등으로 화상 처치를 결정한다. 화상환자의 관리는 다음과 같다.

- 화상환자는 우선 통증 감소, 감염예방, 쇼크에 대한 예방책이 기본 간호원칙이다.
- 1도, 2도 화상인 경우 먼저 차가운 물로 열기를 식힌 후 바셀린연고 또는 화상연고를 바르고 소독된 거즈 등을 덮어 오염된 공기접촉을 막는다.

- 3도 화상인 경우 감염 우려로 찬물로 식히지 않고 소독된 젖은 거즈로 화상부위를 느슨하게 드레싱한 후 바로 병원을 방문한다.
- 3도 이상의 화상과 넓은 범위의 중한 화상을 입었을 경우에는 의복을 느슨하게 하되 상처부위는 억지로 벗기려 들지 말고 몸을 따뜻하게 해 준다.
- 소독 거즈나 탈지면 등을 직접 상처에 대지 않는다.
- 물집이 형성된 화상부위는 터뜨리지 않도록 주의한다.
- 환자를 안정시키고 쇼크에 대한 예방을 하며 의식이 있으면 물을 조금씩 주어 수분을 보충시킨다.
- 머리 부분에 화상을 입은 경우 기도가 부어올라 막힐 우려가 있으므로 인공호흡을 할 준비를 해야 한다.
- 화학약품에 의해 화상을 입었을 때는 화학약품으로 젖은 의복을 빨리 벗기고 다량의 물로 즉시 계속해서 씻어 희석해야 하며, 소독한 후 연고를 바르고 청결한 거즈를 덮는다.
- 응급조치가 끝나면 병원으로 옮긴다.

⑤ 골절

일반적인 골절의 경우 RICE(Rest, Icing, Compression, Elevation)를 적용한다. 그 외에 골절환자의 관리는 다음과 같다.

RICE 요법

- Rest: 움직이지 않도록 안정시킨다.
- Ice: 부종과 통증을 완화시키기 위해 찬물에 담그거나 얼음찜질을 실시한다.
- Compression: 탄력붕대로 압박 드레싱하여 관절부위를 지지한다.
- Elevation: 골절부위를 높여준다.

- 환자를 따뜻하게 하고 안정시킨다.
- 환자가 의식이 없을 경우 쇼크(shock)에 대한 간호를 실시한다.
- 출혈이 있으면 출혈에 대한 간호를 실시한다.
- 골절된 뼈가 움직여서 인접한 관절이나 근육을 손상시키지 않게 한다.
- 골절부위에 부목을 대고 붕대를 감은 후 골절부위를 받쳐서 움직이지 않게 하고 안전하게 옮긴다.
- 골절부위를 고정할 때에는 체간에 가까운 곳은 체간과 함께, 장관절은 양쪽의 관절과 함께, 손가락은 나머지 손가락 몇 개와 같이 고정하며 다리 부분은 싸듯이 고정한다.

⑥ 눈의 외상과 이물

- **안구 좌상**: 안면부에 타박을 받았을 경우 그 힘의 강약에 따라 안구가 파열되기도 하므로 환자를 병원으로 후송하여 정밀검사를 받도록 해야 한다. 만약 전방출혈이 있거나 안구파열이 있는 경우는 양쪽 눈을 붕대로 감고 후송해야 한다.
- **안구 천공상**: 상처를 확인하기 위해 눈을 무리하게 벌리게 되면 안구가 압박되어 천공상을 통해 안구 내용물이 탈출되므로 즉시 양쪽 눈에 느슨하게 붕대를 감아 병원으로 후송한다. 만약 안대가 있으면 상처받은 눈에 안대를 덮고 붕대를 하면 좋다.
- **화학적 화상**: 산성 물질이나 일길리싱 물질이 눈에 들어가면 결막과 각막에 심한 화상을 입게 된다. 알칼리성 물질인 경우는 조직 단백질과 결합하여 조직을 용해시키면서 조직 내로 침투되므로 대체로 예후는 불량하다. 안구세척이 가장 중요한 응급처치이며 충분한 양의 물로 안구세척을 적어도 30분 이상 한 후 병원으로 후송한다.
- **결막 이물**: 주로 상안검 점핀 하구에 이물이 잘 들이긴다. 이때 눈을 아래로 보게 하고 상안검을 뒤집은 후 소독된 면봉으로 제거한다. 각막 이물의 경우는 제거하려 하지 말고 병원으로 후송한다.

⑦ 귀의 외상과 이물

- **외상성 고막천공**: 대부분의 경우 손으로 맞거나 부딪혀 고막 파열이 생기며 귀가 멍멍하고 경도 난청과 이명을 호소한다. 고막 소견상 삼각형 또는 타원형의 천공이 있고, 천공 주위에 혈괴가 있으며, 염증이 없으면 분비물은 없다. 관리방법으로는 항생제를 투여하고 심하게 코를 풀거나 귓속으로 물이 들어가지 않도록 주의한다. 또한 이차감염을 일으킬 수 있으므로 절대 손을 대서는 안 되며, 이차감염이 없으면 대개 2~3주 내에 회복된다.
- **귓속의 이물**: 파리, 모기 등 작은 벌레나 기타 날벌레 등이 들어갈 수 있으며 작은 알맹이, 콩알, 팥알, 곡물 등이 들어갈 수도 있다. 예리한 기구를 사용하여 억지로 빼내려다 보면 손상시킬 수 있으므로 주의가 필요하다. 가능한 한 전문의료인에게 보이도록 한다.

⑧ 구강 외상

- **악골 골절**: 운동이나 싸움 등으로 넘어지거나 부딪쳤을 때 발생할 수 있는 외상이다. 입의 개 · 폐구 시 동통의 유무를 확인하고, 어금니를 꽉 다물었을 때 심한 동통이 있는지를 확인한다. 입을 벌리지 못하게 하고 탄력붕대로 턱을 고정시킨다.

응급처치 후 즉시 치과로 후송한다. 골절을 방치해 두면 심한 기능장애 및 안면 변형을 유발하게 된다.

- **치아탈구:** 둔탁한 물체(축구공, 주먹 등)에 외상을 입은 경우에 발생하며, 주위 조직이 파괴되어 치아가 완전히 빠진 경우에는 치아의 치관부를 손가락으로 잡고 식염수를 흐르게 하여 치근부의 이물을 가볍게 씻어낸다. 빠진 치아를 재이식하여 살릴 수 있도록 입에 물거나, 식염수나 우유에 담근 상태로나, 젖은 거즈에 싸서 30분 이내에 치과에 후송하여 빠른 조치를 받도록 한다.

⑨ 비출혈

비출혈은 콧구멍 속의 작은 혈관이 터지거나, 코를 풀거나 재채기를 할 때, 코를 심하게 후빌 때 자주 생긴다. 비출혈의 관리방법은 다음과 같다.

- 출혈 쪽의 비강을 탈지면으로 막고 앉은 자세로 고개를 앞으로 약간 숙이고 5분 정도 압박하게 한다.
- 비익(특히 Kiesselbach's area)을 가볍게 압박하는 것도 효과가 있다.
- 탈지면으로 너무 심하게 압박하면 오히려 출혈부위 주변의 비점막을 손상시키기 쉬우므로 주의하며, 5~10분 동안은 탈지면을 교환하지 않도록 한다.
- 비출혈이 금방 멈추었다 해도 당일은 심한 운동을 삼가고, 코를 풀거나 코로 숨을 세게 들이마시지 않도록 지도한다.
- 타박 등의 외상에 의한 경우는 의료기관으로 보낸다.
- 원인질환이 있는 학생은 운동 등에 대한 주치의의 처방을 참고로 한다.

4) 시력 및 구강관리

2018년 교육부에서 발표한 학생건강검진 결과에 따르면, 학생들에게 가장 많이 나타나는 건강문제는 시력이상과 치아우식증(충치)였다. 시력 저하의 원인으로는 컴퓨터를 많이 사용하고 스마트폰 게임을 즐기는 것 등이 있다. 학생들의 시력보호 및 관리를 위해 올바른 학습 자세와 컴퓨터 사용법과 안경 착용법 지도, 교실 조도 개선, 시력을 고려한 좌석 배치, 시력보호 눈 체조 프로그램 운영 등이 요구된다.

(1) 시력관리

① 시력저하 예방교육

올바른 독서법, 컴퓨터 · TV 시청 지도, 올바른 안경 사용방법, 컴퓨터 전자파로 인한 VDT 증후군 예방대책 등 학교와 가정에서 근시 예방을 위한 생활습관 교육을 실시한다.

② 교실 내 적정 조도 관리

- 자연조명의 경우 최대 조도와 최소 조도의 비율이 10:1을 넘지 않도록 하고, 또한 교실 바깥의 반사물로부터 눈부심 방지를 위하여 커튼, 버티칼 등 보완책을 강구한다.
- 인공조명의 경우 교실의 조명도는 책상 면을 기준으로 300 Lux 이상 유지하고, 최대 조도와 최소 조도의 비율이 3:1을 넘지 않도록 하며, 인공조명에 의한 눈부심이 발생되지 않도록 시설을 보완한다.

③ 시력 교정대상 · 교정학생 시력 관리

- 고도근시 · 저시력 · 기타 인과 질환이 있는 학생에 대하여 연 1회 이상 안과 전문의에게 정밀검사를 받을 수 있도록 가정에 안내한다.
- 고도근시 학생의 경우 과중한 운동을 금지(망막박리로 인한 실명의 원인 제공)한다.
- 저시력 학생(교정시력 0.04~0.3)에 대한 학습지도 대책 및 특수교육을 연계한다.

(2) 구강관리

① 양치 실천율 향상을 위한 구강보건교육

- 학생들의 자발적인 참여 유도를 위한 식사 후 칫솔질의 중요성 교육을 실시한다.
- 학교단위 칫솔질 실천 캠페인 전개를 통한 개인 양치도구 지참과 양치습관 생활화 분위기를 확산한다.
- 자치구 보건소 등 유관기관과의 연계를 통한 구강보건사업을 전개한다.
- 학교 신 · 개축 및 보수 시 양치시설(수도시설)을 확충(복도, 화장실 등)한다.

② 학교구강보건실 설치 및 양치시설의 확충

- 아동 구강건강에 대한 인식전환과 정부 및 지자체의 예산 지원으로 시설설치의 강화가 필요하다.
- 양치시설은 아동들에게 칫솔질의 중요성과 학교 분위기 및 환경을 조성함으로써 지속적인 칫솔질 습관화를 유도할 수 있다.

5) 비만관리

학생들의 비만율은 최근 5년간 해마다 증가하면서 학생 4명당 1명인 25%에 달하고 있고, 신체활동 부족, 고열량과 고지방식이 섭취 증가, 과일과 채소섭취 부족 등의 부적절한 식습관으로 인한 학생 건강문제가 우려되는 상황이다. 따라서 학생비만예방과 건강한 생활습관을 위한 종합적인 관리가 필요한 시점으로, 이를 위해 우리나라는 국가비만관리 종합대책을 수립하여 비만 예방 및 관리를 통한 국민의 건강한 삶을 구현하고자 한다(그림 9-4).

학교 비만관리의 목적은 비만의 조기발견과 관리를 통해 건강한 생활습관을 형성하고 자기건강관리능력을 향상시키며 생활습관병과 성인비만으로의 이행을 예방하는 것이다. 모든 학생을 대상으로 학교가 주체가 되어 비만예방 교육을 실시하며, 취약 학생(중증도비만)은 학교(교육청)나 지자체가 주체로 지역사회 공조개선 프로그램 운영지원을 한다. 또한 위기학생(고도비만)은 지자체나 전문기관이 주체가 되어 학교 밖 전문기관 연계프로그램 지원을 추진해야 한다.

국가비만관리 종합대책에서 강조하는 비만예방을 위한 전략 중 학령기 아동 및 청소년 대상의 내용을 살펴보면 다음과 같다.

(1) 올바른 식습관 교육 강화 및 건강한 식품 소비 유도

- 아동 · 청소년에 대한 비만예방교육 강화
- 방과후 돌봄서비스 이용 아동에 대한 비만예방관리 강화
- 어린이 비만유발 식품 광고 및 판매제한 모니터링 강화
- 학교급식 영양관리기준 개선 및 체계적 관리
- 단체급식소의 영양 및 위생관리 역량강화

(2) 신체활동 활성화 및 건강친화적 환경조성

- 학교스포츠클럽 활성화
- 학교 기반 건강증진 우수프로그램 발굴 · 확산
- 소외계층 유 · 청소년 '스포츠강좌이용권' 지원 강화
- 학교-지역사회 연계 청소년 비만예방 · 관리사업 추진
- 비만 청소년 건강체험캠프 확대
- 비만 청소년의 자발적 체력증진역량 강화

(3) 고도비만자 적극 치료 및 비만관리 지원 강화

- 지역사회 기반의 '비만 · 운동클리닉 사업' 추진
- 고도비만의 교육 · 상담 건강보험 적용 검토
- 비만인을 위한 식생활 · 영양, 신체활동 등 집중관리 가이드라인 개발 · 보급
- 비만학생 건강검진 검사항목 확대

(4) 비만에 대한 대국민 인식 개선 및 과학적 기반 구축

- 비만 예방 · 관리를 위한 홍보 강화 및 정보 지원체계 구축

중장기 목표 및 추진전략

목표

비만 예방 · 관리를 통한 국민의 건강한 삶 구현
- 2022년 비만율(추정)을 2016년 수준으로 유지
성인 전체: 2022년 41.5%(추정 비만율) → 34.8%(6.7% ↓)
아동 · 청소년: 2022년 19.7%(추정 비만율) → 16.5%(3.2% ↓)

전략

올바른 식습관 교육 강화 및 건강한 식품 소비 유도
신체활동 활성화 및 건강친화적 환경조성
고도비만자 적극 치료 및 비만관리 지원 강화
비만에 대한 대국민 인식 개선 및 과학적 기반 구축

분야	식습관 교육 강화 및 건강한 식품 소비 유도	신체활동 활성화 및 건강친화적 환경조성	고도비만자 적극 치료 및 비만관리 지원강화	대국민 인식 개선 및 과학적 기반 구축
추진과제	영향교육 및 식품지원 강화 • 영향플러스사업 확대 • 모유수유 촉진 및 시설 위생관리 강화 • 아동 · 청소년 비만예방 교육 강화 • 돌봄서비스 이용 아동 비만예방관리 강화	학교 기반 아동 · 청소년 체육활동 강화 • 학교스포츠클럽 활성화 • 건강증진 우수프로그램 발굴 및 확산 • 스포츠 강좌 이용권 지원 강화	지역사회 기반 비만 운동클리닉사업 추진 • 비만운동클리닉 추진	홍보 강화 및 정보 지원체계 구축 • 대국민 홍보활동 강화 • 생활단위 비만 정보 시스템 구축 • 영향 · 식생활 · 신체활동 통합정보 플랫폼 구축
	건강한 식품선택 환경조성 • 비만 조장 환경 개선 • 영향표시 식품 확대 • 어린이 비만유발 식품 광고 모니터링 강화 • 가공식품 · 외식 · 급식 당류나트륨 저감 지원	지역사회 기반 청소년 비만예방관리 • 청소년 비만 예방 관리 사업 추진 • 비만청소년 건강체험 캠프 확대 • 비만청소년 자발적 체력증진 역량 강화	고도비만자에 대한 적극적 치료 및 지원 • 병적 고도비만 수술 치료 건강보험 적용 • 고도비만 교육상담 건강보험 적용 검토 • 비만 집중관리 가이드라인 개발 • 비만학생 건강관리 강화	근거기반 비만예방 관리정책 체계 정비 • 국민건강증진정책심의위원회 기능 강화 • 비만 전망보고서 발간 • 비만관리 R&D 강화
	단체급식수의 영향 · 위생관리 강화 • 학생급식 영양관리 기준 개선 및 관리 • 단체급식소 영양 및 위생관리 역량 강화	성인 및 노인 대상 비만 예방관리 • 건강인센티브제 도입 • 모바일 헬스케어 사업 확대 • 노인신체활동 프로그램 확대 • 근로자 건강센터 확충		
		생활 속 환경조성 • 신체활동 활성화 • 법적 근거 마련 • 건강친화기업 인증 • 건강도시 활성화 • 국민체육센터 건립 • 장애인 스포츠활동 강화		

그림 9-4 국가비만관리 종합대책(2018~2022)

출처: 관계부처 합동(2018). 국가비만관리 종합대책.

- 범정부 차원의 근거기반 비만 예방 · 관리정책 추진체계 정비

6) 물질 오 · 남용 관리

최근 국가의 물질 오 · 남용 예방전략 중 가장 중요한 전략은 청소년들의 물질 오 · 남용 예방을 위한 학교 교육이다. 대부분의 청소년들이 학교에 다니고 있다는 점을 감안할 때, 학교에서의 물질 오 · 남용 예방교육의 중요성은 점점 강조되고 있다. 흡연 · 음주 등 약물에 처음 노출되기 이전 시기인 초등학교 저학년부터 반복적인 예방교육을 실시하여 학생 흡연 · 음주율을 지속적으로 감소시켜 나가는 것이 중요하다. 이미 선진국들에서는 이를 위한 기본 계획을 수립하고, 이에 따른 세부 프로그램을 다양하게 마련하여 시행하고 있다.

(1) 물질 오 · 남용의 원인

물질 오 · 남용의 유발요인으로는 가족 및 외부와 관련된 사회문화적 요인을 들 수 있다. 긴장을 유발하는 생활사건은 스트레스를 유발시키는데 그 예로, 이성 교제나 건강 문제, 위법행위 등이 있다. 또한 심리적 요인으로 자아 통합적 요소와 관련되어 자아개념이 낮을수록 물질남용을 할 가능성이 높다는 연구결과들이 있다.

물질 오 · 남용의 구체적인 원인으로는 가정불화, 낮은 자존감, 친구의 압력, 실험적 복용, 문화적인 영향, 약물을 복용하는 부모의 영향, 도덕적 · 영적 가치관의 부재 등이 있다.

(2) 청소년 물질 오 · 남용의 고위험군

보건교사는 학교에서 아래와 같은 고위험군을 발견하여 집중적으로 간호중재를 제공하여야 한다.

- 비행의 정도가 심한 경우
- 담배를 사용하는 경우
- 물질사용에 대해 허용적인 태도를 보일 경우
- 부모가 매일 술을 마실 경우(특히 아버지의 음주)
- 가정 내의 분위기가 전반적으로 좋지 않은 경우
- 구조적 결손 가정일 경우
- 시장, 상가, 공장지역에 거주할 경우
- 학교생활이 무미건조하고 재미없을 경우
- 학교성적이 좋지 못하다고 느낄 경우
- 일상생활에 불만이 많은 경우

(3) 남용 약물의 종류와 특징

중독성이 있는 것으로 알려진 물질로는 술, 담배, 커피, 본드, 가스, 시너, 러미날, S정, 아편(모르핀, 옥시콘틴, 누바인, 헤로인, 코데인), 필로폰, YABA, 마리화나(대마초, 풀), 엑스터시, 살 빼는 약, 케타민, 프로포폴, 진정수면제 등이 있다. 이러한 중독성이 있는 물질이나 행위에는 다음과 같은 특성이 있다.

- 중독성이 있는 물질이나 행동에 많은 시간을 할애한다.
- 중독성이 있는 물질을 사용하거나 행동을 할 때 과도하게 집중과 몰입을 한다.
- 물질을 사용하지 못할 경우 강한 저항을 한다.

(4) 물질 오 · 남용 학생의 조기 확인 증상

- **환경적 변화**: 술병이나 흡연 기구, 주사기가 주변에서 발견되고 술 냄새나 담배 냄새가 난다.
- **심리 · 사회적 변화**: 성적이 떨어지고 복장에 변화가 나타나며, 시선을 피하고 인내력이 부족하며, 공격적이고 약물 이용을 자랑한다.
- **생리 · 신체적 변화**: 눈이 충혈되고 졸린듯하며, 발음이 어둔하고 안절부절못하며, 서두름, 빈뇨, 동공 확대, 일시적 의욕상실 등의 증상이 관찰된다.

(5) 불실 오 · 남용 예방전략

청소년 물질 오 · 남용 문제를 효과적으로 해결하기 위하여 예방전략도 다양하고 포괄적이어야 한다. 물질 오 · 남용과 관련된 주요 환경요소들에 대한 체계적인 접근을 시도하여 장기적인 예방전략을 마련하여야 한다.

① 담배 연기 없는 건강한 학교 환경 조성

- 학생 및 교직원 흡연율 자율 감소 목표를 설정하여 추진하고 교직원이 솔선수범하여 학생들의 모범이 되도록 유도한다.
- 학교 내 자율적인 흡연예방교육 및 금연운동을 강화한다.
  - 보건교사 · 생활지도교사 · 상담교사 등은 금연 프로그램을 운영하고 흡연청소년은 정기적인 상담, 외부기관(의료기관) 등과 연계 등으로 지속 관리한다.
  - 교직원 연수, 학부모 교육 시 흡연 · 음주 등 약물 오 · 남용 예방교육을 포함하여 운영한다.
- 학교 주변 금연구역(금연시설) 관리를 강화한다.
  - 학생들이 흡연으로 인한 피해가 없도록 유치원 및 초 · 중 · 고 · 특수 · 각종 학교 운동장을 포함한 학교 전체를 금연구역으로 지정(「국민건강증진법」 제9조

제4항)한다.

- 학생 금연 환경 조성을 위하여 금연 홍보 캠페인(금연구역 조기정착, 금연실천 환경 조성, 금연구역 및 법규 준수사항 안내, 공중이용시설 전면 금연 홍보, 학교 주변 자율 금연 거리 조성 등)을 전개한다.
- 학교 주변 금연시설(금연구역): 「국민건강증진법」 제9조 제4항 및 서울특별시 간접흡연 피해방지조례 제5조(금연구역의 지정 등), 담배판매업소 등에 대한 계도 및 단속을 실시한다.
- 학교의 장은 학생 금연 환경 조성을 위한 금연 활동과 교육지원청 교육장이 실시하는 금연 홍보 캠페인, 감시단 활동 등에 적극 협조한다.
- 학교의 장 및 교육지원청 교육장은 자치구에서 추진하는 금연사업, 간접흡연 피해 방지 사업 등에 적극 지원 · 협조한다.

② 학교 내 체계적인 흡연 · 음주 등 약물 오 · 남용 예방교육 실시

- 모든 학생을 대상으로 의무적 교육을 실시한다.
  - 교육계획 수립 시 7대 안전교육 내용 체계안 적극 반영
  - 현행 교육과정 내에서의 정규수업 및 학교장 재량시간 등을 이용한 특별교육 강화
  - 중 · 고등학교는 음주예방교육 강화하고, 누구든지 학교 내 주류(술을 연상시키는 무알콜 음료 포함)를 반입되지 못하도록 교육 · 지도를 실시
- '학생건강정보센터(www.schoolhealth.kr)'에 탑재된 약물 오 · 남용 교육자료를 적극적으로 활용한다.
- 보건실 구비 의약품에 대한 관리를 철저히 하고 불필요한 의약품 투여에 의한 오 · 남용을 예방한다.
- 현행 교육과정 내에서의 정규수업 및 보건교육을 통한 예방교육과 학교장 재량시간 등을 이용한 특별교육을 강화하며, 교육활동 · 교내행사 등을 통한 청소년 물질 오 · 남용 예방 홍보교육도 강화하여야 한다. 보건교사의 자체교육 외에 필요시 한국마약퇴치운동본부 등 전문기관의 협조를 받아 실시할 수도 있다.
- 보건교사는 물질 오 · 남용에 대한 전문성 및 지도능력을 향상시키기 위해 꾸준히 연수교육을 받아야 하며, 예방프로그램 실행에 중요한 역할을 담당해야 할 교사들에게도 적절한 교육 및 훈련을 실시하여야 한다.
- 학교행정가들, 교사, 학생, 부모, 기업인, 법률가, 청소년 등으로 구성된 예방자문위원을 주축으로 광범위한 지역사회 예방프로그램을 실시한다.
- 학부모의 적극적인 참여를 유도한다. 부모에게 알코올 및 물질 예방교육을 실시함으로써 이들이 물질 오 · 남용에 대해 필요한 정보를 정확하게 알고 자녀들에

게 그 예방법을 가르치며 화목한 가정을 이루기 위해 노력하도록 상호 협력하여야 한다.

- **개인상담 및 보건교육:** 개인을 변화시키는 지식, 태도, 행동에 초점을 맞추어 약물을 사용하면 매우 위험하다는 정보와 실제적인 약물에 대한 정보를 제공하면서 청소년들이 책임 있는 결정을 하게 한다. 또한 주장훈련, 의사소통기술, 가치명료화, 자존감 높이기 등의 교육을 제공하며 긴장을 완화할 수 있는 대안적 활동에 참여할 기회를 제공한다.
- **또래집단 대상의 교육:** 알코올이나 물질사용에서 또래친구의 영향은 매우 중요하다. 학생들은 물질남용이 사회적으로 바람직하지 않다는 것을 또래친구로부터 배울 수 있다. 물질이나 알코올을 사용하지 않는 또래가 바람직한 역할 모델이 될 경우 높은 효과를 기대할 수 있다.
- **법적인 조치:** 법적인 제재가 알코올과 물질남용에 중요한 영향을 준다. 보건교사는 물질남용과 관련된 문제의 심각성에 관하여 홍보하고, 물질남용 예방을 위한 적극적인 지역사회 공동노력을 도모할 뿐만 아니라, 관련 정책에 대한 학생들의 관심을 고취시키고 법률위반 시 법적 행사가 실시된다는 것을 알린다.

(6) 물질 오 · 남용 간호중재

- 물질 오 · 남용 문제를 지닌 개인, 가족, 집단에 대하여 다음과 같은 간호중재를 수행한다.
- 물질의 중독성 질병과 중독효과에 대한 교육 프로그램을 제공한다.
- 물질남용과 의존으로 인한 의학적 문제에 대하여 직접간호를 제공한다.
- 물질남용과 관련된 문제가 있는 대상자와 가족의 상담을 실시한다.
- 대상자의 생활 내 스트레스원을 확인하고 대응전략을 개발하도록 돕는다.
- 치료의 지속을 위하여 학제 간의 협력을 도모한다.
- 중독예방 프로그램을 운영한다.
- 전인적 대상자 간호를 위한 간호관리체계를 확립한다.
- 비의료전문가와 자원봉사자의 자문역할을 한다.
- 회복촉진을 위한 적절한 의뢰와 추후관리를 실시한다.

7) 성 건강 관리

학교 성교육은 개인 성장발달과 연령에 맞는 성 건강교육이 필요하다. 사춘기가 빨라지고 있는 요즈음 학생들의 생리현상에 대한 변화, 이성 친구에 대한 예절, 내 몸의 소중함에 대한 가치관 형성, 폭력으로부터 예방할 수 있는 대책이 강구된다. 초 · 중등학교에서 체계적인 성교육 실시가 가능하도록 2013년부터 연간 15시간 이상의 수업을 의무화하였다.

(1) 사춘기 청소년의 성적 특징

- 변화에 대한 불안과 호기심, 성에 대한 왕성한 탐구심
- 이성에 대한 지나친 관심
- 성에 대한 미숙한 자기중심적 행동과 사고방식
- 성욕구의 배출에 따른 고민
- 음란물에 의한 자극에 따른 고민 등

(2) 성교육 내용

- 성충동은 자연스러운 것이나 분명히 조절할 수 있다는 것을 인지한다.
- 상대방을 동등한 인격체로 존중하는 마음("아니오"라는 거부 의사 인정)을 가진다.
- 자신의 주장을 분명히 한다.
- 성적인 행동 시에는 단호하게 대처한다.
- 운동을 하고 체력을 단련하여 자신감 있는 태도를 가질 수 있도록 한다.
- 숙박업소에 같이 가는 것은 성관계를 동의한 것으로 간주될 수 있으므로 주의하여야 한다.

(3) 성폭력

성폭력은 여성은 물론 남성까지 포함된 개인의 자유로운 성적 결정권을 침해하는 범죄로 강간뿐만 아니라 추행, 성희롱 등 모든 신체적 · 언어적 · 정신적 폭력을 포괄하는 광범위한 개념이다. 상대방의 의사를 침해하여 이루어지는 성적 접촉은 모두 성폭력이라고 할 수 있다.

① 성폭력의 피해

ⓐ 가해자 측면

- 범법자로의 낙인(청소년 범죄의 30%)이 찍히며 처벌(강제전학 등)을 받게 된다.
- 왜곡된 성의식, 성문화를 유지한다(인간 중심적인 성이 아닌 폭력적인 성의식, 성인이 되어도 대등한 성의식을 소유하지 못함).
- 가해자 가족: 상심, 절망, 자식에 대한 배신감을 가진다.

ⓑ 피해자 측면

- 회복 불가능한 정신적 · 육체적 후유증으로 상실감을 경험한다.
- 가해자의 협박과 돈 요구에 시달릴 수도 있다.

- 외상후증후군의 증상(우울, 수치감, 죄책감, 순결 상실감, 남성 혐오, 대인 기피증)이 있으며 심하면 정신분열, 자살기도, 가해자를 살인할 수도 있다.
- 전체 강간 피해자의 12%가 임신, 10%가 신체상해를 입는 등 신체적 피해가 심하다.
- 피해자 가족은 행복의 의미를 상실한다.

ⓒ 사회적 측면

- 10대 미혼모 발생 증가: 심리적 · 신체적으로 남성에 대한 피해의식을 가진다.
- 낙태 증가: 특히 자궁이 미발달된 청소년은 후유증(죄책감, 우울증, 불임 등)이 심각하다.

② 성폭력 시 대처방안

ⓐ 피해를 당했을 때

- 말이나 글로 항의하고 행위의 중지를 요구하여 거부 의사를 명확하게 표시한다.
- 사건의 정황을 자세히 기록하고 증거, 증인, 목격자를 확보한다.
- 비공식 또는 공식적 절차에 따라 문제를 해결한다.
- 위기 상황에서는 경찰에 연락하고, 의료기관에서 진단서를 받는다.

ⓑ 제3자의 태도와 자세

- 사건을 '주분'이나 '소동'으로 여기지 말고 정당한 문제제기로 받아들인다.
- 당사자들의 평소 행실, 사회적 지위, 활동경력에 비추어 사건을 단정하지 않는다.
- 참고인 진술을 요청받은 사람은 사건 당사자들과의 친분에 따라 대처하지 말고 사건의 진실을 밝히는 데 협조해야 한다.

③ 성폭력 예방교육

ⓐ 일차 예방

- 올바른 성교육으로 지식체계를 강화한다.
- 좋고 괜찮은 접촉과 나쁘고 부당한 접촉을 구별하는 능력을 기른다.
- 위험한 상황에서 도망가며, 다른 사람의 도움을 청할 수 있는 행동 전략을 습득한다.
- 스스로 판단하고 의사를 결정할 수 있는 자기표현과 자기주장 훈련을 강화한다.
- 규칙적인 운동과 체력단련을 통해 힘과 자신감을 기른다.
- 성에 대한 가치관, 행동범위의 한계에 대해 분명한 판단력을 가지고 있어야 한다.

- 음담패설을 하지 않는다.
- 자신이 가는 곳을 주변에 명확히 알린다.
- 숙박업소는 어떤 구실로든 따라가지 않으며 부득이한 경우에는 구조를 요청할 수 있는지, 비상구가 있는지 살펴둔다.
- 평소 자신의 주량을 파악하고, 술은 자신이 조절 가능한 만큼 마신다.
- 어디서든 혼자 택시를 타고 집에 올 수 있도록 비상금을 소지하고, 콜택시의 전화번호를 가지고 다니며 택시를 탈 때는 차번호와 회사명을 알아둔다.

ⓑ 이차 예방

- **증거보존**: 몸을 씻거나 옷을 갈아입지 말고 갈아입은 옷을 버리지 않아야 한다. 가해자가 떨어뜨린 물건이나 사용한 흉기 등 증거가 될 만한 자료를 확보하도록 노력한다.
- **산부인과 병원 검진**: 확실한 증거를 확보해야 한다. 증거물로 이용될 수 있는 의복, 눈에 띄는 오물, 신체에 말라붙은 분비물, 치모, 혈액, 소변, 타액 등을 채취하며, 정자와 정액의 유무를 확인하기 위해 구강 · 질 · 직장의 도말검사를 한다.
- **주위에 도움 요청**: 성폭력 당시 목격자를 확보하거나 누군가에게 알려두면 법정에서 증인으로 도움을 받을 수 있으며, 성폭력상담소나 보호시설 같은 성폭력 전문상담기관을 찾는 것도 바람직하다.
- **신속한 신고**: 성폭력을 당한 피해자의 정체성과 신체 · 정신적으로 유 · 무형의 후유증이 예상되며, 가해자의 또 다른 범죄를 막기 위하여 가능한 한 빨리 경찰에 신고한다.

ⓒ 삼차 예방

성폭력에 효과적으로 대처하기 위해서는 다양한 전문분야가 협조체계를 구축하여 성폭력에 대한 범사회적 대책을 마련해야 한다. 이를 구체적으로 살펴보면 다음과 같다.

- **가족 환경적 측면에서의 지원체계**: 「성폭력특별법」이 시행된 이후 성폭력 사건을 처리하는 데 피해자의 승소판결이 내려진 사례는 주변의 적극적인 지원과 지지를 받는 경우이다.
- **지역사회 보호기능과 지원체계**: 지역사회 건강정보를 라디오, TV, 신문에 제공하는 등 지역사회간호사는 대중교육 프로그램의 촉진자 역할을 해야 하며, 피해자와 가해자에게 유용한 지역사회 자원에 대해 알아야 한다. 지역사회 성폭

력위기센터는 학교, 교회, 지역사회단체, 기업체 등에서 성폭력과 성폭력 예방에 대한 교육과 워크숍을 실시하며, 여성을 중심으로 자기방어기술 강좌를 운영하기도 한다.

- **수사와 재판과정에서의 지원체계**: 수사기관 내에 성폭력 전문수사 인력을 양성해야 한다. 성폭력 피해자들은 경찰 조사과정에서 자주 성폭력보다 더 잔인하고 모욕적인(혹시 당신도 즐긴 것은 아닌지, 어떤 옷을 입고 있었는지, 처녀인지 등) 질문을 받고 고통스러워하는데(제2의 성폭력), 성폭력 피해자의 인격을 보호하고자 하는 노력과 성폭력에 대한 식견과 경험을 풍부하게 가지며, 피해자 가족, 교사, 상담자 등과 긴밀히 협조하여 피해자가 받는 심리적 부담을 줄이고 수사에 협조할 수 있도록 최대한 배려해야 한다. 특히 「성폭력특별법」은 공개법정에서 피해 사실에 대해 증언해야 한다는 부담감 때문에 심리를 비공개로 할 수 있고, 법정 외의 장소에서 피해자에 대한 증인신문을 할 수 있도록 되어 있다.
- **심리치료와 상담지원체계**: 상담자는 피해자를 대하기에 앞서 다음과 같은 사항을 점검할 필요가 있다. 첫째, 성폭력 피해자의 치료가 가능하다는 것을 확신해야 한다. 둘째, 있을 수 없고 믿어지지 않는 것을 믿어야 한다. 셋째, 상담자 자신의 성적 인식과 관점을 점검하여 바른 가치관과 인식수준에서 자유롭게 성에 대한 상담을 하도록 해야 한다. 예를 들어, 순결성과 처녀성, 자위행위, 성관계 거부나 회피, 과도한 행위, 동성애와 성전환 등을 들 수 있다. 넷째, 피해자에게도 책임이 있다는 비난이나 암시를 해서는 안 된다.

8) 학교폭력 문제 관리

우리나라 「학교폭력 예방 및 대책에 관한 법률」에 따르면, 학교폭력이란 학교 내외에서 학생을 대상으로 발생한 상해, 폭행, 감금, 협박, 약취 · 유인, 명예훼손 · 모욕, 공갈, 강요 · 강제적인 심부름 및 성폭력, 따돌림, 사이버 따돌림, 정보통신망을 이용한 음란 · 폭력 정보 등에 의하여 신체 · 정신 또는 재산상의 피해를 수반하는 행위를 말한다.

2022년 1차 학교폭력 실태조사 결과를 보면, 학교폭력의 전체 피해응답률은 1.7%(5.4만 명)로 2021년 1차 조사의 1.1%보다 0.6%p 증가했다. 학교급별로는 초등 3.8%, 중등 0.9%, 고등 0.3%로 조사되어, 모든 학교급에서 2021년 1차 조사 대비 증가하는 양상으로 보였다. 피해유형별 응답 비중은 언어폭력(41.8%), 신체폭력(14.6%), 집단따돌림(13.3%) 순이었으며(그림 9-5), 모든 학교급에서 언어폭력의 비중이 가장 높게 나타났고, 학교급별로는 초등학교(14.6%)와 중학교(15.5%)는 신체폭력이, 고등학교(15.4%)는 집단따돌림이 높게 나타났다.

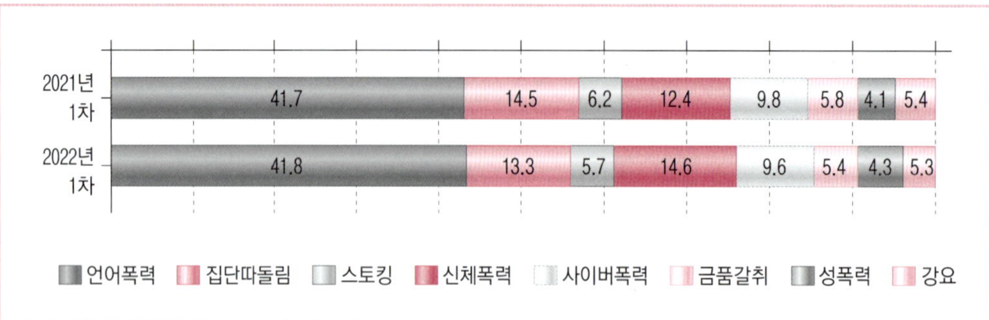

그림 9-5 학교폭력의 2021년~2022년 피해유형별 비중(%)

출처: 교육부(2022). 1차 학교폭력 실태조사 결과.

(1) 학교폭력의 특징

- 청소년들은 신체적 폭력은 물론 성적 폭력에도 심각하게 노출되어 있다.
- 청소년들의 폭력 행위로 음란한 행위나 낙서, 금품갈취, 기물 파괴, 구타, 집단 패싸움, 과시용 폭력 등 다양한 종류의 학교폭력이 학교나 학교 주변에서 빈번하게 일어나고 있다.
- 학교폭력에는 안전지대가 없다. 즉, 금품갈취나 절도, 위협이나 협박은 교실 안, 학교 안, 학교 주변, 학원, 전자오락실, 길거리 등에서도 일어나고 있다. 특히, 금품갈취 등은 청소년이 생활하고 있는 모든 장소가 잠재적 피해 대상지역에 해당된다.
- 학교폭력은 가해자나 피해자가 모두 학교 청소년이다. 따라서 가해자와 피해자가 모두 같은 공간에서 생활하고 있다.
- 학교폭력은 거의 동일인을 대상으로 장기적으로 행해지고 있다.
- 학교폭력의 피해는 육체적인 폭력이 가장 두드러지며, 남학생이 높은 비율을 차지한다. 가장 눈에 두드러지는 피해는 육체적인 상처이며, 정신적 피해는 폭력 가해자로부터 받을 수 있는 보복에 대한 위협으로 인해 불안, 등교 거부, 정신과 치료, 자살 시도 등 다양한 형태로 나타난다.
- 피해 학생의 경우 스스로의 자구책을 강구하기 어렵다.

(2) 학교폭력 해결방안

- 학교의 교사와 가정의 학부모가 학생들에게서 발견할 수 있는 폭력피해 징후들에 대해서 즉각적으로 대처할 수 있는 행동지침을 마련하며 주의 깊게 관찰하고 홍보하는 등 예방대책을 강구한다.
- 공격성을 가진 학생일 경우에 학교폭력에 가담할 가능성이 크므로 공격적 욕구를 표현하는 학생을 사회에서 용납할 수 있도록 타인에게 피해를 주지 않는 범위에서 올바르게 표출할 수 있는 장을 마련해 주어야 한다.

- 가정의 안전성을 회복하는 것이 필요하며 부모가 자녀를 인격체로 대우할 수 있는 올바른 교육이 실시되어야 한다.
- 폭력이 발생했을 경우 학교가 이를 묵인하지 않고 적극적이고 신속하게 가해자와 피해자에 대한 개입을 통해서 학생들로 하여금 폭력행위의 심각성을 일깨울 필요가 있다.
- 청소년기의 폭력적이고 공격적인 행동은 문제가 있는 친구와의 관계 속에서 더 많은 영향을 받으므로, 또래 안에서 자기가치와 생각을 주장할 수 있는 자기주장력 향상 프로그램으로 개입할 필요가 있으며, 같은 또래 안의 상담자교육을 실시하는 것도 필요하다.
- 학교폭력이 지역사회 유해환경과 밀접한 관계를 갖고 발생하므로 지역 내의 유해환경 실태를 파악하여 유해환경을 개선하고, 나아가 청소년의 건전문화 형성을 위한 학교보건인력의 노력이 필요하다.
- 학교폭력에 대한 접근이 다각적으로 이루어져야 하므로 이를 통합적으로 접근하여 개입할 수 있도록 하기 위해서는 학교보건사업의 핵심인력인 보건교사의 적극적인 역할과 기능이 요구된다.
- 「학교폭력예방 및 대책에 관한 법률」 제15조와 같은 법 시행령 제17조에 따라, 학교의 장이 실시하는 학교폭력 예방교육 외에 학교폭력예방을 위하여 필요하다고 판단될 때에는 교육장과 협의하여 청소년 관련 단체 및 「청소년복지 지원법」 제9조에 따른 지역사회 청소년통합지원체계 등을 활용하여 학교폭력 예방교육을 실시할 수 있다.
- 학교폭력예방 대책을 수립하고 기관별 추진계획 및 상호협력 · 지원방안 등을 협의하기 위하여 학교폭력대책지역협의회의 설치 및 기능을 「학교폭력예방 및 대책에 관한 법률」 제6조와 제7조에 명시하고 있다.

(3) 학교폭력 피해 징후

① 학교에서의 징후

- 수업시간에 특정 학생에게 야유나 험담을 하고 잘못했을 때 놀리거나 비웃는다.
- 체육시간이나 점심시간, 야외활동 시간에 집단에서 멀어져 따로 행동하며 학습에 무력감을 느낀다.
- 옷이 지저분하거나 단추가 떨어지고 구겨져 있고, 안색이 좋지 않으며 기운이 없다.
- 친구가 시키는 대로 따르며 심부름을 한다.
- 항상 완력 겨루기의 상대가 된다.
- 혼자서만 하는 행동이 두드러지며, 주변 학생들에게서 험담을 들어도 반발하지 않는다.

- 청소당번을 돌아가면서 하지 않고 항상 동일학생이 한다.
- 자주 지각을 하거나 몸이 아프다는 이유로 결석을 한다.
- 상담실을 서성거리거나 보건실을 찾아오는 횟수가 잦아진다.

② 가정에서의 징후

- 비싼 옷이나 운동화, 안경 등을 자주 잃어버리거나 망가뜨린다.
- 몸에 다친 상처나 멍이 자주 나타난다. 물어보면 그냥 넘어졌다거나 운동하다가 다쳤다고 답하는 경우가 많다.
- 교과서나 가방, 공책 등에 "죽어라", "죽고 싶다."와 같은 낙서가 쓰여 있다.
- 풀이 죽어서 돌아와 맥없이 풀썩 주저앉거나 자기 방에 틀어박혀서 나오려고 하지 않고, 평소에 잘 먹던 음식에도 손을 대지 않는다.
- 두통이나 복통 등 몸이 좋지 않다고 호소하며 학교 가기를 싫어한다. 따라서 지각이 잦아지고 등교거부로 발전한다.
- 갑자기 성적이 떨어지고 잘 때 식은땀을 흘리면서 잠꼬대나 앓는 소리를 한다.
- 용돈이 모자란다고 하거나 말도 없이 집에서 돈을 집어간다면, 학교폭력을 당하고 있는 것이 아닌지 의심해도 좋다.

(4) 학교폭력에 대한 인식의 전환

- 학교폭력은 인간의 존엄성을 파괴하고 생명의 소중함을 경시하는 행위라는 인식에서의 사회 전반적인 관심이 필요하다.
- 학교 폭력의 주된 원인은 사회의 준법성의 결여와 관계되기 때문에 이에 따른 교사의 적극적인 관심과 개입으로 해결 가능하도록 유도할 수 있다.
- 장난을 빙자한 폭력 앞에서도 싫다는 자신의 의지를 분명하게 밝힐 수 있어야 한다.

(5) 피해신고

- 학교폭력예방 및 대책에 관한 조례에 따라 학교폭력 현장을 보거나 그 사실을 알게 된 자는 학교 등 관계 기관에 이를 즉시 신고하여야 한다.
- 신고를 받은 기관은 신고자의 인적사항 등이 노출되지 않도록 주의하여야 한다.
- 신고를 독려하기 위한 캠페인 등의 홍보방안을 마련하여야 한다.

3. 학교보건실운영

「학교보건법」에서 학교의 설립 · 관리자는 보건실을 설치하고 학교보건에 필요한 시설 및 기구를 갖추도록 규정하고 있다. 보건실은 학생 및 교직원의 응급처치와 간호제공의 장이며, 각종 보건자료의 관리부서인 동시에 학교보건에 관계되는 학교의, 교사, 학부모와 연계되는 보건센터의 장이 되는 보건교사가 활동하는 업무현장인 동시에 학교보건 운영센터이기도 하다.

보건교사는 보건실 환경관리에 유의하고 약품 등 필요 물품이 잘 유지 · 공급되도록 점검 및 관리해야 하며 원활한 학교보건 관리와 보건실 운영을 위해 학교보건에 필요한 예산을 충분히 확보하도록 해야 한다.

1) 학교보건실 관리

보건실의 위치는 학교의 중심으로 교무실과 인접하고 직접 운동장과 연결되는 곳에 있어야 한다. 구조는 학교건강관리의 효율적인 역할 수행을 위하여 안정실, 상담실, 처치공간, 보건업무공간, 수세시설, 다용도 공간, 자료수납장, 보건교육실 등의 현대화된 보건실 시설을 갖추어 효율적이고 체계적으로 운영한다(그림 9-6).

보건실은 학생 및 교직원의 응급처치 등이 신속히 이루어질 수 있도록 이용이 쉽고 통

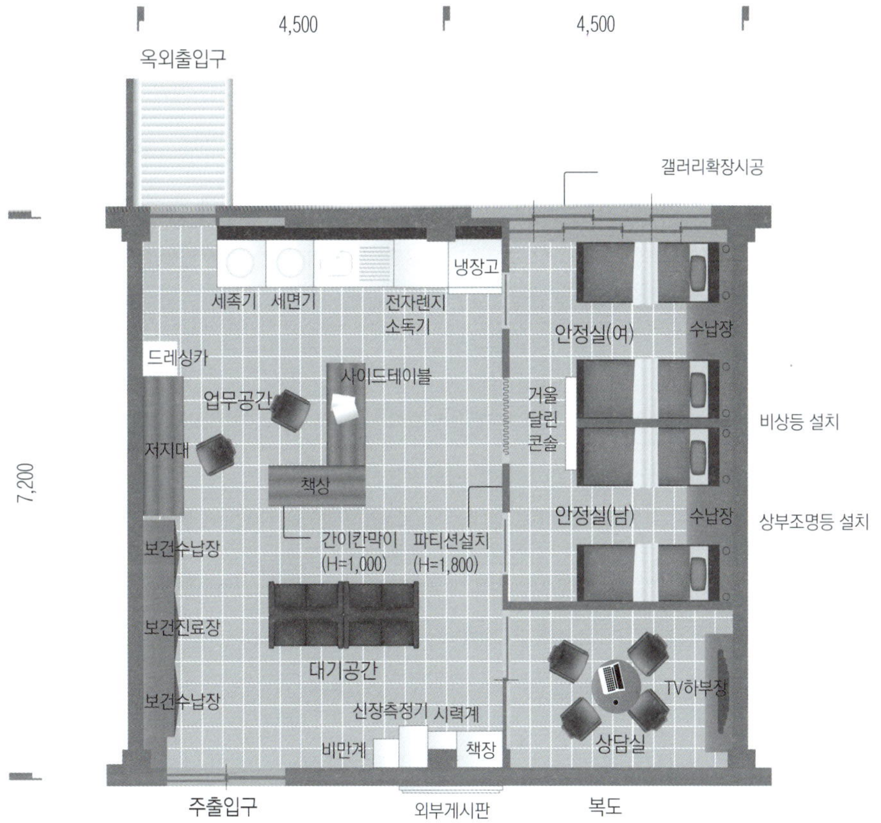

그림 9-6 보건실 도면의 예시

출처: 경상남도교육청(2011). 학교보건실 현대화 사업실시 매뉴얼.

풍과 채광이 잘 되어야 한다. 보건실은 건강관리 및 건강상담을 위한 독립된 공간이어야 하며, 내부는 필요한 처치를 받을 수 있도록 안정실과 처치실 및 상담실로 구분하는 것이 좋으나 그렇지 못할 경우에는 커튼, 칸막이를 사용해서라도 구분하는 것이 좋다.

「학교보건법 시행령」에 의하면 보건실의 면적은 66m² 이상을 확보하도록 하고 있으나 학생 수 등을 고려하여 학생 및 교직원의 건강관리에 지장이 없는 범위 안에서 그 면적을 완화할 수 있도록 하고 있다.

보건실에는 침대를 설치하여 안정을 취할 수 있도록 해야 하며 초등학교에서는 커튼이나 칸막이로 남녀의 침대를 구분해도 되나 중학교 이상에서는 각각 별도의 안정실을 만들어야 한다. 안정실의 넓이는 보건실의 1/3 또는 1/4이 적당하다. 보건실에 필요한 시설로 수도, 세면대, 조명, 난방, 자료의 보관과 물품수납을 위한 수납장 등이 있어야 하며 환경을 청결하게, 위생학적으로 관리해야 한다. 벽은 흰색보다는 대상자의 기분을 온화하게 해 주는 엷은 녹색으로 하는 것이 좋고, 보건실에는 연 · 월 · 주간계획표를 부착하여 건강관리에 필요한 자료를 게시한다.

2) 보건실 물품 및 약품관리

(1) 물품관리

보건교사가 학교보건실을 운영할 때, 보건실에서 사용하는 비품과 소모품 관리는 중요한 업무 중 하나이다. 따라서 학생들의 건강관리를 위해 충분한 물품구입과 보관, 배치, 사용, 유지, 수선 등이 원활하게 이루어져야 한다. 물품 구입 및 수리 품의 등은 학교회계시스템을 이용하여 품의를 한다.

다음과 같은 사항에 유의해서 물품관리를 수행한다.

- 구입하고자 하는 물품은 그 용도와 성능을 잘 확인한다.
- 물품구입 및 출고의 기록 관리를 철저히 한다.
- 주기적으로 재고 확인을 하여 물품 수급에 차질이 없도록 한다.
- 결함이 있을 때는 즉시 처리하여 사용에 지장이 없도록 한다.
- 보관은 안전하고 효율적으로 한다.

(2) 약품관리

「학교보건법 시행령」 제23조에 의하면 보건교사는 보건실에서 의약품을 사용할 수 있도록 하고 있다. 학생 및 교직원의 건강관리와 응급처치 등에 필요한 약품은 「약사법」 제50조에 의해 일반의약품만 구비할 수 있다.

보건실에는 내과용 약품, 외과용 약품과 소독액, 위생재료 등의 의약(외)품을 항상 준비해 놓아야 한다. 이에 대한 관리 내용으로는 다음과 같은 것들이 있다.

- 보건실의 모든 약품은 보건교사가 책임지고 관리한다.
- 내과용품과 외과용품은 따로 정리하는 것이 좋다.
- 약품 보관 장소는 빛에 노출되지 않으며 건조하고 시원한 곳을 선택한다.
- 약품 보관 용기는 약품명을 정확히 기록한다. 특히 불소 같은 위험한 약은 이중 잠금 장치를 하여 보관에 주의한다.
- 체육대회나 수학여행 등을 위해 휴대용 약품을 별도로 준비한다.

3) 보건실 문서관리 및 예산관리

(1) 문서관리

① 기록

보건실에서 사용하는 건강 관련 기록부는 학생 및 교직원의 건강상태 파악 및 건강관리에 도움을 주며 건강교육의 자료로 활용하기 때문에 중요하다.
기록의 종류로는 학생건강기록부, 건강이산 학생 상담일지, 약품수불대장, 비품대장, 각종 병리검사 실시 명단, 각종 예방접종 명단, 학교환경 상태 점검일지, 개인 건강기록 카드, 학생 신체의 발달상황 검사 통계표, 보건실 일일 · 월별 업무일지 등이 있다.

기록은 정확성, 시간의 적절성, 완전성, 문제에 대한 타당성 및 합리성에 기초하여 작성해야 한다. 기록시 서식은 기존에 사용하는 기록부를 사용하거나 필요한 경우 수정 · 보완하여 업무의 효율성을 기하도록 한다.

기록의 보관기간은 기관의 규정에 따라 다르므로 그 기관의 규정에 준한다. 기록의 종류에 따라 보관기간이 다르지만 보통 5년 이내이다. 보건실에 기록의 보관공간을 마련하여 비치해 둠으로써, 필요시에 사용할 수 있도록 한다.

② 보고

보고는 학교보건 활동 결과를 학교의 상급자에게 알리거나 또는 학교의 상위기관인 교육지원청에 알리는 것을 모두 포함한다. 보고의 내용으로는 학교에서 실시한 각종 보건 관련 활동 결과를 보건교사가 학교장에게 보고함으로써 내부 결재를 처리하는 경우와 보고 형식에 맞추어 상급기관인 교육지원청에 보고하는 외부 보고가 있다. 보고는 보고의 목적에 맞도록 해야 하며 정해진 보고서식에 맞추어 내용을 명료하게 기록하고 보고기한 내에 업무관리시스템을 이용하여 보고하도록 한다.

(2) 예산관리

학교보건 예산은 학교보건사업을 수행할 때 필요한 경비를 일정기간 동안의 예정된 수입과 지출로 표현한 것을 의미한다. 학교예산제도는 일반적으로 일상경비, 도급경비, 학교운영지원비 등으로 나뉘어 편성된다. 이 예산들은 사업별 · 품목별 체제로 편성 · 운용되고 있다. 보건교사는 학교보건사업을 이끌어나갈 때 학교보건 예산을 확보하고 관리하는 역할과 기능도 중요한 업무임을 인식해야 한다.

제 2 절 | 산업보건의 이해

1. 산업간호의 이해

1) 산업보건과 직업건강간호의 개념

직업건강간호는 산업보건의 영역에 속하며 간호학적으로는 지역사회간호학 분야의 한 분야에 속한다.

최근 산업의 형태가 제조업에서 서비스업으로 변화함에 따라 산업간호는 '지업건강간호'로 이름을 변경하여 시대의 변화 흐름에 대응하고 있다.

산업보건은 노동과 노동환경에 관계된 건강문제를 다루는 분야로 학문적 영역에는 직업환경의학, 직업건강간호학, 산업위생학, 인간공학 등이 포함되어 있으며, 'Industry Health'라는 말보다는 'Occupational Health'라고 불리고 있다.

국제노동기구(International Labor Organization, ILO)와 WHO 공동위원회(1950)에서는 산업보건을 다음과 같이 정의하고 있다. 산업보건은 모든 직업에서 일하는 근로자들의 육체적, 정신적 그리고 사회적 건강을 고도로 유지 · 증진시키며 작업조건으로 인한 질병을 예방하고, 건강에 유해한 취업을 방지하며, 근로자를 생리적으로나 심리적으로 적합한 작업환경에 배치하여 일하도록 하는 것으로, 즉 작업이 인산에게 그리고 일하는 사람이 그 직무에 적합하게 하도록 하는 것이다.

산업보건의 목적은 근로자의 노동과 노동환경으로 오는 질병의 문제뿐만 아니라, 인간기능의 한계와 노동의 적응을 과학적으로 연구하며, 산업기술이 요구하는 노동조건을 인간에게 적합하도록 그 방책을 강구함으로써 근로자의 건강을 보호 · 유지 · 증진시키며, 나아가서는 노동생산성을 향상시키는 것에 있다. 이에 따라 산업보건이 안고 있는 과제와 방법은 산업의 형태와 직업의 종류 그리고 나라에 따라 다르게 나타나고 있다.

우리나라에서는 근로자의 산업안전보건 관리를 위해 1981년 「산업안전보건법」을 제정하였고, 「산업안전보건법」은 산업안전보건에 관한 기준을 확립하고 그 책임의 소재를 명확하게 하여 산업재해를 예방하고 쾌적한 작업환경을 조성함으로써 근로자의 안전과 보건을 유지 및 증진하기 위함을 목적으로 하고 있다.

이를 통해 본 우리나라 산업보건의 목표는 다음과 같다.

- 작업조건이 근로자의 건강을 해치지 않도록 한다.
- 근로자의 건강에 영향을 미치는 유해인자에 폭로되지 않도록 한다.
- 신체적, 정신적으로 적성에 맞는 작업환경에서 일하도록 배치한다.

■ 근로자의 육체적 · 정신적 · 사회적 건강상태를 최고 수준으로 유지 · 증진한다.

산업의 발달로 산업장의 노동인구가 많아지고, 건강한 근로자는 기업의 생산성과 품질 향상에 기여하게 되므로 산업보건 각 분야 중에서도 직업건강간호는 지속적으로 발전하고 있다. 직업건강간호는 산업장에서 일차보건의료 수준의 보건의료서비스를 적용함으로써 산업재해 예방 및 근로자 건강관리에 기여하고 있으므로 노동력 중심의 산업 형태가 변화함에 따라 앞으로 그 중요성이 더욱 커지고 있다.

직업건강간호는 근로자의 신체적 · 정신적 · 사회적 건강을 고도로 유지 · 증진하기 위하여 근로자의 건강관리, 산업위생관리, 보건교육을 일차보건의료 수준에서 제공함으로써 산업체의 자기건강관리능력을 적정기능수준까지 향상시키는 목표를 달성하고자 하는 과학적 실천으로 정의하고 있다(김화중, 1992).

미국산업간호사회(American Association of Occupational Health Nurses, AAOHN)에서는 직업건강간호를 모든 작업에서 근로자의 건강을 유지 · 증진하기 위하여 기본이 되는 간호원칙의 적용이라고 정의했고, 한국직업건강간호협회(1999)는 '산업체를 대상으로 그들의 건강을 스스로 지켜갈 수 있는 자기건강관리능력을 개발하기 위하여 근로자의 건강관리, 보건교육, 산업유해환경관리를 산업일차보건의료 수준에서 제공하는 과학적 실천'이라고 정의하였다.

직업건강간호의 대상은 근로자, 작업환경, 근로자와 작업환경과의 상호작용 등 3영역으로 분류할 수 있다. 근로자가 속한 작업환경은 다양한 요인에 의해 둘러싸여 있으며 간호사는 이 모든 환경을 염두에 두고 직업건강간호를 제공해야 한다. 근로자가 작업환경에서 노동이라는 행위를 통하여 조직의 목표인 생산과정에 참여할 때 기업 이윤을 도모하며 자신의 신체적 · 정신적 · 사회적 요구를 충족시키는 과정에 전반적으로 직업건강간호가 제공된다. 근로자, 작업환경, 작업이 직업건강간호의 대상이 되는 관계로 산업간호사의 업무는 보건교육과 상담, 작업환경과 근로자 간의 상호작용 파악, 건강증진 및 질병예방, 근로자 및 작업장 유해요인 감시, 일차보건의료 수준의 처치 및 의뢰, 산업보건팀과의 협력관계 수립, 관리 및 행정, 직업건강간호 연구, 지역사회자원을 파악하고 산업장과 연결하는 업무 등이 있다.

체계이론을 적용하여 직업건강간호의 개념을 설명하면 표 9-9와 같다. 구성물은 근로자이며 근로자의 가족, 근로자가 속한 지역사회까지도 확대하여 대상으로 삼을 수 있다. 자원은 산업간호사가 활용할 수 있는 모든 인적자원, 물적자원, 보건의료시설 등이고, 구성원과 자원 사이에 충분한 상호작용이 있어야 개방체계로서 성공적인 직업건강간호사업이 이루어질 수 있다.

표 9-9 체계이론의 관점에서 본 직업건강간호의 구성요소 적용

체계의 구성요소	직업건강간호의 구성요소
구성물	• 근로자, 가족, 근로자가 속한 지역사회
자원	• 인적 자원: 산업간호사, 산업보건의, 산업위생기사, 인간공학기사, 산업안전기사, 역학자, 독성학자, 보건교육자, 물리치료사, 직업재활전문가, 기타 보건의료 및 산업환경보건 전문가 • 보건의료시설: 건강관리실, 병원, 보건관리전문기관 등 • 물적자원: 시설, 설비 • 재정: 산업장 예산, 국가 및 지방자치단체 지원 • 지원체계: 고용노동부, 지방노동관서, 산업보건위원회 등
경계	• 물리적 환경: 작업환경, 근로자를 위한 복지시설 등 • 사회적 환경: 경제, 종교, 관습, 문화시설, 교통, 주거환경 등 • 정신적 환경: 근무조건, 작업장 분위기 등
상호작용	• 구성물과 자원간의 상호작용(의사소통 양상, 보건서비스 제공 및 수혜), 건강관리실 이용률, 보건교육실적, 예방접종 및 상담 실적, 의뢰 등 근로자 및 작업환경과 산업 간호사와의 상호작용
목표	• 산업장 근로자의 적정기능수준 향상

2) 산업보건의 역사

(1) 우리나라의 산업보건

우리나라 산업보건 역사의 시작은 신라, 가야시대인 삼국시대의 기록에서 확인할 수 있다. 이 시대에 유리, 금속공방과 수철공방이 있었다는 기록을 볼 때 이미 이때부터 진폐증과 금속중독증이 발생하였음을 짐작할 수 있다. 일제시대에는 군수공업에 필요한 자원개발 위주로 일반산업은 극히 미약하였다. 당시 전력과 광산은 북한에 있어서 금속, 화학공업 등 중공업의 대부분은 북한에 있었고, 우리나라에는 방직, 식품, 인쇄 등 경공업이 주요 산업이었다. 광부들의 재해보상을 위하여 1921년 산업재해와 직업병에 대한 보상규칙이 발효(건강보험법)되었으나 강제성은 없었고, 1926년에는 「공장보건위생법」이 제정되었다.

제2차 세계대전 후 1945년 한국은 미군정하에서 상무부 관공국에 노동과가 설치되고, 1964년 「최고 노동시간법」과 「미성년자 노동보호법」이 제정되었다. 1948년 대한민국 정부가 수립되었으나 1950년 한국전쟁으로 남북한의 공장들은 폐허가 되었다. 이러한 와중에도 1953년 5월 10일 「근로기준법」이 제정 · 공포되어 시행령과 업무상 질병규정이 마련되었고(1954), 1955년에는 보건사회부에 노동국이 설치되었고, 1957년에는 시 · 도에 처음으로 근로감독관이 임명되었다.

현대 산업보건사업의 시작을 살펴보면 1954년에 대한석탄공사 의무실에서 광부진폐증이 보고된 것이 시작이라고 볼 수 있다. 1956년 장성병원 중앙실험실에서는 공군항공의학연구소의 협조 하에 갱내 작업환경과 작업능률에 대한 기초조사를 실시하였고,

1957년에는 대한석탄공사 근로자에게 일부보상이 실시되었다. 이후 1958년 대한석탄공사는 규폐증 환자의 적성검사 및 피로도, 폐기능 검사를 실시하였고, 이때 참여한 연구원들은 1962년 가톨릭의과대학에 우리나라 최초의 산업의학연구소를 설립하였다.

1960년대에는 직업성 난청, 벤젠중독, 아황산가스중독, 연중독 등 많은 직업병들이 보고되었다.

1962년 경제개발 5개년 계획이 시작되면서 산업보건 행정분야에 있어서도 근로보건관리규칙이 제정되어 산업보건관리자(의사)와 관리요원의 교육이 시작되었고, 사업장 근로자에 대한 정기건강진단이 전국적으로 시작되었다.

1963년에 대한산업보건협회가 발족되었고 1964년에 산업재해 보상보험법 제정 · 공포되었다. 1965년부터는 서독에 우리나라 근로자(간호사, 광부)가 파견되어 한국 경제회생의 기초를 다졌으며 월남전 참전용사들의 전투수당으로 고속도로가 건설되었다. ILO 전문가가 내한하였으며, 가톨릭의과대학에서는 진폐환자를 위한 직업병 클리닉이 설치되는 등 산업보건사업의 기틀이 마련되어 갔다.

1970년대에는 우리나라 최초로 산업재해병원이 가톨릭의대에 설립(1971)되었고, 이에 여러 의과대학에서도 산업보건에 관한 연구소가 신설되기 시작하였다. 1977년에는 국립노동과학연구소와 근로복지공사가 설립되었고 직장 의료보험이 시작됨으로써 근로자들의 의료복지에 큰 전기를 가져왔다.

1980년대에 사회복지정책의 시작을 계기로 1981년 노동청이 노동부로 승격되고 산업안전보건법이 제정되었다. 1987년에는 산재기금으로 한국산업안전공단(Korea Occupational Safety & Health Agency, KOSHA)이 설립되어 산업안전보건연구원이 개원하였다. 1989년 노동부에는 산업안전국과 산업보건과가 신설되었고, 지방에는 6개 지방노동청이 신설되었다. 민간단체인 대한산업보건협회의 사업도 확장되어 1983년에는 특수 건강진단, 작업환경측정기관기술협의회도 발족하였다. 1987년 중소기업보건관리를 위한 보건관리대행기관제도 제정되어 1991년 협의회가 구성되었다.

1990년대에 들어와 「산업안전보건법」이 대폭 개정되어, 산업보건의 제도가 신설되었고 산업보건의의 자격은 의사로서 예방의학 또는 산업보건에 학식과 경험이 있는 자로 구분하였고 또한 보건관리자의 직종을 의사, 간호사, 위생사로 확대시켰다. 1990년 한국산업간호학회가 발족하여 1991년에 설립되어 직업건강간호의 학문적 뒷받침의 기틀을 마련하였다. 1994년에 산업간호사회가 한국산업간호협회로 발족하게 되면서 1996년 산업간호사 보수교육을 한국산업간호협회에서 실시할 수 있게 되었고, 현재까지 산업간호사의 직무능력 향상을 위한 업무지원을 하고 있다. 1996년에는 선진화산업안전보건 3개년 계획을 수립하여 중소영세사업장을 위한 보건관리사업을 확대하였고, 물질안전보건자료, 정도관리제도가 도입되었고 산업의학전문의제도가 시작되어 전문 인력이 배출되었다. 1997년 기업활동규제완화를 위한 특별조치법이 제정되어 전담 보건관리자를 선임하지 않고 보건관리를 위탁할 수 있도록 하여 산업보건의 쇠퇴기가 오기도 하였다.

2000년도에는 「산업안전보건법」이 개정되어, 5인 미만 사업장의 안전보건관리를 강화하였고, 2003년도는 의료법 개정에 따라 산업전문간호사 제도가 도입되어 전문간호사로서의 역할이 강조되었으며, 2006년부터 산업전문간호사가 배출되어 2021년 기준 183명의 산업전문간호사가 활동 중에 있다. 또한 2007년 12월 산업안전보건법시행규칙이 일부 개정되고 2008년 1월 1일부터 시행되어 작업환경측정, 신뢰성 평가의 대상 등 신설, 특수 건강진단 등의 검사항목 조정, 건강진단결과에 대한 개인정보 보호강화, 산업재해예방사업의 보조 및 지원의 환수와 제한 등이 포함되었다. 2007년에 '지역산업보건센터'를 안산에 설립하여 소규모 사업장 근로자 보건관리를 위한 허브기관을 구축하고, 2011년 '근로자건강센터'로 명칭을 변경하였으며, 2022년 현재 전국에 23개소의 근로자건강센터와 21개소의 분소를 설립하여 근로자 보건소로써의 기능을 수행하고 있다. 2010년 노동부가 고용노동부로 명칭을 변경하였으며, 2011년 산업보건이라는 명칭 대신 '직업건강'이라는 용어로 변경되어 모든 직종의 근로자를 포괄하는 사업으로 패러다임이 변화하게 되었다. 이에 2012년 한국산업간호학회도 한국직업건강간호학회로 명칭이 변경되었고, 한국산업간호학회는 한국직업건강간호학회로 명칭을 변경하였고, 2018년 한국산업간호협회도 한국직업건강간호협회로 명칭을 변경하였다. 또한 2022년 1월부터 「중대재해 처벌 등에 관한 법률」(약칭: 중대재해처벌법)이 시행됨에 따라 중대한 인명피해를 주는 산업재해에 대한 형사처분을 강화하게 되었으며 이를 예방하기 위한 직업건강분야의 관심이 증가하고 있는 추세이다.

(2) 외국의 산업보건

① 고대

고대 이집트는 금, 그리스는 은, 로마는 철 산업을 하면서 이와 관련된 질병들이 야기되었다. 히포크라테스(Hippocrates, 460~370 B.C.)는 질병과 직업간의 관계를 시사함으로써 산업보건에 관한 과학적 기초 마련하였다. 로마의 갈렌(Galen), 셀수스(Celsus, A.D. 100) 등은 광산에서의 각종 직업병을 기술하였는데, 특히 갈렌은 구리 광산에서 산 증기의 위험성을 보고하며 납중독의 증세를 자세히 관찰하여 보고하였다. 플리니(Pliny, A.D. 23~79)는 아연과 유황의 유해성 주장하였고 제련에서 일어나는 유해분진의 해독을 막기 위하여 동물의 방광으로 된 방진 마스크를 고안하였다.

② 중세기

아그리콜라(Agricola, 1566)는 광물에 관한 「De Re Metalica」라는 12편의 저서를 통해 광산에서의 환기, 광부들의 보호마스크 착용, 광산사고, 규폐증 등에 대한 것을 언급하였다. 파라켈수스(Paracelsus, 1567)는 제련소 광부들의 호흡기 질환, 천식 등을 연구하였고, 광부 부인들의 계속적인 사별이 많음을 제기하였다.

③ 문예부흥 이후(17세기~산업혁명 이전)

이 시기는 기술의 진보와 직업의 분화가 두드러진 시대였다. 산업보건의 시조라 불리우는 이탈리아 Pauda대학의 의대교수인 라마치니(Ramazzini, 1633~1714)는 전 생애에 걸쳐 수공업을 하는 각종 직업인들을 찾아다니며 그들에게서 일어나는 특유의 질병을 조사하여 그 내용을 총 14권으로 집필하였다. 이는 산업보건 최초의 저서로서 1713년에 「De Morbis Artificum Diatriba(직업인들의 질병)」로 발간되었으며, 그는 이 책에서 직업병의 원인을 작업장에서 사용하는 유해물질 때문이라 했으며, 광부, 농부, 어부, 초자공, 석공, 세탁부, 직조공, 도자기공, 목공, 군인, 선원, 수도자, 사냥꾼, 장의사 등 다양한 직업을 가진 사람들에게서 나타난 직업병을 기술하였다.

④ 산업혁명 이후~19세기

영국을 중심으로 산업혁명 이후 가내공업이던 산업이 공장의 대량생산체제로 바뀌고 수력, 석탄, 철 등을 원동력으로 하는 공장들이 건설되면서 공장을 중심으로 인구가 집중되고 전통적 가족 구조에 변화가 일어나기 시작하였다. 인구집중현상으로 인한 비위생적인 생활, 빈곤, 감염병 유행, 연소자와 부녀자의 과도한 노동과 유해물질 노출로 여러가지 직업병이 초래되는 등, 공중보건사업의 필요성이 대두되어 공중보건사업이 제공되었다. 이 시기에 인본주의에 대한 관심이 대두되면서 근로시간 단축과 작업환경개선을 요구하는 노동조합이 탄생하게 되었다.

독일의 프랭크(Frank, 1788)는 그의 저서 「완전한 의학적 경찰제도」에서 산업보건의 중요성을 강조하면서 특히 모성보호에 역점을 두었다. 영국의 채드윅(Chadwick, 1845)은 「Report on the Sanitary Condition of the Labouring Population of Great Britain(대영제국의 노동계급의 위생상태)」을 발간하여 건강의 심각성을 보고하였다. 영국의 외과의사인 포트(Pott, 1755)는 굴뚝청소 남자 어린이(10세 미만, 16시간 이상 노동)에게서 음낭암이 높게 발견됨을 보고함으로써, 매연과 음낭암과의 관계를 시사하였는데, 이는 최초의 직업성 암 발견이었다. 이로 인해 1788년 노동 법규로서 「연통청소법」이 제정되었다. 이후 산업보건에 관한 실질적 효과를 나타낸 최초의 법인 「공장법」이 1833년에 제정되어 감독관을 임명하여 공장을 감독하게 하고, 작업연령은 13세 이상, 18세 미만 근로자의 야간작업 금지, 근로자 교육의 의무화, 1일 12시간 이하 노동 등 세부 내용이 확정되었다. 1895년 미국 Vermont Marble Company가 고용한 스튜어트(Stewart)는 미국최초의 산업간호사로서 방문간호를 하였다.

⑤ 19세기 후반~20세기 초

19세기 후반에는 과학과 기술의 발전으로 1860년에 다이나마이트(dynamite)가 발명되었고, 1882년 에디슨(Edison)의 전기발명은 산업의 역사뿐 아니라 인류의 역사에 혁명을 가져왔다. 이어서 1881년 전기용접법과 1883년 착암기가 발명되었다. 화학분야에서는 아날린(aniline) 염료가 발견되고 유기화학, 합성화학이 발전하여 벤젠이 발명되었으며, 금속분야에서는 알루미늄이 발견되었는데 이들 산업발전에 따라 새로운 건강문제들이 대두되었다.

20세기에 들어서 1913년 뢴트겐(Röntgen)의 X-선 발견은 흉부촬영으로 진폐증 진단에 획기적 계기가 되었으며, 이와 관련된 각종 방사선 장애가 대두되었다. 작업환경의 유해인자와 물질의 대책은 의사들의 손에 의해 시작되었으나, 산업위생공학의 발전으로 유해물질 폭로 허용기준농도가 처음으로 제정되었다. 제2차 세계대전(1935~1945) 중 군수공장에서는 대량 물자 생산이 이루어졌다. 나일론, 합성고무, 플라스틱, 제트엔진, 원자폭탄, 페니실린 등의 발명이 이루어지고 석유화학공업이 새로이 등장하였다. 공장은 기계자동화(automation)의 시대로 접어들면서, 기계의 속도에 맞추어 동일한 동작을 반복하는 단조로운 작업을 하게 되었다. 그 결과 인간소외라는 말이 나오게 되고 정신적인 장애, 스트레스 문제, 신경과 감각기능의 장애가 일어났다. 여기서 인간과 기계의 관계를 고려한 인간공학의 분야가 새롭게 발전했다.

⑥ 20세기 이후~현재

1960년대에는 전자공학의 발전으로 컴퓨터가 모든 산업에 도입되고, 로켓의 발사로 우주과학의 시대가 열리면서, 모든 측정기는 디지털 혁명을 계기로 극도로 정밀해졌다. 이에 따라 유해물질의 측정과 노출기준도 엄격해졌으며, 유전공학의 발달은 질병 진단과 치료에 새로운 장을 열었다.

1970년대에 로봇이 등장하면서, 노동시간과 유해물질의 노출 규제에 새로운 전기를 가져왔다. 최근 컴퓨터의 대량보급으로 테크노 스트레스로 불리는 신경감각계와 심리·정신적 장애 증후군, 반사회적 행동이 늘어나고 있어 정신보건의 새로운 과제로 주목을 받고 있다. 2차 세계대전 후 살충제, 항생제와 새로운 백신의 개발로 많은 감염병과 기생충질환의 종식을 가져왔지만, 인간의 평균수명 증가와 더불어 과학의 발전은 성인병을 포함한 만성질환관리 등 중요 과제를 남겼다. 또한 각종 산업폐기물에 의한 환경오염으로 다이옥신 등 내분비계교란물질(환경호르몬)에 의한 발암성이 문제로 대두되었다.

1990년대 이후부터 WHO는 산업보건전략으로서 소외된 특수집단 근로자(중소영세사업장 근로자, 부녀자, 연소자, 노인, 해외근로자, 장애자)에 중점을 두고 이들에 대한 보건관리에 주력하고 있다.

오늘날 산업은 기술혁신과 기계자동화로 우주, 해저 등 특수한 환경에서 전자, 핵, 레이저광선, 로봇 등을 이용하여 과거에는 상상도 못하던 노동환경과 작업방법으로 일하고 있다. 노동생산성 향상의 개념 도입과 기계공학 발전에 따른 기계자동화 속에서 노동생리와 피로를 주로 연구하는 분야인 인간공학뿐 아니라 작업적성, 인간관계를 포함한 산업심리를 연구하는 분야도 생겨났다.

1990년대에 들어와서 다양한 산업보건윤리지침이 제정되었다. 이는 근로자를 대상으로 하는 여러 형태의 산업장내 연구나 집단검진을 수행하는 과정에서 발생되는 근로자의 자율성 침해 가능성을 포함해서 건강정보 비밀유지의 문제가 원인이 되었다. 산업보건전문종사자들은 산업장 유해환경 실태에 대한 조사로 인하여 근로자와 사업주 사이의 이해 충돌을 피하면서 근로자의 건강보호를 위해 일해야 하는 심리적 · 윤리적 갈등문제 등에 직면하게 된다. 산업보건분야에 종사하는 의사, 간호사, 산업위생사 등 보건관리자가 산업보건 윤리문제를 지혜롭게 해결해가는 능력을 갖추어야 하는 가장 중요한 이유는 근로자들의 인권보호에 있다. 즉 자신의 건강이나 작업장 유해환경 실태에 관한 정보가 부족한 근로자에게 알권리와 자신들의 건강을 위해 필요한 서비스를 받아야 할 권리를 보장해 줌으로써, 이들이 산업장에서의 모든 위험요인으로부터 완전한 자유와 안녕을 누릴 수 있도록 하는 것이다. 산업보건 윤리문제가 점점 중요하게 거론되는 또 다른 이유는 산업보건 전문인력을 법으로부터 보호하는 데에 있다. 미국산업보건간호사회(AAOHN)는 2009년에 개정된 윤리강령에서 산업간호사의 의사결정을 위한 지침으로 실무에서 법적 · 도덕적 기준을 사용하도록 하는 윤리적 기준을 제시하였다.

3) 산업보건조직

산업보건관리조직은 설립의 주체로 구분할 때 공공기관과 민간기관으로 나눌 수 있다.

산업보건조직은 산업보건정책 수립, 지도, 감독, 지원, 연구조사 등을 담당하고 있으며, 사업장 보건관리, 근로자 건강진단, 작업환경측정 등의 산업보건 활동을 하는데 있어 보건관리자의 업무를 지원, 지도, 감독하는 역할을 하고 있다.

(1) 공공기관

① 고용노동부

근로자의 건강관리 및 산업보건의 목적 달성을 위해 노력하는 정부 기관은 고용노동부이다. 고용노동부는 산업보건 정책을 수립 · 집행하고 조정 및 통제의 책임을 이행할 뿐 아니라 재해 예방을 위한 지원, 지도, 감독을 통한 홍보 · 교육과 연구, 통계 등의 책임을 진다. 이를 위해 고용노동부는 노사관계, 근로기준, 산업안전보건, 고용정책, 직업능력정책, 고용평등, 국제협력 등을 주요 업무로 제시하고 있다. 고용노동부는 산업안전보건법의 규정에 따라 노·사·정과 전문가가 모여 산업재해 예방에 관한 중·장기 기본계획수립하고 산업안전 보건정책의 수립 등의 역할을 하기 위한 산업안전보건정책심의회를 두고 있다. 그러나 산업안전보건정책심의회에 근로자대표가 참여하긴 하나, 실제로는 전문가 또는 사업주, 정부관료의 인원비율이 월등히 높음으로 인해 노동현장에서 근로자가 겪는 노동 강도의 강화가 어떻게 이루어지고 있는지, 산업재해가 어떻게 발생하고 있는지 등에 대한 정확한 통계나 실상을 제대로 파악하지 못함으로써 많은 한계를 가지고 있다. 2022년 현재 산업안전보건에 대한 주무부처는 산업안전보건본부이다(그림 9-7).

② **근로복지공단**

근로복지공단은 1995년 설립된 기관으로 근로자의 업무상 재해에 대한 신속하고 공정한 보상, 재해근로자의 재활, 사회복귀 촉진 등을 위한 보험시설의 설치·운영과 재해예방 및 기타 근로자의 복지증진을 위한 사업을 시행하는 것을 목적으로 설립되었다. 1998년 실업대책사업과 임금채권보장사업, 1999년 고용보험 적용·징수업무, 2002년 근로자신용보증지원사업, 2008년 진폐근로자 보호업무, 2010년 한국산재의료원과의 통합, 30인 이하 사업장 퇴직연금사업 그리고 사회보험료 지원사업과 특수형태근로종사자 산재보험 적용 확대 등 공단의 사업 영역 및 조직을 확장했다. 근로복지공단의 주요 사업은 산재보험 사업의 수행, 산재병원 사업 시행, 근로자의 복지사업 수행, 사회보험의 가입확대 사업 수행 등이 있다

③ **안전보건공단**

정부의 산업재해 예방을 위한 종합적이고 체계적인 기능을 수행할 수 있는 기구 설치 결정에 따라 1987년 12월 한국산업안전보건공단을 본격 설립하게 되었다. 설립 이후 한국산업안전보건공단은 산업재해 예방을 위한 제도와 시스템, 기술적 인프라의 구축에 주력하면서 사업장의 안전보건 개선계획 지도, 불량 작업환경개선, 건설재해 예방, 노사 안전보건교육 확대 등을 집중적으로 추진함으로써 산업재해 예방사업의 기반을 마련했다. 또한 산업재해 예방에 관한 사업을 효율적으로 수행함으로써 근로자의 안전과 보건을 유지·증진하고 사업주의 재해 예방활동을 촉진하여 국민 경제발전에 기여하고 있다. 한국산업안전공단은 2011년 '안전보건공단'으로 명칭을 변경하였고, 주요 사업 내용으로는 사업장의 산업재해 예방 기술지도, 보호구 검정, 무재해운동추진, 유해위험방지 계획서 심사, 산업재해 예방시설 자금 융자, 산업안전보건에 관한 정보 및 자료의 수집발간 홍보 등을 수행하고 있다.

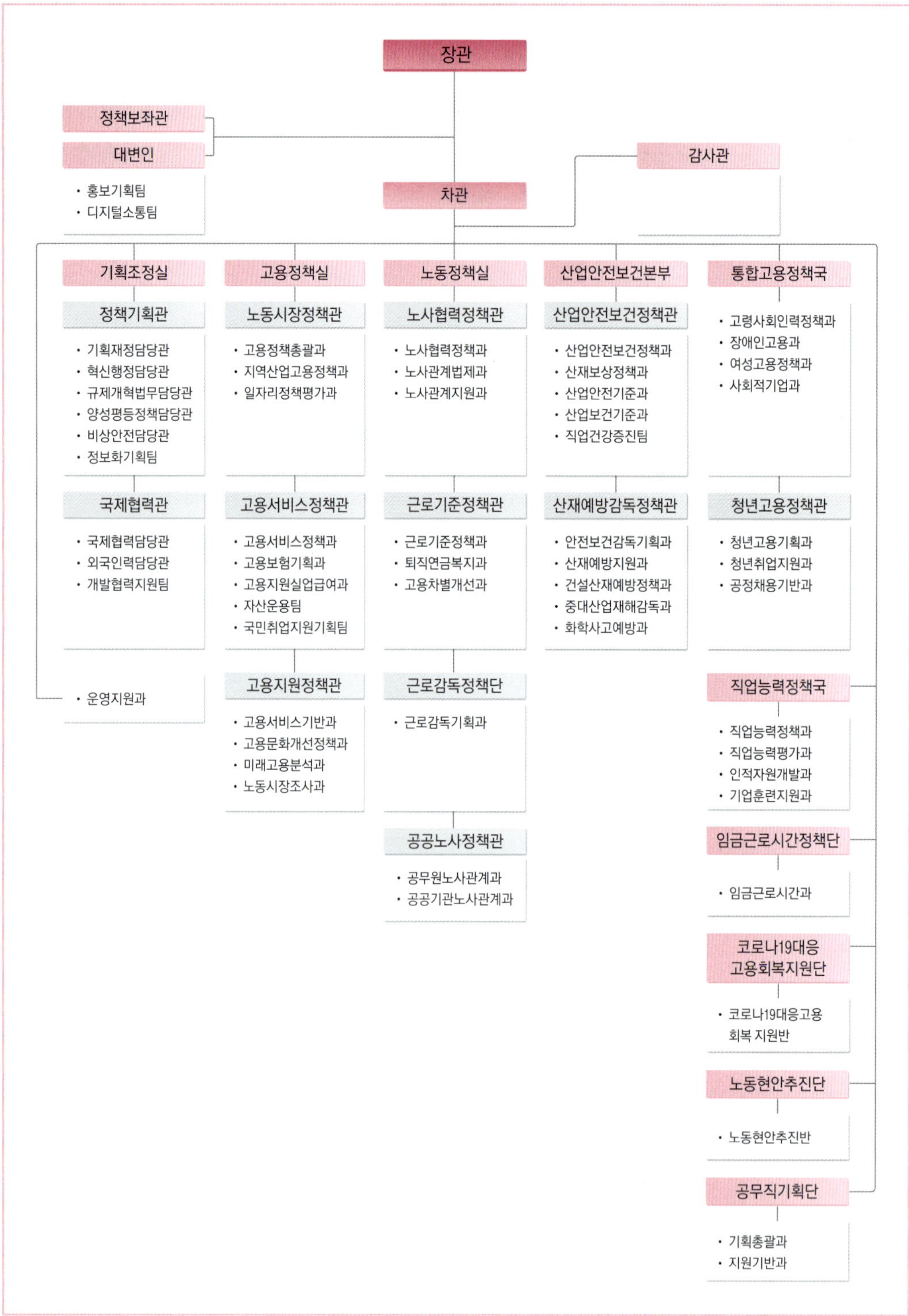
장관
정책보좌관
대변인
• 홍보기획팀
• 디지털소통팀
감사관
차관
기획조정실
정책기획관
• 기획재정담당관
• 혁신행정담당관
• 규제개혁법무담당관
• 양성평등정책담당관
• 비상안전담당관
• 정보화기획팀
국제협력관
• 국제협력담당관
• 외국인력담당관
• 개발협력지원팀
• 운영지원과
고용정책실
노동시장정책관
• 고용정책총괄과
• 지역산업고용정책과
• 일자리정책평가과
고용서비스정책관
• 고용서비스정책과
• 고용보험기획과
• 고용지원실업급여과
• 자산운용팀
• 국민취업지원기획팀
고용지원정책관
• 고용서비스기반과
• 고용문화개선정책과
• 미래고용분석과
• 노동시장조사과
노동정책실
노사협력정책관
• 노사협력정책과
• 노사관계법제과
• 노사관계지원과
근로기준정책관
• 근로기준정책과
• 퇴직연금복지과
• 고용차별개선과
근로감독정책단
• 근로감독기획과
공공노사정책관
• 공무원노사관계과
• 공공기관노사관계과
산업안전보건본부
산업안전보건정책관
• 산업안전보건정책과
• 산재보상정책과
• 산업안전기준과
• 산업보건기준과
• 직업건강증진팀
산재예방감독정책관
• 안전보건감독기획과
• 산재예방지원과
• 건설산재예방정책과
• 중대산업재해감독과
• 화학사고예방과
통합고용정책국
• 고령사회인력정책과
• 장애인고용과
• 여성고용정책과
• 사회적기업과
청년고용정책관
• 청년고용기획과
• 청년취업지원과
• 공정채용기반과
직업능력정책국
• 직업능력정책과
• 직업능력평가과
• 인적자원개발과
• 기업훈련지원과
임금근로시간정책단
• 임금근로시간과
코로나19대응
고용회복지원단
• 코로나19대응고용
회복 지원반
노동현안추진단
• 노동현안추진반
공무직기획단
• 기획총괄과
• 지원기반과

그림 9-7 고용노동부 조직도

출처: 웹사이트(https://moel.go.kr/agency/org/staff/staffList.do?searchDeptId=000000312).

④ 근로자건강센터

근로자건강센터는 고용노동부, 안전보건공단의 위탁을 받아 운영되는 기관으로 50인 미만 사업장 근로자의 건강관리를 위해 운영되고 있다. 2022년 기준으로 전국에 근로자건강센터 23개소, 분소 21개소, 직업트라우마센터 13개소가 설치되어 있으며, 주요 업무는 뇌 · 심혈관계 질환과 근골격계질환 예방을 위한 기초건강관리 및 생활습관 개선 프로그램, 업무상 스트레스로 인한 건강문제 예방을 위한 직무스트레스 상담, 직업환경 상담 등 직업특성과 근무환경에 맞는 종합 건강관리 서비스를 제공하고 있다.

(2) 민간조직

① 대한산업보건협회

대한산업보건협회는 1963년에 설립된 공익기관으로서 산업보건에 관한 기술개발 보급 및 조사연구 · 교육훈련 및 정책연구 · 건의 · 회원의 활동지원, 작업환경측정 · 보건관리대행제도 · 산업위생 · 보건관리 · 근로자의 건강관리 및 건강상담 · 보건교육 · 건강증진사업 등 산업보건에 관한 광범위한 업무를 수행하고 있다.

1966년 사단법인 설립허가를 받고 보건관리자 및 보건담당자 교육기관으로 지정받아 지난 40여년간 산업보건의 허브(Hub)역할을 선도적으로 해왔다. 대한산업보건협회는 최초로 실질적인 전국 산업보건 조직망을 형성하여 활동하고 있다.

② 한국직업건강간호협회

한국직업건강간호협회는 직업간강간호 관련 분야에 종사하는 간호사 면허소지자인 산업간호사로 구성된 민간조직이다. 직업건강간호에 관련된 학술연구 및 기술개발을 통해 근로자의 건강증진을 도모함으로써 국가산업발전에 기여함을 목적으로 1994년 한국산업간호협회로 설립되었고, 2018년 직업건강협회로 이름이 변경되었다.

주요 사업내용은 산업간호사의 고용실태 파악, 산업간호사의 근무조건 개선에 관한 정책건의 수행, 산업간호사의 취업 알선, 의료인 면허교육과 보건관리자 보수교육 실시, 직업건강협회지 연 4회 발간, 보건관리자 직무지침 개발, 직업건강간호 관련 자료 수집, 직업건강간호학술대회 개최, 외부 위탁 연구과제 수행, 사업장 근로자 보건교육을 위한 교육자료 제작 및 건강증진 프로그램 개발, 소규모 사업장 보건관리사업 등 다양한 사업을 하고 있다. 현재 직업건강협회는 사회적으로 문제가 되었던 감정노동에 대해 전문적인 컨설팅을 시행하고, 소규모 사업장을 직접 찾아가 화학물질의 유해성을 알리는 사업을 추진하고 있으며, 보건관리자의 역량을 향상시키기 위해 직무교육 강화하고 산업보건 현장의 문제에 적극 대응하고 있다. 또한 안전보건공단으로부터 위탁받아 근로자건강센터 4개소를 운영하고 있다.

③ **한국직업건강간호학회**

직업건강간호의 분야에 대한 학술활동을 목적으로 설립되었으며, 직업건강간호에 관한 연구, 회원 교육 및 훈련, 회원 관리 및 정보교환, 관련 단체와의 학술교류, 학술지 발행 및 산업간호사의 권익 옹호와 향상을 위한 사업을 하고 있다. 1991년 한국산업간호학회로 설립되어, 2012년 시대의 산업보건분야의 새로운 패러다임에 맞춰 한국직업건강간호학회로 명칭을 변경하였다.

④ **대한산업안전협회**

대한산업안전협회는 비영리 법인체로서 회원의 권익을 보호하고 산업재해 예방을 위한 제반 업무를 효율적으로 수행하여 무재해 산업사회 구현을 위해 1964년에 설립되었다. 가입회원 자격은 산업장의 안전보건관리책임자 및 안전보건관리총괄책임자, 안전관리자 및 안전담당자, 관리감독자 등이다. 회원을 대상으로 산업안전의 신기술 및 안전관리기법 전달을 위한 매월 정기안전교육을 무료로 실시(매월 2시간)하고 있으며, 노동부 정책방향, 신기술 및 신기법 등 최신정보, 각종 안전기술정보 및 자료를 제공하여 사업장의 자율안전관리 정착을 지원함으로써 회원의 직무능력향상에 기여하고 있다.

(3) 산업장 내 조직: 산업안전보건위원회

우리나라는 산업장 내 산업보건조직에 대해 근로자와 사업주가 함께 참여하여 운영할 수 있도록 1997년 「산업안전보건법」을 개정하여 사업장 안전보건문제를 노사가 공동으로 결정하도록 하는 규정을 만들었다. 사업장 안전보건관리활동을 하는데 있어서 근로자의 참여기회를 확대하고 알 권리를 강화할 수 있도록 하였다. 100인 이상의 근로자가 근무하는 사업장은 산업안전보건위원회를 설치하고, 위원회의 구성은 근로자, 사용자 동수로 구성하여 사내의 산업안전보건에 관한 사항을 노사가 공동으로 심의하고 의결하여야 하며, 1,000인 이상 대기업에서는 노사협의회와 분리하여 별도로 설치하여야 한다.

4) 산업보건 인력

(1) 안전보건관리책임자

2010년 「산업안전보건법」 개정에 따라 사업주는 다음 각 호의 업무를 총괄 · 관리할 안전보건 관리책임자(이하 '관리책임자'라 한다)를 두어야 하며 그 직무는 다음과 같다. 산업재해 예방 계획의 수립에 관한 사항, 안전보건관리규정의 작성 및 변경에 관한 사항, 근로자의 안전 · 보건교육에 관한 사항, 작업환경측정 등 작업환경의 점검 및 개선에 관한 사항, 근로자의 건강진단 등 건강관리에 관한 사항, 산업재해의 원인 조사 및 재발

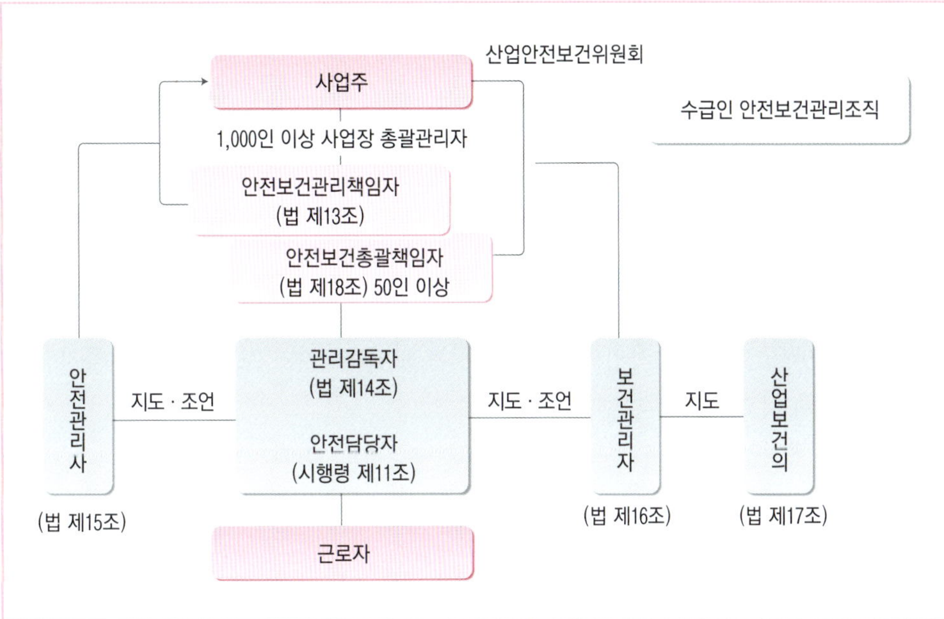

그림 9-8 사업장의 안전보건관리체계 구성도

방지대책 수립에 관한 사항, 산업재해에 관한 통계의 기록 및 유지에 관한 사항, 안전 · 보건과 관련된 안전장치 및 보호구 구입 시의 적격품 여부 확인에 관한 사항, 그 밖에 근로자의 유해 · 위험 예방조치에 관한 사항으로서 고용노동부령으로 정하는 사항 등이다. 안전보건관리책임자는 안전관리자와 보건관리자를 지휘 · 감독한다(그림 9-8).

(2) 관리감독자

사업장내 부서단위에서의 산재예방활동을 촉진시키기 위해 경영조직에서 생산과 관련되는 당해 업무와 소속 직원을 직접 지휘 · 감독하는 부서의 장이나 그 직위를 담당하는 자이다. 당해 직무와 관련된 안전 · 보건상의 업무를 수행하는 자를 말한다.

(3) 안전관리자

안전관리자란 사업장의 안전에 관한 기술적인 사항에 대하여 사업주와 안전보건관리 책임자를 보좌하고 관리감독자에게 지도 및 조언을 하는 업무를 한다. 안전관리자는 사업장을 순회하며 지도 및 조치를 건의하거나, 산업재해의 발생원인을 조사하고 재발 방지를 위한 교육을 해야 하며 산업재해와 관련된 통계를 유지하고 관리한다. 안전관리자는 「산업안전보건법」 제52조의2 제1항에 따른 산업안전지도사, 국가기술자격법에 따른 산업안전기사, 건설안전기사 이상 또는 전문대학 이상의 산업안전관련 학과를 졸업 또는 이와 같은 수준의 학력이 있는 사람, 관리감독자 경력을 가지고 자격시험에 합격한 사람 등이 업무를 수행할 수 있다. 상시근로자 300인 이상 사업장에서는 반드시 안전관리를 전담하는 안전관리자를 선임해야 한다. 건설업을 제외한 사업으로서 상시 근로자 300명 미만을 사용하는 사업장은 안전관리자의 업무를 안전관리전문기관에 위탁할 수 있다.

(4) 보건관리자

사업주는 「산업안전보건법」에 따라 상시근로자 50인 이상을 가진 사업장의 보건에 관한 기술적인 사항에 관하여 사업주 또는 관리책임자를 보좌하고 관리감독자에게 지도 · 조언을 하도록 하기 위하여 사업장에 보건관리자를 두어야 한다. 단, 상시 근로자 300명 미만을 사용하는 사업의 사업장에서는 보건관리자가 보건관리업무에 지장이 없는 범위에서 다른 업무를 겸할 수 있다.

보건관리자는 다음의 어느 하나에 해당하는 사람으로 한다.

1. 법 제143조제1항에 따른 산업보건지도사 자격을 가진 사람
2. 「의료법」에 따른 의사
3. 「의료법」에 따른 간호사
4. 「국가기술자격법」에 따른 산업위생관리산업기사 또는 대기환경산업기사 이상의 자격을 취득한 사람
5. 「국가기술자격법」에 따른 인간공학기사 이상의 자격을 취득한 사람
6. 「고등교육법」에 따른 전문대학 이상의 학교에서 산업보건 또는 산업위생 분야의 학위를 취득한 사람(법령에 따라 이와 같은 수준 이상의 학력이 있다고 인정되는 사람을 포함한다)

보건관리자는 사업의 종류, 규모에 따라 선임방법이 다르며, 보건관리자의 업무는 다음과 같다.

1. 산업안전보건위원회 또는 노사협의체에서 심의 · 의결한 업무와 안전보건관리규정 및 취업규칙에서 정한 업무
2. 안전인증대상기계등과 자율안전확인대상기계등 중 보건과 관련된 보호구(保護具) 구입 시 적격품 선정에 관한 보좌 및 지도 · 조언
3. 위험성평가에 관한 보좌 및 지도 · 조언
4. 물질안전보건자료(MSDS)의 게시 또는 비치에 관한 보좌 및 지도 · 조언
5. 산업보건의의 직무(보건관리자가 의사인 경우로 한정한다)
6. 해당 사업장 보건교육계획의 수립 및 보건교육 실시에 관한 보좌 및 지도 · 조언
7. 해당 사업장의 근로자를 보호하기 위한 다음 각 목의 조치에 해당하는 의료행위(보건관리자가 의사, 간호사로 한정한다)
   가. 자주 발생하는 가벼운 부상에 대한 치료
   나. 응급처치가 필요한 사람에 대한 처치

다. 부상 · 질병의 악화를 방지하기 위한 처치
라. 건강진단 결과 발견된 질병자의 요양 지도 및 관리
마. 가목부터 라목까지의 의료행위에 따르는 의약품의 투여

8. 작업장 내에서 사용되는 전체 환기장치 및 국소 배기장치 등에 관한 설비의 점검과 작업방법의 공학적 개선에 관한 보좌 및 지도 · 조언
9. 사업장 순회점검, 지도 및 조치 건의
10. 산업재해 발생의 원인 조사 · 분석 및 재발 방지를 위한 기술적 보좌 및 지도 · 조언
11. 산업재해에 관한 통계의 유지 · 관리 · 분석을 위한 보좌 및 지도 · 조언
12. 법 또는 법에 따른 명령으로 정한 보건에 관한 사항의 이행에 관한 보좌 및 지도 · 조언
13. 업무 수행 내용의 기록 · 유지
14. 그 밖에 보건과 관련된 작업관리 및 작업환경관리에 관한 사항으로서 고용노동부장관이 정하는 사항(표 9-10)

표 9-10 보건관리자의 배치기준

사업의 종류	사업장의 상시근로자 수	보건관리자의 수	보건관리자의 선임방법
1. 광업(광업 지원 서비스업은 제외한다) 2. 섬유제품 염색, 정리 및 미무리 가공업 3. 모피제품 제조업 4. 그 외 기타 의복액세서리 제조업(모피 액세서리에 한정한다) 5. 모피 및 가죽 제조업(원피가공 및 가죽 제조업은 제외한다) 6. 신발 및 신발부분품 제조업 7. 코크스, 연탄 및 석유정제품 제조업 8. 화학물질 및 화학제품 제조업; 의약품 제외 9. 의료용 물질 및 의약품 제조업 10. 고무 및 플라스틱제품 제조업 11. 비금속 광물제품 제조업 12. 1차 금속 제조업 13. 금속가공제품 제조업; 기계 및 가구 제외 14. 기타 기계 및 장비 제조업 15. 전자부품, 컴퓨터, 영상, 음향 및 통신장비 제조업 16. 전기장비 제조업 17. 자동차 및 트레일러 제조업 18. 기타 운송장비 제조업 19. 가구 제조업 20. 해체, 선별 및 원료 재생업 21. 자동차 종합 수리업, 자동차 전문 수리업 22. 제88조 각 호의 어느 하나에 해당하는 유해물질을 제조하는 사업과 그 유해물질을 사용하는 사업 중 고용노동부장관이 특히 보건관리를 할 필요가 있다고 인정하여 고시하는 사업	상시근로자 50명 이상 500명 미만	1명 이상	별표6 각 호의 어느 하나에 해당하는 사람을 선임한다.
	상시근로자 500명 이상 2천 명 미만	2명 이상	별표6 각 호의 어느 하나에 해당하는 사람을 선임하여야 한다.
	상시 근로자 50명 이상 500명 미만	1명 이상	별표6 각 호의 어느 하나에 해당하는 사람을 선임하여야 한다.

표 9-10 보건관리자의 배치기준(계속)

<table>
<tr><th>사업의 종류</th><th>사업장의
상시근로자 수</th><th>보건관리자의 수</th><th>보건관리자의 선임방법</th></tr>
<tr><td rowspan="3">23. 제2호부터 제22호까지의 사업을 제외한 제조업</td><td>상시 근로자
50명 이상
1천명 미만</td><td>1명 이상</td><td>별표6 각 호의 어느 하나에 해당하는 사람을 선임해야 한다.</td></tr>
<tr><td>상시 근로자
1천 명 이상
3천명 미만</td><td>2명 이상</td><td>별표6 각 호의 어느 하나에 해당하는 사람을 선임해야 한다.</td></tr>
<tr><td>상시 근로자
2천 명 이상</td><td>2명 이상</td><td>별표6 각 호의 어느 하나에 해당하는 사람을 선임하되, 같은 표 제2호 또는 제3호에 해당하는 사람이 1명 이상 포함되어야 한다.</td></tr>
<tr><td rowspan="2">24. 농업, 임업 및 어업
25. 전기, 가스, 증기 및 공기조절공급업
26. 수도, 하수, 폐기물 처리, 원료 재생업(제20호에 해당하는 사업은 제외한다)
27. 운수업 및 창고업
28. 도매 및 소매업
29. 숙박 및 음식점업
30. 서적, 잡지 및 기타 인쇄물 출판업
31. 방송업
32. 우편 및 통신업
33. 부동산업
34. 연구개발업
35. 사진 처리업
36. 사업시설 관리 및 조경서비스업
37. 공공행정(청소, 시설관리, 조리 등 현업업무에 종사하는 사람으로서 고용노동부장관이 정하여 고시하는 사람으로 한정한다)
38. 교육서비스업 중 초등 · 중등 · 고등 교육기관, 특수학교 · 외국인학교 및 대안학교(청소, 시설관리, 조리 등 현업업무에 종사하는 사람으로서 고용노동부장관이 정하여 고시하는 사람으로 한정한다)
39. 청소년 수련시설 운영업
40. 보건업
41. 골프장 운영업
42. 개인 및 소비용품수리업(제21호에 해당하는 사업은 제외한다)
43. 세탁업</td><td>상시근로자 50명 이상 5천 명 미만. 다만, 제35호의 경우에는 상시근로자 100명 이상 5천 명 미만으로 한다.</td><td>1명 이상</td><td>별표6 각 호의 어느 하나에 해당하는 사람을 선임해야 한다.</td></tr>
<tr><td>상시 근로자
5천 명 이상</td><td>2명 이상</td><td>별표6 각 호의 어느 하나에 해당하는 사람을 선임하되, 같은 표 제2호 또는 제3호에 해당하는 사람이 1명 이상 포함되어야 한다.</td></tr>
<tr><td>40. 건설업</td><td>공사금액 800억 원 이상(「건설산업기본법 시행령」 별표 1의 종합공사를 시공하는 업종의 건설업종란 제1호에 따른 토목공사업에 속하는 공사의 경우에는 1천억 원 이상) 또는 상시 근로자 600명 이상</td><td>1명 이상[공사금액 800억 원(「건설산업기본법 시행령」 별표 1의 종합공사를 시공하는 업종의 건설업종란 제1호에 따른 토목공사업은 1천억 원)을 기준으로 1,400억 원이 증가할 때마다 또는 상시 근로자 600명을 기준으로 600명이 추가될 때마다 1명씩 추가한다]</td><td>별표6 각 호의 어느 하나에 해당하는 사람을 선임해야 한다.</td></tr>
</table>

출처: 법제처(2022). 산업안전보건법 시행령 [별표5] 보건관리자를 두어야 할 사업의 종류 · 규모, 보건관리자의 수 및 선임방법.

(5) 산업보건의

산업보건의는 근로자의 건강관리와 기타 보건관리자의 업무를 지도하기 위하여 위촉하는 의사이다. 그러나 「기업활동규제완화에 관한 특별조치법」 제24조에 의하여 사업주는 산업보건의를 위촉하지 않을 수 있다.

(6) 명예산업안전감독관

산업재해예방활동에 한 참여와 노사협력적 자율안전보건관리 활성화를 위하여 근로자 및 근로자 단체 · 사업주단체 · 산업재해예방관련 전문단체에 소속된 자 중에서 산재예방활동을 수행할 수 있도록 고용노동부장관이 위촉한 자를 말한다.

5) 보건관리전문기관 업무 위탁(구: 보건관리대행사업)

사업장의 보건관리는 오랜 경험의 축척과 전문 기술, 다양한 전문 인력을 필요로 하는 다학제적인 분야이다. 중소규모 사업장에서는 사업주가 자체적으로 보건관리자를 선임하여 업무를 수행해 나가기에는 경제적 비용부담이 커서 보건관리전문기관에 의한 업무 위탁을 할 수 있다. 보건관리전문기관 업무 위탁 사업은 중 · 소규모 사업장의 보건관리를 위해 산업보건전문기관의 인력과 시설을 공동으로 활용하여 종합 관리하는 사업이다. 근로자에게는 건강보호와 건강증진을, 사업주에게는 경제적 비용부담을 덜어주는 효과를 얻을 수 있지만, 실질적인 보건관리를 수행함에 있어서는 한계가 있다. 보건관리전문기관 위탁 운영 사업의 대상은 상시 근로자 300인 미만을 사용하는 사업 및 노동부장관이 정하는 지역에 소재하고 있는 사업장이다.

6) 산업전문간호사

산업전문간호사제도 신설의 필요성이 논의되기 시작한 것은 1991년 노동부에서 '직업병예방종합책'을 마련하면서부터이며, 1994년 한국산업간호협회가 발족하면서 정식으로 산업전문간호사제도 신설의 필요성이 논의되기 시작하였다.

2003년 10월 1일 의료법 시행규칙을 개정하여 10개 분야의 전문간호사제도를 신설함으로써, 산업전문간호사제도가 신설되기에 이르렀고, 이에 따라 2003년 11월 21일 보건복지부에서 전문간호사과정 교육기관을 지정하여, 가톨릭대학교 보건대학원이 국내에서 유일하게 산업전문간호사 교육기관으로 지금까지 운영되고 있다. 2006년 9월 제1회 산업전문간호사 시험이 시행되어 76명의 산업전문간호사가 배출되었고, 2021년 현재 183명의 산업전문간호사가 활동하고 있다.

(1) 자격

산업전문간호사의 자격은 의료법 제78조에 의한 전문간호사는 13개 영역인 보건 · 마취 · 정신 · 가정 · 감염관리 · 산업 · 응급 · 노인 · 중환자 · 호스피스 · 종양 · 임상 및 아동 중 한 영역에 속한다.

(2) 자격요건

전문간호사 자격인정을 받을 수 있는 자는 다음 각 호의 어느 하나에 해당하는 자로서 보건복 지부장관이 실시하는 전문간호사 자격시험(이하 "자격시험"이라 한다)에 합격하여야 한다.

- 전문간호사 교육과정을 신청할 수 있는 자는 교육을 받기 전 10년 이내에 해당분야의 기관에서 3년 이상 간호사로서의 실무경력이 있는 자가 전문간호사 교육과정을 마친 경우
- 보건복지부장관이 인정하는 외국의 해당 분야 전문간호사 자격이 있는 경우

(3) 산업전문간호사 실무경력

- 사업장 의무실 · 건강관리실 또는 부속의료기관
- 「산업재해보상보험법」에 따른 산재의료관리원
- 고용노동부가 지정한 특수건강진단기관 또는 보건관리대행기관(산업보건업무에 종사하는 경우만 해당한다)
- 고용노동부, 한국산업안전공단, 대한산업보건협회, 한국노동연구원, 노동건강연구소, 한국직업건강간호협회, 근로복지공단(산업보건 업무에 종사하는 경우만 해당한다)

(4) 이수학점

전문간호사 이수학점은 최소 33학점 이상이어야 하며, 그중 공통과목은 최소 10학점 이상, 전공 과목은 이론 10학점 이상, 실습 13학점 이상이어야 한다.

2. 직업건강간호과정

사업장 건강관리의 목적은 근로자 건강증진과 질병예방 및 산업재해 예방을 위해 대상 사업장의 건강수준을 파악하여 이에 부응하는 산업보건사업을 계획 · 수립하고, 수행 · 평가함으로써 질적 건강관리를 향상시키기 위함이다. 직업건강간호사업을 수행하기 위해서는 사정 및 진단, 계획, 수행, 평가와 같은 간호과정을 적용하게 된다(그림 9-9). 간호과정은 역동적이며 순환적

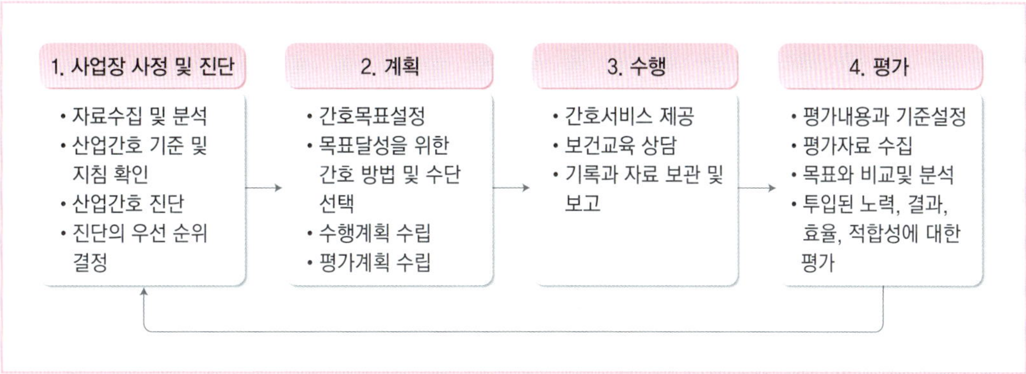

그림 9-9 직업건강간호과정

인 일련의 과정으로 과학적인 문제해결을 위한 체계적인 하나의 접근방법이다.

산업간호의 첫 번째 과정인 산업간호 사정단계에서는 자료수집, 문제목록에 따른 분류가 포함되고, 진단단계에서는 분류 틀에 근거하여 목록화된 자료를 산업간호 진단으로 정리한다. 두 번째 계획 단계에서는 진단이 내려진 내용의 우선순위를 정하고, 목적과 목표를 정하며, 산업간호 계획을 수립한다. 세 번째 수행 단계에서는 계획에 따른 내용을 수행하며, 네 번째 평가 단계에서는 수행된 내용을 평가하고, 재계획을 수립한다.

1) 직업건강간호 사정

직업건강간호 사정단계에서는 직업건강간호 사업의 수행을 위해 필요한 각종 자료를 수집한다.

산업간호사는 이 단계에서 사업장의 특성, 근로자의 건강수준, 작업환경의 특성, 활용 가능한 자원 등에 대한 정보를 사정해야 한다.

근로자에 대한 자료는 건강진단 결과표, 간이검진, 설문조사, 면담, 건강관리실 이용현황, 의료기관 방문기록 등을 통해 파악할 수 있고, 사업장에 대한 자료는 작업환경측정 결과표, 작업장 순회, 간이측정, 근로자 면담 등을 통해 파악해야 한다.

(1) 사업장의 특성

사업장의 특성을 파악하기 위해서는 인구학적 특성과 직업 관련 특성을 사정한다.

① 인구학적 특성

근로자의 연령, 성별분포, 결혼상태, 교육 정도, 종교 등을 파악한다.

② 직업 관련 특성

근무부서, 과거 근무경력, 결근율, 이직률, 임금수준, 교육훈련 상태, 보호구 착용률, 교대근무 현황 등을 파악한다.

(2) 근로자의 건강수준

근로자의 건강 관련 사정은 평소에 근로자의 건강행태에 대해 면담 및 관찰을 통해 사정하거나, 설문지 및 보건통계를 이용하여 산업장 근로자의 건강수준을 파악할 수 있다.

건강수준과 관련된 정보는 산업간호사가 교육을 하거나 간호계획을 세울 때 유용한 정보로 활용될 수 있으며 다음과 같은 내용에 대해 자료를 수집한다.

① 사망과 상병

- 질병발생률 및 유병률
- 사고발생률
- 산업재해율
- 산업재해 통계: 건수율, 도수율, 강도율, 직업병 발생률, 직업관련성질환 발생률 등
- 건강관리실 이용율
- 외부 의료기관 이용율

② 건강진단

- 일반 및 특수건강진단(배치 전과 배치 후의 건강진단) 결과
- 수시 및 임시건강진단 결과
- 간이검사 결과 등

③ 건강증진 행위

- 흡연율, 음주율, 식습관, 운동 상태, 스트레스 관리 등
- 건강증진 프로그램 참여율

④ 산업보건사업

- 보건교육 실시현황
- 건강관리실 운영현황
- 의뢰 및 보고체계, 기록 보관

(3) 작업환경 특성

작업환경에 대한 사정은 현장 순회를 통해 실시하며 작업장에 존재하거나 잠재적인 안전보건 유해요인과 근로자에게 영향을 미치는 조직적 변수를 규명하기 위해 실시한다. 작업공정과 유해인자, 유해물질 사용량 및 종류, 전체 환기 및 국소배기설비, 위험기계기구의 안전설비현황, 위생 관련 설비(샤워실, 세면대, 화장실), 적정보호구의 종류 및 착용실태, 응급상황 발생 시 대처체계 등을 파악한다. 특히, 우리나라 직업병 발생의 주

요 요인인 소음에 대한 작업환경 내용을 자세히 파악하고, 이 외에 화학물질, 진동, 이상기온, 분진, 기계설비, 화재 위험성 등에 대한 사업장의 작업환경을 파악한다.

(4) 자원 활용 정보

질적으로 높은 수준의 직업건강간호를 제공하기 위해서는 효과적인 자원 확보 및 관리가 필요하다. 산업간호사는 기관 내 자원(사업장 인력 및 조직, 기관에 비치된 기구나 설비 현황 등)뿐 아니라 기관 외 자원(고용노동부, 안전보건공단 등의 산업보건 공공기관, 산업보건 민간조직, 보건소 등), 이용 가능한 건강보험의 종류, 근로자에 대한 보상제도(개인보험, 기금 등), 사업장 내의 근로자를 위한 프로그램의 유형(근로자 지원프로그램, 복지 프로그램, 단축근무, 대체 근무프로그램 등) 건강기록에 포함된 정보 등을 파악하여 적절히 활용할 수 있어야 한다.

2) 직업건강간호진단

직업건강간호진단은 수집된 자료에 나타난 양상에 근거하여 건강수준을 추론하는 것이다. 현재 존재하거나 잠재적인 건강문제를 찾아내고 이 문제를 발생시킨 원인이나 유빌요인을 규명함으로써 합리적인 간호계획을 수립하고 실행할 수 있게 한다. 직업건강간호진단을 내리려면 수집된 영역별로 자료 간의 관계를 분석하고, 행위의 양상을 파악할 수 있도록 자료를 관련지어야 한다.

산업장의 간호문제를 도출하게 되면, OMAHA 진단 또는 ICNP 진단 등을 이용하여 직업건강 간호진단을 한다.

(1) 직업건강간호문제 우선순위 결정

우선순위는 산업장에서 확인된 직업건강간호문제 중 가장 먼저 해결해야 할 문제를 선정하는 것으로 자원동원 가능성 정도와 산업간호사의 문제해결 능력에 따라 결정된다.

- 사업계획의 수용 가능성이 높고, 현실성 있는 문제가 우선한다.
- 문제의 중요성이 크고, 문제의 빈도가 높아 위중도가 클수록 우선순위가 높다.
- 자원의 동원 가능성이 높을수록 우선한다.
- 문제해결 가능성이 클수록 우선한다.
- 기관의 사업과 목적에 대한 부합성이 클수록 우선한다.

(2) 기준 및 지침 확인

산업보건관리에 관한 ILO 권고, 산업보건 관련 법규, 직장 건강보험 및 각 산업체의 규정, 산업체의 업무지침 및 실무편람 등을 참고하여 직업건강간호의 법적 기준 및 지침을 확인한다. 업무지침 및 실무편람에는 산업체의 행정적 지시, 응급처치를 위한 standing order, 간호사의 의무 및 책임 목록, 간호행위에 관한 관계조항 목록, 각종 기록 및 보고 양식, 유해물질 목록, 지역사회자원 목록, 응급 시 동원 가능한 인력과 그 인력의 의무 조항 등이 포함된다.

3) 직업건강간호계획

간호목표에 도달하기 위한 간호계획을 세울 때는 목표설정, 방법과 수단의 선택, 수행계획, 평가계획까지 세워져야 한다.

(1) 목표 설정

목표에 도달할 수 있는 기간에 따라 장기목표와 단기목표로 나누어 구체적이고 실제적인 목표를 설정한다. 목표를 기술할 때는 반드시 누가(Who) 목표에 도달해야 하는지 대상자를 명확히 기술하고, 언제(When)까지 도달할 것인지, 어디서(Where) 수행할 것인지, 무엇을(What) 하며, 어떤 범위(Extent)까지 시행하는 것인지를 포함하여야 한다. 목표설정을 위한 네 가지 기준은 다음과 같다.

- **관련성**: 산업장이 가지고 있는 문제점을 해결할 수 있으며, 산업정책과 관련성이 있어야 한다.
- **실현 가능성**: 현실성 있는 목표를 설정하여 그 결과에 도달할 수 있어야 한다.
- **측정 가능성**: 도달된 목표는 정량적으로 측정하여 객관적으로 목표 도달 여부를 측정 및 관찰이 가능해야 한다.
- **구체성**: 목표는 측정 및 관찰 가능하여 결과를 눈으로 보거나 명확히 알 수 있도록 구체적으로 설정되어야 한다.

ex) = ○○ 사업장 근로자의 소음성 난청 유소견자 발생율이 2022년 12월까지 5%로 감소한다.

어디서 누가 무엇을 언제 범위

(2) 방법과 수단 선택

설정된 목표를 달성하기 위해 기술적 · 경제적 · 사회적 · 법률적 타당성을 고려하여 현실성 있는 방법과 수단을 선택한다. 산업장의 간호문제 해결을 위해 활용하는 간호방법은 직접간호와 보건교육이 있다. 직접간호제공 방법은 건강검진 및 환자관리, 응급간호, 예방사업 및 추후관리, 환경보건관리 등이고, 직업병예방교육, 산업안전교육, 일반교육 등의 보건교육이 있다. 간호수단은 의무실에서 이루어지는 일반적 간호업무 수행활동, 가정방문 및 관계부서 방문활동, 집단지도, 타 기관 의뢰 및 자원활용, 상담, 매체활용 등이 있다.

(3) 수행계획

업무를 누가 할 것인지(업무분담), 언제 할 것인지(시간계획) 계획하는 업무가 중요하다. 업무 분담에 있어서 산업간호사가 주가 되어 근로자, 경영자, 보건의료에 관련된 요원 등 모두가 참여하도록 하여 산업장의 문제는 그들 스스로 해결할 수 있도록 적정기능 수준을 고려하여 분담하여야 한다. 예산의 책정 및 기구에 대한 계획은 현재 이용 가능한 자원을 최대한 동원할 수 있도록 한 후에 구입하여야 한다.

(4) 평가계획

간호수행을 하고 난 후에 계획단계에서 설정한 목표에 도달했는지 평가하는 것이 중요하다. 계획 및 수행이 제대로 이루어지기 위해서는 사업을 시작하기 전부터 평가를 어떻게 할 것인지 염두해 두어야 제대로 수행할 수 있다. 평가계획은 평가를 어떻게 할 것인가? 누가 평가를 할 것인가? 무엇을 가지고 할 것인가? 언제 평가할 것인가? 등을 결정하는 것이다. 사업이 끝난 후, 사업 진행도중 할 것인지 등 사업이 효율성 등이 있다. 평가의 범주는 사업의 성취, 투입된 노력, 사업의 진행과정, 사업의 적합성, 사업의 효율성 등이 있다.

4) 직업건강간호수행

간호사업의 수행은 계획된 대로 이루어져야 한다. 간호사가 해야 할 업무를 세분화하고, 업무의 관련성에 따라 조정하고, 감시와 감독 및 결정사항에 대한 의사소통을 하는 것이 수행단계에서 필요한 활동이다.

- 조정은 보건요원 및 근로자들의 업무활동의 중복이나 결핍이 오지 않도록 요원 간 업무활동을 조정하는 것이다.
- 감시는 사업의 목적달성을 위하여 계획대로 진행되고 있는지 확인하는 것으로 업무활동의 질적 수준을 유지하기 위하여 업무의 수행 수준, 수행 절차, 수행 결과 등에 대한 결여를 규명하고 그 원인이 무엇인지 찾는다. 감시는 계속관찰, 기록감사, 물품점검, 근로자들과 대화 등의 방법을 통해 이루어진다.
- 감독은 작업현장을 방문하여 실시한다. 감독계획을 만들어 정기적으로 작업현장을 방문하여 업무활동을 감독한다.

5) 직업건강간호평가 및 재계획

평가의 목적은 사업수행결과를 측정하여 계획단계에서 설정된 목표를 달성할 수 있도록 추진하고, 재계획 시 수정할 사항을 파악하기 위함이다. 평가 범주는 사업진행에 대한 평가, 투입된 노력에 대한 평가, 목표달성 정도에 대한 평가, 사업의 효율성 평가, 사업의 적합성 평가 등이 있다.

6) 직업건강간호과정 사례 적용

(1) 산업장 사정

① 산업장 특성

○○시에 위치한 사업장은 열연코일, 냉연코일 등을 주요생산품으로 하며 총 근로자 수는 7,750명이다. 연간 매출액이 11조 원에 달하는 대규모 사업장으로 총 근로자 7,750명 중 남자가 7,687명, 여자 63명, 상주 3,300명, 교대 근무자 4,450명으로 연령은 20대가 14%, 30대 59%, 40대 25%, 50대 2%이고, 학력수준은 중졸 이하가 16%, 고졸이 40%, 전문대졸 28%, 대졸 이상 16%이다.

② 건강수준

연간 건강관리실 운영일수는 총 270일이며, 건강진단을 실시한 결과 요주의 대상자가 1,253명(16.5%), 질병자가 333명(4.4%)로 나타났다. 연령별 요주의 및 질병자는 20대 13.3%, 30대 19.8%, 40대 26.7%, 50대 29.9%이고 근속년수는 5년 이하가 10.7%, 10년 이상이 24.2%였으며, 요주의 질환으로는 간장질환 765명, 소음성 난청 337명, 순환기질환 114명, 내분비질환 31명, 기타 76명, 질병자는 간장질환 136명, 소음성 난청 104명, 순환기질환 75명, 내분비질환 15명, 기타 17명이었다. 재해자수는 총 25명으로 지난 1년 동안 건수율 3.2, 도수율 8.4였다(표 9-11).

표 9-11 산업장별 건강문제

공정	작업내용	유해요인	건강문제
원료공장	하역설비운전원, 료야드 수불설비운전, 콘베이어벨트관리	석탄분진, 산화철분진	호흡기장애, 원료취급 시 안전
코크스 공장	코크스로 이동기기 운전 화성설비 운전	고온, 산화철분진, 소음	열성경련, 피부장애, 청력장애
열연공장	슬라브를 가열로에 장입, 추출 코일결함 유무 검사	소음, 고온	열성질환, 청력장애, 열상, 화상
냉연공장	열연코일 장착 및 이송운전 냉간압연기, 코일 검사	소음, 한냉	청력장애, 안정피로, 저온장애

③ 자원

산업보건인력과 조직현황을 보면 건강진단 실시기관이 1개가 있었고, 작업환경측정기관과 사업장 자체측정팀과 보건관리팀 19명(의사 2, 간호사 4, 약사 1, 임상병리사 2, 방사선사 1, 산업 위생사 6, 보건행정가 3)이 있다.

보건관리시설 및 도구에는 물리치료실, 심리상담실, 약제실, 진료실이 있고 300평 규모로 설치된 휘트니스 센터에는 운동처방실 · 트레이닝실 · 샤워장 · 체력진단실 등과 함께 최첨단 운동시설을 갖추고 있으며, 초음파 물리치료기 등이 있다.

④ 자료요약 및 분석

표 9-12는 ○○시에 위치한 사업장의 특성 및 환경을 정리하여 결론을 내리고 간호를 적용할 때 필요한 자료 또는 문제를 정리한 것이다.

표 9-12 직업건강간호사정 영역별 자료

영역	자료요약	결론	필요한 자료 또는 문제
산업장 사정	• 성별: 남자 7,687명, 여자 63명, 상수 3,300명 • 교대 근무자: 4,450명	남성(99.1%)이 여성에 비해 훨씬 많음	최근 5년간 근로자의 성별 분포 및 성별 건강문제 확인
인구학적 특성	• 연령: 30대 59%, 40대 25%, 50대 2% • 교육수준: 고졸 이하 56%, 대졸 이상 44%	30대 연령층과 40대 연령층이 전체 84%를 차지함	
작업 관련 특성	• 결근일수: 1인당 평균 2일		
작업환경	• 주요 유해요인: 고온, 소음, 분진	화상발생 가능성 높음	소음과 분진, 고온으로 인한 건강장해 확인. 지난 5년간 사고발생률 추이 조사
건강수준	• 건강진단결 • 간질환(56.8%) • 소음성 난청(27.8%) • 순환계질환(11.9%) 순서로 발견됨	건강진단 결과 간질환이 가장 높음	근로자의 건강습관(음주, 흡연 조사 필요)
보건통계	• 질병 발생건수 중 소음성 난청이 가장 많음 • 열상이나 고온장애가 전체의 45%를 차지함	직업병은 소음성 난청 발생률이 높음	전 근로자 건강검진 결과 확인
자원	산업보건관리 조직 • 건강진단 실시기관: 1개 • 작업환경측정기관: 사업장 자체측정 • 보건관리팀 인원: 19명(의사 2, 간호사 4, 약사 1, 병리사 2, X-ray 1, 산업위생사 6, 보건행정가 3)	산업보건팀 구성이 잘 되어 있으며 보건 자원이 풍부함	소음 차단을 위한 대치 및 보호구 착용 및 지급 실태 조사
보건관리 실적	산업보건직무교육 • 현장보건교육(질환별 관리, 성인병 예방) • 건강교실운영(전직원 대상으로 1년 총 4회 실시) • 안전보건사회 전문교육(분기별 1회 년 총 4회) • 현장순회 보건관리 활동 – 건강상담 및 관리(주 3회 오후에 실시)	현장관리와 보건교육이 잘 실시되고 있음	근로자들의 보건실 이용 및 보건교육에 대한 만족도 조사 필요

(2) 간호진단

① 간호문제에 따른 간호진단

진단을 할 때는 간호문제가 나타나는 원인을 찾아내어 그에 따른 진단을 내려야 한다(표 9–13).

표 9-13 간호문제의 원인과 진단

진단	원인
높은 간질환 발생율	화상 후 상처관리 소홀히 하는 경향 스트레스를 주로 술과 담배로 푸는 직원들의 문화
높은 순환기 질환 발생율	순환기계 질환에 대한 이해 부족
높은 소음성 난청 발생율	낮은 청력 보호구 착용
높은 화상 발생 가능성	고온의 작업공정에 노출

② 진단의 우선순위 결정

간호사가 근로자를 대상으로 건강문제 리스트를 작성하여 건강관리나 건강교육의 필요성을 체크하도록 설문조사를 시행한 결과, 조사자의 50% 이상이 스트레스관리를 1순위, 대인관계를 2순위 순으로 선정하였으며, 난청에 대한 교육에 대해서는 우선순위가 낮았다. 아래 내용은 간호사가 내린 진단에 근거하여 우선순위를 평가하여 선정한 것이다(표 9–14).

표 9-14 간호진단에 따른 우선순위

진단	수용 가능성	현실성	문제의 중요성	자원의 동원 가능성	문제 해결 가능성	목적에 대한 부합성	합계
높은 간질환 발생률	3	2	2	3	1	2	13
높은 순환기 질환 발생률	3	2	2	2	2	1	12
높은 소음성 난청 발생률	2	3	3	3	2	3	16
높은 화상 발생 가능성	2	2	1	2	1	2	10

(3) 간호계획

우선순위가 가장 높게 선정된 높은 소음성 난청 발생율에 대한 간호계획을 적용해 보고자 한다.

① 목표 설정

- **일반적 목표**: 2022년 12월 말까지 2020년도에 비해 소음성 난청의 발생률이 5% 이상 감소한다.
- **구체적 목표**: 2022년 3월말까지 소음 발생 작업장 근로자의 95% 이상이 청력보호구를 착용한다.

② 방법과 수단 선택

- 간호방법
  - **직접간호제공**: 건강검진 시 전직원을 대상으로 청력검사실시 및 소음성 난청 질환자 및 요주의자관리, 작업환경관리
  - **보건교육**: 소음성난청 예방교육, 산업안전교육, 일반교육, 보호구 착용 방법 교육
- 간호수단

  건강관리실에 내원하는 근로자를 대상으로 간호업무를 수행, 매주 3회 작업장 순회를 통한 소음 노출정도 측정 및 관리, 집단지도, 타 기관의뢰 및 자원 활용, 근로자 상담, 소음성 난청 요주의자에 대해 주 2회 이상 전자우편 발송을 통한 수시 교육 및 관리, 사내 방송 활용

(4) 수행계획 및 평가계획

표 9-15는 사업장의 문제를 해결하기 위한 구체적인 목표와 그에 따른 수행계획과 평가계획을 정리한 것이다.

표 9-15 목표에 따른 수행계획 및 평가계획

구체적 목표	수행계획					평가계획	
	수행내용	수행자	수행방법	추진기간	장소	평가기준	평가방법
소음 발생 작업장 근로자의 95% 이상이 2022년 3월 말까지 청력보호구를 착용한다.	청력보호구 지급	산업간호사 및 위생사	청력보호구 지급 및 홍보	1~3월	작업장	보호구 착용률	직접 조사

제3절 | 사고예방

1. 산업피로

현대사회에서 노동은 신체노동에서 정신노동, 중작업에서 경작업으로, 노동집약작업에서 기계작업으로 변화되고 있다. 산업피로란 정신적 · 육체적 · 신경적인 노동부하에 반응하는 생체의 태도를 말하며, 피로 자체는 질병이 아니라 원래 가역적인 생체 변화로서 건강장애에 대한 경고반응이라고도 할 수 있다.

'피로'는 고단하다는 느낌이 들면서 작업능률이 떨어지고, 생체기능의 변화를 일으키는 총체적인 현상을 일컫는다. 피로의 종류는 정신피로와 신체피로, 부위에 따라 국소피로와 전신피로, 피로의 정도에 따라 보통피로와 과로 및 곤비 등으로 설명할 수 있다. 정신피로는 중추신경계의 피로를 말하는 것으로 아주 정밀한 작업을 하거나 어려운 계산을 하는 등 정신적 긴장을 할 때 일어난다. 신체피로는 주로 육체적 노동에 의한 근육의 피로로서 관련되는 부위의 동통이 특징이며, 근육의 운동능력이 저하되고 약해진다. 국소피로와 전신피로는 피로현상이 나타난 부위가 어느 정도인가에 따라 상대적으로 표시한 것이다. 보통피로는 하룻밤을 잘 자고 나면 완전히 회복되는 수준이고, 과로는 다음날까지도 피로상태가 계속되는 것이며, 과로상태가 축적된 상태를 곤비라 한다. 산업피로의 판정은 자각적 피로조사법, 전신증상에 의한 조사법, 생화학적 검사법, 생리적 기능검사, 생리 · 심리적 검사, 질병률과 결근 통계에 의한 관찰방법 등 다양한 자료원을 통해 실시한다.

1) 산업피로의 원인

산업피로현상이 나타나는 이유에는 여러 가지 원인이 있을 수 있다.

(1) 작업부하

작업부하는 작업공간이나 작업밀도에서 나타날 수 있다. 작업공간에는 작업자세, 의자, 책상 등의 유무나 면적, 동작 공간 등이 있을 수 있다. 작업밀도로는 작업 속도, 근육강도, 주의집중과 긴장도 정도 등이 있으며, 이 외에도 작업방식에서 동작 순서나 조작방법, 작업의 흐름 등으로 피로가 나타난다.

(2) 작업환경

작업장의 조명, 환기, 온열조건, 소음과 진동 등 작업환경 조건으로 피로가 나타난다.

(3) 작업편성

작업편성과 작업시간으로서, 작업편성에서의 책임분담, 규제제도, 세분화된 작업의 정도, 엄격한 작업관리 등으로 피로가 나타난다.

(4) 생활조건

생활조건에서는 출퇴근조건, 주거, 가정생활, 수면 등 휴양을 취하는 방법, 여가시간의 사용방법, 부업 등으로 피로가 나타난다.

(5) 개인조건

개인조건에서는 개인의 적응능력, 기초체력과 영양상태, 심리적 적응, 숙련도 등으로 피로가 나타난다.

2) 산업피로의 증상

피로는 작업 후 단시간에 오는 급성증상에서부터 오랜 시일에 걸쳐 일어나는 만성증상까지 다양하다. 순환기능의 변화가 오며 맥박이 빨라지고 회복되기까지 시간이 걸린다. 혈압은 높으나 피로가 진행되면 오히려 낮아진다. 또한 호흡이 얕고 빠르며, 심할 때는 호흡곤란이 발생하고 맛 · 냄새 · 시각 · 촉각 등의 지각기능이 둔화되며, 슬관절의 건반사 등의 반사기능이 저하되는 등 순환기능의 변화를 초래한다. 또한 혈액검사상 혈당치 저하와 소변량 감소, 소변검사상 진한 갈색 소견을 보인다. 체온은 높아지나 피로 정도가 심해지면 도리어 낮아지는 경향을 보인다. 피로 정도를 확인할 수 있는 자각증상은 표 9-16과 같다.

표 9-16 피로 정도를 확인할 수 있는 자각증상

1군(졸음과 권태)	2군(주의집중 곤란)	3군(적재된 신체이화감)
1. 머리가 무겁다.	11. 생각이 잘 정리되지 않는다.	21. 머리가 아프다.
2. 온몸이 노곤하다.	12. 말하기가 싫어진다.	22. 어깨가 결린다.
3. 발이 무겁다.	13. 초조해진다.	23. 등이 아프다.
4. 머리가 띵하다.	14. 마음이 산란해진다.	24. 숨이 차다.
5. 하품이 난다.	15. 일에 마음이 쏠리지 않는다.	25. 입안이 마른다.
6. 졸음이 온다.	16. 간단한 일에도 생각이 잘 안 난다.	26. 목소리가 변한다.
7. 눈이 피로하다.	17. 하는 일에 실수가 많아진다.	27. 현기증이 난다.
8. 동작이 어색해진다.	18. 사소한 일에도 신경이 많이 쓰인다.	28. 눈두덩이와 근육이 실룩거린다.
9. 발걸음이 불안하다.	19. 단정하게 있을 수가 없다.	29. 손과 발이 불안하다.
10. 옆으로 눕고 싶다.	20. 끈기가 없어진다.	30. 기분이 나쁘다.

3) 산업피로의 대책

산업피로를 예방하기 위해서는 피로의 여러 요인을 검토하여 그 원인을 해소해야 하며, 개인적 차원 및 조직적 차원의 노력이 필요하다.

(1) 개인적 차원의 대책

산업피로를 예방하기 위해 개인적 차원에서는 작업자 스스로 자기능력에 맞게 작업하려는 의식을 가지고, 작업 도중에 충분히 휴식을 취할 수 있도록 해야 한다. 작업의 구획은 정연하게 하고, 휴식 등을 이용하여 시간을 조절한다. 작업은 경작업에서 중작업 순으로 시행하며, 작업대상물의 조작이 용이하도록 숙련된 작업을 하도록 한다. 특히 수면은 피로 회복에서 무엇보다 중요하므로 수면시간을 충분히 확보하도록 한다. 작업자가 충분한 영양을 섭취하는 것 또한 휴식과 더불어 피로방지의 중요한 방법이다. 효율적인 스트레스관리를 위해 기분전환을 적절히 하도록 교육하며, 작업자 개인적 차원에서 작업 후에 목욕이나 마사지를 통해 혈액순환을 활성화시킨다. 다만, 약물은 대부분 습관성이므로 각별한 주의를 요한다. 적극적으로 여가를 활용하는 습관도 좋은 방법이다.

(2) 조직적 차원의 대책

산업피로를 예방하기 위해 조직적 차원에서는 빠른 작업 속도의 완충방안이 삽입될 수 있도록 하여 작업 속도를 조절해야 한다. 적절한 작업내용의 변화나 교대근무, 자연스런 작업자세 유지, 적절한 작업량, 책임의 분담, 가능한 한 규칙적인 생활리듬을 유지할 수 있는 근무시간제 운영을 통해 평온한 휴일 또는 휴가를 가질 수 있도록 제도를 확립해야 한다. 또한 작업부하 측면의 개선(인간공학 대책, 환경개선 등), 작업편성의 자율화와 작업시간의 조절, 휴식 · 휴양의 확보와 생활조건의 개선, 건강증진을 위한 대책 등을 강구하여 작업환경을 개선해야 한다.

2. 산업재해

산업재해란 근로자가 업무에 관계되는 건설물, 설비, 원재료, 가스, 증기, 분진 등에 의하거나 작업 또는 그 밖의 업무로 인하여 사망 또는 부상을 당하거나 질병에 걸리는 것을 말하며(「산업안전보건법」 제2조), 업무상 사고와 업무상 질병으로 구분한다. 업무상 재해란 업무상의 사유에 따른 근로자의 부상 · 질병 · 장해 또는 사망을 말한다(「산업재해보상보험법」 제5조). 「산업재해보상보험법」 시행령에 의거하면, 업무상 사고로 인정하는 경우는 업무수행 중의 사고, 시설물 등 결함에 의한 사고, 행사 중의 사고, 특수한 장소에서의 사고, 요양 중의 사고, 제3자의 행위에 따른 사고, 출 · 퇴근 중의 사고이다.

1) 산업재해의 지표

산업재해의 발생상황과 정도를 나타내는 지표로는 도수율, 강도율, 건수율이 있다. 국제노동기구가 권장하는 재해통계의 지수는 도수율과 강도율이다. 하지만 실제 연근로시간 수를 정확하게 파악하는 데 어려움이 있어서 연 근로시간 수 대신 평균 근로자 수에 대한 재해건수의 비율을 표시하는 건수율과 매 재해 건당 손실된 작업일수를 의미하는 평균작업 손실일수를 사용하는 경우도 있다.

(1) 도수율

도수율(frequency rate)은 위험에 노출된 단위시간당 재해가 얼마나 발생했는가를 나타낸다. 재해발생 상황을 파악하기 위한 표준지표로 연 근로시간 100만 시간당 발생한 재해건수를 의미한다. 도수율은 순수한 재해빈도나 건수를 파악하는 자료가 된다.

$$\text{도수율} = \frac{\text{재해건수}}{\text{연 근로시간 수}} \times 11{,}000{,}000$$

(2) 강도율

강도율(severity rate)은 연 근로시간당 작업손실일수로서 재해에 의한 손상의 정도를 나타낸다. 연 근로자 1,000시간당 발생한 작업손실일수를 의미한다. 강도율은 재해로 인해 얼마나 작업손실이 있었는가를 보는 것으로서 재해의 강도를 추정할 수 있는 자료가 된다.

$$\text{강도율} = \frac{\text{작업손실일수}}{\text{연 근로시간 수}} \times 1{,}000$$

(3) 건수율

건수율(incidence rate) 조사기간 중의 산업체 근로자 1,000명당 재해발생 건수를 표시한 것이다. 건수율은 근로자 1,000명에게 발생한 재해건수를 조사하는 것으로, 산업재해 발생상황을 총괄적으로 파악하기에는 적합하나 작업시간에 대해 고려하지 못하는 한계점이 있다.

$$건수율 = \frac{재해건수}{상시근로자수} \times 1,000$$

(4) 평균 작업손실일수

평균 작업손실일수는 재해건수당 평균 작업손실 규모가 어느 정도인가를 나타내는 지표이다.

$$평균\ 작업손실일수 = \frac{강도율(작업손실일수)}{도수율(재해건수)}$$

(5) 작업동태 통계

근로자의 작업동태를 파악하는데 사용되는 통계 지표에는 결근도수율, 결근일수율, 결근손실률, 결근 손실 시간율이 있다.

① 결근도수율

$$결근도수율 = \frac{총\ 결근건수}{평균\ 근로자수} \times 100$$

② 결근일수율

$$결근일수율 = \frac{연\ 결근일수}{평균\ 근로자수} \times 100$$

③ 결근손실률

$$결근손실률 = \frac{연\ 결근인원수}{평균\ 근로자수} \times 100$$

④ 결근 손실 시간율

$$\text{결근 손실 시간율(결근강도율)} = \frac{\text{총 결근시간}}{\text{연간 총 노동시간}} \times 100$$

우리나라의 산업재해 현황을 보면 건수율과 도수율은 비교적 감소하지만, 강도율은 증가와 감소가 계속 되풀이되거나 증가하는 경향을 보이며, 재해의 모든 지표가 선진국에 비해 아직도 현저히 높은 실정이다. 대규모사업장의 재해자 수는 매년 감소추세이나, 소규모사업장의 재해자 수는 매년 증가하고 있어, 대기업과 중소기업 간의 재해율 격차가 심하다. 2016년을 기준으로 50인 미만 영세 소규모사업장은 전체 사업장(2,457,225개소)의 약 98.1%(2,409,318개소)이고, 전체 재해(90,656건)의 약 81.8%(74,194건)를 차지한다. 산업재해 추이를 보면 천인율(근로자 1천 명당 산업재해지수)이 2017년 4.84%에서 2019년 5.85%로 증가하였고, 업무상 질병만인율(근로자 1만 명당 업무상 질병이환자수)은 2016년 4.27에서 2019년 8.11로 크게 증가한 것을 볼 수 있다.

최근 우리나라 산업재해는 산업구조가 제조업에서 서비스산업으로 변화함에 따라 서비스산업의 재해비중이 지속적으로 증가하는 추세이다. 2016년을 기준으로 주요 서비스업 근로자 수는 전체 근로자 수의 36.6%를 차지하고, 전체 재해자 수 대비 서비스업 근로자의 재해 비중은 28.9%이었다. 또한 저숙련 · 고위험 업종 근무, 잦은 이직 등으로 취약계층근로자(여성 · 고령자 · 외국인 근로자 등)의 재해자 수도 매년 증가하고 있으며, 산재로 인한 경제적 손실액이 매년 꾸준히 증가하는 추세이다(표 9-17).

표 9-17 산업재해 추이

산업중분류별(1)	산업중분류별(2)	2020					
		사업장수(개소)	근로자수(명)	요양재해자수(명)	사망자수(명)	요양재해율(%)	사망만인율(‱)
총계	소계	2,719,308	18,974,513	108,379	2,062	0.57	1.09
광업	소계	1,087	10,664	2,753	424	25.82	397.60
	석탄광업 및 채석업	58	2,504	2,395	381	95.65	1,521.57
	석회석 · 금속 · 비금속광업 및 기타광업	1,029	8,160	358	43	4.39	52.70

표 9-17 산업재해 추이(계속)

산업중 분류별 (1)	산업중 분류별 (2)	2020					
		사업장수(개소)	근로자수(명)	요양재해자수(명)	사망자수(명)	요양재해율(%)	사망만인율(‰)
제조업	소계	395,141	4,012,541	28,840	469	0.72	1.17
	식료품제조업	29,755	327,413	2,920	25	0.89	0.76
	섬유 및 섬유제품 제조업	27,481	174,703	994	16	0.57	0.92
	목재 및 종이제품 제조업	17,181	115,192	1,457	16	1.26	1.39
	출판 · 인쇄 · 제본 또는 인쇄물가공업	18,825	106,122	435	5	0.41	0.47
	화학 및 고무제품 제조업	39,840	444,007	3,080	53	0.69	1.19
	의약품 · 화장품 · 연탄 · 석유제품제조업	3,413	101,859	308	6	0.30	0.59
	기계기구 · 금속 · 비금속광물제품제조업	173,104	1,508,517	14,121	256	0.94	1.70
	금속제련업	275	42,654	167	11	0.39	2.58
	전기기계기구 · 정밀기구 · 전자제품제조업	53,811	914,017	1,725	25	0.19	0.27
	선박건조 및 수리업	7,466	143,446	2,492	28	1.74	1.95
	수제품 및 기타제품 제조업	23,990	134,611	1,141	28	0.85	2.08
	소계	3,103	79,034	105	9	0.13	1.14
	전기 · 가스 · 증기 및 수도사업	3,103	79,034	105	9	0.13	1.14
건설업	소계	329,279	2,284,916	26,799	567	1.17	2.48
	건설업	329,279	2,284,916	26,799	567	1.17	2.48
운수 · 창고 및 통신업	소계	87,059	936,449	7,251	150	0.77	1.60
	철도 · 항공 · 창고 · 운수관련서비스업	43,218	482,457	2,402	36	0.50	0.75
	육상 및 수상운수업	38,183	366,343	4,607	108	1.26	2.95
	통신업	5,658	87,649	242	6	0.28	0.68
임업	소계	12,919	101,404	1,030	17	1.02	1.68
	임	12,919	101,404	1,030	17	1.02	1.68
어업	소계	1,898	4,973	48	1	0.97	2.01
	어업	1,898	4,973	48	1	0.97	2.01

표 9-17 산업재해 추이(계속)

산업중 분류별 (1)	산업중 분류별 (2)	2020					
		사업장수(개소)	근로자수(명)	요양재해자수(명)	사망자수(명)	요양재해율(%)	사망만인율(‰)
농업	소계	19,382	78,940	639	10	0.81	1.27
	농업	19,382	78,940	639	10	0.81	1.27
금융 및 보험업	소계	42,858	782,173	341	16	0.04	0.20
	금융 및 보험업	1,826,582	10,683,419	40,573	399	0.38	0.37
기타 사업	시설관리및사업지원서비스업소계	249,030	2,019,544	8,267	131	0.41	0.65
	해외파견자	5,000	44,208	21	4	0.05	0.90
	전문 · 보건 · 교육 · 여가관련서비스업	423,927	3,638,317	7,014	71	0.19	0.20
	도소매 · 음식 · 숙박업	878,114	3,306,155	18,592	117	0.56	0.35
	부동산업 및 임대업	58,911	131,325	230	3	0.18	0.23
	국가 및 지방자치단체의 사업	33,406	608,270	4,700	22	0.77	0.36
	주한미군	175	21,535	38	1	0.18	0.46
	기타의 각종사업	178,019	914,065	1,711	50	0.19	0.55

출처: 고용노동부(2022). 산업재해현황. 전체 재해 현황 및 분석–업종별(산업별 중분류).

2) 산업재해의 원인

산업재해의 원인은 재해를 일으키는 물체 또는 행위 그 자체를 말하는 직접원인과 물적 · 인적요인으로 인한 간접원인(2차적 원인)이 있다.

산업재해의 직접원인 중 일차적인 요인은 기계이다. 예를 들면, 작동중인 기계, 공구, 동력전도장치, 미끄러짐이나 넘어짐 등이다. 간접원인 중 물적 요인으로 부적절한 공구, 불안전한 시설물, 불량한 작업환경 등이 포함된다. 인적요인은 관리요인과 심신요인으로 구분된다. 관리요인으로 작업지식부족, 작업미숙, 부적절한 작업정원, 불량한 작업방법 등이 있고, 인적요인으로는 체력, 정신적 결함, 부주의, 피로, 수면부족, 음주, 질병 등이 있다.

산업재해의 발생에서 개체요인이 차지하는 역할은 최근 학계의 관심대상이 되고 있는 바, 인간요인이 재해발생의 원인으로 관여하게 되는 경우는 재해소인으로 설명할 수 있다. 재해소인이란 같은 재해가 모든 근로자에게 균등하게 일어나는 것이 아니라 소수의 사람에게 집중적으로 발생한다는 현상에서 비롯된 말이다. 재해소인설에 의하면 같은 정도의 위험성을 지닌 작업조건이라도 재해소질자는 다른 사람보다 빈번하게 재해를 일으킨다고 본다. 이는 선천적으로나 유아기부터 육체적 · 심리적 어느 특성을 지니는 것이기 때문에 취업 시 면밀한 선발검사를 한다면 재해발생을 대폭 줄일 수 있다는 것이다. 근로자의 상해 여부와 관계없이 재해발생을 일으키는 요인으로는 근로자의 불완전한 행위로, 보호구 사용 불이행, 안전 확인 경고 미비, 잘못된 장비사용, 부적절한 신체부위의 사용, 주변 환경에 대한 부주의, 작업속도의 과속, 불안전 자세, 정리 미숙, 정보결핍 등이 있다.

3) 산업재해 발생 현황

2021년 산업재해 현황분석에 따르면, 전체 재해율은 2013년 0.59%에서 2020년 0.57%, 2021년 0.63%로 증가하고 있는 추세이다. 특히 300인 미만 사업장 재해율은 2013년 0.69%에서 2020년 0.2%, 2021년 0.68%로 높게 나타나고 있다(그림 9-10).

업무상 질병자수는 2019년 15,195명 2020년 15,996명, 2021년 20,435명으로 증가하고 있는 추세이다(표 9-18).

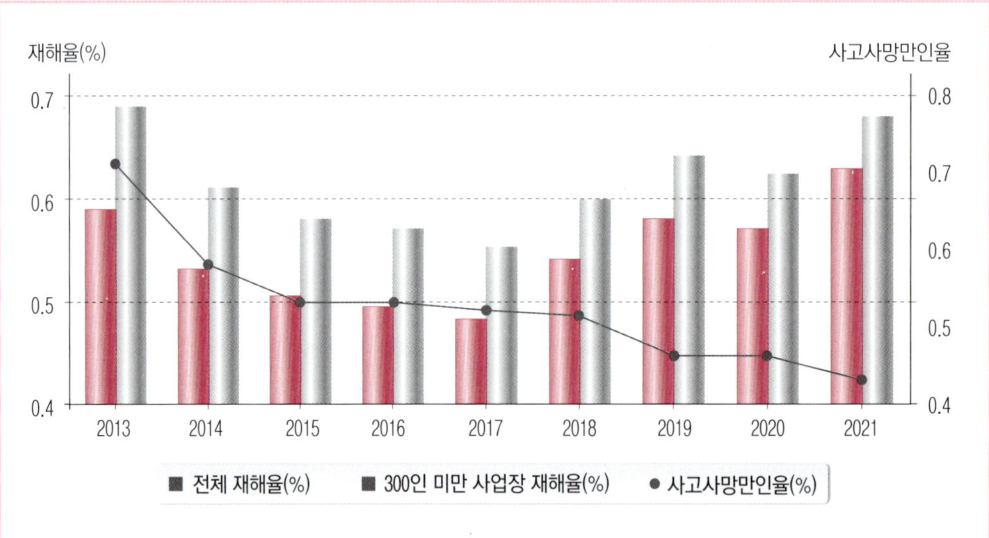

그림 9-10 산업재해 현황

출처: 고용노동부(2022). 산업재해 현황분석.

표 9-18 산업재해율 현황

(단위: 명, %)

구분	2013	2014	2015	2016	2017	2018	2019	2020	2021
전체 재해율	0.59	0.53	0.50	0.49	0.48	0.54	0.58	0.57	0.63
전년 대비 재해율 증감율	0.0	−10.2	−5.7	−2.0	−2.0	12.5	7.4	−1.7	10.5
300인 미만 사업장 재해율	0.69	0.61	0.58	0.57	0.55	0.60	0.64	0.62	0.68
전년 대비 300인 미만 사업장 재해율 증감율	−1.4	−11.6	−4.9	−1.7	−3.5	9.1	6.7	−3.1	9.7
사고성 사망만인율	0.71	0.58	0.53	0.53	0.52	0.51	0.46	0.46	0.43
전년 대비 사고사망만인율 증감율	−2.7	−18.3	−8.6	0.0	−1.9	−1.9	−9.8	0.0	−6.5
사망자수	1,929	1,850	1,810	1,777	1,957	2,142	2,020	2,062	2,080
전년 대비 사망자수 증감율	3.5	−4.1	−2.2	−1.8	10.1	9.5	−5.7	2.1	0.9
업무상 질병자수	7,627	7,678	7,919	7,876	9,183	11,473	15,195	15,996	20,435
전년 대비 질병자수 증감율	2.1	0.7	3.1	−0.5	16.6	24.9	32.4	5.3	27.8

* 통계 공표시기: 분기 자료는 익익월 말일경, 년 자료는 익년도 4월말일경.

출처: 고용노동부(2022). 산업재해 현황분석.

2021년 재해천인율은 6.33‰로 전년도의 5.71‰에 비하여 0.62‰p 증가하였다. 도수율은 3.26로 전년도의 2.94에 비하여 0.32p 증가였고, 강도율은 1.62로 전년도의 1.51에 비하여 0.11p 증가하였다(표 9-19, 그림 9-11).

표 9-19 사업장과 근로자수 및 산업재해율 추이

구분	2012	2013	2014	2015	2016	2017	2018	2019	2020	2021
근로자수 (명)	15,548,423	15,449,228	17,062,308	17,968,931	18,431,716	18,560,142	19,073,438	18,725,160	18,974,513	19,378,565
재해자수 (명)	92,256	91,824	90,909	90,129	90,656	89,848	102,305	109,242	108,379	122,713
재해건수 (건)	91,417	91,097	90,158	89,354	90,009	89,080	101,574	108,434	107,620	121,852
재해천인율 (‰)	5.93	5.94	5.33	5.02	4.92	4.84	5.36	5.83	5.71	6.33
도수율	2.81	2.85	2.57	2.40	2.38	2.38	2.56	2.96	2.94	3.26
강도율	1.68	1.65	1.38	1.28	1.24	1.27	1.33	1.49	1.51	1.62

출처: 고용노동부(2022). 산업재해 현황분석.

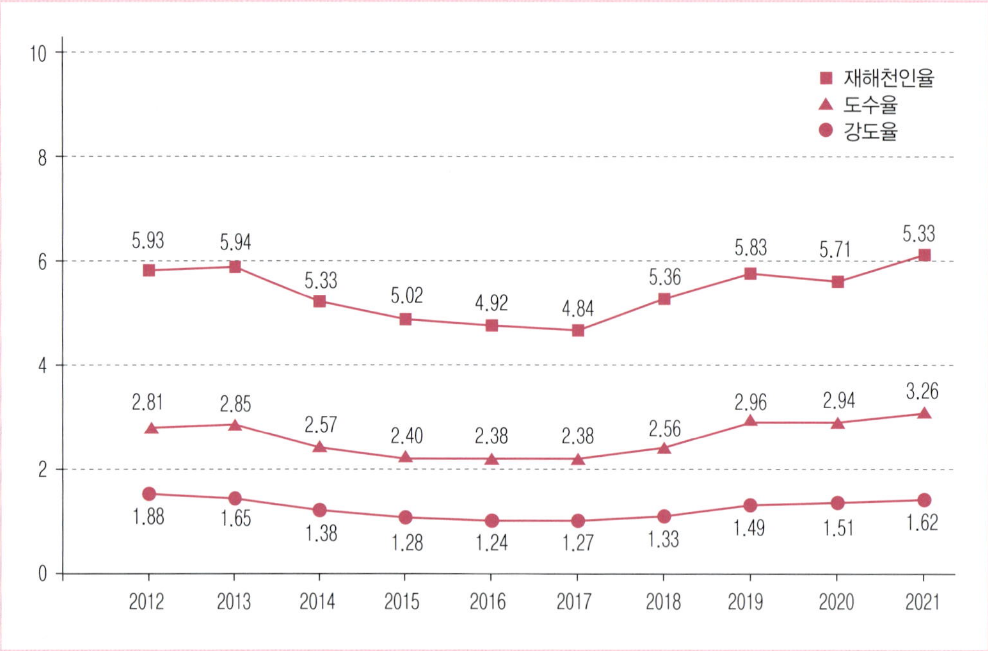

그림 9-11 연도별 사업장 재해천인율, 도수율, 강도율 변화추이

출처: 고용노동부(2022). 산업재해 현황분석.

표 9-20 산업재해 발생현황 비교

연도	적용 사업장수 (개소)	대상 근로자수 (명)	재해자수(명)[1]				재해율[3] (%)	경제적손실추정액 (단위: 백만 원)			근로 손실 일수[5] (일)
			계	사망[2]	부상	업무상 질병 요양자 수		계	산재 보상금	간접 손실액[4]	
2020	2,719,308	18,974,513	108,379	2,062	91,237	14,816	0.57	29,984,095	5,996,819	23,987,276	55,343,490
2021	2,876,635	19,378,565	122,713	2,080	101,182	19,183	0.63	32,264,700	6,452,940	25,811,760	60,492,479
증감[6] (%)	157,327 (5.79%)	404,052 (2.13%)	14,334 (13.23%)	18 (0.87%)	9,945 (10.90%)	4,367 (29.47%)	0.06	2,280,605 (7.61%)	456,121 (7.61%)	1,824,484 (7.61%)	5,148,989 (9.30%)

1) 재해자수에는 2018. 1. 1.부터 확대 적용된「산업재해보상보험법」상의 통상 출퇴근 재해는 제외

2) 사망자수는 재해 당시의 사망자수에 요양 중 사망자수를 포함한 것임

※ 사망자수에는 사업장외 교통사고, 체육행사, 폭력행위, 사고발생일로부터 1년 경과 사고사망자, 통상 출퇴근 사망자는 제외(다만, 운수업, 음식·숙박업의 사업장외 교통사고 사망자는 포함)

3) $재해율(\%) = \frac{재해자수}{근로자수} \times 100$

4) 간접손실액: 하인리히 방식에 의하여 직접손실액(산재보상금 지급액)의 4배로 계산

5) 근로손실일수: 신체장해자의 등급별 손실일수+사망자 손실일수+부상자·업무상 질병요양자의 요양일수

6) $증감(\%) = \frac{2021년도}{2020년도} \times 100 - 100$

7) 산업재해로 인한 근로손실일수는 2021년도 노사분규로 인한 근로손실일수 471천일의 128.4배

출처: 고용노동부(2022). 산업재해 현황분석.

2021년도 산업재해보상보험법 적용사업장 2,876,635개소에 종사하는 근로자 19,378,565명 중에서 4일 이상 요양을 요하는 재해자가 122,713명이 발생(사망 2,080명, 부상 101,182명, 업무상질병 요양자 19,183명)하였고, 재해율은 0.63%였다(표 9-20).

전년도에 비하여 사업장수는 5.79% 증가하였고, 근로자수는 2.13% 증가하였으며, 재해자수는 13.23% 증가하였다(표 9-21).

산업재해로 인한 직접손실액(산재보상금 지급액)은 6,452,940백만 원, 직 · 간접손실을 포함한 경제적 손실 추정액은 32,264,700백만 원으로 전년 대비 7.61% 증가하였으며, 근로손실일수는 60,492,479일로 전년 대비 9.30% 증가하였다(표 9-21).

표 9-21 연도별 사망재해 추이

구분 \ 연도	2012	2013	2014	2015	2016	2017	2018	2019	2020	2021
근로자수(명)	15,548,423	5,449,228	17,062,308	17,968,931	18,431,716	18,560,142	19,073,438	18,725,160	18,974,513	19,378,565
사망자수[1](명)	1,864	1,929	1,850	1,810	1,777	1,957	2,142	2,020	2,062	2,080
사망만인[2](‱)	1.20	1.25	1.08	1.01	0.96	1.05	1.12	1.08	1.09	1.07

1) 사망자수는 재해 당시의 사망자수에 요양 중 사망자수를 포함한 것임
※ 사망자수 = 업무상사고 사망자수 + 업무상질병 사망자수
※ 사망자수에는 사업장외 교통사고, 체육행사, 폭력행위, 사고발생일로부터 1년 경과 사고사망자, 통상 출퇴근 사망자는 제외(다만, 운수업, 음식 · 숙박업의 사업장 외 교통사고 사망자 포함)

2) 사망만인율(‱) = $\frac{\text{사망자수}}{\text{근로자수}} \times 10{,}000$

출처: 고용노동부(2022). 산업재해 현황분석.

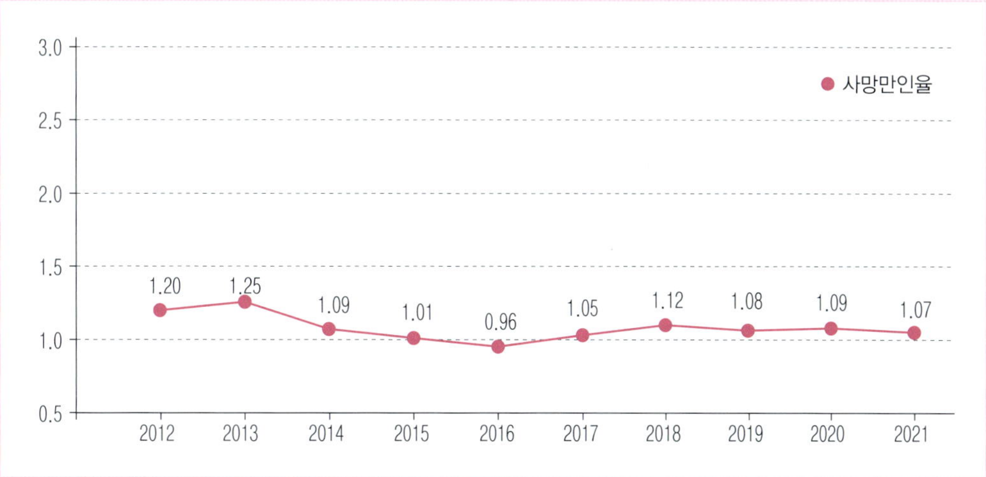

그림 9-12 연도별 사망만인율 추이

출처: 고용노동부(2022). 산업재해 현황분석.

2021년 사망재해자는 2,080명이며 이 중에서 업무상사고 사망자수는 828명, 업무상질병 사망자수는 1,252명으로 나타났다. 사망재해 유형은 뇌 · 심혈관질환이 509명, 진폐 424명, 떨어짐이 351명, 끼임 95명의 순으로 나타났다.

사망만인율은 1.07‱이며 전년도 1.09‱에 비하여 0.02‱p 감소하였다. 사망만인율(근로자 10,000명당 사망자수)이 2016년까지 감소하였으나 2018년까지 증가 후 다시 감소추세에 있다.

4) 산업재해의 예방 및 대책

산업재해를 예방하기 위한 원칙은 불안전한 인간의 행동이나 불안전한 기계상태를 제어하기 위해 지식, 태도 및 능력에 기초를 둔 종합 프로그램을 모든 기업에 적용하는 것이다.

우리나라 산업재해 대책의 몇 가지 문제점을 살펴보면 다음과 같다. 먼저 정책적 측면에서 산업구조 및 고용형태 변화 등에 따라 재해원인 및 유형은 다변화하고 있으나, 체계적인 대응이 미흡하다. 산업재해의 취약부분에 대한 정부의 정책개발노력이 부족하며, 특히 50인 미만 영세소규모 사업장이 전체 재해의 81.5%(74,836건)를 차지하고 있지만 투자는 미흡한 실정이다. 또한 제조 · 건설업 중심의 시설개선 위주의 기술지원만으로는 증가하는 서비스산업 재해를 예방하는 데 한계가 있다. 저숙련 · 고위험 업종, 잦은 이직 등으로 취약계층근로자(고령자 · 여성 · 외국인 근로자 등)의 재해도 매년 증가하고 있으나, 이에 대한 정부의 관심과 투자는 미미한 실정이다. 현재의 작업환경 측정 시스템은 문제의 조기파악 기능이 미흡하고, 특수검진도 직업병 유소견자를 조기에 발견하는데 한계가 있다. 지역 · 산업적 특성을 고려하지 않은 획일적 사업 추진에 따라 지역에 적합한 계획 수립 및 사업 추진이 미흡하다.

재해예방활동으로 첫째, 재해요인의 발견, 둘째, 재해요인의 제거 및 시정, 셋째, 재해요인 발생의 예방이 있다.

재해요인의 발견으로는 작업장 현장 순회를 통해 불안전 상태와 행동 파악, 재해사례를 통한 재해분석, 작업방법 분석, 건강진단, 적성검사, 체력측정 및 근로자의 심신적 결함을 파악한다. 재해요인의 제거 및 시정사항으로 위험작업에 대한 유자격자 이외 취업제한, 작업방법 개선을 통한 유해.위험요인 제거, 위험요인 시설 방호, 격리, 개선, 개인용보호구 착용 등이 있다. 재해요인 발생의 예방으로 안전성 평가 활용, 제도 및 기준의 이행과 검토, 과거 재해 예방대책의 이행, 원재료.환경 설비 등 보전, 안전보건교육, 직장 안전보건위원회 활용, 근로자 안전보건의식 점검 등이 주요하다. 또한 모든 산업체에서 두부와 척추손상에 관한 구급훈련이 실시됨은 물론 응급 환자의 신속한 관리와 후송체계가 마련되어 있어야 한다.

5) 산업재해보상

「산업재해보상보험법」에 따르면, 산업재해보상은 업무상 재해를 입은 근로자의 요양과 재활 및 산업보건사업 등을 행함으로써 산업재해근로자의 보건향상과 근로자의 복지증진에 기여하는데 목적이 있다. 재해보상의 보험급여 종류는 다음과 같다.

(1) 요양급여

근로자가 업무상 사유에 의하여 부상을 당하거나, 질병에 걸린 경우에 지급한다(3일 이내의 요양으로 치유될 수 있는 때에는 요양급여를 지급하지 아니한다). 요양급여의 범위는 다음과 같다.

- 진찰
- 약제 또는 치료재료와 의지(義肢) 및 기타 보철구의 지급
- 처치, 수술, 기타의 치료
- 의료시설에의 수용
- 간호
- 이송
- 기타 노동부장관이 정하는 사항

(2) 휴업급여

업무상 사유로 부상을 당하거나 질병에 걸린 근로자에게 요양으로 취업하지 못한 기간에 대하여 지급하되, 1일당 지급액은 평균임금의 100분의 70에 상당하는 금액으로 한다. 다만, 취업하지 못한 기간이 3일 이내이면 지급하지 아니한다.

(3) 장해급여

근로자가 업무상의 사유로 부상을 당하거나 질병에 걸려 치유된 후 신체 등에 장해가 있는 경우에 그 근로자에게 지급한다. 장해등급별로 장해보상연금 또는 장해보상일시금으로 그 장해등급기준은 대통령령으로 정한다. 수급권자는 장해보상연금과 장해보상일시금 중 선택가능하다.

(4) 간병급여

요양급여를 받은 자가 치유 후 의학적으로 상시 또는 수시로 간병이 필요한 경우 실제로 간병을 받는 자에게 지급한다.

(5) 유족급여

근로자가 업무상의 사유에 의하여 사망한 경우에 유족에게 지급한다.

- **유족보상연금 기본금액**: 급여기초연액(평균임금에 365를 곱하여 얻은 금액)의 100분의 47에 상당하는 금액
- **유족보상일시금**: 평균임금의 1,300일분

(6) 상병보상연금

요양급여를 받는 근로자가 요양을 시작한 지 2년이 지난 날 이후에 다음 각 호의 요건 모두에 해당하는 상태가 계속되면 휴업급여 대신 상병보상연금을 그 근로자에게 지급한다.

- 그 부상이나 질병이 치유되지 아니한 상태일 것
- 그 부상이나 질병에 따른 중증요양상태의 정도가 대통령령으로 정하는 중증요양상태 등급기준에 해당할 것
- 요양으로 인하여 취업하지 못하였을 것

(7) 장의비

장의비는 근로자가 업무상의 사유로 사망한 경우에 지급하되, 평균임금의 120일분에 상당하는 금액을 그 장제(葬祭)를 지낸 유족에게 지급한다. 다만, 장제를 지낼 유족이 없거나 그 밖에 부득이한 사유로 유족이 아닌 자가 장제를 지낸 경우에는 평균임금의 120일분에 상당하는 금액의 범위에서 실제 드는 비용을 그 장제를 지낸 자에게 지급한다.

(8) 직업재활급여

- 장해급여 또는 진폐보상연금을 받은 자나 장해급여를 받을 것이 명백한 자로서 대통령령으로 정하는 자(이하 "장해급여자"라 한다) 중 취업을 위하여 직업훈련이 필요한 자(이하 "훈련대상자"라 한다)에 대하여 실시하는 직업훈련에 드는 비용 및 직업훈련수당이다.
- 업무상의 재해가 발생할 당시의 사업에 복귀한 장해급여자에 대하여 사업주가 고용을 유지하거나 직장적응훈련 또는 재활운동을 실시하는 경우에 각각 지급하는 직장복귀지원금, 직장적응훈련비 및 재활운동비이다.

제4절 | 작업환경관리

1. 유해물질의 허용기준

근로자의 건강관리를 위해서는 작업 중 취급하는 유해물질별 허용기준을을 정하여 이를 초과하지 않도록 관리해야 한다. 미국 노동청 산하 노동안전위생국은 농도 수준을 반드시 지키도록 규제하는 경우, 이 기준을 허용기준(permissible exposure limit, PEL)이라고 한하였고 현재 국제 간 권고기준을 주로 사용하는 것은 미국의 산업위생사협회(american conference of governmental industrial hygienist, ACGIH)에서 매년 발표하고 있는 단일유해물질의 허용기준 또는 서한도(threshold limit value, TLV)는 시간가중 평균 농도, 단시간 노출허용 농도, 최고허용 농도가 있다.

우리나라에서는 1986년 노동부고시로 제정하여 현재까지 유해물질에 대한 허용기준을 정해 관리하고 있다. ACGIH TLV는 '거의 모든 근로자가 매일 반복하여 노출되어도 건강상 영향을 받지 않을 공기 중 유해물질의 농도나 물리적 인자의 강도'를 의미한다.

1) 시간가중 평균치(time-weighted average, TWA)

TLV-TWA는 하루에 8시간씩, 1주 40시간 동안의 노출되는 평균 수치로 근로자가 매일 노출되어도 건강상 악영향이 없을 것으로 여겨지는 수치를 의미한다. 대부분 유해물질은 시간 가중치 농도를 이용하여 작업환경 관리를 하고 있다.

2) 단시간 노출 허용농도(short-term exposure limit, STEL)

TLV-STEL은 주로 고농도에서 급성중독을 일으키는 물질에 적용하며, 1회에 15분 동안 노출의 평균치로서 8시간 평균치가 TLV-TWA보다 낮다고 하더라도 작업일 중에 이 수준을 넘지 않도록 하는 기준이다. 그리고 공기 중 유해물의 농도가 TLV-TWA와 TLV-STEL 사이에 있는 경우에는 하루 4회까지만 허용되며, 60분 이상의 간격을 두고 일어날 때만 허용된다.

3) 최고허용 농도(천정치, ceiling, C)

TLV-C는 어느 한 순간이라도 초과되어서는 안 되는 최고 수준의 허용 농도를 의미하며, 천정치 또는 최고노출기준이라고 한다.

이 허용기준은 근로자 주변 환경 및 작업환경을 측정하여 간접적으로 근로자가 유해물질에 노출되는 수준을 평가하는 방법이다. TLV를 적용할 때 주의할 점은 ACGIH TLV 위원회의 견해이며 권장농도여서, 개인의 감수성이 다른 극소수의 근로자가 이 기준 이하에 노출되어도 불쾌감이 생기거나 기존 질병이 악화될 수 있다는 점이다. 즉, TLV 수치는 안전과 위험을 가려주는 경계선이 아니라며, 독성 정도에 대한 상대적인 지수가 아니라는 점을 고려해야 한다. 또한 대기오염의 평가 및 관리에 적용될 수 없으며, 정상 작업시간을 초과한 노출에 대한 독성평가에 적용될 수 없고, 기존의 질병 및 육체적 조건을 판단하는 척도로 사용이 불가하다. 그러므로 작업조건이 다른 나라에서는 그대로 적용할 수 없으며, 반드시 산업보건전문가에 의하여 적용되어야 한다.

2. 물질안전보건자료

20세기 말 화학물질 사용량이 폭발적으로 증가하고 있고, 새로운 화학물질이 수입 또는 개 발되고 있으며, 화학 물질의 혼합제품은 수십만 종에 달하고 있는 상황이다. 산업구조가 고도화됨에 따라 반도체, 신소재 등 첨단 하이테크 산업을 중심으로 독성이 높은 유해화학물질의 수요는 급증하고 있으며, 유해성이 검증되기도 전에 생산공정에서 사용되고 있는 실정이다. 대부분의 화학물질은 유해성 자료가 없는 상태로 유통되고 있다. 그로 인해 취급 근로자에게 직업병, 폭발 · 화재, 맹독성 물질에 대한 질식 등 사고가 빈발하여, 화학물질 취급 근로자에게 유해 위험성 등에 대한 알 권리와 화학물질에 의한 산업재해 예방을 위해 물질안전보건자료(material safety data sheets, MSDS)의 제도 시행이 요구되었다. 우리나라는 근로자 건강보호와 환경보전을 위해서 「산업안전보건법」을 개정(1995. 1. 5. 법률 제4916호)하고 1996년 7월 1일부터 MSDS제도를 시행하였고, 2000년 8월부터는 근로자 5인 미만 사업장도 제도를 확대 · 적용하였다.

MSDS는 1983년 OSHA(Occupatial Safety and Health Administration)가 약 600여 종의 화학물질이 작업장에서 일하는 근로자에게 유해하다고 판단하여 화학 물질의 유해 기준을 마련한 것에서 기인한다. 이 기준은 1985년에 발효되었으며 이 보건자료에 화학명, CAS(Chemical Abstracts Services)등록번호, 유해한 물리 · 화학적 특성, 급 · 만성 건강자료가 포함되어 있다. 안전보건공단은 사업주가 작성하여야 할 MSDS, 경고표지 및 근로자에 대한 교육 등에 관하여 제정된 「화학물질의 분류 · 표시 및 MSDS에 관한 기준」에 근거하여 이를 산업안전보건법으로 관리를 제도화하였다. 즉, MSDS란 산업장에서 화학물질의 안전한 사용을 위해 화학물질의 유해 · 위험성 정보를 게시 · 교육 및 경고표시를 통하여 근로자에게 알려주고 화학물질 취급 근로자 스스로 자신을 보호하여 불의의 사고에도 신속하게 대응하도록 돕기 위한 자료이다. 그동안 MSDS는 세계 각국의 분류기준의 일관성 결여, 각종 데이터의 불분명한 표현 등으로 인한 근로자들의 알 권리를 100% 충족시키지 못했다. 이에 따른 MSDS 제도의 개선을 위해 화학물질 분류 및 경고표지의 통일화 방안인 GHS(Globally Harmonized System)기준에 따라 화학물

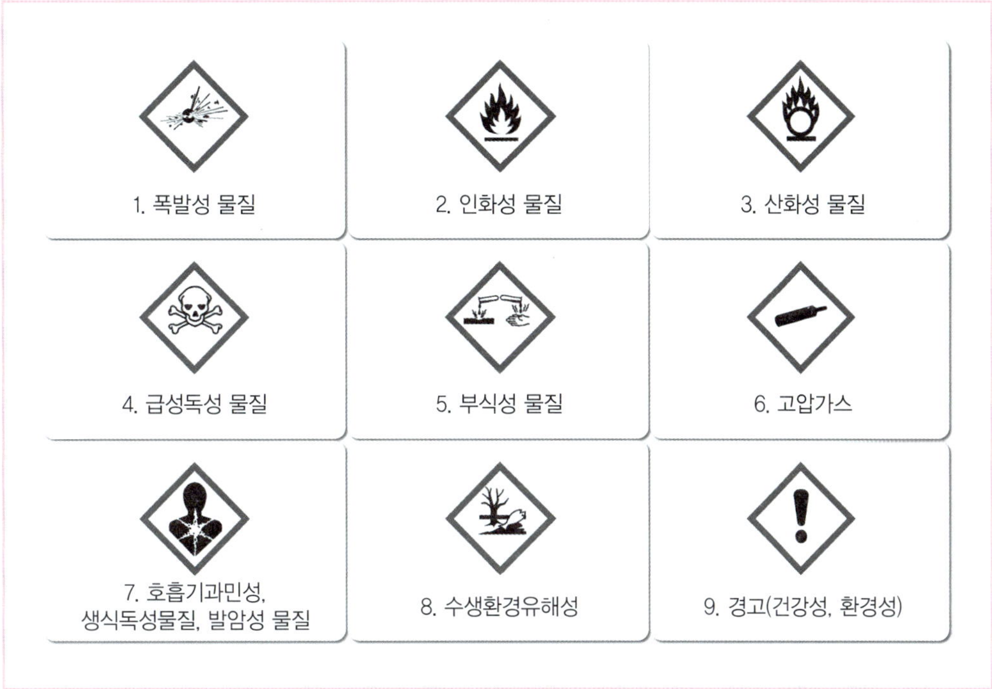
1. 폭발성 물질
2. 인화성 물질
3. 산화성 물질
4. 급성독성 물질
5. 부식성 물질
6. 고압가스
7. 호흡기과민성, 생식독성물질, 발암성 물질
8. 수생환경유해성
9. 경고(건강성, 환경성)

그림 9-13 GHS분류표시

출처: 국립환경과학원

질의 유해위험성을 분류하고 이에 따라 전 세계적으로 통일된 형태의 MSDS를 작성하였다. 개정된 GHS는 유해물질에 대한 경고표시인 그림문자가 수정되어, 국제적으로 통일되었으며(그림 9–13), MSDS는 다음과 같이 16항목으로 구성되었다(Box 9–1).

산업안전보건법이 전부 개정되어 MSDS 작성 주체 및 항목 등이 변경되고, 제출 의무 및 비공개 승인 조항 등이 신설되어 2021년 1월 16일 시행됨에 따라 MSDS 대상물질을 제조 · 수입하려는 자는 제조 · 수입 전에 유해 · 위험한 화학물질의 명칭과 함유량을 담은 MSDS를 작성하여 안전보건공단에 제출해야 하고 영업비밀을 사유로 화학물질의 명칭과 함유량을 MSDS에 기

Box 9-1 MSDS의 구성

1. 화학제품과 회사에 대한 정보
2. 유해성 · 위험성
3. 구성성분의 명칭 및 함유량
4. 응급조치 요령
5. 폭발 · 화재 시 대처방법
6. 누출사고 시 대처방법
7. 취급 및 저장 방법
8. 누출방지 및 개인보호구
9. 물리화학적 특성
10. 안전성 및 반응성
11. 독성에 관한 정보
12. 환경에 미치는 영향
13. 폐기 시 주의사항
14. 운송에 필요한 정보
15. 법적 규제현황
16. 그 밖의 참고사항

벤젠(CAS No. 71-43-2)

신호어

• 위험

유해 · 위험 문구

• 고인화성 액체 및 증기
• 삼키면 유해함
• 삼켜서 기도로 유입되면 치명적임
• 피부에 자극을 일으킴
• 눈에 심한 자극을 일으킴
• 유전적인 결함을 일으킬 수 있음
• 암을 일으킬 수 있음
• 장기간 또는 반복노출 되면 신체 중(중추 신경계, 조혈계)에 손상을 일으킴
• 장기적인 영향에 의해 수생생물에게 유해함

예방조치 문구	
예방	• 열, 스파크, 화염, 고열로부터 멀리하십시오(금연). • 이 제품을 사용할 때에는 먹거나, 마시거나 흡연하지 마시오. • 이스트 · 증기 · 스프레이를 흡입하지 마시오. • 보호장갑, 보호의, 보호경을 착용하시오.
대응	• 피부(또는 머리카락)에 묻으면 오염된 모든 의복을 벗거나 제거하시오. 피부를 물로 씻으시오(샤워하시오). • 눈에 묻으면 몇 분간 물로 조심해서 씻으시오. 가능하면 콘텍트렌즈를 제거하시오. 계속 씻으시오. • 입을 씻어내시오. • 토하게 하지 마시오.
저장	• 환기가 잘 되는 곳에 보관하고 저온으로 유지하시오. • 잠금장치가 있는 저장장소에 저장하시오.
폐기	• (관련 법규에 명시된 내용에 따라) 내용물 · 용기를 폐기하시오.

※ 기타 자세한 사항은 물질안전보건자료(MSDS)를 참조하시오.

그림 9-14 벤젠

출처: 안전보건공단. 물질안전보건자료 경고 표시 예시.

재하지 않으려는 경우, 고용노동부 장관에게 승인을 받아 대체명칭 및 대체함유량으로 기재해야 한다(그림 9-14).

3. 작업환경관리의 기본원리

작업환경관리의 목적은 사업장에서 일어날 수 있는 잠재적인 건강장해를 인식하고 작업이 안고 있는 위험과 유해성을 평가하며, 이에 대한 대책을 수립하고 실천하기 위함이다. 작업환경을 관리하기 위해서는 먼저 작업환경을 평가해야 한다. 작업환경평가의 목적은 작업환경을 측정한 자료를 바탕으로 작업자의 건강에 미치는 부정적 영향을 방지하기 위한 것이다. 작업장의 유해요인 유무를 파악하고, 유해요인의 농도와 노출시간, 작업장의 시설을 평가한다. 또한 역학조사 시 근로자의 노출량을 파악하고 정부의 허용농도와 비교하여 작업환경을 효율적으로 관리하기 위해 작업환경을 측정한다. 일반적으로 개인용 시료편집과 지역시료표집이 있는데, 개인용 시료표집은 작업자의 노출 정도를 평가하는 것으로, 포집기기를 작업자의 호흡 영역인 호흡기를 중심으로 반경 30cm 이내 위치에 부착하도록 하여 작업자의 호흡 영역에서 오염물질을 포집한다. 지역시료표집은 환경관리나 방호시설의 설계 또는 시설 대책의 유용성 등을 점검하는 것으로 발생원 근처나 작업실 전반에 걸쳐 시행하는 표본포집법이며 보조적으로 실시한다. 지역시료표집은 작업장소를 일정한 간격으로 나누고 대표성 있는 장소를 선정하거나 각 격자 위치마다 측정하며 지상 1.5m 정도에 포집기의 유입구가 위치하도록 한다.

작업환경의 위험요인은 기계적인 것, 화재 · 폭발의 원인이 되는 요인, 인체에 흡수되어 건강 장해를 일으키는 요인, 자극을 주는 물질에 의한 것과 같은 직접적인 요인과 소음 · 진동 · 복사열과 같은 에너지의 형태로서 환경적인 요인 등 다양하다. 이러한 유해요인은 작업자의 건강에 위협이 되므로 대책을 수립하여 관리하는데 이것이 작업환경관리이다. 작업환경관리는 일단 시설이 설치되고 난 후에는 다시 고치기 어렵고, 비용이 많이 소요되기 때문에 대책수립에 가장 적절한 시기는 바로 설계단계라고 할 수 있다. 설계 시 유해인자와 농도 등을 예측하여 어떠한 대책을 적용할 것인가를 선정하는 것이 중요하다.

작업환경관리 대책은 행정적 대책, 관리적 · 공학적 대책, 개인보호구 사용 등 세 가지로 구분할 수 있다. 행정적 대책은 경영진의 참여, 근로자 훈련 및 교육, 순환배치, 의학적 검진, 정리정돈 및 청소 등을 들 수 있고, 공학적 대책은 유해성이 낮은 물질이나 공정으로 대치 · 격리 · 환기를 들 수 있다. 개인보호구는 개인이 사용하는 모든 보호장구로서 호흡보호구 · 청력보호구 · 작업복 · 장갑 · 장화 · 안전모 · 보안경 등을 말한다.

1) 대치

대치(substitution)는 작업장의 유해물질을 완전히 제거하거나 덜 해로운 물질로 대체하여 노출원인을 최소화하는 것이다. 대치는 작업환경관리방법 중 가장 기본적이며, 중요한 방법으로 물질변경, 공정변경, 시설변경 등의 방법이 있다.

물질변경은 가장 흔히 사용하는 대책으로 성냥 제조 시 황인에서 인체에 덜 해로운 물질인 적인으로 대치하는 것, 화재예방을 위해 드라이클리닝할 때 석유 대신 퍼클로에틸렌(perchloroethylen)을 사용하는 것, 세탁할 때 사염화탄소를 불화탄화수소나 염화탄화수소로, 벤젠을 톨루엔으로 바꾸고, 석면을 식물성 섬유나 섬유유리로 바꾸어 독성이 덜한 물질로 변경하여 사용하는 것 등이다. 공정변경은 공정과정 중 유해한 과정인 페인트 분사 공정방법을 안전하고 효율적인 페인트에 담그거나 전기 흡착적 공정방법으로, 자동차산업에서 납을 고속회전그라인더로 깎아내던 방법을 저속 진동형 분무기로 변경하는 것, 금속을 두드려 자르던 것을 톱으로 잘라 소음을 감소시키는 것 등을 의미한다. 시설변경은 공정을 변경하는 일이 도움이 되지 않는다고 판단될 때 시설이나 기구를 바꾸는 것으로 물질변경보다 비용이 덜 들 수 있어서 산업장에서 자주 이용된다. 시설변경의 예로 화재예방의 목적으로 유리병에 저장하던 가연성 물질을 철제통에 보관하는 방법, 흄을 배출하기 위한 통풍장치의 창을 안전유리로 바꾸는 방법 등이 있다. 그 외에 대치의 예로는 석면섬유를 함유한 단열제를 제거한다든지, 수동기계 대신 자동기계를 사용한다든지 분무하기보다는 담아서 코팅하여 흡입의 위험성을 감소시키는 사례를 들 수 있다. 가연성물질을 저장할 때는 깨지기 쉬운 유리병 대신 깨지지 않는 아크릴 혹은 열가소성 플라스틱 제품을 이용한다. 칠하는 방법을 정전도장으로 하여 흡입을 줄이거나 휘발유 엔진 대신 알코올, 전기, 디젤 사용, 연마작업 시 전기톱이나 프레스작업의 이용, 야광 자판의 라듐 대신 인을 사용한다.

2) 격리

격리(isolation)는 작업자와 유해인자 사이에 물체, 거리, 시간 등의 장벽을 만들어 작업자를 보호하는 작업환경관리방법으로 공정격리, 시간-거리-차폐 등이 있다. 조정실에서 원격 컴퓨터를 이용하여 작동하는 방법은 공정격리의 한 방법이다. 유해물질은 지하탱크나 격리창고에 두거나, 방음벽을 설치하며, 용접 아크 주변의 사람에게 노출되지 않도록 방호물을 설치하는 것도 격리이다. 시간-거리-차폐는 이온화 방사선으로부터 근로자를 보호하기 위해 일반적으로 많이 사용하는 방법이다. 방사선 동위원소 취급할 때 격리와 밀폐, 원격장치를 사용하는 것이 좋은 사례이다. 방사원에 폭로되는 시간의 양을 조정하며, 가능한 한 방사능에서 멀리 떨어진 거리에서 작업하며, 근로자와 방사원 사이에 방사선이 투과할 수 없는 장치를 설치한다. 또 다른 예로는 인화성 물질의 저장 시 제방을 쌓거나 간격을 두고, 원격조정 · 자동화 · 현장감시 모니터 · 카메라 등을 통해 현장감시 등을 하는 것이다. 정유공장을 포함하여 많은 화학공장에서 자동화장치를 설치하여 여러 가지 유해인자를 근로자와 격리시켜 효과를 보고 있다.

3) 환기

환기(ventilation)는 실내의 공기정화 또는 온열환경 조건의 개선 등을 위해 거주자가 의도적으로 실내외의 공기를 교환하는 것으로, 작업장에서의 환기는 공기매개 오염을 감소 또는 희석시킨다. 산업환기는 목적에 따라 일반환기(희석환기)와 국소배기로 구분한다. 일반환기(희석환기)는 냉 · 난방이나 조절된 공기 공급, 오염공기 희석, 오염공기의 외부배출 또는 제거로 깨끗한 공기를 유지하기 위하여 적절한 공기조성을 얻을 때까지 희석하는 방법이다. 희석환기는 오염물질의 발생이 낮을 때, 작업자와 오염원 사이가 원거리일 때, 오염물질의 독성이 낮을 때, 오염물질의 발생이 균등할 때 적용한다. 국소배기시설이란 유해물질이 발생원에서 이탈하여 작업장 내 비오염지역으로 확산되기 전에 포집 · 제거하는 장치를 말한다. 국소배기시설이 유해물질을 후드 내로 끌어들일 수 있는 힘은 압력차에 의해 공기가 이동하기 때문에 발생한다. 국소배기시설은 유해물질의 발생량이 많고, 유해물질의 독성이 높으며, 근로자의 작업위치가 유해물질 발생원에 근접해 있고, 발생 주기가 균일하지 않은 상황이며, 발생원이 고정되어 있는 경우 반드시 설치해야 한다. 국소배기의 장점은 오염물질을 발생원에서 제거하고, 필요 환기량이 적어 배출되는 공기량이 적으므로 희석환기보다는 경제적이며 고농도의 유해물질 희석이 쉽다. 청소비와 청소인력도 절약되고 오염물질이 작업장 내로 배출되지 않으므로 오염물질에 의해 기구나 제품 등이 손상되거나 부식될 경우가 적다(표 9-22).

표 9-22 공학적 작업환경관리대책(가동 중인 시설에 대한 작업환경관리)

종류	세부내용	현실 적용 예	유의사항
대치	물질변경	• 페인트 내 납 → 아연, 이산화티탄 유연 휘발유 → 무연 휘발유 • 세척 시 석유나프타 → 사염화탄소 → 퍼클로로에틸렌 • 성냥 제조 시 황인 → 적인 • 블라스팅 재료로서 모래 → 철 구슬 • 페인트 희석제로 벤젠 → 톨루엔 • 야광시계의 자판 라듐 → 인	• 경우에 따라서는 지금까지 알려지지 않았던 전혀 다른 장애를 주는 예도 있음 • 노말헥산 중독사건 • 석면을 유리섬유로 대체한 것 • 2-브로모프로판에 의한 생식독성 발생 사건
	시설변경	• 내연기관 → 알코올, 전기, 수소 등을 이용하는 엔진의 개발 • 금속 연마용 고속: 회전식 그라인더 → 저속 왕복 운동식 연마기로 변경 • 소음발생 압축공기 사용 임팩트렌치 → 유입식 렌치 • 압축공기를 이용한 페인트 분무기(spra-ying) → 공기없는 분사노즐	• 적절한 대치방법의 개발이 쉽지 않음 • 개발된 방법에 대한 위해성 검토 필요
	공정변경	• 페인트 분사공정 → 함침(dipping) → 정전기 흡착식 페인트 살포공정 • 금속 접합 용접 → 볼트 이용 방식 • 손으로 부품 내 기름 제거작업 → 증기 탈지조 이용	• 대용할 시설에 대한 지식 필요 • 안전관계시설에 대한 지식 필요(예: 네오프렌장갑은 염화탄화수소가 묻으면 사용불가하나 폴리비닐 알코올 장갑은 염화탄화수소 취급에 사용할 수 있음)
격리	거리	• 인화물질, 격리가 필요한 물질 → 저장탱크와 탱크 사이에 도랑, 제방 • 맹독성 물질 → 캐비넷에 격리 저장 • 현장 감시는 텔레비전 카메라 또는 거울이나 전망경(periscope)을 사용	• 일반적으로 비용이 가장 많이 드는 방법
	시간	• 유해한 작업을 별도로 모아 일정한 시간에 처리 – 예: 주물 탈사 작업을 일과 후에 실시	
	공정	• 방사선 동위원소 취급 → 격리와 밀폐 • 정유공장 → 원격자동조정	
	작업자	• 고열, 소음작업 근로자용 부스 설치	
환기	일반환기	• 냉난방, 쾌적한 실내 유지	• 설계, 시설 설치, 유지보수 필요
	국소배기	• 유해물질의 발생원 처리, 이동식 국소배기	-

4) 개인보호구

개인보호구는 유해인자가 인체 내에 들어오는 것을 막아주는 최후의 방어수단으로서 이 보호막을 통과하면 유해인자가 바로 인체에 들어가게 되므로 매우 중요하다. 보호구는 이미 발생한 유해인자를 감소시키지 못하므로 최후의 수단으로 보호구를 사용해야 하고, 보호구 성능상 유해인자를 완벽하게 차단해주지 못하기 때문에 작업환경관리대책으로서는 우선순위가 가장 낮다. 개인보호구는 산업재해를 예방하기 위하여 작업자의 신체 일부 혹은 전부에 착용하는 각종 보호장구들이다.

사업주는 작업장에서 문제되는 각종 유해물질로부터 근로자들의 건강을 보호하기 위하여 소정의 필요한 조치를 해야 한다(「산업안전보건법」 제24조 보건상의 조치). 필요한 조치란 환기시설, 작업장 격리 등과 같은 적극적인 환경개선을 말하는 것으로, 만약 공정상 개선이 불가능할 경우에는 적절한 보호구를 제공해야 한다. 보호구는 유해물질로부터 작업자의 건강장해를 예방하고, 각종 위험으로부터 작업자를 사전에 보호하여 사고성 재해를 예방한다.

산업안전보건기준에 관한 규칙
[시행 2018.6.29.] [고용노동부령 제206호, 2017.12.28., 일부개정]

제32조(보호구의 지급 등) ① 사업주는 다음 각 호의 어느 하나에 해당하는 작업을 하는 근로자에 대해서는 다음 각 호의 구분에 따라 그 작업조건에 맞는 보호구를 작업하는 근로자 수 이상으로 지급하고 착용하도록 하여야 한다. 〈개정 2017. 3. 3.〉

1. 물체가 떨어지거나 날아올 위험 또는 근로자가 추락할 위험이 있는 작업: 안전모
2. 높이 또는 깊이 2미터 이상의 추락할 위험이 있는 장소에서 하는 작업: 안전대(安全帶)
3. 물체의 낙하 · 충격, 물체에의 끼임, 감전 또는 정전기의 대전(帶電)에 의한 위험이 있는 작업: 안전화
4. 물체가 흩날릴 위험이 있는 작업: 보안경
5. 용접 시 불꽃이나 물체가 흩날릴 위험이 있는 작업: 보안면
6. 감전의 위험이 있는 작업: 절연용 보호구
7. 고열에 의한 화상 등의 위험이 있는 작업: 방열복
8. 선창 등에서 분진(粉塵)이 심하게 발생하는 하역작업: 방진마스크
9. 섭씨 영하 18도 이하인 급냉동어창에서 하는 하역작업: 방한모 · 방한복 · 방한화 · 방한장갑
10. 물건을 운반하거나 수거 · 배달하기 위하여 「자동차관리법」 제3조제1항제5호에 따른 이륜자동차(이하 "이륜자동차"라 한다)를 운행하는 작업: 「도로교통법 시행규칙」 제32조제1항 각 호의 기준에 적합한 승차용 안전모 ② 사업주로부터 제1항에 따른 보호구를 받거나 착용지시를 받은 근로자는 그 보호구를 착용하여야 한다.

(1) 보호구 관리단계

올바른 보호구의 선택과 착용을 위한 관리 5단계는 다음과 같다.

① 제1단계: 작업의 내용과 특성 파악

- 동시에 복합적인 유해물질이 발생되는 작업장
- 작업이 중(重)작업이어서 많은 호흡량이 필요한 작업장
- 사고의 위험요소가 많아 충분한 시계와 청력이 확보되어야 하는 작업장

- 지하 맨홀 같은 산소결핍의 위험이 있는 작업장
- 특정물질에 부식성이 있는 유해물질이 발생되는 작업장
- 유해물질이 비산하는 작업장
- 장시간 작업을 해야 하는 작업장
- 작업장 내 수분이 많이 존재하는 작업장
- 고온작업장
- 유해물질의 발생농도가 고농도인 작업장

② 제2단계: 유해물질의 형태와 특성 파악

- 호흡기에 건강장해를 주는 유해물질의 형태를 파악한다(분진, 흄, 미스트, 증기, 가스 등).
- 기타 물리적인 유해인자인 소음, 진동, 유해광선, 고열 등을 파악한다.

③ 제3단계: 유해물질의 작업자 폭로농도를 파악

- 농도의 개념 및 종류를 확인한다. 유해물질의 농도는 공기 중에 존재하는 어떤 물질의 부피, 무게, 개수 등으로 표시한다.
- 농도에 따른 보호구를 선택한다. 유해가스의 농도가 비교적 저농도일 때나, 유해가스의 농도가 비교적 고농도일 때 등의 상황을 고려하여 적절한 보호구를 선택한다.

④ 제4단계: 최종적으로 보호구를 선택하기 위한 확인단계

- 보호 목적에 맞게 선택되었는지 확인한다.
- 작업 특성에 맞게 선택되었는지 확인한다.
- 유해물질의 특성에 맞게 선택되었는지 확인한다.
- 유해물질의 농도에 맞게 선택되었는지 확인한다.
- 유해물질의 종류에 맞게 선택되었는지 확인한다.

⑤ 제5단계: 사용 및 보관방법 등에 대한 관리교육을 실시(사후관리단계)

- 유해물질의 유해성에 대한 교육을 실시한다.
- 착용방법에 대한 교육을 실시한다.
- 착용검사에 대한 교육으로 음압 착용검사, 양압 착용검사를 실시한다.
- 보호구의 사용한도 시간(파괴시간)에 대한 교육을 실시한다(사용한도에 영향을 주는 요인, 보호구의 교체시기 결정방법 등).
- 관리 및 보수에 대한 교육을 실시한다.

보호구를 선택할 때의 일반적 기준은 다음과 같다.

- 가벼워야 하며, 사용이 간편해야 한다.
- 착용감이 좋아야 하며, 흡기나 배기저항이 작아 호흡하기 편해야 한다.
- 시야가 우수해야 하고, 보안경 착용이 용이해야 한다(특히 용접작업, 산 세척작업 등).
- 대화가 가능해야 하고, 안면부가 부드럽고, 위생적이어야 한다.
- 보관 및 세척이 편리하고, 보수가 간편해야 한다.
- 머리끈 조절이 용이하고 얼굴체형에 맞게 밀착이 잘 되어야 한다.
- 반드시 공인기관으로부터 성능에 대한 검정을 받아야 한다. 또한 인증받은 보호구를 착용했다 하더라도 보호구의 능력을 과대평가하지 말아야 한다.
- 충분한 보호계수를 가진 보호구를 선정해야 한다.
- 지속적으로 사용하여야 효과가 있다는 것을 명심해야 한다.

(2) 보호구 종류

보호구의 종류는 호흡용 보호구, 청력보호구(방음보호구), 눈보호구, 안면(얼굴)보호구, 피부보호구 등이 있다.

① 호흡용 보호구

- **방진마스크(분진, 흄 및 미스트용)**

  육안으로 확인이 가능한 석탄, 용접 흄, 납이나 카드뮴 같은 금속산화물의 흄과 분진 등이 발생되는 작업장에서 사용한다.

- **방독마스크(가스마스크)**

  방독마스크는 황산, 염산, 질산 등의 산성 물질이 배출되는 산 세척작업장에서 사용한다. 각종 복합유기화합물 등이 존재하는 도장 및 인쇄작업장, 기타 암모니아, 일산화탄소 등과 같이 눈에 보이지 않는 가스 상의 물질, 액체나 고체상태의 물질이 고온에 의해서 증발하여 발생하는 증기발생작업장 등에서 사용한다.

- **송기마스크(에어라인 마스크)**

  산소결핍의 위험성이 있는 지하 맨홀작업이나 탱크 내 청소작업 그리고 고농도의 유해물질이 존재하는 작업장 등에서 사용한다. 공기정화식은 대기 중 산소가 충분한 곳에서만 사용해야 하며, 산소가 부족한 곳이나 유해물질의 유해성이나 농도를 모르는 경우, 또는 농도가 즉시 생명에 위태로울 정도인 경우에는 반드시 공기공급식 보호구를 사용해야 한다.

② 청력보호구(방음보호구)

청력보호구는 작업환경에서 발생하는 소음이 인체 내에 들어오는 것을 막아 주는 보호구로서 많이 사용되는 보호구 중의 하나이다. 「산업안전보건법」상 일반적으로 80dB(A) 이상의 소음작업장이나 해머작업 같은 충격음을 유발하는 곳에서는 반드시 착용해야 한다. 통상적으로 귀마개는 고주파에서 25~35dB(A) 정도, 귀덮개는 35~45dB(A) 정도의 차음효과가 있다.

- 귀마개

  귀마개는 외이도(귀속)에 직접 삽입하여 소음을 차단해 주는 것이다. 귀마개를 착용하면 사람들과의 대화에 방해되므로 사람의 회화영역인 1,000Hz 이하의 주파수 영역에서는 25~35dB의 차음효과를 유지해야 한다.

- 귀덮개

  귀덮개는 통신용 헤드폰과 비슷하게 귀 전체를 덮어 주는 형태로 되어 있기 때문에 귀마개에 비해서 차음효과가 더 크며, 충격음 같은 고음역의 방음에 적당하다. 특히, 귀마개를 착용하고서 귀덮개를 착용하면 추가로 3~5dB(A)의 감음효과가 있으므로 115dB 이상의 고음 작업장에서는 두 가지(귀마개+귀덮개)를 동시에 착용할 필요가 있다.

③ 눈보호구

눈보호구는 먼지나 이물질로부터 눈을 보호하기 위하여 착용하는 보호구이다. 주로 적외선, 가시광선, 자외선 등의 유해광선이 문제되는 용해, 주조, 용접 작업장과 산이나 알칼리같이 화학물질이 눈에 튀어 들어갈 수 있는 작업 등에서 착용해야 한다. 눈보호구에는 먼지나 화학물질 같은 이물질로부터 눈을 보호해 주는 보안경과 유해광선을 차단해 주는 차광안경의 두 가지가 있다.

④ 안면보호구

안면보호구는 여러 가지 이물질과 유해광선으로부터 눈을 포함하여 얼굴 전체를 보호해야 할 용접작업장, 외부 파편이나 화학물질이 안면에 튀어 상처를 입을 염려가 있거나 피부로 흡수될 가능성이 있는 작업장에서 사용한다. 주로 일반작업 및 용접작업 시 생기는 파편으로부터 얼굴을 보호하기 위하여 쓰거나 유해광선 정도가 약하여 차광할 정도가 아니거나 또는 보안경을 착용했으나 얼굴을 보호해야 할 때 착용하는 일반보호면과 아크용접 또는 절단작업 시 유해광선이나 파편으로부터 안면을 보호하기 위하여 착용하는 용접보안면이 있다.

⑤ **피부보호구**

피부보호구는 신체의 일부 또는 전체에 착용하는 것이다. 주로 도장작업, 산 세척작업, 고열작업처럼 작업장에서 사용하는 유해물질이 직접 피부에 접촉하거나 혹은 작업자의 작업복에 심한 오염을 일으킬 염려가 있을 때, 고열로부터 몸을 보호하고자 할 때 많이 이용한다. 종류는 앞치마, 장갑, 장화같이 신체의 특정부위를 보호할 수 있는 것과 온몸을 전부 둘러싸 인체를 전면적으로 보호해 주는 형태(보호의), 작업 시의 방열복, 한랭작업 시의 방한복, 산이나 알칼리 · 가스 · 강한 산화제 등으로부터의 피부장애를 막아 주는 일반 작업복(위생복) 등이 있다.

4. 유해물질의 관리

1995년 1월 공포 개정 「산업안전보건법」 제41조에 물질안전보건자료(MSDS) 작성 · 비치 규정을 신설하여 1996년 7월 1일부터 시행하고 있다. MSDS 제도는 유해화학물질의 생산자, 공급자 또는 수입업자가 취급하는 화학물질의 안전 및 보건에 관련된 정보를 기록하고 그 정보를 사용자 또는 취급자에게 제공하는 제도이다. MSDS는 이해 가능하고 정확한 최신 정보를 포함해야 하고 작성항목은 물리화학적 특성, 독성정보, 폭발 및 화재시의 대처법, 응급조치 요령 및 기타 고용노동부장관이 정하는 사항 등이다.

사업주는 당해 사업장 근로자들에게 MSDS 관련 교육을 실시하여야 한다. 교육 내용으로는 「산업안전보건법」에 따른 MSDS 제도 개요, 작업장 내의 대상 화학물질의 종류와 유해성, 작업장 내의 대상 화학물질의 누출 또는 취급 근로자 노출을 알아내는 방법, 긴급대피요령, 각종 응급처치 방법 등이 있다. 교육실시 시기로는 새로운 대상물질을 취급시키기 위한 경우, 신규 채용하여 대상 화학물질 취급작업 종사자의 경우, 작업을 전환하여 대상 화학물질 노출작업 종사자가 되는 경우, 대상 화학물질을 운반 또는 저장담당하게 하는 경우, 기타 대상 화학물질로 인해 사고발생의 우려가 판단되는 경우에 실시하게 된다.

MSDS는 화학물질의 안전한 사용을 위한 설명서로서 건강장해를 유발하는 화학물질의 유해성 · 위험성 정보, 응급처치 요령, 취급방법 등 16가지 항목들로 이루어져 있다.

MSDS 대상물질을 제조 또는 수입하는 자는 산업안전보건법에 의해 제조, 수입전에 물질안전보건자료를 작성하여 산업안전공단에 제출하여야 한다. MSDS 대상물질을 양도하거나 제공하는 자는 이를 양도 또는 제공받는 자에게 MSDS를 제공해야 하고 MSDS 대상물질을 담은 용기와 포장에 한글로 작성한 경고표시를 해야 한다. 경고표시에는 제품명, 화학물질 분류에 따라 유해 · 위험 내용을 알리는 그림문자, 유해 · 위험의 심각성 표시, '위험' 또는 '경고' 문구, 화학물질분류에 따라 유해 · 위험을 나타내는 문구, 화학물질에 노출 또는 부적절한 저장 및 취급 등으로 발생하는 유해 · 위험을 막는 주요 유의사항(예방조치문구), MSDS 대상물질의 제조자 또는 공급자 이름과 전화번호 등 공급자 정보를 포함하고 있다. 유해 · 위험 방지 그림문자를 사용하는 경우 GHS(Globally Harmonized System of Classification and Labelling of Chemicals), 즉 화학물질 분류표시 세계조화시스템으로 전 세계적으로 통일된 형태의 경고표지와 MSDS로 정보를 전달하는 것을 사용한다.

사업주는 MSDS를 취급하는 근로자가 쉽게 볼 수 있는 장소에 물질안전보건자료를 게시하거나 갖추어 두어야 한다. 그리고 MSDS 대상물질을 취급하는 공정별로 관리요령을 게시해야 한다. 또한 사업주는 MSDS 대상물질을 취급하는 근로자의 안전과 보건을 위해 해당 근로자를 교육하는 등 적절한 조치를 취해야 하고 사업장에서 사용하는 MSDS 대상물질을 담은 용기의 경고표지를 확인함은 물론 경고표지가 없는 경우 경고표지를 부착해야 한다.

1) 작업환경의 측정관리

「산업안전보건법」 제41조에 의하여 사업장의 소음, 분진, 유해화학물질 등의 유해인자에 근로자가 얼마나 노출되는지를 측정하고 평가하여 유해작업장의 시설 및 설비를 개선하는 등 근로자 보호대책을 마련함으로서 쾌적한 작업장을 조성하고 근로자의 건강을 보호하며 궁극적으로 생산성 향상에 기여하기 위함이다.

작업환경측정을 해야 하는 사업장은 상시근로자 1인 이상 고용사업장으로 소음, 분진(7종), 고열, 금속가공유, 화학물질(182종), 화학적 인자(유기화합물 114종, 금속류 24종, 산 및 알칼리 17종, 가스상태 물질류 15종, 영 제88조에 따른 허가 대상 유해물질 12종), 물리적 인자2종, 분진7종, 그 밖에 고용노동부장관이 정하여 고시하는 유해인자 등에 노출되는 근로자가 존재하는 사업장이다.

작업환경측정주기 및 회수(산업안전보건법 시행규칙 제190조)는 ① 사업주는 작업장 또는 작업공정이 신규로 가동되거나 변경되는 등으로 제186조에 따른 작업환경측정대상 작업장이 된 경우 그 날부터 30일 이내 작업환경측정을 하고 그 후 반기(半期)에 1회 이상 정기적으로 작업환경을 측정하여야 한다. 다만, 작업환경측정결과가 다음 각 호의 어느 하나에 해당하는 작업장 또는 작업공정은 해당 유해인자에 대해 그 측정일부터 3개월에 1회 이상 작업환경측정을 해야 한다.

- 별표21 제1호에 해당하는 화학적 인자(고용노동부장관이 정하여 고시하는 물질만 해당한다)의 측정치가 노출기준을 초과하는 경우
- 별표21 제1호에 해당하는 화학적 인자(고용노동부장관이 정하여 고시하는 물질은 제외한다)의 측정치가 노출기준을 2배 이상 초과하는 경우

② 제1항에도 불구하고 사업주는 최근 1년간 작업공정에서 공정 설비의 변경, 작업방법의 변경, 설비의 이전, 사용 화학물질의 변경 등으로 작업환경측정결과에 영향을 주는 변화가 없는 경우로서 다음 각 호의 어느 하나에 해당하는 경우에는 해당 유해인자에 대한 작업

환경측정을 연(年) 1회 이상 할 수 있다. 다만, 고용노동부장관이 정하여 고시하는 물질을 취급하는 작업공정은 그렇지 않다.

- 작업공정 내 소음의 작업환경측정 결과가 최근 2회 연속 85dB 미만인 경우
- 작업공정 내 소음외의 다른 모든 인자의 작업환경측정 결과가 최근 2회 연속노출기준 미만인 경우

작업환경측정자는 고용노동부에서 지정받은 측정기관이나 그 사업장에 소속된 사람 중 산업위생관리산업기사 이상의 자격을 가진 자가 실시할 수 있다. 측정방법은 개인시료포집방법(측정기기를 근로자 몸에 부착하여 호흡기 위치에서 측정, 30cm 거리)을 원칙으로 한다. 다만 유해물질발생원 파악, 작업환경개선의 효과측정 및 개인시료포집이 불가능한 경우 지역시료포집방법을 사용할 수 있다. 측정결과 노출기준 미만은 현재의 작업상태를 유지, 노출기준 초과가능 시에는 재측정, 시설과 설비 등 작업방법의 점검 후 개선 및 적정보호구 지급실시, 노출기준초과는 시설과 설비 등에 대한 개선대책 수립 시행과 적정보호구 지급조치 등을 취해야 한다.

사업주는 작업환경측정결과를 해당 작업장의 근로자에게 알려야 한다. 사업주는 산업안전보건위원회 근로자대표의 요구가 있을 경우 작업환경측정결과에 대한 설명회 등을 개최해야 한다. 시설과 설비 등에 대한 개선계획 수립 또는 건강진단실시 등의 조치를 해야 하고 개선 후 이행 여부 확인 시 근로자 대표가 참여하게 해야 한다.

2) 작업환경의 개선방안

산업간호사는 작업환경을 파악하기 위하여 체크리스트(checklist)를 작성하여 사용할 수 있다. 포함항목들로는 건물구조, 건물유지, 전기, 온열 및 환기, 기계상태, 화학물질, 소음 및 화재대책 등이다. 산업간호사는 현장순회를 통하여 발견된 작업환경에 따라 환경지도를 작성하여 건강관리실과 산업장에 부착하여 유해물질관리를 할 수 있다. 산업장 환경지도 포함항목들은 다음과 같다.

- ■ 유해물질이 노출되어 있는 곳
- ■ 사고발생 위험이 있는 곳
- ■ 붕괴위험이 있는 곳
- ■ 화재위험이 있는 곳
- ■ 위생상태가 불량한 곳

산업간호사는 작업공정에 따라 근로자가 어떤 유해환경에 노출되기 쉬운지, 유해환경으로 어떤 건강문제가 발생가능한지 파악하도록 한다. 예를 들어, 제품검사공정 근로자는 시력검사를 자주 실시하고, 소음발생 작업장은 수시로 보호구착용 여부 및 보호구착용 시 문

제점 등을 파악해야 한다.

산업간호사는 발견된 건강문제나 작업장 유해요인에 관해 안전관리자 또는 안전보건관리 담당자 등 관리자와의 모임을 통해 시설변경, 작업부서전환 등의 대책이 마련될 수 있도록 해야 한다.

제5절 근로자의 건강관리

근로자는 작업환경과 관련된 다양한 유해인자에 노출됨에 따라 직업성 질환이 발생할 수 있는 위험에 노출된다. 산업간호사는 산업안전보건법에 명시된 건강진단의 종류와 시행시기 및 검사 내용을 파악하여 그 결과를 평가하고 근로자 건강관리에 활용한다. 1인 이상의 근로자를 사용하는 사업주는 근로자의 일반질병 및 직업성 질환을 예방하고 작업 및 환경을 건강보호·유지에 적합하도록 관리하기 위하여「산업안전보건법」과「산업안전보건법 시행규칙」및 근로자건강진단실시 기준에서 정한 바에 따라 근로자 건강진단을 실시하여야 한다.

1. 건강진단

1) 건강진단의 목적

근로자 건강진단의 목적은 크게 세 가지로 분류할 수 있다(표 9-23).

- 근로자의 질병, 건강장해를 일으킬 수 있는 소인을 갖고 있는 근로자의 발견
- 직업성 질환 및 건강장해에 대한 조기발견
- 일반질환의 조기발견

표 9-23 근로자 건강진단의 실시목적과 절차

종류	실시목적	건강문제
배치 전 건강진단	유해인자(179종) 노출업무 신규배치 근로자의 기초건강자료 추가 확보 및 해당 노출업무에 대한 배치적합성 평가	1차 검사(필수검사): 대상 근로자 전체 2차 검사(선택검사): 1차 검사에서 의심소견이 있거나 결과판정이 곤란한 근로자
일반건강진단	근로자의 건강 보호·유지 및 주기적인 업무적합성 평가	
특수 건강진단	유해인자(179종) 노출업무 종사근로자의 직업병 예방 및 해당 노출업무에 대한 주기적인 업무적합성 평가	
수시 건강진단	유해인자노출업무 종사근로자가 호소하는 직업성 천식, 피부질환, 기타 건강장해의 신속한 예방 및 해당 노출업무에 대한 업무적합성 재평가	
임시 건강진단	직업병 집단발생 예방 및 직업병 발생부서 근로자의 긴급한 건강 보호·유지	

출처: 고용노동부(2022). 근로자건강진단실시기준.

2) 건강진단의 구분

근로자 건강진단의 구분은 배치 전 건강진단, 일반 건강진단, 특수 건강진단, 수시 건강진단, 임시 건강진단, 건강관리 수첩소지자 건강진단으로 나뉘어진다(표 9-24, 그림 9-15).

표 9-24 우리나라 근로자 건강진단의 구분

구분	배치 전 건강진단	일반 건강진단	특수 건강진단	수시 건강진단	임시 건강진단	건강관리수첩 소지자
검진시기	신규 배치 전	사무직: 1회/2년 생산직: 1회/1년	주기적	작업 관련 증상을 호소하는 경우	지방노동관서에서 명령하는 경우와 증상이 발생하는 경우	유해부서 근로자 이 · 퇴직 후 1년에 1회
검진대상	유해부서 배치되는 자	상시 근로자	유해부서에 근로자	작업 관련 증상 호소자	당해근로자 또는 동일부서 근로자	석면 등 11종의 유해부서 근로자
실시 목적	적합성 배치, 기초 건강자료 축적	모든 질환 조기진단	직업병 조기 진단		집단 직업병 발생 예방	만성 직업성 질환 예방
검진항목	1차, 2차 검사항목	필수검사항목+선택검사항목(해당과목)을 통합하여 1회에 실시하거나 필수검사항목 검사 후 선택검사항목 실시				-
비용부담	사업주(국민건강보험)	사업주				한국산업안전공단

출처: 고용노동부(2022). 근로자건강진단실시기준.

(1) 배치 전 건강진단

배치 전 건강진단은 근로자가 특정 근무부서에 처음 배치되거나 재직 중인 근로자가 타 부서로 재배치되기 전에 해당부서에의 건강상(신체적, 심리적) 적성 여부를 평가하기 위해 특수 건강진단 대상 업무 또는 법정 유해인자 노출 부서의 근로자를 대상으로 사업주가 실시하는 건강진단이다. 이러한 배치 전 건강진단 결과는 근로자의 건강자료의 기초가 되는데, 향후 종사할 작업이 적절할 것인지 결정하는데 정보가 되며 유해인자 노출부서의 근로자에 대한 기초건강자료로 활용하여 배치 부서의 의학적 적합성 평가를 위하여 실시한다. 타 건강진단을 받고 6개월이 경과하지 않은 경우 실시하지 않는다.

(2) 정기건강진단

① 일반건강진단

일반건강진단은 상시 근로자의 건강관리를 위하여 사업주가 주기적으로 질병의 조기발견, 적절한 사후관리, 신속한 치료, 근로자의 건강 유지 · 보호 등을 목적으로 실시한다. 사무직 근로자는 2년에 1회 이상, 그 외 사업장 근로자는 1년에 1회 이상 실시

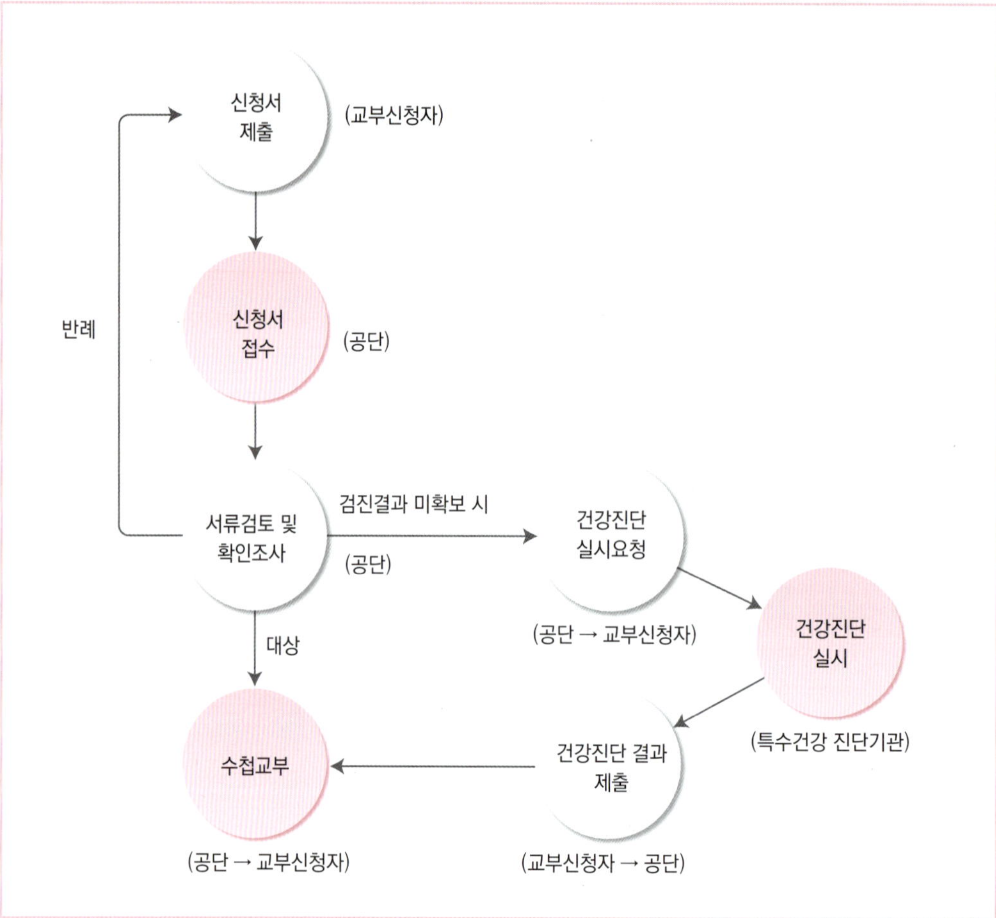

그림 9-15 건강관리수첩 교부방법과 건강관리 수첩 소지자 건강진단 실시 방법

출처: 한국산업안전공단 사업안내(2018).

한다. 작업장 배치 후 근로자의 건강상태를 정기적으로 파악하고 조기 관리할 수 있도록 근로자를 질병으로부터 보호하기 위해 사업주가 비용을 부담하여 시행한다. 일반 건강진단은 만성질환 및 성인병을 대상으로 조기발견 및 관리를 위해 실시하며, 검사항목은 과거병력, 작업경력 및 자각, 타각증상(시진, 촉진, 청진, 문진), 혈압, 혈당, 요당, 요단백, 빈혈검사, 체중, 시력, 청력, 흉부 X선 간접촬영, 혈청 SGOT, SGPT, 총콜레스테롤 등으로 구성되어 있다.

② 특수건강진단

특수건강진단은 특수건강진단 대상 업무 종사자, 법정유해인자에 노출되는 근로자를 대상으로 사업주가 비용을 부담하여 실시하며, 지방노동관서의 장이 지정한 특수건강진단 기관에서 실시한다. 검진 대상 근로자 중 직업병에 의심이 있는 자를 선별하기 위한 것이며, 2차 건강진단은 1차 건강진단 결과 건강이상자(요주의자)와 직업병

여부의 최종적 판정기준을 확인하기 위해 실시한다. 특수 건강진단의 대상이 되는 유해인자는 「산업안전보건법 시행규칙」 별표22에 제시되어 있으며 표 9-25와 같다. 유해인자에 따른 건강진단의 실시시기 및 주기는 표 9-26과 같다.

표 9-25 특수 건강진단 대상 유해인자

분류	유해인자 종류	종류
화학적 인자	유기화합물	109종
	금속류	20종
	산 및 알칼리류	8종
	가스 상태 물질류	14종
	산업안전보건법에 따른 허가대상물질	12종
	금속가공유(미네랄 오일 미스트: 광물유)	1종
분진	곡물 분진, 광물성 분진, 면 분진, 목재 분진, 용접 흄, 유리섬유, 석면 분진	7종
물리적 인자	소음, 진동, 방사선, 고기압, 저기압, 유해광선(자외선, 적외선, 마이크로파 및 라디오파)	8종
야간작업	• 6개월간 밤 12시부터 오전 5시까지의 시간을 포함하여 계속되는 8시간 작업을 월 평균 4회 이상 수행하는 경우 • 6개월간 오후 10시부터 다음날 오전 6시 사이의 시간 중 작업을 월 평균 60시간 이상 수행하는 경우	2종

출처: 법제처(2022). 산업안전보건법 시행규칙 별표22.

표 9-26 특수 건강진단의 유해인자별 실시시기 및 실시주기

구분	유해인자의 종류	특수 건강진단 실시시기 및 실시주기	
		배치 후 첫 번째 실시시기	두 번째부터의 실시주기
1	NN-디메틸아세트아미드 N, N-디메틸포름아미드	1개월 이내	6개월
2	벤젠	2개월 이내	6개월
3	1, 1, 2, 2,-테트라클로르에탄 사염화탄소 염화비닐 아크릴로니트릴	3개월 이내	6개월
4	석면, 면 분진	12개월 이내	12개월
5	광물성 분진 목재 분진 소음 및 충격소음	12개월 이내	24개월
6	제1호 내지 제5호의 대상 유해인자를 제외한 모든 유해인자	6개월 이내	12개월

출처: 법제처(2022). 산업안전보건법 시행규칙 별표23.

③ **수시건강진단**

수시건강진단은 특수건강진단 대상 업무로 인하여 해당 유해인자로 인한 것이라고 의심되는 직업성 천식, 직업성 피부염, 그 밖에 건강장해 증상을 보이거나 의학적 소견이 있는 근로자에게 「산업안전보건법」 제130조 3항에 의거하여 실시하는 건강진단이다. 다만, 사업주가 직전 특수건강진단을 실시한 특수건강진단기관의 의사로부터 수시건강진단이 필요하지 않다는 소견을 받은 경우는 제외할 수 있다.

④ **임시건강진단**

임시건강진단은 동일부서 근로자, 동일 유해인자 노출근로자에게 유사한 질병의 자각, 타각 증상이 발생하는 경우, 직업병 유소견자가 발생하거나 다수 발생할 우려가 있는 경우, 기타 지방 노동관서의 장이 필요하다고 판단하는 경우 중 하나에 해당하는 경우, 유해인자에 의한 중독, 질병의 이환 여부, 질병의 발생 원인을 확인하기 위해 지방노동관서 장의 명령으로 사업주가 비용을 부담하여 실시하는 건강진단을 말한다.

(3) 건강진단의 실시결과 보고 및 조치

사업주는 배치 전 건강진단, 특수건강진단, 수시건강진단 및 임시건강진단을 실시하고 건강진단기관으로부터 결과를 송부받은 때에는 지체 없이 특수건강진단결과표를 작성하고 이를 관할 지방노동관서의 장에게 보고해야 한다. 배치 전 건강진단의 결과는 특수건강진단의 결과 보고 시 함께 보고가 가능하다. 건강진단결과에서 일반질병 또는 직업병유소견자가 발견된 경우에는 당해 근로자에 대하여 이행한 사후관리조치를 건강진단기관으로부터 송부 받은 질병유소견자 사후관리조치소견서에 기록한다. 이를 송부 받은 날부터 30일 이내에 관할 지방노동관서의 장에게 보고해야 한다. 건강진단기관으로부터 받은 결과는 30일 이내에 개별근로자 및 사업주에게 통보한다. 관할 지방노동관서의 장으로부터 일반건강진단결과의 제출요청을 받은 사업주는 건강진단기관으로부터 송부받은 일반건강진단결과표를 30일 이내에 관할 지방노동관서의 장에게 제출해야 한다.

특수건강진단기관은 근로자에 대해 특수 건강진단 · 수시건강진단 또는 임시건강진단을 실시한 경우에는 건강진단을 실시한 날부터 30일 이내에 건강진단결과표를 지방고용노동관서의 장에게 제출해야 한다. 이 경우, 건강진단개인표 전산입력자료를 고용노동부장관이 정하는 바에 따라 공단에 송부한 경우에는 그러하지 아니하다.

① **건강관리 구분**

건강관리 구분은 근로자의 건강진단결과에 대한 사후관리조치 결정을 참고하기 위한 기준이며, 건강의 등급을 구분하는 기준은 아니다(표 9-27, 9-28). 그러므로 건강수

표 9-27 근로자의 건강진단 건강관리 구분

건강관리 구분		건강관리 구분 내용
A		건강관리상 사후관리가 필요 없는 근로자(건강한 근로자)
C	C_1	직업성 질병으로 진전될 우려가 있어 추적검사 등 관찰이 필요한 근로자 (직업병 요관찰자)
	C_2	일반질병으로 진전될 우려가 있어 추적관찰이 필요한 근로자(일반질병 요관찰자)
D_1		직업성 질병의 소견을 보여 사후관리가 필요한 근로자(직업병 유소견자)
D_2		일반 질병의 소견을 보여 사후관리가 필요한 근로자(일반질병 유소견자)
R		건강진단 1차 검사결과 건강수준의 평가가 곤란하거나 질병이 의심되는 근로자(제2차건강진단 대상자)

※ "U"는 2차건강진단대상임을 통보하고 30일을 경과하여 해당 검사가 이루어지지 않아 건강관리구분을 판정할 수 없는 근로자
출처: 고용노동부(2022). 근로자 건강진단 실시기준.

표 9-28 야간작업 근로자의 특수건강진단 건강관리 구분

건강관리 구분	건강관리 구분 내용
A	건강관리상 사후관리가 필요 없는 근로자(건강한 근로자)
C_N	질병으로 진전될 우려가 있어 야간작업 시 추적관찰이 필요한 근로자(질병 요관찰자)
D_N	질병의 소견을 보여 야간작업 시 사후관리가 필요한 근로자(질병 유소견자)
R	건강진단 1차 검사결과 건강수준의 평가가 곤란하거나 질병이 의심되는 근로자(제2차건강진단 대상자)

출처: 고용노동부(2022). 근로자 건강진단 실시기준.

준을 평가하기 위해서는 건강진단 구분 외에도 많은 의학적 정밀검사를 추가로 실시해야 한다.

② 사후관리조치

사업주는 건강진단 의사의 소견에 따라 필요한 보건지도 및 사후관리조치를 실시하고, 30일 이내에 관할 지방노동관서의 장에게 제출해야 한다. 근로자는 자신의 건강보호 · 유지를 위하여 건강진단 의사의 소견에 따라 사업주가 실시하는 보건지도 및 사후관리조치에 따라야 한다(표 9-29). 건강진단 결과에 따른 사후관리조치는 다음과 같다. 건강상담 및 건강증진, 보호구 지급, 교체 및 착용지도, 추적검사, 건강진단 재실시 등 개별적 사후관리조치와 보건교육, 주기단축(동일공정, 작업 전체), 작업환경 측정, 작업환경, 기술 등 집단적 사후관리조치 등이 있다.

표 9-29 근로자 건강진단 사후관리조치

구분	사후관리조치 내용[1]
0	필요없음
1	건강상담[2)]( )
2	보호구지급 및 착용지도( )
3	추적검사[3)]( )검사항목에 대하여 20 년 월 일경에 추적검사가 필요
4	근무 중 ( )에 대하여 치료
5	근로시간 단축( )
6	작업전환( )
7	근로제한 및 금지( )
8	산재요양신청서 직접 작성 등 해당 근로자에 대한 직업병확진의뢰 안내[4]
9	기타[5)]( )

1) 사후관리조치 내용은 한 근로자에 대하여 중복하여 판정할 수 있음
2) 생활습관 관리 등 구체적으로 내용 기술
3) 건강진단의사가 직업병 요관찰자(C_1), 직업병 유소견자(D_1) 또는 "야간작업" 요관찰자(C_N), "야간작업" 유소견자(D_N)에 대하여 추적검사 판정을 하는 경우에는 사업주는 반드시 건강진단의사가 지정한 검사항목에 대하여 지정한 시기에 추적검사를 실시하여야 함
4) 직업병 유소견자(D_1) 중 요양 또는 보상이 필요하다고 판단되는 근로자에 대하여는 건강진단을 한 의사가 반드시 직접 산재요양신청서를 작성하여 해당 근로자로 하여금 근로복지공단 관할지사에 산재요양신청을 할 수 있도록 안내하여야 함
5) 교대근무 일정 조정, 야간작업 중 사이잠 제공, 정밀업무적합성평가 의뢰 등 구체적으로 내용 기술

출처: 고용노동부(2022). 근로자 건강진단 실시기준.

③ 업무수행 적합 여부

특수건강진단 실시결과를 사업주 및 근로자가 이해하도록 도와주는 기준으로 일반질병 유소견자(D_2), 직업병 유소견자(D_1)로 판정받은 근로자에 대하여 반드시 판정을 적용해야 하며 업무 수행 적합여부 판정사항은 네 단계로 구분한다(표 9-30).

표 9-30 업무수행 적합 여부 판정

구분	업무수행 적합 여부 내용
가	건강관리상 현재의 조건하에서 작업이 가능한 경우
나	일정한 조건(환경개선, 보호구착용, 건강진단주기의 단축 등)하에서 현재의 작업이 가능한 경우
다	건강장해가 우려되어 한시적으로 현재의 작업을 할 수 없는 경우(건강상 또는 근로조건상의 문제가 해결된 후 작업복귀 가능)
라	건강장해의 악화 또는 영구적인 장해의 발생이 우려되어 현재의 작업을 해서는 안 되는 경우

출처: 고용노동부(2022). 근로자 건강진단 실시기준.

④ **건강진단 결과 보존**

사업주는 건강진단 결과표 및 근로자가 제출한 건강진단 결과를 증명하는 서류를 5년간 보존해야 한다. 다만, 고용노동부장관이 정하여 고시하는 물질을 취급하는 근로자에 대한 건강진단 결과의 서류 또는 전산입력 자료는 30년간 보존해야 한다.

(4) 건강진단의 유의사항

① **건강진단 시기 및 기간 준수**

사업주는 신규채용 및 기존 근로자에 대하여 정해진 시기 및 기간을 준수하여 근로자의 건강진단을 실시해야 하며, 대상 근로자가 누락되는 일이 없도록 해야 한다. 일반 건강진단에 해당하는 건강진단을 국민건강보험공단의 직장가입자가 받고자 하는 경우에는 근로자가 동일한 건강진단기관에서 「산업안전보건법」이 정하고 있는 주기에 맞추어 동시에 실시하는 것이 바람직하다. 사업주는 당해 사업자의 근로자에게 건강진단이 누락되지 않고 실시될 수 있도록 사내 안전 · 보건관리 규정 또는 취업규칙에 건강진단 실시시기를 명시한다. 당해 사업장의 특수 건강진단을 실시하는 경우, 특수 건강진단 실시 3일 전까지 특수 건강진단기관으로부터 일반 건강진단의 제2차 건강진단 대상근로자 또는 특수 건강진단의 추가 선택검사항목 대상 근로자의 명단을 통보받은 날로부터 30일 이내에 해당 근로자가 제2차 건강진단 또는 추가 선택검사항목 검사를 받을 수 있도록 안내한다.

② **건강진단 결과 교부**

사업주는 건강진단기관으로부터 당해 사업장 근로자의 건강진단 개인표를 송부 받은 때에는 지체없이 개별 근로자에게 교부해야 한다. 건강관리 구분에서 질병 유소견자 판정을 받은 근로자에 대해 건강진단기관이 직접 실시결과를 설명하고 건강상담을 실시하도록 한다.

사업주는 건강진단 개인표에 제시된 건강진단 의사의 소견에 따라 개별근로자에 대한 건강보호 · 증진에 필요한 적절한 보건지도 및 사후관리조치를 실시해야 한다. 본인의 동의 없이 개별근로자의 건강진단 실시결과가 공개되지 않도록 정보를 관리한다.

③ **근로자의 건강진단 및 사후관리 의무**

근로자는 사업주가 「산업안전보건법」에 의해 실시하는 근로자 건강진단을 받아야 한다. 사업주가 지정한 의사의 건강진단을 희망하지 아니한 경우에는 다른 의사에게 법적 기준을 충족하는 건강진단을 받아서 그 결과를 증명 서류로 제출할 수 있다. 이때 실시된 건강진단의 비용은 사업주가 부담한다. 근로자는 건강진단 의사가 제시한 소견에 따라 사업주가 실시하는 보건지도 및 사후관리조치에 따라야 한다.

3) 건강관리실

건강관리실은 근로자에게 신체적 · 정신적 · 사회적 안위를 제공하고, 응급처치 및 일반적인 건강서비스를 제공하는 장소이며 다양한 건강관리프로그램을 기획하는 곳이다. 사업주는 근로자의 건강관리와 안전을 위해 보건관리를 위한 필요시설 및 장비를 지원하고, 의사 또는 간호사를 고용해야 한다. 사업주는 사업장 내에 근로자가 쉽게 방문할 수 있고, 채광이 잘 되는 곳에 수도, 침대, 냉 · 난방 시설, 전화 및 응급처치용 물품이 구비된 상담실과 처치실이 구비된 적당한 면적의 건강관리실을 확보해야 한다.

(1) 건강관리실 비품 및 설비

건강관리실의 기본 시설은 상 · 하수도시설, 냉 · 난방시설, 직통전화시설, 요양시설(침대 및 침구) 등이다. 비품 및 장비는 자외선 소독기, 냉장용 의약품 보관을 위한 냉장고, 상담용 소파, 약장, 책장, 기구장, 건강진단 카드장, 사무용 책상, 캐비넷, 드레싱 카트, 진찰대, 진찰 의자, 처치용 의자, 대기용 의자, 환자용 들것, 온 · 습도계, 가습기, 안보기, 안마기, 쓰레기통, 주전자, 컵, 칸막이, 구급낭, 더운물 주머니, 얼음 주머니, 홍보용 게시판, 보건교육용 기구 등이 갖춰져야 한다. 검사도구로는 혈압계, 체온계, 시력표, 색신표, 청진기, 설압자, 이비경, 체격 검사용 기구, 전기스탠드, 소변검사용 스틱, 펜 라이트, 해머 등이 구비되어 있어야 하고, 외상처치용 재료인 붕대(대, 중, 소), 탄력붕대, 탈지면, 반창고, 일회용 반창고, 거즈, 생리식염수, 약품 및 기구, 환경위생관리 장비, 구급 처치함, 각종 보호구 등이 구비되어 있어야 한다.

(2) 건강관리실 운영

간호사는 건강관리실 관리를 효과적으로 하기 위하여 비용, 사용 기자재의 유용성, 구조적 문제 등을 조언해야 한다. 건강관리실은 작업장의 중심에 위치하고 근로자의 보행과 이동수단을 통한 근로자 운송이 용이한 곳에 위치해야 한다. 산업간호사는 근로자의 상태를 정확히 판단하여 투약 및 처치를 할지, 상담과 교육을 할지, 타 기관에 의뢰할지를 결정한다. 또한 건강관리실에서 제공된 일체의 간호내용과 보건교육 내용을 정확히 기록하여 보관한다. 가구 구입 시에는 물건의 사용 목적과 높이, 단단함과 편안함을 지니고 있는지, 이동하기 편리한 것인지를 고려한다. 근로자가 건강관리실을 방문한 것 자체가 보건교육이 될 수 있도록 건강관리실에 포스터, 사진, 소책자, 홍보물 등을 전시하여 볼 수 있도록 한다. 근로자의 계속적인 건강관리를 위해 건강관리실을 주기적으로 방문해야 할 때, 다음 방문 날짜를 알려주고 해당 날짜를 기록했다가 근로자가 약속한 날짜에 오지 않았을 경우에는 그 이유를 조사하여 추후관리를 하는 것이 중요하다. 건강관리실의 설비, 약품, 재료 등이 계속 유지, 공급되도록 점검하고 관리한다. 건강관리실은 언제나 위생적이고 청결하게 유지하도록 한다. 보건관리자인 산업간호사는 건강관리실 운영에 중요한 예산편성을 직접하여 예산내역과 필요성을 상사에게 이해시켜야 한다. 건강관리실의 업무를 전산화하고 직제를 전문화시켜 운영하는 것이 필요하다.

(3) 기록 및 보고

기록의 종류에는 정기적인 기록(보건관리일지, 간호일지, 건강상담일지, 현장순회일지, 위생점검일지, 보호구관리대장, 비품대장), 통계기록, 작업환경측정 결과표, 산재요양신정서 등 법적으로 요구되는 건강 관련 기록이 있다. 정확하고 간단하게 기록해야 하며 조직성을 갖추기 위해 통일한다. 모든 활동이 끝난 직후 즉시 기록하며 반드시 기록자의 서명을 한다. 기록의 보관기간을 엄수하며 반드시 비밀을 유지한다. 「산업안전보건법」에 따른 보고서의 보존기간은 5년으로 정하고 있으나, 바람직한 보존기간은 30~75년이다. 발암성 물질을 취급하는 근로자에 대한 향후 건강판정의 기초자료로 제시되기 위함이다.

건강관리실 또는 간호사를 방문한 사람에 대한 내용 기록 시 포함 사항

- 방문 날짜와 시간
- 주관적인 자료(방문 이유)
- 객관적인 자료
- 사정, 진단, 계획, 수행 및 평가와 수정

보고는 산업간호사가 사업장에서 한 일을 간단히 요약하여 사업의 분석 및 평가를 하는 것이다. 보고의 목적은 일정한 기간에 주어진 사업의 종류와 양, 목표에 도달하는 경과를 설명하고, 근로자의 건강상태를 파악하여 연구 자료의 제공과 사업의 계획에 참고하기 위한 기초자료로 제공된다.

보고방법은 정기 보고로서 일일보고, 월말보고, 연말보고, 구두보고가 있으며, 서면으로 제출한다.

보상회의에서 제시할 근로자의 자료

- 업무와 관련된 손상 및 질병을 보고한 서식
- 보상자로 결정하는데 요구되는 자료
- 반드시 보고되어야 하는 질병과 손상의 형태
- 근로자의 건강에 대한 기록에서 복사한 보고 자료 보유

2. 직업병

1) 직업병 정의

직업 관련성 질병과 직업병은 '직업과 관련하여 발생되는 모든 건강상의 문제'를 광의의 직업병으로 정의하며, 원인과 관련성 여부가 불확실한 것을 흔히 직업 관련성 질환이라 한다. 협의의 직업병 개념은 '직업, 즉 노동과정이 원인적으로 연관되어 있는 질병'을 말한다. 직업과 관련하여 발생되는 질병을 지칭하는 용어로는 업무상 상병, 직업성 질환, 직업병, 작업 관련성 질환 등을 들 수 있다. 직업병은 작업환경 중에 노출되는 유해 화학물질과 물리적 인자 또는 생물학적 인자에 의해 발생하는 질병으로, 노동과정과 질병발생의 원인적 관계가 확실한 질병을 의미한다. 1919년 ILO 창설 당시 공인된 직업병은 탄저병이었으며, 1925년 ILO 최초의 근로자 보상협정서에 게시된 직업병은 3종이었고, 1964년 직업병의 범위를 보다 확대하여 제안했다. 우리나라의 경우 「산업안전보건법」에 유기용제 54종, 특정화학물질 42종, 금속 및 중금속 11종, 분진 3종, 물리적 인자 8종, 기타 유해인자 1종 등 유해물질별로 직업성 질환 원인물질이 열거되어 있다. 업무상 상병은 재해성 질병과 직업성 질병으로 구분할 수 있다. 재해성 질병은 급성중독처럼 시간적으로나 장소적으로 한정된 돌발사건에 의하여 야기되는 건강장해로, 작업교대시간 이내에 발생하며 재해라는 돌발 사건의 유무를 보는 동시에 재해의 성질, 강도, 작용부위, 시간경과, 작업환경, 작업조건, 증상의 경과, 임상검사를 동원하여 판단하므로 비교적 용이하다. 직업성 질병은 만성중독처럼 직업생활을 계속하는 동안에 건강장해가 축적 · 가중되어 발병 · 진행하는 질병으로, 비교적 오랜 발병과정을 갖고 있기에 업무와의 인과관계를 판단하기가 어려우며, 그 판단을 위해서는 의사의 명확한 진단이 필수 불가결하다. 전제조건으로 유해물 피폭 정도나 유해작업의 내용, 강도, 폭로시간을 알아야 인과관계를 통한 진단이 가능하다. 업무상 질병의 범위(근로기준법 제44조 제1항 관련)는 다음과 같다(Box 9-2).

Box 9-2 업무상 질병의 범위

가. 업무상 부상으로 인한 질병

나. 물리적 요인으로 인한 질병

1) 엑스선, 감마선, 자외선 및 적외선 등 유해방사선으로 인한 질병
2) 덥고 뜨거운 장소에서 하는 업무 또는 고열물체를 취급하는 업무로 인한 일사병, 열사병 및 화상 등의 질병
3) 춥고 차가운 장소에서 하는 업무 또는 저온물체를 취급하는 업무로 인한 동상 및 저체온증 등의 질병
4) 이상기압 하에서의 업무로 인한 감압병 등의 질병
5) 강렬한 소음으로 인한 귀의 질병
6) 착암기 등 진동이 발생하는 공구를 사용하는 업무로 인한 질병
7) 지하작업으로 인한 안구진탕증

Box 9-2 업무상 질병의 범위(계속)

다. 화학적 요인으로 인한 질병

1) 분진이 발생하는 장소에서의 업무로 인한 진폐증 등의 질병
2) 검댕 · 광물유 · 옻 · 타르 · 시멘트 등 자극성 성분, 알레르겐 성분 등으로 인한 봉와직염, 그 밖의 피부 질병
3) 아연 등의 금속흄으로 인한 금속열
4) 산, 염기, 염소, 불소 및 페놀류 등 부식성 또는 자극성 물질에 노출되어 발생한 화상, 결막염 등의 질병
5) 다음의 물질이나 그 화합물로 인한 중독 또는 질병: 납, 수은, 망간, 비소, 인, 카드뮴, 시안화수소
6) 다음의 물질로 인한 중독 또는 질병
   가) 크롬 · 니켈 · 알루미늄 · 코발트
   나) 유기주석
   다) 이산화질소 · 아황산가스
   라) 황화수소
   마) 이황화탄소
   바) 일산화탄소
   사) 벤젠 또는 벤젠의 동족체와 그 니트로 및 아미노 유도체
   아) 톨루엔, 크실렌 등 유기용제
   자) 사) 및 아) 외의 지방족 또는 방향족의 탄화수소화합물
   차) 2)부터 5)까지 및 6)가)부터 자)까지의 화학적 요인 외의 독성 물질, 극성 물질, 그 밖의 유해화학물질

라. 생물학적 요인으로 인한 질병

1) 환자의 검진, 치료 및 간호 등 병원체에 감염될 우려가 있는 업무로 인한 감염성 질병
2) 습한 곳에서의 업무로 인한 렙토스피라증
3) 옥외작업으로 인한 쯔쯔가무시증, 신증후군 출혈열
4) 동물 또는 그 사체, 짐승의 털 · 가죽, 그 밖의 동물성 물체, 넝마 및 고물 등을 취급하는 업무로 인한 탄저, 단독 등의 질병

마. 직업성 암

검댕, 콜타르, 콜타르피치, 정제되지 않은 광물유, 6가 크롬 또는 그 화합물, 염화비닐, 벤젠, 석면, B형 또는 C형 간염바이러스, 엑스선 또는 감마선 등의 전리방사선, 비소 또는 그 무기 화합물, 니켈 화합물, 카드뮴 또는 그 화합물, 베릴륨 또는 그 화합물, 목재 분진, 벤지딘, 베타나프틸아민, 결정형 유리규산, 포름알데히드, 1,3-부타디엔, 라돈-222 또는 그 붕괴물질, 산화에틸렌 및 스프레이 도장 업무 등 발암성 요인으로 인한 암

바. 무리한 힘을 가해야 하는 업무로 인한 내장탈장, 영상표시단말기(VDT) 취급 등 부적절한 자세를 유지하거나 반복 동작이 많은 업무 등 근골격계에 부담을 주는 업무로 인한 근골격계 질병

사. 업무상 과로 등으로 인한 뇌혈관 질병 또는 심장 질병

아. 업무와 관련하여 정신적 충격을 유발할 수 있는 사건으로 인한 외상 후 스트레스 장애

자. 가목부터 아목까지에서 규정한 질병 외에 「산업재해보상보험법」 제8조에 따른 산업재해보상보험 및 예방심의위원회의 심의를 거쳐 고용노동부장관이 지정하는 질병

차. 그 밖에 가목부터 자목까지에서 규정한 질병 외에 업무로 인한 것이 명확한 질병

출처: 법제처(2022). 근로기준법시행령 제44조제1항 관련 별표5.

2) 직업병의 발생요인

직업병의 발생요인은 직접원인과 간접원인으로 나눈다. 직접원인은 작업환경 중에 존재하는 대기조건의 변화, 소음, 진동, 방사선 등의 물리적 환경요인의 이상으로 인해 잠함병, 소음성 난청, 진동병, 산소결핍증 등 직업성 건강장해를 초래한다. 간접원인은 작업강도와 작업시간이라 할 수 있다. 분진작업자는 작업의 격심한 정도에 따라 호흡량이 늘어 흡입분진의 총량을 증가시킨다. 작업의 종류와 작업 방법에 따라 발생하는 질병의 종류와 빈도도 달라질 수 있다. 작업장의 환경은 직업병 발생과 증상을 악화시킬 수 있는 원인이 될 수 있다. 여름철의 고온다습한 기후는 생체기능을 저하시켜 유독물에 대한 저항력을 낮추게 할 수도 있으며, 겨울철의 한냉한 기후조건은 환기불량으로 인하여 중독발생을 촉진하며, 납(연)중독은 한냉 시에 체내 정체되므로 유독작용을 보다 더 쉽게 초래할 수 있다. 벤젠 등 유기용제와 파라치온 등 유기인에 의한 중독, 수은, 비소, 니코틴 등은 여성의 감수성이 높다.

3) 직업병의 특성

- 열악한 작업환경에 장기간 노출된 후에 발생한다.
- 폭로시작과 첫 증상이 나타나기까지 긴 시간적 차이가 있다.
- 인체에 대한 영향이 확인되지 않은 신물질이 많다.
- 임상적 또는 병리적 소견을 일반 질병과 구분하기가 어렵다.
- 많은 직업성 요인이 비직업성 요인에 상승작용을 일으킨다.
- 임상의사가 관심이 적어 이를 간과하거나 직업력을 소홀히 한다.
- 보상과 관련된다.

4) 직업병 현황

2018년 고용노동부의 산업재해 통계에 따르면 2017년도의 업무상 질병 요양자(사망자 제외)는 8,190명으로 전년도 7,068명에 비해 1,122명(15.9%)이 증가하였다. 이 중에서 진폐, 기타 화학물질 중독 등의 직업병은 2017년도에 2,472명으로, 전 년도 1,756명보다 716명(40.8%) 증가하였고, 작업관련성 질병은 2017년도에 5,718명으로 전 년도 5,312명보다 406명(7.6%)이 증가하였다(표 9-31).

업종별 산업재해 현황을 보면 2016년 대비 광업(8명, 0.08%), 제조업(1,474명, 0.03%), 건설업(983명, 0.01%), 전기 · 가스 · 수도업(20명, 0.03%), 임업(307명, 0.18%)은 감소하였고, 운수 · 창고 · 통신업(132명, 0.02%) 등은 증가한 것으로 나타났다(표 9-32).

표 9-31 업무상 질병 요양자 비교 (단위: 명)

연도	총계	직업병							작업관련성 질병				
		소계	진폐	난청	금속 중금속 중독	유기화 합물 중독	기타 화학물 질 중독	기타	소계	심·뇌 질환	신체 부담 작업	요통	기타
2016	7,068	1,756	1,050	472	0	1	14	219	5,312	287	2,098	2,737	190
2017	8,190	2,472	1,114	1,051	18	10	42	237	5,718	421	2,436	2,638	223
증감	1,122	716	64	579	18	9	28	18	406	136	338	-99	33

출처: 고용노동부(2018). 2017 산업재해 발생현황.

표 9-32 산업별 재해자 비교 (단위: 명)

연도	전산업	광업	제조업	건설업	전기가스 수도업	운수창고 통신업	임업	기타산업	기타
2016	82,780	166	23,150	25,701	94	3,765	1,400	27,510	994
2017	80,665	158	21,676	24,718	74	3,897	1,093	28,228	821
증감 (%)	-2,115 (-0.02)	-8 (0.08)	-1,474 (-0.03)	-983 (-0.01)	-20 (-0.03)	132 (0.02)	-307 (-0.18)	718 (0.00)	-173 (-0.02)

※ 기타는 어업, 농업, 금융보험업임.
출처: 고용노동부(2018). 2017 산업재해 발생현황.

5) 직업병의 예방대책

직업병 예방의 주요 관건은 작업환경, 작업방법, 취급물질, 작업조건 등의 직업병 발생 요인을 어떻게 효과적이고 합리적으로 관리하느냐 하는 것이다.

첫째, 유해요인을 적절하게 관리해야 한다. 발암성 물질이라면 절대 노출이 되지 않도록 완전하게 제거되어야 하며, 질식가스인 경우에는 위험수준 이하로 감소시켜야 한다.

둘째, 근로자가 업무를 수행함에 있어 불편함이나 스트레스가 없도록 해야 하며, 새로운 유해요인이 발생되지 않아야 한다.

셋째, 유해요인에 노출되고 있는 모든 근로자를 보호해야 한다.

넷째, 작업장과 마찬가지로 주변의 지역사회에서의 위험요인도 제거해야 한다. 환기장치를 통하여 유해물질이 정화되지 않고 지역사회로 배출되면 문제가 확산될 수도 있다.

(1) 발생원에 대한 대책

유해물질 발생원에 대한 대책으로 가장 효과적인 관리방법은 유해요인 발생 자체를 원천적으로 봉쇄하는 방법이다. 소음이나 진동 등 유해원인이 최소화되도록 고안된 새로운 기계의 구입, 기존 기계에 안전장치 부착, 생산공정에서 유해과정을 제거하는 방법 등 공정을 재설계한다. 대치는 유해한 물질을 유해하지 않거나 덜 유해한 물질로 대치하여 사용하는 방법이다. 유해한 작업공정을 격리 또는 밀폐함으로써 노출근로자를 최소화하는 방법이다.

(2) 전달과정에 대한 대책

유해물질 전달과정에 대한 대책은 유해물질이 환기장치를 통하여 정화되지 않고 근로자나 지역사회로 배출되어 문제가 확산되는 경우를 예방하는 것이다.

국소환기장치 및 전체 환기를 통해 유해물질을 희석시킨다. 국소환기는 실험실 또는 납땜 작업대 등에 설치하여 사용하는 고정식과 용접이나 분무 작업 시에 설치하여 사용하는 이동식이 있으며, 유해물질관리에 가장 흔히 사용되는 방법이다. 전체 환기는 독성이 비교적 약한 유해물질을 공기 중으로 희석시킬 때 사용된다. 제분, 굴진, 분쇄 등 분진이 많이 발생되는 작업 시에는 습식법을 사용하여 발생을 줄인다. 소음, 방사선, 고열의 영향을 방지하기 위하여 보호벽, 보호판, 방사판 등의 차폐막을 설치한다. 작업장에 엎질러진 물질(특히 수은)의 완전한 청소 등 작업장을 청결히 유지하는 것 또한 중요한 관리방법 중 하나이다.

(3) 근로자에 대한 대책

직업병 예방방법 중 최후에 선택하는 방법으로 개인보호구를 착용하도록 한다. 사업주 입장에서는 소극적인 대처방법이라고 할 수 있다. 행정적 조치는 유해요인보다는 근로자를 관리하는 것이 목적으로 특별한 유해요인에 대해 비정상적으로 감수성이 강한 근로자를 선별하거나 고용을 금지하고, 유해지역에서의 교대근무, 발암성물질을 취급하는 근로자의 노출 후 암 발생까지의 잠복기를 고려한 고령자의 채용 등의 조치가 시행되기도 한다. 하지만 근본적인 문제해결에 도움이 되지 않으며, 윤리적인 문제도 있어 일반적인 관리방법으로 사용되지 않는다.

의학적 관리는 「산업안전보건법」에 의한 배치 전 건강진단, 특수 건강진단, 수시 건강진단, 임시 건강진단 등을 실시하여 직업병의 조기 발견을 통해 적절히 관리하는 2차 예방방법이다. 1차 예방방법으로 근로자뿐 아니라 사업주에게도 보건교육을 실시하여 직업병 예방을 위한 노사의 적극적이고 능동적인 참여를 유도할 필요가 있다.

3. 직업성 질환관리

직업성 질환은 특정직업에 종사할 때 근로조건이 원인이 되어 일어나는 질환으로, 요인에 따른 분류와 신체기관별 분류로 나눈다. 요인별 분류에는 중금속 오염, 유기용제 중독, 분진, 물리적 인자, 생물학적 인자 등이 있고, 신체질환별 분류에는 호흡기질환, 심혈관계 질환, 혈액질환, 소화기질환, 생식기계 질환, 신경독성 질환, 피부질환, 감염질환, 근골격계 질환이 있다.

1) 유기용제 중독

유기용제는 탄소와 수소를 함유하고 있는 유기화합물이다. 화학적으로 안정되고, 지방질을 녹이며, 피용해물질의 성질을 변화시키지 않고 용해한다. 실온에서는 액체이며 휘발하기 쉬운 특성을 가진다. 휘발성이 크므로 공기 중 가스로 존재하여 호흡기 흡입이 가능하고, 피부로 흡수되어 중추신경계를 침범하기도 한다.

산업장에서 유기용제를 취급하는 업종으로는 염료, 합성세제, 유기안료, 의약품, 농약, 향료, 조미료, 사진약품, 폭약, 방충제, 방부제, 잉크, 접착제 제조, 금속코팅, 착색, 세척, 고무, 가죽가공 등 매우 널리 사용되고 있다.

유기용제 중독의 일반적인 증상은 어지러움, 두통, 구역, 시력상실, 도취감, 혼돈 등의 마취 작용이 있으며, 신경행동학적 증상은 장애인 만성독성 뇌병증, 정신기질증후군, 감각이상과 같은 지각장애, 인시장애(기억력 저하, 혼돈), 정서장애(신경질, 불안, 우울, 무관심), 운동장애(사지무력감, 작업수행능력 저하, 피로, 떨림, 협조운동 저하) 등이 있다.

(1) 벤젠

벤젠(C_6H_6)은 방향족 탄화수소물이며, 90% 정도는 스틸렌, 사이클로헥산, 페놀 같은 화학물 제조에 이용되고, 이외에도 농약, 의약품 제조에 이용된다. 벤젠은 방향족 탄화수소물 중에서 유일하게 조혈장애를 유발시켜 빈혈을 일으키며, 혈액의 모든 세포 성분을 감소시킨다. 골수가 저세포 소견을 보이기 시작하면서 환자는 허약, 체온상승, 잇몸출혈, 코피, 점상출혈 등의 증세를 보인다. 벤젠에 의한 만성장애는 백혈병이며, 가장 흔한 유형은 급성 골수성 백혈병이다.

(2) 사염화탄소

사염화탄소(CCl_4)는 할로겐화 탄화수소물이며, 소방제나 세척액 등으로 사용된 적도 있으나 강한 독성 때문에 현재는 사용되지 않는다. 고농도의 사염화탄소에 노출되면 중추신경계 장애 외에 간장과 콩팥장애를 유발한다. 얼마 간의 잠복기를 거쳐 나타나는 초기 증상으로는 지속적인 두통, 구역 및 구토, 복통과 설사, 간부위 압통 등이 있다. 그 뒤로는 감뇨, 알부민뇨, 혈뇨 등 콩팥장애 증상을 보이며 완전 무뇨증이 되면 사망할 수도 있다. 동물실험에서는 간암을 일으키는 것으로 밝혀졌다.

(3) 메탄올

메탄올(CH_3OH)은 포름알데히드, 에틸렌글리콜, 플라스틱, 필름 등의 제조와 락커, 접착제, 휘발유 첨가제, 잉크, 결빙방지에 이용된다. 급성중독 증상으로는 오심, 구토, 복통, 대사성 산혈증에 이어 심한 경우에는 사망할 수도 있다. 만성장애로는 시신경염, 시각장애, 시신경위축, 영구맹 등과 같이 심한 안과적 장애를 초래한다.

(4) 이황화탄소

이황화탄소(CS_2)는 휘발성이 매우 강한 용제로 인조견, 셀로판, 사염화탄소의 제조, 수지와 고무제품의 용제, 추출용 등에 이용된다. 독성이 매우 높고 증상으로는 중추신경장애로 인한 뇌병증, 파킨슨 증후군, 신경행동장애 등을 초래하고, 이 외에 말초신경병, 심혈관계장애, 안과적 장애, 생식기능 장애 등을 초래한다.

(5) 노말헥산

노말헥산(Methyl N-Butyl Ketone, MBK)은 지방족 탄화수소물이며, 천연가스, 가솔린 등에 혼합물의 형태로 존재하며 물감, 염료, 잉크 등의 제조와 용제로 널리 이용된다. 인쇄, 아교와 페인트의 신나로 이용되는 핵산은 다발성 말초신경병을 일으킨다. 노말헥산에 만성적으로 노출되었을 때에는 신경독성 증상이 나타난다. 요중 2, 5-헥산디온의 배설량은 핵산과 노말헥산에 노출된 근로자의 생물학적 노출지표로 이용된다.

(6) 에틸렌글리콜에테르

산업장에서 락커, 수지, 잉크, 섬유염색, 부동액, 휘발유 첨가제, 수성페인트 용제로 사용되는 글리콜에테르 중에서 에틸렌글리콜에테르(Ethylene Glycol Monomethyl Ether)는 최근 생식기능에 장애와 빈혈을 일으키는 것이 밝혀졌다. 임신 중에 노출된 경우, 남아에서 요도하열을 유발할 수 있고 콩팥장애를 일으킨다. 동물실험에서는 태아사망과 심장 및 골격계의 기형발생이 증가하였다.

(7) 유기용제 중독 시 응급처치

① 응급처치

용제가 있는 작업장으로부터 환자를 격리시킨 후, 호흡이 멎었을 때에는 인공호흡을 실시한다. 용제가 묻은 의복은 벗긴 후 보온과 안정에 유의한다. 환자가 의식이 있는 경우에는 따뜻한 물이나 커피를 마시게 한다.

② 관리방법

유기용제에 중독된 경우에는 대증요법 외에 특이적인 치료방법이 없으므로 작업환경관리를 통한 예방이 중요하다. 유기용제 중독의 예방대책으로는 용제의 선택과 대치, 공정 조절, 환경개선, 환기, 격리, 개인 보호구 착용 등이 있다.

2) 물리적 인자

(1) 소음

소음이란 기계, 기구, 시설, 그 밖의 물체의 사용 또는 환경부령으로 정하는 사람의 활동으로 인하여 발생하는 강한 소리를 말한다(소음 · 진동관리법 제2조). 소음은 건설업, 광업, 농업, 운수, 창고 및 통신업, 목제품 제조, 펄프 및 종이제품 제조, 인쇄, 서비스업 등 다양한 산업체에서 발생된다. 업종에 따라 발생되는 소음 강도에 차이가 있지만, 우리나라 산업안전 시행규칙상 하루 8시간에 따른 허용기준인 90dB(A)을 초과해서는 안 된다(표 9-33).

표 9-33 소음 허용기준

1일 노출시간(hr)	소음의 강도(dB) 허용기준(한국)	소음의 강도(dB) 허용기준(미국)
8	90	85
4	95	90
2	100	95
1	105	100
1/2	110	105
1/4	115	110
1/8	-	115

* 115dB 이상에 폭로되어서는 안 된다.
출처: 심문숙 외(2022). 지역사회간호학 제3판. 현문사.

산업장에서의 소음은 대화와 집중력을 방해함으로써 작업수행능력을 저하시킬 수 있다. 또한 일반 생활환경에서의 소음은 불쾌감과 수면장애를 유발한다. 이외에도 생리적 영향으로 내분비계통을 흥분시킴으로써 근육의 긴장, 타액과 위액의 분비 억제 등의 증상을 유발하며, 심리적으로는 불면감, 사고나 집중력 저하, 초조감 등을 유발한다. 강렬한 소음에 반복 노출되면 일시적 또는 영구적 청력손실을 유발할 수 있다(표 9-34).

① 소음성 난청 발생기전

난청은 4,000~6,000cps 소음에 2시간 이상 반복 노출 시 발생한다. 주파수별 청력치로 보면 4,000Hz 부근의 고주파 영역에서 청력감소가 나타나 소위 C5-dip 현상이라는 별칭을 갖고 있는 소음성 난청(Noise Induced Hearing Loss, NIHL)이 시작된다. 소음성 난청은 대부분 양측성이며 감각 신경성 난청에 속하기 때문에 기도 및 골

표 9-34 소음의 예

소음도(dB)	장소
110~120	제트기 이착륙지점
100	고가도로 밑
80~90	지하철 속
70~80	시끄러운 거리(낮)
60~70	조용한 거리
60	보통의 말소리
50~60	평균적인 사무실 내
40~50	교외 주택지(낮)
30	교외 주택지 (밤)

출처: 심문숙 외(2022). 지역사회간호학 제3판. 현문사.

도 청력치가 모두 감소한다. 소음성 난청이 있는 사람은 작은 말소리는 잘 듣지 못하지만 어느 정도 크게 말하면 갑자기 소리를 느낀다. 소음성 난청처럼 코르티기관장애가 있는 경우에 이러한 현상이 나타나며, 이를 음량 과보상(loudness recruitment)이라 한다.

- **가역적 피로현상**: 신경 수용기에 도달하는 자극이 강할 경우에 일시적으로 신경의 전도성이 저하되는 현상으로, 12~24시간 또는 늦어도 2~3개월 후 회복된다.
- **비가역적 파괴현상**: 코르티기관 내 신경수용기의 손상에 의한 영구적 난청이다. 단시간 폭로되어 일시적 난청이 발생하지 않는 소음은 영구적 난청을 발생하지 않는다. 폭로 후 5~10년에 가장 많이 발생한다.

② 소음성 난청 진단

1차 건강진단에서 문진, 시진 및 청력검사를 실시한다. 임상검사는 이경검사와 순음기도 청력검사를 1,000Hz 및 4,000Hz에서 실시한다. 청력검사상 1,000Hz에서 30dB 이상 또는 4,000Hz에서 40dB 이상 청력손실이 있는 사람을 2차 정밀검사 대상자로 선별한다. 2차 정밀건강진단에서 소음작업조건을 조사하고 임상검사로서 오디오그램에 의한 각 주파수별 청력손실 검사를 실시한다.

난청에 대한 보상은 근로기준법 시행령 제47조(장해등급결정, 별표6)와 산업재해보상보험법의 업무상 재해인정기준에 따라 신체장해가 있는 경우에는 그 장해 정도에 따라 장해보상을 한다.

③ 대책

소음성 난청을 예방하기 위한 방법은 먼저 작업장의 소음을 측정하여 법적 기준을 지키도록 하며, 청력변동 요인을 조사하여 작업환경관리의 원칙인 대치, 격리, 환기,

보호구 착용 등을 적용하는 것이다. 소음성 작업장에서 청력에 예민하게 영향 받는 사람을 파악하고, 개인용 소음 방지기를 착용하여 35dB 이하로 소음을 감소시켜야 한다. 작업장이나 소음이 심한 기계에 방음시설을 하고, 소음성 난청의 초기 증상이 나타나면 안정과 재활교육을 실시한다. 그리고 소음성 작업장에서의 작업시간을 규정하여, 가급적 소음 노출 후 충분한 시간 동안 소음을 피해야 한다. 이와 함께 주기적인 청력검사로 소음성 난청을 조기에 발견하여 더 이상의 손상을 예방해야 하며, 소음성 난청에 대한 상담과 교육도 필요하다. 소음을 예방하는 방법은 다음과 같다. 첫째, 기계 · 기구를 교체하거나 수리 · 보완하여 소음이 덜 생기도록 한다.

둘째, 소음 시설 주위에 벽을 세워서 밀폐시키거나 방향이나 위치를 바꿔 소음이 덜 새어 나오게 하고 건물 벽에 흡음설비를 해서 소음을 흡수시켜 버린다.

셋째, 소음시설을 다루는 근로자가 방음실에서 작업하도록 하거나 멀리 떨어져서 기계를 다룰 수 있도록 원격조종시설을 만들어서 소음을 덜 듣도록 한다.

무엇보다도 근로자들이 소음에 시달리지 않도록 작업시간을 줄이는 것은 훌륭한 예방 대책이 될 수 있다.

(2) 진동

진동이란 어떤 물체가 외력에 의해 평형 상태의 위치에서 주기적으로 전후 · 좌우의 방향으로 흔들리는 것을 말한다. 즉, 어떤 양의 크기가 시간경과에 따라 기준치 부근에서 증감함을 뜻하는데 진폭과 진동수에 의해서 진동량이 규정된다. 사람에 관계되는 진동은 1~400Hz의 진동수를 갖는 것이며, 사람의 피부에서 느끼는 것은 0.1~3,000Hz의 진동으로 학자의 의견에 따라 다르게 분류된다. 진동에 의한 건강장해는 전신진동장애와 국소진동장애로 나눈다.

① 전신진동장해

전신진동원은 교통차량, 선박, 항공기, 기중기, 분쇄기, 중장비차량, 큰 기계 등이다. 전신진동 노출 시 산소소비량과 폐환기량이 증가하며, 내분비계, 심장, 평형감각 등에 영향을 미친다. 상복부의 통증과 팽만감 및 구역질 등 멀미가 발생하고, 시력저하, 열발산 촉진, 혈액순환의 억제, 위장장애, 수면장애, 평형감각 장애 등을 호소한다. 적성배치에 내장하수증, 다발성 신경염, 자궁탈, 고혈압환자 등은 제외시키는 것이 바람직하다.

② 국소진동장애

국소진동에 노출되는 경우는 전기톱, 그라인더, 전기드릴, 착암기, 병타기 및 해머 등의 작업으로, 주로 전기 또는 휘발유 동력으로 작동되는 손 공구를 다루는 때이다.

장시간 추운 환경에서 해당 작업을 오래 하게 되면 레이노병(Raynaud's phenomenon)을 유발할 수 있다. 레이노병과 유사한 현상으로 외상상 혈관경련증후군, 데드 핸드(dead hand) 또는 데드 핑거(dead finger), VWF(Vibration White Fingers) 등으로 불리운다. 최근에는 손팔 진동증후군(Hand-Arm Vibration Syndrome, HAVS)이라는 용어가 주로 쓰인다. HAVS의 초기증상은 진동 노출 후에 손가락 끝이 창백해지고 자통(얼얼한 느낌)과 무감각이다. 2단계로 진행되면 혈액순환이 되지 않아 손가락이 파란색으로 변한다. 증상이 계속 진행되면 작은 동전을 집는 일이나 단추를 채우고 푸는 일 등도 어려워지는 3단계로 진행될 수도 있다. 4단계는 직업을 그만두거나 바꿀 정도로 심해지고, 심한 경우에는 손가락에 괴사가 올 수도 있다.

③ 예방

손의 보온, 손에 전달되는 진동을 감소키기 위한 진동 장갑의 착용, 작업시간 및 위치 조절, 채용 시 신체검사, 작업환경관리 및 보건교육 등을 실시한다. 적성배치 시 다발성 신경염, 관절염, 류마티스성 질환, 레이노병, 약물중독, 혈관계 질환, 만성알코올 중독자 등은 제외시킬 필요가 있다.

④ 대책

국소 진동 노출에 의한 HAVS를 예방하기 위한 기본 대책은 공구의 진동을 감소시키도록 설계하는 것과 진동의 전달력을 감소시키기 위해 진동공구에 방진판이나 방진 핸들을 부착시키거나 작업자에게 방진용 장갑을 공급하는 것이다. 조기발견을 위해서는 냉각수 부하에 의한 수지에 말초순환 기능검사 및 통감, 진동감 등의 말초지각 검사를 실시한다. 또한 작업 방법을 병타공법에서 용접법으로 바꾸는 대처의 원리를 적용하거나 작업시간을 단축하며, 전신과 손을 보온 · 보호한다.

(3) 이상기온장해

이상기온이 인체에 미치는 영향을 분류하면 열중증과 이상저온에 의한 손상으로 나눌 수 있다.

① 고온에 의한 건강장해

열중증은 고온 · 고습의 환경에서 노동이나 강한 복사열이 인체에 작용할 경우 또는 열방산이 적은 조건에서 근육노동을 할 경우에 쉽게 발생하는 급격한 신체적 장애를 총칭한다. 비교적 급격히 노동력이 저하되어 졸도 또는 사망에 이르게 된다.

열중증은 학자에 따라서는 다른 분류법과 용어를 사용하기도 한다. 그러나 열피로, 열경련, 열사병 등 세 가지 질병의 병인기전은 엄연히 구별될 수 있으므로 다음과 같이 분류한다(표 9-35).

표 9-35 고온에 의한 건강장해

종류	원인	증상	치료
열경련 (고온의 산업현장에서 일어나는 전형적인 증상으로 외국에서는 일명 'Miner's cramp'라고 함)	• 고온의 환경에서 중노동을 할 때 심한 발한에 의한 전해질 상실율이 발생함 • 체내 염분(NaCl)의 급격한 감소 및 탈수증상이 발생함	• 현기증, 이명, 두통, 구토, 호흡곤란, 수의근의 경련발작이 특징이며, 특히 활동근육에 호발함 • 체온은 정상 또는 약간 상승하고, 피부는 습하고 더우며, 맥박은 빠르고 혈압은 변화가 없고, 소변량이 현저하게 감소함	• 체액보충이 중요하므로, 생리식염수를 정맥주사하고, 증상이 가벼울 경우에는 0.1% 식염수 또는 우유를 섭취함
열피로 (학자에 따라서는 열소모라고도 함)	• 고온에 폭로된 결과로 혈관신경 조절기능과 심박출량 부족으로 오는 순환기 기능부전이 발생함	• 열경련 증상보다 더 중증이 나타남 • 현기증, 피로감, 권태감, 불안감, 두통, 이명 등 비특이적인 증상을 호소함 • 의식저하, 완전허탈에 빠져 실신하게 됨	• 서늘하고 쾌적한 환경에서 안정하고, 가염 유동식 섭취함 • 탈수가 심하면 5% 포도당 또는 식염수를 정맥주사하여 체액을 보충함 • 강심제를 써야 할 경우도 있음
열사병	• 고온다습 작업환경에서 격심한 근육노동 시 갑자기 체온조절장애가 발생하여 발한 증발에 의한 체온방산의 장애, 뇌의 온도상승, 중추적인 체온조절 기능 장애가 발생함	• 의식을 잃고 체온의 급격한 상승(40.6℃), 발한 정지 등 고체온 증상이 나타남 • 적절한 치료가 이루어지지 않으면 100% 사망할 수도 있으며, 체온이 43℃ 이상이면 80%가 사망하는 등 예후가 불량함	• 얼음물에 담가 체온을 하강시키는 것이 중요함 • 울혈방지와 체열이동을 돕기 위해 사지를 격렬하게 마찰시키고, 호흡곤란 시 산소를 공급하고 체열생산을 억제하기 위해 항신진대사제를 투여함

산업장에서 열사병을 예방하기 위해 열사병 예방지수인 습구 · 흑구 · 온도지수(Wet-Bulb Globe Temperature, WBGT)를 사용한다. WBGT는 기온, 습도, 복사열, 기류 등 열중증을 유발하는 네 가지 환경 요소를 반영한 지수로, 실외 노동과 운동시 열중증 예방에 효과적이다. WBGT는 미국에서 처음 개발되어 현재 국제적으로 표준화되어 있다. WBGT Index는 간단하고 직접 수치를 읽을 수 있기 때문에 널리 이용되고 있으며, 계산법은 다음과 같다.

$$\text{WBGT} = 0.7\ \text{WT} + 0.2\ \text{GT} + 0.1\ \text{DT}(\text{옥외})$$

$$\text{WBGT} = 0.7\ \text{WT} + 0.3\ \text{GT}(\text{실내})$$

WT는 습구온도, GT는 흑구온도, DT는 건구온도이다. ACGIH에서는 이 지수로 고온 작업의 허용기준을 정하고 있다(표 9-36).

표 9-36 WBGT 지수에 의한 고온허용기준(ACGIH) (단위: ℃, WBGT)

체계의 구성요소	작업유형		
	경작업[1]	중등작업[2]	중격한 작업[3]
계속 작업	30.0	26.7	25.0
75% 작업~25% 휴식	30.6	28.0	25.9
50% 작업~50% 휴식	31.4	29.4	27.9
25% 작업~75% 휴식	32.2	31.1	30.0

1) 경작업: 200kcal까지의 열량이 소요되는 작업을 말하며, 앉아서 또는 서서 기계의 조정을 하기 위하여 손 또는 팔을 가볍게 쓰는 일 등을 뜻함
2) 중등작업: 시간당 200~350kcal의 열량이 소요되는 작업을 말하며, 물체를 들거나 밀면서 걸어다니는 일 등을 뜻함
3) 중격한 작업: 시간당 350~500kcal의 열량이 소요되는 작업을 말하며, 곡괭이질 또는 삽질하는 일 등을 뜻함

출처: 고용노동부고시(2018). 제2018-24호.

② 저온에 의한 건강장해

저온에 의한 1차 생리적 영향은 피부혈관의 수축이다. 경미한 열의 불균형 상태가 되면 근육의 수축이 발생하여 열생산이 증가하게 된다. 근육의 수축운동(전률, shivering)으로 대사율이 8배나 증가할 수 있지만 몸이 몹시 떨리며 피로가 오고 열손실량이 많아지는 결함이 수반된다. 2차적으로 말초혈관 수축으로 표면조직의 냉각이 발생한다. 저온 환경에서는 근육활동과 조직대사가 증가되어 식욕이 항진된다. 저온 노출 시 피부혈관 수축으로 순환능력이 감소되어 상대적으로 혈류량이 증가되므로 혈압은 일시적으로 상승된다.

- **전신저체온증**

  장시간의 한랭노출과 체열상실에 따라 발생하는 급성 중증장애이다. 몸의 심부온도가 35℃ 이하로 내려간 것을 말하며, 기온이 18.3℃ 또는 수온이 22.2℃ 이하일 때 발생할 수 있다. 첫 증상으로 억제하기 어려운 떨림과 냉감각이 생기고, 심박동이 불규칙하고 느려지며, 맥박은 약해지고 혈압은 낮아진다. 체온이 35~32.2℃에 이르면 운동실조, 자극에 대한 반응저하가 나타나고 30℃ 이하에서는 체온조절기능, 맥박, 혈압, 신체 각기관의 기능이 급격히 떨어지게 된다.

- **참호족과 침수족**

  참호족과 침수족은 한냉에 장시간 노출됨과 동시에 지속적으로 습기에 노출되거나 물에 잠길 때 발생한다. 임상적으로 허혈기, 충혈기 및 치유기의 3단계로 구분한다. 초기에는 소동맥과 소정맥이 경련을 일으켜서 발이 차고 통증과 부종이 생기고, 곳곳에 푸릇푸릇한 울혈부위가 생겨서 급성 일과성 염증반응과 비슷하다. 한냉노출을 중단한지 2~3일이 지나면 모세혈관과 소정맥이 확장하고 혈관내피조직의 투과력이 증가하여 충혈이 생기며, 심한 동통, 부종, 발적, 발열, 수포형

성, 출혈, 림프관염, 반상출혈을 일으킨다. 어떤 경우에는 봉와직염, 괴저, 혈전정맥염 등 후유증이 생기기도 한다. 10~30일 후에는 감각이상이 심해 통증을 느끼지 못하고 조직과 신경의 퇴화가 여러 해 동안 지속될 수 있다.

■ 동상

혹심한 한냉에 노출됨으로써 표재성 조직 자체가 동결하여 조직이 손상된 것을 말한다. 피부 창백, 감각 둔화, 통증, 삼출성 염증, 조직의 괴사를 초래한다. 피부의 빙점은 −10℃이지만 풍속이 늘면 체열방산이 커져서 동상이 빠르게 발생한다.

1도 동상은 발적 · 종창이 일어난 상태, 2도 동상은 수포형성에 의한 삼출성 염증상태, 3도 동상은 국소조직의 괴사상태를 나타낸다.

■ 기타장애

알레르기 반응, 상기도 손상, 피로증상 및 작업능률 저하를 나타낸다.

③ 대책

저온폭로에 의한 건강장해를 예방하기 위해 피복은 통기성이 적고 함기성이 큰 것을 선택한다. 신발이 발을 압박해 혈액순환장해를 일으키지 않도록 신발은 적절한 크기를 선택한다. 풍속이 증가하면 기온이 저하한 것과 같은 효과가 있으므로 바람 부는 장소에서 작업을 할 경우에는 임시 방풍벽을 설치한다. 실내 작업에서도 실온이 18℃ 이하가 되지 않도록 하며, 고혈압, 심혈관장해, 위장장해, 신장장해가 있는 사람은 가급적 한랭작업에서 제외한다.

(4) 이상기압

위도 45° 해면에서 0℃ 때 공기의 압력은 평균 1kg/cm^{2}이고, 이를 1기압이라고 한다. 이것은 수은주의 높이 760mmHg, 중력가속도 g = 980.665cm/sec에 해당된다. 이때 대기 1m^{3}당 1.2931kg의 무게이다. 기압은 고도 105m당 약 10mmHg 정도 감소하는 경향이 있으나 고도에 따른 기압의 감소율은 일정하지 않다. 수중에서의 압력은 수심 약 10m마다 1기압씩 증가한다.

① 저기압으로 인한 건강장해

■ 저산소증

고도 5,000m에서부터 발생한다. 이상 저기압일 때 나타나는 임상증상은 상승 속도, 체재 시간, 고도, 순화속도, 개인의 적응능력에 따라 다르다. 고도에 따른 압력 저하는 공기 중의 산소분압도 저하시켜 폐포 내의 산소분압이 낮아지게 되며, 폐포와 폐포 모세관혈액 간의 가스교환에 장애가 생김으로써 동맥혈 산소포화도가 낮아져 저산소증을 초래한다.

■ 급성고산병

해발 2,000m 이상의 고지대에서 나타나기 시작하여 3,000m에서는 가벼운 증상을 일으키고, 고도가 높아지고 등반속도가 빠를수록 급성적인 증상이 수시간 내에 나타난다. 증상이 발생하고 2~3일째 절정에 달하는데, 두통, 불면증, 불안, 식욕부진, 호흡증가, 심계항진 등의 자 · 타각 증상이 나타난다. 이는 저산소증과 피로, 한랭, 불안 등에 의하여 나타나는 일종의 증후군이다. 이상저압으로 인한 장애는 주로 항공기 조종사의 비행 시에 나타날 수도 있다.

■ 감압병(잠함병)

급격한 기압변동, 즉, 잠수작업을 하다가 갑자기 수면으로 올라오는 경우와 고공비행 시 기내 압력이 갑자기 떨어지는 경우에 발생하는 신체장애를 감압병이라고 하며, 흔히 잠수부에서 잘 생기기 때문에 잠함병이라고도 한다. 해저작업, 터널작업, 갱내작업을 하는 근로자가 지하 30m에서 작업할 때에 발생하기 쉽다. 감압병의 주요 증상은 관절통 및 근육통(제1형의 급성증상)으로 Behnke's sign인 관절, 근육, 심부의 동통이며, 흉통 및 호흡곤란(제2형의 급성증상)으로 감압 직후, 현기증, 상복부의 동통, 피로감 등을 수반하는 일종의 질식 상태를 유발한다. 중추신경장애로는 만성증상으로 하지근육의 강직성 마비가 나타나며, 무균성 뼈의 괴사로 반복 노출 시 만성 중독으로 뼈의 소동맥이 질소의 기포에 의해 막혀서 경색증을 일으킨다.

② 고기압으로 인한 건강장해

기압이 상승하면 귀, 부비강, 치아 등이 손상받기 쉽다. 기압외상은 인체내부나 인접부위의 가스강의 팽창과 수축에서 오는 조직손상으로 압착증이라고도 하며 가압과정에서 발생하는 가장 흔한 직업병이다.

■ 기압 외상

가장 흔한 증상인 기압성 중이염은 알레르기성 질환이나 상기도감염증으로 종창된 점막이나 림프조직으로 이관이 막히면 중이와 외부환경과의 사이에 압력 차이가 생겨 고막과 중이에 진행성 병변이 발생하는 것이다. 심하면 중이 내에 출혈을 일으키기도 하지만 적절히 치료하면 후유증 없이 치유된다. 압력 차이가 클 때는 고막이 파열되는 경우도 있다.

■ 산소중독

수중 잠수자의 폐압착증 예방을 위해 압축기체를 호흡한 결과 산소분압이 증가하여 나타난다. 시야협착이나 시력장애, 이명, 구역, 입술이나 눈 주위의 근육경련, 정신적 긴장도 증가, 현기증 등이 전구증상으로 나타난다. 호흡곤란, 비충혈, 지각이상 등을 호소한다.

■ 탄산가스

탄산가스는 고기압 환경에서 산소의 독성과 질소의 마취작용을 증가시킨다. 질소가스는 정상기압에서는 비활성이지만 4기압 이상에서는 마취작용이 나타나 도취감에 빠지고 판단력과 반사 기능의 감퇴, 자만감 등이 나타나며, 작업능력이 떨어지거나 상실된다. 수심 90~120m에서는 환청, 환시, 조울증, 기억력 감퇴 등이 나타나며 120m 이상에서는 의식을 상실한다. 수심이 깊어짐에 따라 증상이 심해지는 현상을 '마티니의 법칙(Martini's rule)'이라고 말하기도 한다. 질소마취는 대기압 조건으로 복귀 시 후유증 없이 회복되는 가역적 현상이다. 깊은 물에서 올라오거나 감압 실내에서 감압을 하는 도중에는 폐포 내의 공기는 팽창한다. 이때 두 가지 건강상 문제가 야기되는데, 하나는 감압에 의한 가스팽창 자체이고 다른 하나는 감압에 따른 용해 질소의 기포형성이다.

③ 감압병 예방대책

감압병을 예방하기 위해서 질소 대신 마취 현상이 적은 수소나 헬륨 같은 불활성기체로 대치한다. 고압작업 시 고지질이나 알코올 섭취를 금하고 감압증이 발생하면 즉시 다시 가압한 다음 아주 서서히 감압한다. 잠수 및 감압의 방법은 1분에 10m 정도 잠수하며 수심에 일정한 시간을 머무르는 방법으로 1기압 감압하는 데 20분 이상 소요되도록 하는 단계적 감압을 실시한다. 20세 이하, 50세 이상의 여자, 비만자, 순환기, 호흡기, 귀, 코에 이상이 있는 사람, 골관절질환자, 출혈성 소인자, 알코올 섭취자, 약물중독자 등은 잠수작업이나 지하터널 작업을 피하도록 하는 것이 좋다.

(5) 방사선

방사선은 매우 빠른 속도로 날아가는 극히 작은 알갱이(입자)이거나 또는 빛보다 더 큰 에너지를 가진 파동(전자파)이며, 불안정한 원자핵이 다른 원자핵을 변환할 때 방출하는 에너지이다. 방사선은 에너지, 진동수 파장에 따라 전리방사선과 비전리방사선으로 구분되며 X선, α선, β선, γ선, 중성자 또는 우주선은 전리방사선이며 자외선, 가시광선, 적외선은 비전리방사선에 속한다.

① 전리방사선으로 인한 건강장애

어떤 물질과 상호작용 시 이온화시킬 수 있는 충분한 에너지가 있는 방사선을 전리방사선이라고 한다. 건강장애 발생원은 치료 시 사용되는 고에너지인 X선, 라듐과 기타 자연으로부터 발생되는 방사능물질(예: 라돈), 원자력 발전소의 핵반응물질, 의료와 산업에서 사용되는 인위적인 발생 등이 있다. 전리방사선의 단위는 R(Röentgen),

RAD(Röentgen Absorbed Dose), REM(Röentgen Equivalent Man), Gray(Gy), Sivert(Sv), Becquerel(Bq), Coulomb(C)이 사용되고 있다. 방사선에 의한 건강장애는 개체효과(급성장애, 만성장애)와 유전적 효과로 나눈다.

- 급성장애

2,000RAD 이상일 때 의식의 혼탁과 운동신경의 마비 등 중추신경계 증상인 뇌신경계 증후군이 발생한다. 장관계 증후군은 500~1,500RAD 이하일 때 장의 상피세포 조직의 급속한 괴사로 인한 설사, 혈변, 탈수, 식욕부진 등이 나타나며, 구강과 장관의 세균 감염으로 염증, 발열, 폐혈증 등이 발생한다. 조혈, 혈관계 증후군은 300~400RAD 이하일 경우에 조혈조직의 광범위한 파괴로 백혈병 증후군이 나타난다. 그 외 피부장애, 탈모, 생식선 기능실조(정자 수 감소), 탈력감, 전신쇠약, 감각 이상 등이 나타난다.

- 만성장애

소량의 전리방사선에 반복적으로 노출되었을 때 나타나는 장애로 신체적 장애(개체효과)와 유전적 장애로 구분된다. 개체효과(somatic effect)는 급성방사선증, 급성방사성 피부염, 만성빈혈증, 난치성 궤양성피부염, 라듐 중독, 백혈병, 각종 장기암, 백내장, 섬유증식증, 노화촉진과 수명단축 등이 나타나는 것이며, 장해 정도에 따라 회복이 가능하다. X선과 β선은 피부에 흡수되어 피부장애를 나타내고, γ선에 폭로되면 재생불량성 빈혈, 백혈병 등의 혈액질환 등이 발생된다. 라듐을 먹거나 흡입하면 골조직의 괴사 및 육종을 형성하여 탈석회골절로 자연골절이 유발된다. 만성 노출 시 각종 장기암이 유발되며, 그 외 면역생성능력이 떨어지고 조로현상이 나타나며, 수명이 단축된다.

- 유전적 장애

생식세포에 전리방사선이 조사되면 염색체가 절단되거나, X염색체가 분리되지 않아서 염색체 수가 지나치게 많아지거나, 부족하게 되는 변이가 야기된다. 생식세포에 나타나는 유전효과(genetic effect)는 태아장해, 기형발생, 염색체 이상과 유전자변이와 같이 생식세포에 돌연변이가 생기는 것으로 회복이 불가능하다.

② 비전리방사선으로 인한 건강장해

비전리(비이온화)방사선은 전자가 튀어나오지는 않지만 안정된 바닥상태의 전자를 들뜨게 만드는 에너지를 말하며, 파장이 길어짐에 따라 에너지가 약해지고, 자외선(UV), 가시광선, 적외선, 라디오파, 저주파, 극저주파 등으로 구분된다. 비전리방사선이 어떤 물질과 부딪치면 에너지는 흡수되고 분자의 진동을 증가시켜 전리시키는 대신 에너지가 열로 변환되기에 인체에 미치는 영향은 주로 국소 또는 전신적 열작용으로 나타난다. 자외선 및 가시광선은 광화학적 반응이나 형광작용을 초래하기도 하며 일부 고주파 자외선은 전리시킬 수 있는 에너지를 갖고 있다.

- 자외선

자외선은 400~100nm의 파장을 갖는 전자파로 일명 화학선이라 하며, 280~315(290~310)nm의 파장을 지닌 것은 소독작용을 비롯하여 비타민 D 형성, 피부의 색소침착의 기능과 같은 인체에 유익한 작용을 하므로 생명선, Dorno선이라 한다. 자외선에 주로 노출되는 사람은 용접공, 농부, 건설업에 종사하는 근로자이며, 노출되면 색소침착, 광선피부염(광과민성 반응), 피부암 등 피부질환이 발생하고 각막과 결막에 흡수되어 결막염 등(전광선 안염)이 유발된다.

- 적외선

적외선은 760~10,000nm의 파장을 가진 전자파로 일명 열선이라 하며, 주로 광물 및 금속을 용해하는 작업과 유리 용해 및 건조 작업과정에서 노출된다. 노출 시 혈관확장, 진통작용, 열손상 및 피부암과 같은 피부질환을 일으키며, 백내장의 유발 위험이 높고, 두통, 어지러움, 경련 등의 열사병을 유발시킨다.

- 가시광선

가시광선은 400~760nm의 파장을 갖는 전자파로 망막을 자극해서 광각을 일으키며, 보석 세공사, 시계 제작공, 제도사, 전자기구 조립공 등이 노출되기 쉽다. 조명 불량 시 정신적인 불쾌감, 근육 긴장, 눈의 피로, 시력감퇴, 안구 진탕증 등을 유발하며, 조명 과잉 시 시력장애, 시야협착, 망막변성, 광선공포증, 두통 등을 초래한다.

③ 방사선 대책

전리방사선 대책은 방사선 노출에 의한 피해를 줄이기 위해 시간, 거리, 차폐의 방법이 사용된다. 시간적 개념으로는 공정이 끝난 다음에 방사선 물질을 처리할 때 충분한 시간을 기다렸다가 일을 하여 노출량을 줄이는 방법이 필요하다. 거리적 개념으로는 방사선이 거리의 제곱에 비례해서 감소되기 때문에 거리를 멀리하는 것이 좋은 대책이 된다. 방사선 물질을 다루는 근로자는 전용 작업복을 착용해야 하고, 가급적 피부노출을 삼가해야 하며, 국소배기가 가동되는 글러브 박스(glove box) 등을 이용해야 한다. 작업면과 벽면의 오염을 방지하고, 작업장 내에서 음식물 섭취를 삼가하고, 식사 전에는 반드시 손을 씻어야 한다. 작업 종료 후에는 작업복을 벗고 표면 오염 유무를 확인하여 방사선 물질이 체내에 들어가지 않도록 한다.

비전리방사선 대책으로 자외선 방어에서 주의할 점은 허용기준을 지키도록 하고, 용접작업부서 근처에서 다른 작업에 종사하는 작업자를 보호하는 일이며, 차폐물 등으로 구획하여 보호한다. 자외선용 차광 보호구는 성능, 구조, 차광능력이 규정되어 있으며, 적외선 차광 성능까지 갖춘 것은 일반적으로 작업에서도 사용할 수 있다. 마이크로파와 라디오파에 의해 가장 영향을 많이 받는 표적 장기는 눈과 고환이기에 노출된 장기에서의 혈액순환과 열을 발산하는 능력에 맞추어 작업 노출 기준을 정한다.

(6) VDT 증후군

산업구조가 변화됨에 따라 사무 작업에 종사하는 근로자 수가 증가하였으며, 자동화 시스템, 인터넷 보편화 등으로 작업의 대부분을 VDT(Visual Display Terminals)에 종사하는 작업자가 증가하고 있다. 컴퓨터 프로그래머, 통신판매 접수원, 보험 판매사 접수원, 데이터 입력원 등 일부 직종에서는 대부분 VDT 앞에 앉아서 작업을 하며, 이들은 피로, 시각장애, 두통, 경견완장애(목 · 어깨 · 팔 · 손목 질환), 요통, 피부발진, 정신적 부담, 집중력 저하 등 VDT 증후군 위험에 노출되어 있다. 정신적인 스트레스와 관련된 증상으로는 초조, 좌절감, 근심, 긴장, 무기력, 지루함 등의 정서적인 불편과 소화불량, 심박동수 증가, 혈압상승, 두통 등의 생리적 반응이 있다.

① VDT 작업의 위험 요소

VDT 작업자의 건강과 관련된 위험요인은 작업조건, 작업자세, 소음, 조명, 작업대 등과 관련된 환경적 특성이다. VDT를 사용하는 사무실에서는 어두운 화면과 주위의 밝은 환경을 번갈아가면서 주시해야 하는 특성상 조도가 아니라 화면과 문서 또는 키보드 및 주위와의 밝기 차이라고 할 수 있다. 즉, 작업 조건, 작업자의 작업자세, 소음, 조명, 작업대 등과 관련된 환경적 특성이 크다. 대부분 좌식 작업을 하기 때문에 척추의 원래 모양인 요추만곡 상태를 유지할 수 없게 되어 장시간 일할 경우, 허리 통증을 유발하며, 엉덩이 부분의 과다한 압력 집중으로 다리 부종, 다리 혈액순환저하, 피로가 유발될 수 있다. VDT 키보드를 칠 때는 빠르고 반복적인 작업으로 손을 많이 사용하기에 수근관증후군의 호소율이 높다.

② VDT 작업관리

의자나 책상, 스크린, 키보드 등 작업장의 치수에 따라 작업 자세가 결정되므로 불편함이 없도록 설계되어야 하며 개선방안은 다음과 같다.

- 모니터 부분과 키보드 부분이 분리되고 조절식으로 되어 있는 형태가 바람직하며, 팔꿈치 각도는 90°로 유지한다.
- 작업 전에 작업대와 의자를 조절하는 습관을 갖도록 교육하고 의자에 깊숙이 앉아서 등을 지지하며, 의자 높이는 작업대와 무릎 사이에 17~20cm 정도의 공간을 확보하고, 키가 작은 작업자의 경우에는 발받침대를 사용하여 무릎의 각도를 90°

로 유지한다.

- 주기적으로 짧은 휴식을 갖고 이 시간 동안 긴장된 근육을 이완시키고 강화시키며 혈액순환이 되도록 체조를 한다. 1회 연속작업은 1시간 이내가 바람직하며 작업 1시간 당 10~15분을 휴식한다. 체조프로그램 및 적절한 자세 등에 대한 교육내용을 스크린 옆에 삽입하거나 붙이는 방법도 고려할 수 있다.
- VDT 작업 시 몸통 경사 각도는 90~110°를 유지하도록 하여 약간 뒤로 누운 듯한 자세를 취해 요추의 압력을 최소화한다. 머리와 목의 각도가 66° 이상이면 목 이 경직되거나 통증이 발생하므로 앉은 자세에서 머리를 숙이지 않고 정상적으로 바라보는 각도인 10~15°를 유지한다.
- 작업장의 작업대 표면에서의 조명은 200~500Lux 정도를 유지한다.
- 조명은 작업자의 양 측면에서 작업자와 화면 축이 평행하게 설치하는 것이 좋으며, 작업 면에 도달되는 빛의 각도가 수직으로부터 45° 이상 되지 않도록 하는 것이 바람직하다. 차광막이나 커튼을 이용하여 외부 빛이 반사되지 않도록 하고, 간접조명으로 사용하는 것이 좋다.

(7) 근골격계 질환

근골격계 질환이란 목 · 허리 디스크(추간판 탈출증)를 비롯한 어깨, 손목, 무릎 등의 관절부위 질환을 통칭하는 말이다. 70~80년대에는 반복적인 단순작업이 많았던 제조업 종사자들에게 주로 나타났지만, 90년대 이후 컴퓨터 작업이 늘면서 사무직 종사자들에게도 많이 발생하고 있다.

작업관련성 근골격계 질환은 작업관련성 위험요인에 의해서 근육, 인대, 힘줄, 디스크, 연골 또는 뼈나 관련 신경 및 혈관에 통증이나 기능저하를 가져오는 질환을 말한다. 어깨, 팔, 손, 목 등 상지에 흔히 발생하여 경견완증후군 또는 반복적인 동작에 의해서 손상이 누적된다고 하여 누적외상성 질환(cumulative trauma disorders, CTD)이라고 불리기도 하였으나, 최근에는 요통 및 하지를 포함하여 작업관련성 근골격계 질환(work-related muscuoloskeletal disorders, WRMSD)으로 용어가 정리되었다.

2017년 고용노동부 자료에 따른 WRMSD의 발생현황은 2016년 작업관련성 신체부담 관련 질병을 가진 근로자는 2,098명으로, 2015년 2,180명보다 82명이 감소하였고, 작업관련성 요통은 2016년 2,737명으로, 2015년 2,892명보다 155명 감소한 것으로 나타났으나, 전체 업무상질병자의 1위(요통), 2위(신체부담작업)를 차지하고 있다.

WRMSD의 증상은 가볍고 주기적인 증상에서 심각하고 만성적인 증상까지 다양하고 연령의 증가나 일상생활과도 밀접하게 관련되어 있다. 발병에는 업무 이외의 개체요인(연령, 소인, 체력 등)이나 일상생활요인(가사노동, 육아, 스포츠 등)이 관여하고 있다.

그러므로 업무 관련성 여부를 판단함에 있어서는 질환별 위험요인에 대한 업무기인성 여부뿐만 아니라 업무 외적 요인까지 종합적으로 검토한 후 업무상 질병으로 인정한다.

- **1단계**: 근골격계 질환은 근로자의 주관적 증상 기술에 의해 진단되는 경우가 많으므로 정확한 의학적 진단명을 파악하여야 한다. 증상 위주의 진단명인 요통, 경견완증후군, 근막통증후군 등이 있다.
- **2단계**: 근골격계 질환이 초래될 수 있는 작업상의 발병 위험요인을 확인하고 위험요인과 장애 신체부위와의 특이적 연관성을 확인한다. 작업 위험요인에 대한 작업분석 등을 필요시 실시하여 위험도의 크기, 강도, 노출시간 등을 확인하고, 근골격계 질환을 일으킬 수 있을 정도 여부를 확인한다. 위험의 크기, 강도 등을 계량화하기 위하여 필요한 경우에 생(체)역학적 분석을 고려할 수도 있다.
- **3단계**: 작업상 발병위험요인에의 노출과 질환 발생 간의 시간적 관계를 파악한다. 발병 위험요인이 있는 작업수행기간이 해당 근골격계 질환을 일으키기에 시간적으로 충분한지와 근골격계 질환과 발병 위험요인에의 노출에 대한 시간적 관계를 조사한다.
- **4단계**: 업무 관련성의 최종적인 결정을 내리기 전에 실시하는 조사단계로서 작업장 외부의 발병 등 업무 외적 원인이나 요인이 있는지 조사한다.
- **5단계**: 1~4단계를 종합하여 업무와 상당 인과관계가 있고 의학상 요양이 필요하다고 인정되는 경우 업무상질병으로 최종 결정한다.

WRMSD의 발병 위험요인은 같은 동작이 반복하여 일어나는 것으로, 유해도는 반복 횟수, 반복 동작의 빠르기, 관련되는 근육군의 수, 사용되는 힘 등 반복성이 주원인이다.

신체의 특정 부위가 동력기구 또는 장비와 같은 진동하는 물체와 접촉함으로써 영향을 받게 되는 진동은 버스, 트럭 등 장시간 운전으로 인한 전신 진동 및 착암기, 연삭기, 임팩트 등 진동물체에 접하는 손, 팔부위에서 받는 국소 진동으로 구별할 수 있다.

(8) 심 · 뇌혈관질환

심장혈관질환이나 뇌혈관질환은 발병 즉시 생명을 잃을 수도 있는 심각한 질환이다. 심 · 뇌혈관질환이란 협심증, 심근경색증, 뇌졸중 등 심 · 뇌혈관에서 발생한 질환을 말한다. 업무적 요인과 개인질병 등 업무 외적 요인이 복합적으로 작용하여 발생하는 질병이며, 작업관련성 질환 중의 하나이다. 통계청에서 발표한 2016년 우리나라 업무상 사망원인조사에서 전체 업무상 질병사망자 808명 중 1위는 진폐, 2위는 심 · 뇌혈관질환으로 나타났으며, 심 · 뇌혈관질환으로 인한 업무상 질병사망자 수는 2015년 293명, 2016

년 300명으로 7명이 증가했다[고용노동부(2017), 2016년도 산업재해 현황분석].

일반건강진단 결과, 심 · 뇌혈관질환 고위험군으로 나타난 근로자 중 특히 주의해야 할 근로자는 고혈압, 고지혈증, 당뇨질환 등의 유소견자이다. 이들에게는 의사의 사후관리 소견 및 업무적합성 평가에 따라 근로자의 추적검사, 근무 중 치료, 적정배치 등의 조치를 취해야 한다.

심 · 뇌혈관질환은 유전, 생활습관(식습관, 음주, 흡연 등), 스트레스 및 과로 등 유해요인이 다양하고 특성상 단기적인 예방으로 효과를 얻기가 어려우므로 작업 관련 요인이 포함된 조직 차원의 관리 및 개인적 요인의 관리가 병행되어야 한다.

조직 차원의 관리방법은 건강검진 후 기초질환자 등을 중심으로 사후관리, 보건교육, 금연 및 업무조정 등 종합적이고 지속적인 예방활동이 필요하다. 일터에서 근로자가 의식이 없을 때는 빨리 응급실로 후송해야 하므로 심장응급센터가 있는 병원과 평소 친밀한 관계를 맺어두는 것이 필요하며, 직원들에게 심폐소생술 훈련을 받을 수 있도록 회사의 지원도 필요하다.

개인적 요인의 관리방법으로는 고혈압, 고지혈증, 당뇨, 흡연 등을 관리하는 것이다. 생활습관개선 등 개인적 요인에 따른 5대 예방수칙은 다음과 같다.

- 정기적으로 혈압, 혈당, 콜레스테롤을 측정하여 기초질환을 관리한다.
- 규칙적인 운동을 실시하여 표준체중을 유지한다.
- 흡연과 음주를 자제한다.
- 콜레스테롤이 많은 음식섭취를 줄이고, 섬유질이 많은 야채를 섭취한다.
- 매사에 밝고 적극적인 기분으로 생활하여 스트레스를 해소한다.

(9) 중금속 중독

① 납 중독

납(Pb)은 청색 또는 은회색의 연한 중금속으로 무기연과 유기연으로 나눈다. 연의 정련, 제련, 축전지 제조업, 유약, 농약 제조업, 전선, 케이블 제조, 합금, 페인트, 안료의 제조 등을 취급하는 작업에서 납에 노출된다. 무기연은 먼지와 증기의 형태로 호흡기와 소화기를 통해 흡수되고, 유기연은 피부를 통하여 흡수된다. 흡수된 연의 90~95%는 뼈 조직에, 5~10%는 간, 뇌, 대동맥, 근육에 축적된다. 일반적 증상으로는 조혈기능장애, 급성복통, 변비 등 소화기 증상과 중추신경장애, 빈뇨, 급성 신부전증, 근위축, 손목하수, 발목마비 등 신경 및 근육계통 장애가 나타난다. 유기연의 중독 증상으로는 식욕저하와 불면증, 피로, 무력감 등 급성 뇌증이 특징이며, 혼란, 기억장애, 조증, 정신병, 사망까지 초래할 수도 있다.

납 중독 예방법은 호흡기를 통한 연 흡입 및 소화기를 통한 연 섭취를 방지함으로써 이루어질 수 있다. 연 화합물을 보다 독성이 적은 물질로 대치하는 방법이 가장 효과적이다. 건조한 상태로 작업을 해야 하는 경우에는 작업공정을 밀폐하거나 배기장치를 설치하고, 분진발생을 억제하기 위해 물을 뿌리고 작업장 바닥을 항상 축축하게 유지한다. 마른 가루대신 반죽 형태의 연 페인트 성분을 사용하며, 습식방법을 이용하고, 납의 분진이 손에 묻은 채로 담배를 피우거나 음식을 먹지 않도록 하며, 반드시 개인 보호구를 사용한다.

② 수은 중독

수은은 상온에서 은백색의 액체상태로 존재하는 유일한 금속이고, 대개는 주홍색의 진사광석에서 추출한다. 수은 화합물은 무기수은 화합물과 유기수은 화합물로 나눈다. 무기수은 화합물은 질산수은, 승홍, 감홍, 뇌홍이고, 유기수은 화합물은 페닐수은, 메틸수은, 에틸수은, 알킬수은 화합물이 있는데, 알킬수은 화합물은 무기수은 화합물의 독성보다 훨씬 강하다. 금속수은이나 수은 화합물의 주요 용도는 수은온도계, 체온계, 각종 전기기구, 계기, 스위치, 건전지, 압력계의 제작업, 안료, 색소, 약품, 소독제, 화약의 시약 제조업, 도금, 피륙, 박제 제조, 사진공업, 도료, 인견제조 등이다. 수은은 대부분 증기상태로 호흡기를 통하여 흡수되나 소화기, 피부를 통해서도 흡수되며, 간, 비장, 신경, 근육, 폐, 모발, 손톱 및 신조직에 축적된다.

수은 중독의 초기증상으로는 안색이 누렇게 되고 두통과 구토, 복통, 설사 등 소화불량이 나타난다. 만성 수은 중독에서는 눈의 수정체 전낭에 가늘게 수은이 침착되며, 전신증상으로는 주로 중추신경계통, 특히 뇌조직을 침범하며 심할 때는 불가역적인 뇌손상을 입혀 정신기능이 소실된다. 심한 뇌증상은 메틸수은에 오염된 생선을 많이 먹은 모체에서(태반을 통하여 태아의 뇌에 축적됨으로써) 태어난 아기에게서 나타난다(미나마타병).

수은 중독의 3대 증상은 구내염, 근육진전, 정신증상이다. 구내염은 금속성 입맛이 나고, 치은부가 붓고 압통이 있으며, 쉽게 출혈하여 궤양을 형성한다. 근육진전은 술을 마시는 사람에게서 쉽게 생긴다. 정신증상은 불면증, 근심, 걱정, 겁이 많아지고 부끄러움을 많이 타며, 나중에는 우울, 졸음, 무욕상태, 환각, 기억력 상실 등이 발생한다.

수은 중독을 예방하기 위해 수은제 농약 사용을 엄격히 규제하며, 수은 작업 후 피부를 통해 수은이 흡수되지 않도록 반드시 목욕을 하고 의복을 갈아입도록 교육한다. 작업장 내에서는 음식을 먹거나 담배를 피워서는 안 되며, 적절한 보호구를 착용하도록 한다. 작업대나 바닥설계 시 수은이 침투되지 않는 바닥재를 사용하고, 흘린 수은을 모으기 쉽도록 작업대에 경사를 만들며, 수은입자의 증발을 막기 위해 흘린 수은입자를 도랑에 모으고 물을 채운다.

수은에 급성 중독된 경우에는 우유와 달걀의 흰자를 섭취하여 수은과 단백질을 결합시켜 침전시키다. 이 결합물질은 가역적으로 반응하므로 위장관에 머물지 않게 한다. 위세척을 할 때는 위 점막이 손상되어 있으므로 조심스럽게 하고, 세척액은 200~300mL를 넘지 않도록 하며, 우유에 활성탄을 섞어서 쓰면 더욱 효과적이다.

③ 크롬중독

크롬(Cr)은 은백색의 단단한 금속이다. 크롬산은 부식방지제, 색소 및 내화벽돌제조, 크롬도금, 야금술, 피혁유법 등에 널리 사용되며, 이 외에도 스테인리스 제조, 내열성 강철 및 합금강철 제조, 연마제 제조, 착색유리의 색소 제조, 촉매 등에 광범위하게 이용된다. 우리나라에서 1988년도에 크롬도금 사업장에 근무하는 근로자들에게서 비중격천공이 발견되어 사회문제가 되기도 하였다.

크롬에 의한 급성 중독의 특징은 콩팥장애를 일으켜 과뇨증이 발생하며, 더 진전되면 무뇨증을 일으켜 요독증으로 1~2일에서 8~10일 안에 사망한다. 증상으로는 심한 복통과 빈혈을 동반하는 심한 설사 및 구토 등 위장장애증상이 나타난다.

만성 중독은 코, 폐 및 위장의 점막에 병변을 일으키는 것이 특징이며, 크롬에 장기간 노출될 때에는 기침, 두통, 호흡곤란, 심호흡 때의 흉통, 발열, 체중감소, 식욕감퇴, 구역 및 구토 등의 위장장애가 나타난다. 비점막의 염증증상이 흔하며, 진행 시 비중격의 연골부에 둥근 구멍이 뚫리는데, 이때에는 약간의 비출혈이 있으나 통증을 느끼지 못한다.

크롬 중독 예방법으로 작업장 환경관리와 고무장갑, 장화, 앞치마를 착용하며, 피부보호용 크림을 노출된 피부에 바르고 비중격 점막에 바셀린을 바른다.

사고로 크롬을 먹었을 경우의 응급조치로는, 우유와 비타민 C를 환원제로 사용한다. 호흡기 흡입에 의한 급성 중독의 경우에는 적절한 관찰을 위해 병원에 입원시켜야 하며, 필요 시 산소와 기관지 확장제 등을 사용하고, 급성 콩팥 손상을 대비하여 수액 및 전해질 균형에 주의를 기울여야 한다.

④ 카드뮴

카드뮴(Cd)은 청백색의 광택이 있는 금속으로 무르고 칼에 쉽게 잘린다. 카드뮴은 니켈, 금, 은, 비스무스, 알루미늄과의 합금, 축전지의 전극, 염화 비닐의 안정제, 치과용 아말감, 형광등 제조, 반도체, 보석, 자동차 및 항공기 산업에 널리 사용된다. 그 외에도 각종 카드뮴 화합물은 살균제, 살충제, 종합 촉매제, 안료, 색소, 유리, 사진에도 쓰인다.

카드뮴은 호흡기를 통해 흡입되거나 음식물의 섭취를 통해 흡수되며, 칼슘대사를 방해하여 뼈의 연화가 일어나 장기간 노출 시(5~14년 이상) 허리와 다리의 동통을 수반하는 보행 장애가 나타나는 이타이이타이 병을 유발한다.

급성 중독 증상은 구토를 동반하는 설사와 급성 위장염이 발생하며, 두통, 금속성의 맛, 근육통, 복통, 체중 감소, 착색뇨, 간 및 콩팥기능장애 등이다. 만성적으로 노출되면 콩팥장애, 만성폐쇄성 호흡기 질환 및 폐기종을 일으키며 골격계 장애와 심혈관계 장애도 일으킨다.

카드뮴 중독 예방법으로 작업장 환경관리와 적절한 보호구를 착용하며, 작업장 내에서의 음식섭취와 흡연을 금하고 작업복을 자주 갈아입고 작업 후 목욕을 한다.

⑤ 베릴륨

베릴륨(Be)은 가벼운 금속 중의 하나로, 찬물에는 용해되지 않으나 더운물에서는 약간 용해되며 약산과 약알칼리에 용해된다. 베릴륨은 우주항공산업, 정밀기기 제작, 컴퓨터 제작, 형광등 제조, X선 관구, 네온사인 제조, 합금, 도자기 제조업, 원자력공업 등에서 사용되고 흄이나 분진의 형태로 인체에 흡입된다.

급성 중독 증상은 인후염, 기관지염, 모세기관지염, 폐부종이 있으며, 만성 중독 증상은 베릴륨에 노출된 지 5~10년 후에 발생한다. 주로 폐에 폐육아종 변화가 나타나며, 피부, 간장, 췌장, 콩팥, 비장, 임파절, 심근층 등에 나타나기도 한다.

베릴륨 중독 예방법으로 작업장 환경관리와 적절한 보호구를 착용하며, 근로자의 정기적인 건강검진이 필요하다.

⑥ 비소

비소(As)는 은빛 광택을 내는 비금속으로, 가열하면 녹지 않고 승화하는 특성을 가지고 있으며, 승화점은 610℃이다.

비소 중독은 비소의 생체 독성으로 인한 병태이며, 증상은 매우 다양하지만 심한 경우에는 중요한 대사효소가 저해되어 다양한 장기부전으로 사망에 이르게 된다. 특히 뇌에 미치는 영향이 크기 때문에 신경학적 증상이 나타날 수 있다.

급성 중독 증상은 복통, 팽만감, 삼키는 장애, 식도역류, 타액의 과다분비, 갈증, 발열, 설사, 경련, 눈 충혈 등이 나타나며, 고농도의 비소를 함유하는 물을 장기간 음용했을 경우에는 만성 중독이 나타난다.

비소 중독이 의심될 때에는 즉시 병원에서 진찰하는 것이 중요하며, 급성 중독은 머리카락과 손톱 검사로 확인할 수 있다. 비소의 장기 내 축적은 주로 골, 모발, 손톱이며, 흡수된 비소의 대부분은 소변으로 배설되고 소량만이 대변으로 배출된다.

⑦ 석면

석면은 화성암의 일종이며, 천연의 자연계에 존재하는 규산화합물로 마그네슘이 많이 함유된 함수규산염이다. 솜처럼 생긴 돌로 돌솜이라고도 한다. 석면의 종류로는 백석면, 갈석면, 청석면, 투각섬석, 사방각섬석, 녹섬석의 여섯 가지가 있는데 이 중 청석면이 가장 유해하다.

석면은 슬레이트, 지붕외벽, 칸막이, 내장재로 많이 사용되고, 자동차의 브레이크, 자동차 브레이크 패드 등 일상생활에 널리 사용되는 물질이다. 호흡기를 통해 인체에 흡입되면 10~40년의 잠복기를 거쳐 폐암, 석면폐, 악성중피종 등과 같은 질병을 발생시키는 것으로 알려져 있다. 이러한 유해성 때문에 우리나라는 2009년 1월부터 모든 형태의 석면 제조 · 수입 · 사용 · 양도 및 제공을 전면 금지하고 있으며, 미국은 1994년, 영국과 일본은 2006년에 금지하였다.

(10) 진폐증

진폐증은 대개 고위험, 광물질 관련 산업에서 일을 하면서 광물질 분진 입자를 흡입하여 발생하는 하나의 폐질환이다. 국내에서 가장 잘 알려진 직업성 질환으로 현재도 가장 많은 보고가 이루어지고 있으며 요양 중인 환자가 가장 많은 질환이라고 할 수 있다. 일반적으로 먼지가 호흡기를 통해 흡수되면 대부분의 먼지는 기관지의 섬모운동으로 밖으로 배출되지만, 지속적으로 먼지에 노출되는 경우의 일부 먼지는 밖으로 빠져나가지 못하고 폐내에 축적되어 염증 반응을 일으키게 되고, 지속적인 염증 반응에 의해 섬유화가 나타나게 된다. 섬유화가 일어나면 폐는 굳어서 정상적인 산소, 이산화탄소의 교환을 방해하게 된다. 진폐증은 진폐증을 유발하는 먼지를 흡입하여 폐 내에 축적이 되어 발생하는 폐의 조직반응이다. 미국에서는 석면폐증, 규폐증, 광부진폐증, 탈크진폐증, 고령토진폐증, 철분진폐증으로 구분하고 있다.

① 석면폐증

석면은 지하 광산에서 캐서 절연체, 방화물질, 바닥과 천정 타일, 자동차 브레이크 패드와 다른 제품들을 만들 때 사용되는 자극적인 섬유성 광물질 집합이다. 석면에 가장 많이 노출되는 많은 근로자는 광부, 건설 근로자, 철거 근로자, 선박제조 근로자, 브레이크 작업을 하는 자동차 생산 근로자이다. 석면은 석면을 포함하고 있는 건축자재가 약화된 건물에서 살거나 그곳에서 일하는 사람에게 노출될 수 있으며, 석면폐증은 폐암 또는 중피종을 유발시킬 수 있다.

② 규폐증

이 형태의 진폐증은 대개 모래, 사암, 점판암, 일부 진흙, 화강암과 다른 광석들에서 발견되는 수정 형태의 규소로 작업을 하는 사람들에게 영향을 준다. 가장 많은 규소 노출이 있는 직업은 연마사, 광부, 터널 뚫는 사람, 규소 제분업자, 채석장 근로자,

세라믹이나 유리 제작자이다. 규폐증은 폐에서 점차적으로 섬유화를 초래하여, 특히 흡연가에서 폐기능에 심한 저하를 가져온다.

③ 광부진폐증

광부진폐증은 석탄, 흑연, 램프블랙이나 카본블랙으로부터의 탄소 알갱이를 흡입함으로써 발생한다. 석탄을 캐고, 공정 · 처리 또는 수송하는 사람, 흑연 광부, 합성 흑연, 램프블랙이나 카본블랙을 생산하는 근로자에게 흔하게 발생하며, 광부진폐증은 규폐증과 마찬가지로 주로 보호장비 없이 수십 년간 광산에서 일한 광부에서 심각한 섬유화를 일으킬 수 있다.

산업 간호 사례

54세 오○○ 씨는 아파트 공사 현장에서 도장작업(페인트 칠)을 하고 있는 근로자이다. 건설현장 특성상 건물이 완성되면 다른 현장으로 이동해야 하기에 오○○ 씨는 회사에서 제공해주는 단체 숙소에서 가족과 떨어져 지내고 있다. 35℃ 이상의 폭염이 지속되는 여름, 단체숙소에는 선풍기도 제공되지 않았고, 작은 원룸 방에 외국인 3명과 함께 생활하게 되었다. 오○○ 씨는 지난달까지는 지하주차장 페인트칠을 하였으나 한 달 전부터 아파트 외벽 페인트칠을 하는 업무를 맡았고, 하루에 8시간 이상을 로프에 매달려 외벽의 먼지를 제거하고 페인트칠을 하게 되었다. 2018년 특수건강진단 결과, 직업성 피부질환 주의로 C1 판정을 받아서인지 페인트 작업을 할 경우에는 방독마스크와 보호장갑 등 보호구를 반드시 착용하라는 보건관리자의 조언이 있었지만, 날씨가 덥고 옥외 작업이라 방독마스크와 보호장갑을 착용하지 않았다. 이렇게 일을 한지 10일이 지난 어느 날, 오○○ 씨는 두통과 어지러움으로 인해 작업대에서 내려오게 되었는데, 그때 갑자기 호흡곤란 및 경련 증상과 함께 가슴이 조여지는 통증을 느꼈다. 오○○ 씨를 발견한 외국인 동료가 현장 작업반장에게 알렸고, 이후 인근 병원 응급실을 내원하여 진료를 받았더니 협심증 소견이 있었고, 더위로 인한 열경련 현상이라는 진단을 받았다. 페인트 흡입으로 인해 두통, 어지럼증 등이 더 가중되었을 것이라고 하였다.

오○○ 씨는 평소 고혈압이 있어 약을 복용하던 중이었으나 맞벌이 아내가 식당 바닥에서 미끄러져 다리 골절로 입원하였다. 이로 인해 서울과 대전을 오가느라 정작 본인의 혈압약 처방은 받지 못해 혈압약 복용이 중단된 상태였다. 병원에서는 2주간 휴식을 하며 혈압약과 함께 협심증 약물도 지속적으로 복용해야 한다고 하였고, 하루 1갑의 흡연을 하는 오○○ 씨에게 금연할 것을 권고하였다. 하지만 오○○ 씨는 2주간 쉬었을 경우, 아내도 입원 중이므로 월세 및 자녀 대학 등록금 등 생활비가 해결되지 않아 가슴 통증이 사라진 다음 날부터 현장에 복귀하였다.

산업 간호 사례(계속)

▪ 사례와 관련한 간호과정 제시

- 오마하 문제분류체계를 중심으로 간호진단 구성

<table>
<tr><th>영역</th><th>문제</th><th>증상과 징후</th><th>중재전략</th></tr>
<tr><td rowspan="2">Ⅰ. 환경영역</td><td>1. 수입</td><td>• 불규칙한 수입: 쉬는 날엔 급여가 없음
• 아내의 병원 치료(골절)로 인한 수입 감소</td><td rowspan="6">• 원인 규명을 위한 진단적 검사
• 온열작업 관리(한낮 옥외작업 제한, 그늘막 제공, 식염포도당 및 충분한 수분섭취 등)
• 적절한 보호구 착용
• 고혈압, 협심증의 지속적인 약물치료
• 숙소 내 냉방기기 지급
• 금연</td></tr>
<tr><td>4. 직장의 안전</td><td>• 유기용제 취급 작업: 페인트, 신나 등
• 부적절한 보호구 착용
• 여름철 옥외 작업
• 추락 위험이 있는 작업 현장</td></tr>
<tr><td rowspan="2">Ⅲ. 생리영역</td><td>24. 피부질환</td><td>• 특수건강진단 결과 C1(직업성 피부질환 주의)</td></tr>
<tr><td>27. 순환</td><td>• 고혈압
• 불충분한 협심증 치료</td></tr>
<tr><td rowspan="3">Ⅳ. 건강 관련 행위영역</td><td>36. 수면과 휴식</td><td>• 단체 숙소 생활로 인한 불충분한 휴식
• 더운 여름 지급되지 않은 냉방기구</td></tr>
<tr><td>39. 약물오용</td><td>• 흡연(1갑/일)</td></tr>
<tr><td>41. 투약</td><td>• 부적절한 혈압약 복용</td><td></td></tr>
</table>

▪ 토론하기

- 앞의 사례에서 가장 우선순위가 높은 문제는 무엇일까요?

- 사례관리자로 산업간호사의 역할을 할 때, 위 사례에서는 어떤 역할이 중점이 되어야 하는지 토론해 봅시다.

- 산업간호사가 해결하지 못하는 부분에 대한 관리는 어떻게 해결할 수 있는지 생각해 봅시다.

참고문헌

가톨릭대학교 의과대학 예방의학교실 가톨릭 산업의학센터(2003). 산업보건학. 수문사.

경상남도교육청(2011). 학교보건실 현대화 사업실시 매뉴얼.

고용노동부 www.moel.go.kr

고용노동부(2021). 2021년 산업재해 통계자료.

고용노동부(2022). 산업안전보건법 · 시행규칙 · 시행령.

관계부처 합동(2018). 국가 비만관리 종합대책.

교육부(2016). 학생감염병예방 · 위기대응 매뉴얼(제2차 개정판: 초 · 중 · 고, 특수학교용: 상세본).

교육부(2021). 교육통계연보 2021.

교육부(2022). 202년 1차 학교폭력 실태조사 결과.

국가법령정보센터 www.law.go.kr

국가통계포털 www.kosis.kr

근로복지공단 www.kcomwel.or.kr

김영임(1997). 산업전문간호사의 교육과정(산업전문간호사 제도의 추진방향에서). 한국산업간호협회.

김원경(2017). 청소년 비행 관련 요인의 성별 및 발달적 비교 연구. 학교사회복지, 39, 313-345.

김희걸 등(2020). 지역사회간호학 2. 현문사.

대한산업보건협회(2016). 산업안전보건법핸드북.

박공주, 정향미(2017). 비행청소년의 학교생활적응 모형구축. 한국모자보건학회지, 21(3), 182-192.

법제처 www.moleg.go.kr

보건복지부 www.mohw.go.kr

양경희(2017). 학교보건의 이론과 실제. 현문사.

윤혜순(2015). 학교안전 연구동향과 과제. 청소년학연구, 22(2), 345-366.

이혜진, 김혜경(2017). 국내 학령기 아동 및 청소년 흡연예방 프로그램에 대한 체계적 문헌고찰. 한국학교지역보건교육학회지, 18(2), 27-42.

지역사회보건간호학 편찬위원회(2019). 최신 지역사회보건간호학 2. 수문사.

최은진(2011). 담배의 안전관리 및 흡연예방을 위한 정책방향 연구. 한국보건사회연구원.

한국간호과학회(2008). 산업전문간호사제도.

한국산업간호협회(2008). 산업간호개요.

한국산업간호협회(2012). 직업건강관리.

한국산업보건협회(2008). 유해물질 허용기준.

한국산업안전보건공단 www.kosha.or.kr

한국직업건강간호협회 www.kaohn.or.kr

한국특수건강진단협회 www.ksha.or.kr

Community Health Nursing

CHAPTER 10

인구 및 생애단계별 보건간호사업

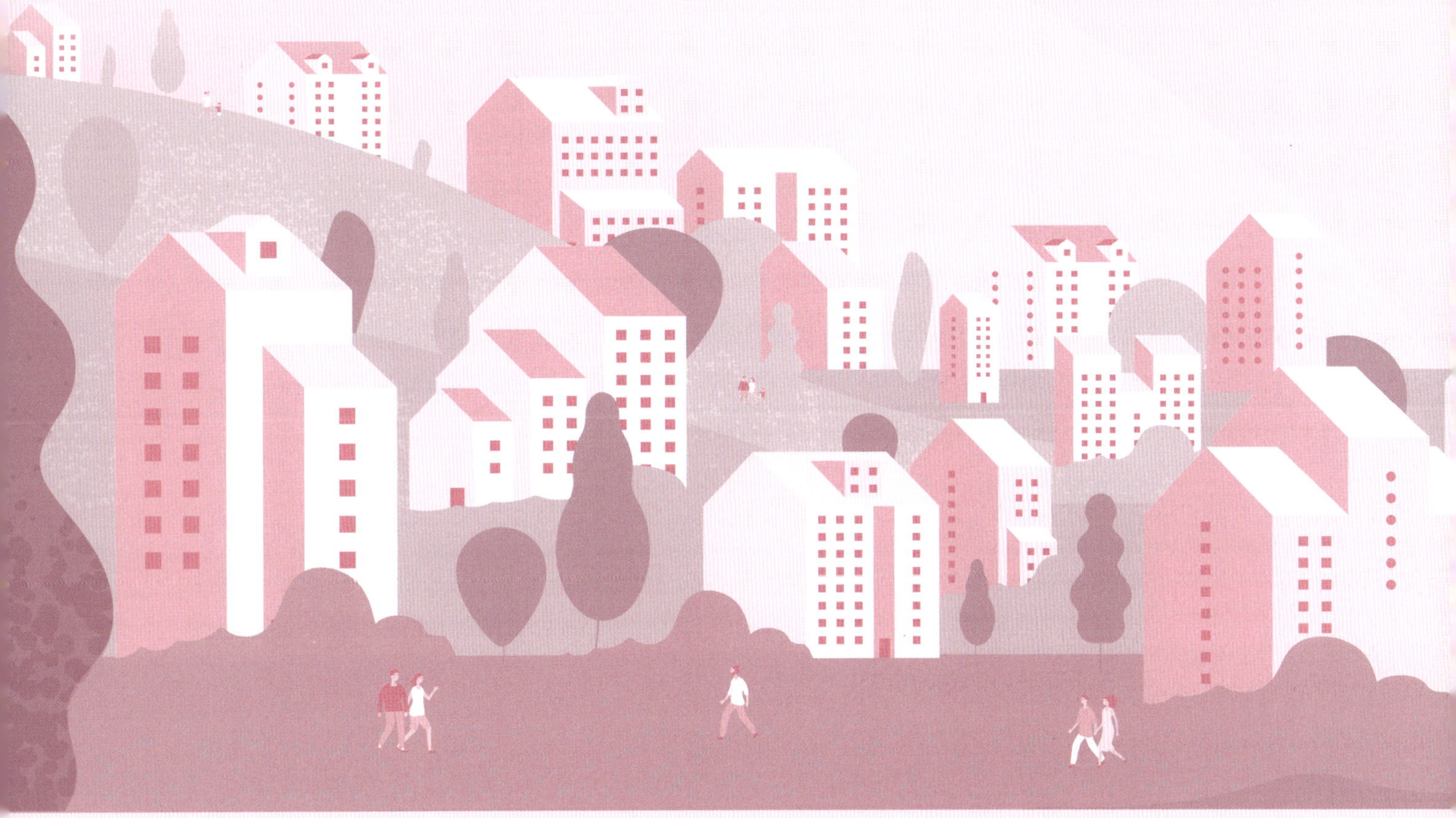

학습목표

1. 인구구조의 유형별 특징을 설명할 수 있다.
2. 우리나라 인구정책을 설명할 수 있다.
3. 저출산 · 고령화 대책을 이해할 수 있다.
4. 모자보건사업을 설명할 수 있다.
5. 노인보건사업을 설명할 수 있다.

제1절 | 인구현상의 이해와 인구정책

1. 인구의 개요

1) 인구의 정의

인구(population)란 일정한 기간과 지역에 생존하는 인간집단을 말하며, 정치적 · 경제적으로 생활권을 같이하며 집단생활을 하는 주민의 총체이다. 인구와 관련된 용어로는 인구, 인종, 국민 및 민족이 있는데, 인구는 시 · 공간 공동체의 개념이며, 인종은 인간의 집단을 생물학적 · 혈연적 중심의 유전공동체 개념으로 본 것이다. 국민은 법 중심의 국적 공동체로 본 개념이며, 민족은 문화적 정서의 공유에 따른 문화공동체 개념이라고 할 수 있다.

인구는 시간의 흐름에 따라 크기가 바뀌고 구조가 변화하며 공간적인 분포양상을 달리한다. 인구론이 학문적으로 정립된 것은 18세기 말 토마스 멜서스(Thomas Malthus, 1766~1834)에 의해서이다. 멜서스는 『인구론(Essays on the Principle of Population)』(1798)에서 식량은 산술급수적으로 증가하는 데 반해, 인구는 기하급수적으로 증가하여, 결국 균형이 깨지므로 인구가 식량 수준에서 억제되어야 한다고 주장하였다. 또한 이에 대한 대안으로 '만혼(晩婚)'과 '자기절제'를 강조하였다. 그러나 성욕의 억제가 일반인에게는 무리이며, 만혼주의가 강요되면 성매매나 범죄가 증가된다고 하여 만혼주의를 피임으로 대체하는 것을 강조하였는데, 이것이 프렌시스 플레이스(Francis Place, 1771~1854)의 신맬서스주의(Neo-Malthusium)이다.

2) 인구의 분류

(1) 이론적 인구

인구현상을 연구하기 위하여 여러 가지 가정 위에서 설정된 인구로서 보통 통계적 방법에 의해 계량적으로 표현한다.

① 폐쇄인구

폐쇄인구(closed population)는 가장 기본적인 이론적 인구로, 인구의 이동이 전혀 없고 출생과 사망에 의해서만 변동이 일어나는 인구이다. 반대로 인구이동에 의한 인구증가가 가능한 경우는 개방인구라고 한다.

② 안정인구

안정인구(stable population)는 폐쇄인구(closed population)의 특수한 경우로 연령

별 출생률과 연령별 사망률이 일정한 인구를 말한다. 즉, 연령별 구조와 인구의 자연 증가율이 일정하다.

③ 적정인구

적정인구(optimum population)는 인구와 자원의 관련성에 근거한 개념으로 인구의 과잉을 식량에만 국한하지 않고 생활수준에 근거하여 주어진 여건 속에서 최대의 생산성으로 최고의 생활수준을 유지할 수 있는 인구를 말한다.

④ 정지인구

정지인구(stationary population)는 출생률과 사망률이 같아서 인구의 자연 증가가 전혀 일어나지 않는 경우이다.

(2) 실제적 인구

인구집단을 시간이나 지역 등의 속성과 연결하여 분류한 인구로서, 실제적 인구는 교통문제, 도시계획 등 정책의 기초자료로 활용된다.

① 현재인구

어떤 특정한 시점에서 현존하고 있는 인구집단을 모두 그 지역의 인구로 간주하였을 때의 인구를 말한다.

② 상주인구

인구조사를 하는 시점에 해당 지역 내에 통상적으로 주소지를 둔 인구를 말한다. 즉, 주민등록상에 등록된 인구이다.

③ 법적 인구

특정한 관찰 시점에서 어떤 법적 관계에 입각하여 특정한 인간집단을 특정 지역에 귀속시킨 인구를 말한다. 여기에는 본적지 인구, 유권자 인구, 납세 인구 등이 있다.

④ 종업지 인구

어떤 일에 종사하고 있는 장소에 따라 분류한 인구이다. 이를 통해 산업별 구조와 지역사회의 사회경제적 특성을 파악할 수 있다.

2. 인구이론

인구이론이 나오게 된 시기는 중상주의 시대로 이 시기의 국가 정책은 인구증가를 장려하였다. 장바티스트 콜베르(Jean-Baptiste Colbert, 1619~1683)는 중상주의적 인구증가를 장려하고 인구의 국외유출을 방지하는 정책을 주장하였고, 전 유럽은 많은 인구를 통해 강한 근대국가의 건설이라는 시대적 신념을 실현하고자 하였다. 그러나 부랑민과 범죄가 증가하는 등의 사회문제가 발생하기도 하였다.

영국의 사회통계학자인 존(John, 1620~1674)은 1622년에 발표한 논문「사망표에 따른 자연적 및 정치적 발견」을 통해 최초로 성비, 연령별 사망률, 사망자의 연령별 사망원인 등의 인구현상에 대한 수적인 분석을 시도하였다. 이후 인구문제를 사회적 시각에서 바라보는 인구이론이 등장하게 되었는데, 인구증가의 사회적 의미에 대한 최초의 논쟁은 멜서스의『인구론』(1798)이 출판되면서 시작되었다.

1) 맬서스주의

멜서스의 인구이론인 맬서스주의(Malthusism)는 인구과다의 원인과 해결방안에 대한 이론이다. 멜서스는 영국 고전경제학의 창설자로서, 체계적이고 학문적인 인구이론을 독립적으로 전개시켰다. 그는 인구현상을 사회경제적 측면에서 이해하였고, 의학의 발달, 모자보건의 향상, 높은 출생률과 낮은 사망률이 인구를 증가시킬 것이라는 18세기의 인구동태와 중상주의 이론의 쇠퇴를 지켜보며 최초의 인구이론을 발표하였다. 그는 저서『인구론』에서 "인구는 기하급수적으로 증가하지만, 식량은 산술급수적으로 증가한다. 인구증가가 빈곤 · 악덕 등 사회악의 원인이 되므로 식량에 맞도록 인구를 억제해야 한다"고 주장하였다.

멜서스는 인구증가를 제한하는 요소로 초기 이론에서는 궁핍과 죄악을 제안하였고, 후기 이론에서는 식욕, 정욕, 인간의 이성이라는 인구증가의 제한적 요소를 제시하였다. 결론적으로 멜서스는 도덕적 억제인 만혼과 금욕으로 인구를 억제해야 한다고 주장하였다. 그러나 그의 주장은 다음과 같은 비판을 받았다.

- 인구이론을 인구와 식량에만 국한하여 고찰하였다.
- 만혼만으로 인구증가가 식량생산의 수준 이하로 떨어진다는 보장이 없으며, 모든 사람에게 만혼을 기대하기는 어렵다.
- 인구억제의 가장 효과적인 수단인 피임에 대하여 반대하였다.
- 인구문제를 인간과 식량의 관계에 국한한다고 하더라도 반드시 인구가 기하급수적으로 증가하는 것은 아니며, 식량도 산술급수적으로만 증가하는 것은 아니다.

2) 신맬서스주의

신맬서스주의(Neo-Malthusism)는 맬서스의 인구론에 입각하여 인구증가 억제를 위해 산아제한이나 수태조절의 필요성을 주장하는 입장이다. 대표적인 학자로는 영국의 프랜시스(Francis)가 있다. 신맬서스주의와 맬서스주의의 차이점은 인구 억제의 방법으로 피임법을 중요시하고 피임을 적극적으로 보급하였다는 것이다. 이 견해는 존(John, 1806~1873)이

주장하였고 신맬서스주의에 의한 산아제한운동은 미국으로 전파되었다. 이러한 경향은 제2차 세계대전 이후 우리나라를 포함한 아시아와 아프리카, 중남미의 후진국 및 개발도상국에 큰 영향을 미쳤다.

3) 인구변천이론

인구변천이론(demographic transitional theory)은 인구의 변화를 근대화 과정과 관련시켜 설명하는 이론으로, 한 지역의 인구는 그 지역의 출생, 사망과 이동에 의해 결정되고, 인구증감의 요인으로 생물학적 요인과 사회학적 요인을 전제로 한다. 인구변천이론에서는 맬서스주의에서 다루지 않은 산업화에 따른 사회적 · 경제적 · 기술적 변동과 그 외에 인구에 미치는 영향을 중점적으로 다룬다. 또한 사망률보다는 출생률의 변동이 인구변동의 핵심요인임을 강조한다. 이 이론은 산업화를 달성한 사회의 인구변동을 설명하는 데 적합하다. 하지만 짧은 기간에 심한 인구변동을 겪고 있는 경제성장국의 상황을 설명하기에는 부적절하다.

인구변천이론은 산업화와 더불어 발생하는 사망률과 출생률의 변화에 따라 인구성장 과정을 단계로 나누어 설명하고 있다. 각 단계에서의 출생과 사망의 변화가 상대적으로 다르게 나타남으로써 인구변화를 이해할 수 있다. 대표적인 인구변천이론은 다음과 같다.

(1) 3단계 인구변천이론

노트스타인(Notestein)과 톰슨(Thompson)은 인구의 사망률과 출생률에 의한 인구의 변동과정을 산업화 또는 근대화 과정과 결부시켜 아래의 3단계로 분류하였다.

① 제1단계: 고잠재적 성장단계(stage of high potential growth)

출생률과 사망률이 모두 높은 다산다사형(多産多死形)으로 정치적 불안과 빈곤상태로 인한 높은 사망률 등으로 실제적 인구가 증가하지 않는 단계이다. 주로 전통적인 농업사회에 해당하는 지역으로 공업화가 이루어지지 않은 사회에서 나타나는 단계이다. 만일 산업화가 시작되어 과학기술과 의료기술, 보건행정망이 발달하는 경우에는 급격한 사망률의 감소로 극심한 인구증가가 예상된다. 또한 생활수준이 일반적으로 높아짐으로써 평균 수명이 길어져 잠재적인 인구증가 상황에 놓일 수도 있다.

② 제2단계: 과도기적 성장단계(stage of high transitional growth)

높은 출생률과 낮은 사망률을 보이는 다산소사형(多産少死形)으로 높은 자연증가율을 보인다. 급속한 인구증가가 발생하므로 인구변천의 단계라고 할 수 있다. 사망률 저하의 주된 원인으로는 살충제 사용으로 인한 식량 생산의 증가, 설파제 및 항생제의 보급, 보건의료의 발달 등이 있다. 이 단계는 다시 초기 인구증가기와 급격한 인구증가기의 두 단계로 나뉜다.

- **초기 인구증가기:** 근대화 과정의 초기로써 경제발전의 시작기이다. 사망률의 저하를 위해 환경위생 개선사업에 치중한다.
- **급격한 인구증가기:** 상당히 낮은 사망률을 보이며 산업이 발달하고 경제력이 향상되며 도시화를 수반하고 핵가족 지향적이다.

③ 제3단계: 인구감소 시작단계(stage of high incipient decline)

출생률과 사망률이 낮아지는 소산소사형(少産少死形)의 단계로, 점진적인 인구의 감소가 예상된다. 이 단계는 다시 인구증가 저하기와 인구감퇴기의 두 단계로 나눈다.

- **인구증가 저하기:** 소산소사형이지만 출생률이 사망률보다 높은 수준을 유지한다.
- **인구감퇴기:** 출생률에 비해 사망률이 더 높다.

(2) 인구성장 5단계설

블라케(Blacker)는 농경사회에서부터 기계문명이 발달된 현대사회로 변천하는 인구의 변천단계를 5단계로 나누었다(그림 10-1).

① 제1단계

노트스타인과 톰슨의 3단계 인구변천이론 중 제1단계에 해당하는 단계이다.

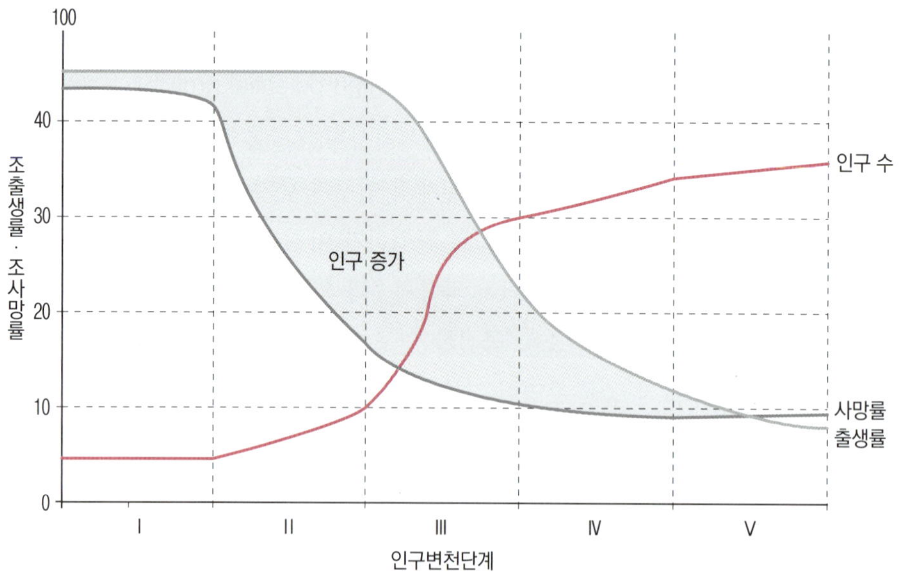

그림 10-1 인구변천 5단계

출처: 이선자, 정문희, 이명숙(1997). 개정증보 지역사회보건간호학.

② **제2단계**

노트스타인과 톰슨의 3단계 인구변천이론 중 제2단계에 해당하는 단계이다.

③ **제3단계**

노트스타인과 톰슨의 3단계 인구변천이론 중 제3단계에 해당하는 단계이다.

④ **제4단계**

인구의 출생률과 사망률이 최저에 달하여 인구증가가 정지되는 형으로 이탈리아, 중동아시아, 구소련 등의 인구형태이다.

⑤ **제5단계**

인구의 출생률이 사망률보다 낮아지는 인구감소형이다. 북유럽, 북아메리카, 일본 및 뉴질랜드 등의 선진국들이 여기에 속한다.

3. 인구통계

인구통계(demographic statistics)는 인구에 관한 여러 가지 통계로서 출생, 사망, 유입, 유출의 4가지 요인에 의해 영향을 받는다. 인구통계는 인구변동 상태를 의미하는 인구동태(dynamic of population) 통계와 변동하는 인구집단을 한 시점에서 절단하여 정지된 상태에서 관찰하는 인구정태(static of population) 통계로 나뉜다.

1) 인구동태

인구동태는 출생, 사망, 사산, 혼인, 이혼, 입양, 이동 등의 동태상황이 발생할 때마다 신고함으로써 얻어지는 통계로, 피조사자의 법적 신고의무에 의해 파악된다. 동태신고의 의무화는 선진국의 경우에는 정확하지만, 개발도상국이나 후진국의 경우에는 제대로 신고가 이루어지지 않아 정확성에 한계가 있다.

2) 인구정태

인구정태는 특정한 순간의 인구 상태, 인구 크기, 구성 및 성격을 나타내는 통계로서, 연령별, 성별, 인구밀도, 산업별, 직업별, 직종별, 농촌 및 도시별, 결혼상태별, 인종별, 실업상황, 국세조사, 사후표본 조사, 연말인구조사 등에 의해서 파악된다. 우리나라의 경우에는 5년마다 실시하는 인구주택총조사와 주민등록부를 통해 이루어지고 있다.

(1) 전수조사

전수조사(census)는 정기적으로 어떤 한 시점의 일정 지역에 있는 인구에 대한 개인단위의 정보를 수집하는 것이다. 보통 5년 또는 10년의 일정한 간격으로 실시한다. 최초의 전수조사는 1749년 스웨덴에서 실시되었으며, 영국과 프랑스 등의 유럽 국가들이 이를 이용하였다. 우리나라에서는 1925년 10월 1일에 시행되었으며, 현재는 '인구주택총조사'로 5년마다 실시되고 있다.

(2) 표본조사

표본조사는 특수한 목적을 위해 한정된 내용의 통계자료를 수집할 때 사용한다. 표본을 추출할 때는 표본의 대표성이 확보되어야 한다. 전수조사를 실시하면서 1~5% 범위 내에서 표본을 선정하여 실시하기도 한다.

3) 생정통계

(1) 출생지표

WHO는 출생을 "임신기간에 관계없이 태아가 그 모체로부터 완전히 만출 또는 적출되는 것으로 태아가 이러한 분리 후에 탯줄의 절단이나 태반의 부착 여부에 관계없이 호흡을 하거나 심장의 고동, 탯줄의 박동 또는 수의근의 명확한 운동과 같은 생명의 증거를 나타내는 출산의 각 생성물"이라고 정의하였다. 출생은 생물학적 요인과 사회문화적 요인에 영향을 받는다.

출생이 생물학적인 현상이라는 점에서 출산력(fertility)이라는 용어를 사용하는데, 출산력이란 한 인구 속에서 태어나는 출생아 수에 기초를 둔 현실적인 출생 수준을 의미한다. 이는 결혼, 피임, 건강, 경제사정 등을 고려하여 실제로 아이를 낳을 수 있는 능력을 말한다. 특히 출산력은 결혼 연령, 혼인규범과 결혼의 안정성, 가족의 자녀 수에 대한 가치관, 피임과 인공유산 등과 같은 사회문화적 요인에 더욱 큰 영향을 많이 받는다. 가임력(fecundity)은 인구가 가지는 잠재적 출생수준, 즉 출산의 생리적 능력을 의미하며, 이는 생물학적인 요인에 의해 영향을 받는다.

다음은 일반적으로 자주 사용되는 출생지표들이다.

① 조출생률(crude birth rate) $= \dfrac{\text{연간 총 출생아 수}}{\text{연 중앙인구(그해 7월 1일 현재 총 인구 수)}} \times 1{,}000$

② 일반출산율(general fertility rate) $= \dfrac{\text{연간 총 출생아 수}}{\text{가임연령(15~44 또는 15~49세) 여성 인구 수}} \times 1{,}000$

③ 연령별 특수 출산율(age-specific fertility rate) $= \dfrac{\text{그해의 특수 연령층 여자에 의한 출생아 수}}{\text{어떤 해 7월 1일 특수 연령층 여자 수}} \times 1{,}000$

④ 합계출산율(total fertility rate): 한 명의 여자가 특정 연도의 연령별 출산율에 따라 출산을 할 때, 일생 동안 모두 몇 명의 아이를 낳는지를 나타내는 지수이다. 연령별로 출산율을 구하여 이를 모두 더하여 산출한다. 국가별 출산력 수준을 비교하는 주요 지표로 사용되고 있다.

⑤ 총 재생산율(gross reproductive rate) $= \dfrac{\text{합계 출산율} \times \text{여아 출생 수}}{\text{총 출생 수}}$

(2) 사망지표

사망은 출생 이후 어느 시기에서나 생명이 제 기능을 수행할 가능성이 영구적으로 상실된 상태이다. 사망 자체는 생물학적 현상이어서 성과 연령과 같은 생물학적 요인에 영향을 받지만, 직업, 거주 지역, 종교, 보건의료 수준, 경제수준 등과 같은 사회경제적 조건에서도 영향을 받는다. 특히 사망은 출생에 비해 집단의 가치나 문화보다 생활수준 및 보건의료서비스의 이용 수준에 더 크게 영향을 받는다.

다음은 일반적으로 자주 사용되는 사망지표들이다.

① 조사망률(crude death rate) $= \dfrac{\text{연간 총 출생아 수}}{\text{연 중앙인구(그해 7월 1일 현재 총 인구 수)}} \times 1{,}000$

② 연령별 특수 사망률(age-specific death rate) $= \dfrac{\text{특정 연령군의 1년간 사망자 수}}{\text{특정 연령군의 연 중앙 인구 수}} \times 1{,}000$

③ 영아 사망률(infant mortality rate) $= \dfrac{\text{같은 해의 신생아 사망아 수}}{\text{특정 연도의 출생아 수}} \times 1{,}000$

④ 신생아 사망률(neonatal mortality rate) $= \dfrac{\text{같은 해의 신생아 사망아 수}}{\text{같은 해의 신생아 사망아 수}} \times 1{,}000$

⑤ 모성사망률(maternal mortality rate) $= \dfrac{\text{같은 해의 임신, 분만, 산욕으로 인한 모성 사망자 수}}{\text{15\textasciitilde49세 여성 수}} \times 1{,}000$

⑥ 비례사망지수(proportional mortality index) $= \dfrac{\text{같은 해의 50세 이상의 사망자 수}}{\text{특정 연도의 사망자 수}} \times 1{,}000$

4. 인구구조

인구구조는 어느 인구집단의 성별, 연령별, 산업별, 지역별 구성 상태를 말하며, 그 지역의 사회경제학적 특성을 잘 나타내고 있어 이를 통해 사회적 문제와 경제적 잠재력을 예측할 수 있다.

인구구조는 양적 기준과 질적 기준으로 구분할 수 있다. 양적 기준에는 연령이 있고, 질적 기준에는 성, 직업, 교육 정도, 인종과 사회계층 등이 포함된다. 일반적으로 성 및 연령별 구조를 인구분석학적 기본구조라고 하며, 출산력, 사망력, 인구이동, 인구규모와 구성의 변화를 연구하는 데 기본 자료가 된다.

1) 성 구조

성비(sex ratio)는 남녀 인구의 균형 상태를 나타내는 지수로서 보통 여자 100명에 대한 남자의 수로 표시된다.

$$\text{성비} = \frac{\text{남자 수}}{\text{여자 수}} \times 100$$

각 시기별 성비로서 1차 성비(primary sex ratio)는 태아의 성비, 2차 성비(secondary sex ratio)는 출생 시의 성비, 그리고 3차 성비(tertiary sex ratio)는 현재 인구의 성비를 말한다. 1차와 2차 성비는 항상 남자가 여자보다 많다. 3차 성비는 0~4세 연령층에서는 남자가 많고, 연령층이 증가하면서 차이가 줄어들며 결혼연령까지는 점차 비슷해지다가 50~54세에서 균형을 이루며 고령이 되면 여자인구가 남자인구를 넘어선다.

2) 연령 구조

인구의 연령 구조는 성 구조와 함께 인구학 연구에서 가장 기본적인 분석도구로써 성 구조보다 복잡하다. 연령 구조는 직접적으로 출생과 사망, 인구 이동에 의해 결정된다.

(1) 중위연령

전체인구가 연령별로 분포되었을 때 양분되는 점의 연령을 중위연령(median age)이라고 하는데, 이는 연령의 대표값으로 중위연령이 25세 이하일 때는 '어린 인구'라 하고, 30세 이상일 때는 '나이 든 인구'라고 한다. 하지만 출생률과 사망률이 낮아지면 중위연령은 높아지고, 반면에 출생률과 사망률이 높아지면 중위연령은 낮아지므로, 연령 구조를 통해 인구구조의 특성을 명확히 나타내지는 못한다.

(2) 부양비

경제활동 연령인구(생산인구, 15~64세)에 대한 비경제활동 연령인구(비생산인구, 0~14세와 65세 이상)의 비를 부양비(dependency ratio)라고 하며, 부양비는 인구의 사회 경제적 구성을 나타내는 지표이다. 즉 경제활동 연령인구가 비경제활동 연령인구를 개인당 몇 명이나 부양해야 하는가를 나타내는 지수이다.

노령화지수는 노인인구의 증가에 따른 노령화의 정도를 나타내는 지표로서 0~14세 인구에 비하여 65세 이상의 인구가 어느 정도인지를 나타내준다. 이는 그 사회가 어느 정도 노령화되어 있는지를 보여주는 것이다.

실업률은 경제활동 인구 중 경제활동에 참여하기를 원하고 있으며, 생산활동 능력은 있지만 생산활동에 참가하지 못하고 있는 인구의 비율을 말한다. 일반적으로 선진국의 실업률은 개발도상국의 실업률보다 훨씬 낮다. 따라서 개발도상국의 부양비는 선진국보다 더 높다. 결국 개발도상국은 소득수준이 훨씬 낮은데도 더 많은 인구를 부양해야 한다는 것이다.

부양비와 관련한 다양한 지표들의 계산식은 아래와 같다.

① 총 부양비 = $\frac{\text{0~14세 인구 + 65세 이상 인구}}{\text{15~64세 인구}} \times 100$

② 유년부양비 = $\frac{\text{0~14세 인구}}{\text{15~64세 인구}} \times 100$

③ 노년부양비 = $\frac{\text{65세 이상 인구}}{\text{15~64세 인구}} \times 100$

④ 노령화지수 = $\frac{\text{65세 이상 인구}}{\text{0~14세 인구}} \times 100$

⑤ 경제활동인구비 = $\frac{\text{경제활동인구}}{\text{15~64세 인구}} \times 100$

⑥ 실업률 = $\frac{\text{실업자 수}}{\text{경제활동인구}} \times 100$

표 10-1 부양비 및 노령화지수(1960~2070년) (단위: 생산연령인구 1백 명당, 유소년인구 1백 명당)

구분	1960	1970	1980	1990	2000	2010	2020	2030	2040	2050	2060	2070
총부양비	82.6	83.8	60.7	44.3	39.5	36.9	38.7	51.4	76.0	95.8	106.3	116.8
유소년부양비	77.3	78.2	54.6	36.9	29.4	22.0	16.9	12.8	15.5	17.2	15.8	16.2
노년부양비	5.3	5.7	6.1	7.4	10.1	14.8	21.8	38.6	60.5	78.6	90.4	100.6
노령화지수	6.9	7.2	11.2	20.0	34.3	67.2	129.3	301.6	389.5	456.2	570.6	620.6

출처: 통계청(2021). 장래인구추계: 2020~2070년.

우리나라의 경우 2000년의 부양연령층 100명이 부양해야 하는 노년부양비는 10.1%였으나, 2010년에는 14.8%로 증가하였으며, 2020년에는 21.8%였다. 그리고 2030년에는 38.6%, 2070년에는 100.6%로 높아질 전망이다. 또한 노인인구의 증가에 따른 노령화 정도를 나타내는 지표인 노령화지수도 2000년 34.3%, 2010년 67.2%, 2020년에는 129.3%였으며, 2030년에는 301.6%, 2070년에는 620.6%로 높아질 것으로 전망된다(표 10-1).

3) 인구구조의 유형

인구구조의 유형은 인구의 연령과 성별 구성을 동시에 볼 수 있는 그림이다. 흔히 이를 인구 피라미드라고도 한다. 인구구조에서 성별은 중앙의 축을 기준으로 하여 왼쪽에는 남자, 오른쪽에는 여자를 표시한다. 또한 연령이 어릴수록 아래쪽에, 연령이 증가할수록 위쪽으로 표시한다. 인구구조는 정형화된 유형과 지역특성에 따른 유형으로 구분할 수 있다(그림 10-2).

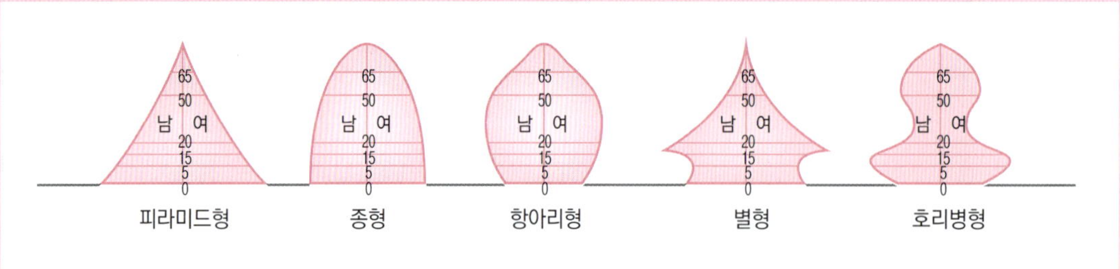

그림 10-2 인구구조의 유형

출처: 권이혁(2005). 인구 · 보건 · 환경.

(1) 정형화된 유형

① 피라미드형(pyramid form)

피라미드형은 출생률과 사망률이 모두 높아 인구가 증가하는 인구구조이다. 주로 저개발국에서 나타나는 유형으로, 보통 0~14세 인구가 50세 이상 인구의 2배가 넘는다.

② 종형(bell form)

종형은 출생률과 사망률이 모두 낮은 정지형의 인구구조로 주로 선진국에서 나타나는 유형이다. 보통 0~14세 인구가 50세 이상 인구의 2배와 비슷하다. 종형의 인구구조에서는 인구의 노령화 현상과 노인인구의 문제가 나타난다.

③ 항아리형(pot form)

항아리형은 출생률과 사망률이 모두 낮으면서 출생률이 사망률보다 낮아 인구가 감소하는 감퇴형의 인구구조이다. 0~14세 인구가 50세 이상 인구의 2배 이하이며, 이로 인해 국가 경쟁력의 약화 및 노인문제가 심각하게 나타날 수 있다.

(2) 지역특성에 따른 유형

① 별형(star form)

별형은 생산연령 인구의 유입이 큰 도시형 인구구조로서 15~49세 인구가 전체 인구의 50% 이상이다. 출산연령에 해당하는 청 · 장년층 비율이 높기 때문에 유년층 비율 또한 높다.

② 호리병형(guitar form)

호리병형은 생산연령 인구의 유출이 큰 농촌형 인구구조로서 15~49세 인구가 전체 인구의 50% 미만이다. 청 · 장년층의 유출에 의한 출산력 저하로 유년층의 비율이 낮다.

5. 우리나라 인구구조의 변화

통계청의 장래인구추계(2021) 자료에 따르면, 2020년 우리나라 총인구(외국인 포함)는 5,184만 명으로 향후 10년간은 연평균 6만 명 내외로 줄어들어 2030년 5,120만 명 수준으로 감소하고, 2070년에 3,766만 명에 이를 전망이다. 2020년과 2070년의 연령별 인구 구성비를 보면, 15~64세의 생산연령인구의 비중은 감소하고, 65세 이상 고령인구 비중은 증가할 전망이다.

특히 생산연령인구는 2020년 3,738만 명에서 10년간 357만 명이 감소하여, 2070년에는 1,737만 명 수준이 될것으로 전망된다.

우리나라 고령인구는 2020년에 815만 명에서 2024년에는 1,000만 명이 넘고, 2070년에는 1,747만 명까지 증가할 전망이다. 유소년인구의 경우, 2020년에 631만 명에서 향후 10년간 198만 명이 감소하고, 2070년에는 282만 명 수준이 될 전망이다. 특히 6~21세의 학령인구는 2020년에 789만 명에서 향후 10년간 195만 명이 감소하고, 2070년에는 328만 명 수준이 될 전망이며, 19~34세의 청년인구는 2020년에 1,096만 명에서 향후 10년간 198만 명이 감소하고, 2070년에는 499만 명 수준이 될 전망이다.

우리나라 인구구조의 변화를 보면, 1960년대 이전에는 유 · 소년층 비율이 높아 전형적인 후진국형인 피라미드형이었다. 그러나 정부에서 적극적으로 인구억제정책을 추진해 1980년대와 1990년대에 급격한 인구구조의 변화를 보여 종형으로 변화되었으며, 2000년대에는 출생 수가 증가하였지만, 점차적으로 저출산 · 고령화 현상이 나타나기 시작했다. 2010년대에는 20대 이하가 전체 인구의 37.3%, 30~50대는 47.2%, 60대 이상이 15.5%로 중간 연령층을 많이 차지하는 종형 구조를 이루고 있다. 그리고 2020년에는 30~50대가 두터운 항아리형 구조로 점차 60세 이상이 두터워지는 역삼각형 구조로 변화될 전망이다(그림 10-3).

6. 우리나라 인구정책

1) 인구정책의 개념

세계의 여러 국가들 중 선진국에서는 인구감소, 후진국과 개발도상국에서는 인구증가의 문제점을 해결하기 위해 다양한 인구정책을 추진하여 적정수준의 인구를 유지하고자 노력하고 있다. 인구정책은 인구의 규모나 질을 그 국가나 사회가 요구하는 방향으로 변화시키는 정책이다. 인구정책은 그 목적과 이를 수행하기 위해서 채택하는 수단의 차이에 따라 인구조정정책과 인구대응정책으로 구분된다(그림 10-4).

(1) 인구조정정책

인구조정정책은 출생, 사망, 이동을 중심으로 발생하는 인구문제에 국가가 직접 관여하여 바람직한 방향으로 해결하고자 하는 적극적인 개입 방식이다. 구체적으로는 가족계획과 같이 인구를 통제하고 제한하는 출산조절정책, 인구의 질적인 향상을 위해 보건의료와 교육수준 등을 향상시키는 인구자질향상정책 그리고 지역 간 인구분포를 균형적으로 조절하기 위해 국내 또는 국외로 인구를 이동시키는 인구분산정책 등이 포함된다.

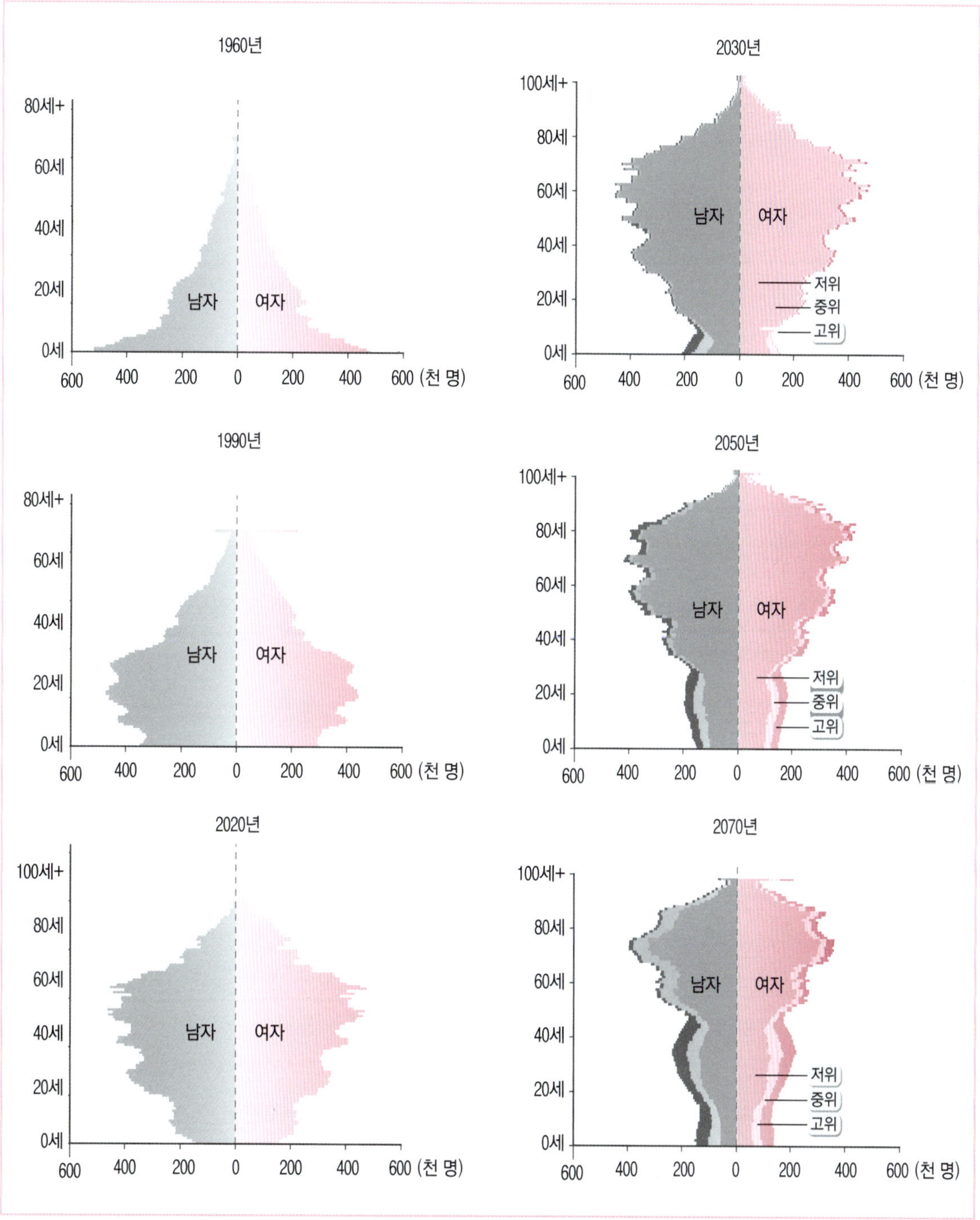

그림 10-3 인구 피라미드(1960~2070년)

출처: 통계청(2021). 장래인구추계: 2020~2070년.

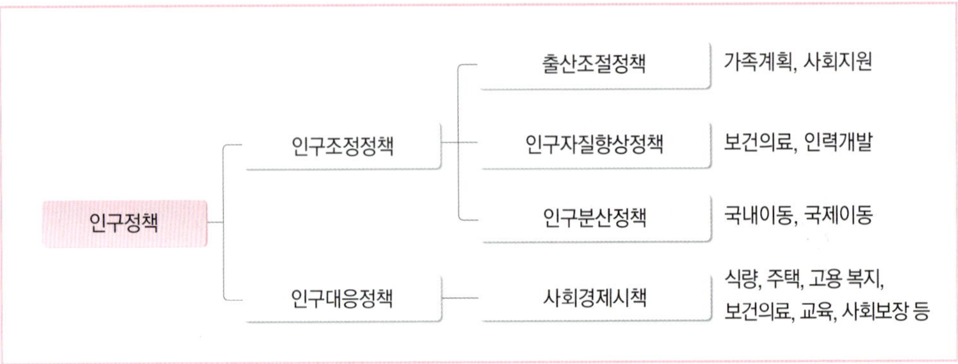

그림 10-4 인구정책의 기본 구도

출처: 조남훈 외(2006). 저출산 · 고령사회 기본 계획의 이해.

(2) 인구대응정책

인구대응정책은 인구변화로 야기되는 제반적인 사회경제적 문제를 해결하기 위해 국가가 추구하는 정책이다. 이에는 식량정책, 자원개발정책, 주택정책, 고용정책, 경제개발정책, 교육정책, 사회복지정책 등 인구의 질적 향상을 도모하고 인구와 관련된 사회문제에 대처하기 위한 정책들이 포함된다.

2) 우리나라 인구정책의 변화

(1) 출산억제 정책기(1961~1995년)

출산억제 정책기는 1962년 제1차 경제개발 5개년 계획의 한 부분으로, 인구증가를 억제하기 위해 정부와 민간단체가 협력하여 가족계획사업을 중심으로 범국민운동을 전개한 시기이다. 이때의 가족정책 슬로건은 “적게 낳아 잘 기르자”(1960년대), “딸, 아들 구별 말고 둘만 낳아 잘 기르자”(1970년대), “잘 기른 딸 하나 열 아들 안 부럽다”(1970년대 후반~1980년대) 등으로 당시의 인구정책을 함축적으로 보여주고 있다. 이러한 정책의 성공적인 결과로 인해 가임여성의 합계출산율은 1960년 6.0명, 1970년 4.5명으로 감소되다가 1983년 2.1명으로 저출산 사회가 되었다. 따라서 1987년 이후에는 소산소사(少産少死) 형태의 인구변천기를 맞게 되었다.

(2) 인구자질향상 정책기(1996~2003년)

1990년대 출산율이 인구 대체수준 미만으로 떨어지게 됨에 따라 정부에서는 1994년 인구정책심의위원회를 구성하고 과거의 출산억제정책을 1996년부터 ‘인구자질 및 복지정책’으로 전환하였다. 또한 취약계층을 위한 보건복지서비스를 확대하고, 여성의 사회진출 기회를 유도하였다. 그러나 합계출산율은 2004년 1.15명, 2005년 1.08명, 2010년 1.23명, 2015년 1.24명으로 세계에서 가장 낮은 수준으로 하락하였으며, 이로 인해 출산

장려 정책이 검토되었다.

(3) 저출산 · 고령화 대응 정책기(2004년 이후)

저출산 · 고령화로 이한 사회적 문제를 해결하기 위해 2003년 대통령 직속의 인구 · 고령사회대책팀이 발족되었다. 2005년「저출산고령사회기본법」제정과 함께 2006년 저출산 현상을 극복하고 인구 고령화로 인한 사회적 문제를 해결하기 위해 제1차 저출산 · 고령사회정책(2006~2010)을 수립하였으며, 2011년에는 제2차 기본계획(2011~2015, 새로마지플랜 2015)을 수립하였다. 또한 2015년에는 합계출산율을 1.21명(2014년)에서 1.5명(2020년)으로 올리기 위해 제3차 저출산 · 고령사회 기본계획(2016~2020, 브릿지플랜 2020)이 수립되었으며, 2020년에는 제4차 저출산 · 고령사회 기본계획이 발표되며 인구위기 극복을 위한 총체적인 노력을 하고 있다(그림 10-5).

3) 저출산 · 고령화 대책

(1) 저출산 · 고령화 대응정책

2006년에 우리나라 정부는 저출산 현상을 극복하고 인구의 고령화로 인한 사회적 문제를 해결하고자 제1차 저출산 · 고령사회정책을 수립하였으며, 2011년에 제2차 기본계획을 수립하였다. 그리고 2015년에 제3차 기본계획을 수립하였으며, 2020년에는 제4차 기본계획을 수립하였다.

저출산 · 고령사회정책의 장기 정책목표는 2020년까지 저출산 · 고령사회에 대응한 전반적 사회경제구조개혁을 추진하여 '지속발전가능사회'를 실현하는 데 있으며, 2020년 정책성과 가시화를 위해 5년마다 단계적 · 전략적 목표를 설정하였다. 제1차(2006~2010) 목표는 출산과 양육에 유리한 환경 조성 및 고령사회 대응기반 구축에 있고, 제2차(2011~2015) 목표는 점진적 출산율 회복 및 고령사회 대응체계 확립에 있었다. 제3차(2016~2020) 목표는 OECD 국가 평균수준 출산율 회복 및 성공적인 고령사회 적응에 있고, 제4차 목표는 개인의 삶의 질 향상, 성평등하고 공정한 사회 그리고 인구변화에 대응하는 사회 혁신이다.

(2) 제4차 저출산 · 고령사회 기본계획

제4차 기본계획에서는 인구위기와 관련하여 기본적인 관점을 전환시키고 저출산 · 고령화에 대응한 개인의 권리 향유를 보장하며, 인구구조 변화에 대한 국가와 사회의 대응력을 제고하고자 한다. 우선적으로 개인의 삶의 질 제고에 초점을 맞추고, 가족지원 투자와 사회구조적 혁신의 균형적인 접근과 실천을 위해 노력한다. 또한 함께 일하고 함께 돌보는 사회로의 전환과 아동의 기본권을 보장하며, 건강한 노후의 기본생활 보장과 고

비전

모든 세대가 함께 행복한 지속 가능 사회

목표

개인의 삶의 질 향상	성평등하고 공정한 사회	인구변화 대응 사회 혁신

추진 전략

1. 함께 일하고 함께 돌보는 사회 조성	2. 건강하고 능동적인 고령사회 구축
① 모두가 누리는 워라벨 ② 성평등하게 일할 수 있는 사회 ③ 아동돌봄의 사회적 책임 강화 ④ 아동기본권의 보편적 보장 ⑤ 생애 전반 성 · 재생산권 보장	① 소득공백 없는 노후생활보장체계 ② 예방적 보건 · 의료서비스 확충 ③ 지역사회 계속 거주를 위한 통합적 돌봄 ④ 고령친화적 주거환경 조성 ⑤ 존엄한 삶의 마무리 지원
3. 모두의 역량이 고루 발휘되는 사회	**4. 인구구조 변화에 대한 적응**
① 미래 역량을 갖춘 창의적 인재 육성 ② 평생교육 및 직업훈련 강화 ③ 청년기 삶의 기반 강화 ④ 여성의 경력유지 및 성장기반 강화 ⑤ 신중년의 품격있고 활기찬 일 · 사회참여	① 다양한 가족의 제도적 수용 ② 연령통합적 사회 준비 ③ 전 국민 사회안전망 강화 ④ 지역상생 기반 구축 ⑤ 고령친화사회로의 도약

추진 체계

① 연도별 중앙부처 · 지자체 시행계획 수립
② 중앙 · 지자체 인구문제 공동대응 협의체 운영 등 중앙 · 지역 거버넌스 구축

그림 10-5 제4차 저출산 · 고령사회 기본계획 정책체계도

출처: 관계부처합동(2020). 제4차 저출산 · 고령사회 기본계획.

령자의 능동적 역할을 지원한다. 그리고 국민 모두의 역량이 발휘될 수 있는 교육, 훈련 및 삶의 기반을 강화하고, 인구구조 변화의 뉴노멀(new normal)에 대응한 통합적 사회로의 혁신을 위해 노력한다. 이러한 기본계획을 통해 효과적인 저출산 대책을 추진하여 출산율이 점진적으로 유지된다면, 출생아 수는 2025년에는 33만 5천여 명으로 추정되며, 2060년 총인구는 4,284만 명, 생산연령인구는 2,058만 명, 노년부양비는 91.4명 수준의 유지가 가능할 전망이다.

제2절 | 모자보건사업

1. 모자보건사업의 개요

1) 모자보건사업의 개념

모자보건은 생애주기별 건강관리의 가장 첫 단계로서 한 나라의 국민건강과 개인의 삶의 질에 큰 영향을 미치기 때문에 중요하다. 모자보건은 국민의 자질을 향상시키고 복지사회를 이루기 위해 모성과 아동에게 제공되는 전문적인 의료서비스로서 신체적 · 심리적 · 사회적 건강을 유지하고 증진시킨다. 우리나라의 「모자보건법」은 모성 및 영 · 유아의 생명과 건강을 보호하고 건전한 자녀의 출산과 양육을 도모함으로써 국민보건 향상에 이바지함을 목적으로 하고 있다. 이를 위한 모자보건사업이란 모성과 영유아에게 전문적인 보건의료서비스 및 그와 관련된 정보를 제공하고, 모성의 생식건강(生殖健康) 관리와 임신 · 출산 · 양육 지원을 통하여 이들이 신체적 · 정신적 · 사회적으로 건강을 유지하게 하는 사업을 말한다.

즉, 모자보건사업은 모자인구의 사망수준 및 위험요인을 감소시키며, 모성과 영유아의 건강수준을 향상시키고, 모자인구를 위한 건강한 물리적 · 사회적 환경을 조성하고 개선하는 것이다. 구체적인 모자보건사업의 목적은 다음과 같다.

- 지역사회 건강수준을 증진을 위해 모성건강을 유지해야 한다.
- 임신과 분만에 수반되는 모든 합병증의 발생위험을 줄인다.
- 임신과 출산에 대한 준비를 하도록 한다.
- 신생아 사망률을 줄인다.
- 불임증을 예방하고 치료한다.

모자보건사업의 범위는 임신에서부터 시작하여 태아기, 영아기, 유아기, 학령기, 사춘기 그리고 생산기 여성의 신체적 · 정신적 · 사회적 건강문제를 모두 포함한다. 모자보건사업의 대상은 모성인구와 아동인구를 의미하는데, 모성인구의 대상은 넓은 의미에서 초경에서 폐경에 이르는 모든 여성을 의미하며, 좁은 의미에서는 임신, 분만, 산욕기, 수유기의 여성을 뜻한다. 또한 아동인구의 대상은 넓은 의미로 생후부터 15~18세까지의 남녀이며, 좁은 의미로는 생후부터 미취학 아동까지를 말한다. 우리나라 「모자보건법」 제2조에서 모성이란 임산부와 가임기 여성을 말하며, 영유아는 출생 후 6년 미만인 아동을 말한다.

구체적인 모자보건사업의 내용은 다음과 같다.

- 임신 준비(결혼 전 건강상담과 임신계획)
- 임산부의 산전, 분만 및 산후관리

- 신생아관리
- 영유아관리
- 학령기와 사춘기 보건관리
- 출산 조절(가족계획 상담과 지도)
- 근로여성의 건강관리
- 폐경기 관리

2) 모자보건사업의 중요성

모자보건사업이란 일반적으로 모성과 영유아를 대상으로 하는 공공보건사업을 말하며, 미래의 건강한 사회를 위해서 최우선 과제로 삼아야 할 보건사업 중 하나이다. 모자보건사업은 적은 비용으로 큰 효과를 얻을 수 있으며, 아동의 경우에는 성장과정부터 평생 동안 건강을 좌우하는 중요한 요인이 되고, 모성의 경우에는 생식보건에 많은 영향을 미친다. 생식보건은 모자보건, 가족계획, 불임예방과 치료, 인공임신중절 예방 및 부작용 치료, 성병 및 AIDS 예방과 억제 등 생식과 관련된 홍보교육과 양질의 서비스를 통합한 고객 중심적이고 비용 절감적인 새로운 접근방법이다.

모자보건 수준은 국가나 지역사회 보건분야의 지표로 활용되는 만큼 모자보건사업의 시행은 중요하다. 구체적으로 모자보건사업이 중요한 이유는 다음과 같다.

- 모자보건사업의 대상인구가 많다. 일반적으로 선진국에서는 전체 인구의 40~45%가 모자보건 대상인구이고, 개발도상국은 약 60%이며, 우리나라의 경우에도 50%가 넘는다.
- 다른 인구집단과 비교하여 생애주기별 측면에서 건강이 취약하다. 임산부와 영유아는 질병에 이환되기 쉽다. 임산부는 임신에 수반될 수 있는 합병증이 많고, 이러한 합병증은 태아에게도 부정적인 영향을 준다. 영유아기의 건강문제는 치명률이 높거나 후유증으로 장애가 발생하기 쉽다.
- 가족에게 미치는 영향이 크다. 임신은 가정의 경제, 가족간의 정서 및 신체적 변화를 가져온다.
- 생애주기별로 볼 때 국민건강의 기초이다. 국민건강의 기반은 아동에 있다고 할 수 있으며, 아동의 건강은 가정의 건강, 특히 여성의 건강에 의하여 영향을 많이 받는다.
- 비용 · 효과 측면에서 효율적이다. 가임기 여성의 임신 중 소홀한 건강관리는 태아에게 영향을 미치게 되므로, 적절한 사전관리로 예방하는 것이 비용면에서 경제적이다.

3) 모자보건사업의 주요 지표

모자보건사업의 주요 지표는 모자보건사업을 질적 · 양적으로 평가할 수 있는 자료를 의미한다. 모자보건사업의 성과를 평가하는 대표적인 지표로는 신생아사망률, 영아사망률, 주산기사망률, 모성사망률과 모성사망비 등이 있다.

(1) 신생아 및 영아사망률

영아의 사망기간에 따라 생후 4주(생후 28일) 이내에 사망하는 것은 신생아 사망, 4주 이후에서 1년 미만에 사망하는 것은 후기 신생아 사망이라고 한다. 신생아기의 주요 사망원인은 조산과 선천성 기형 등이며, 후기 신생아기 사망원인은 영아돌연사증후군, 선천성 기형, 폐렴, 영양결핍, 감염, 사고 등이므로 영아사망률은 지역사회의 보건환경과 자원의 상태 파악을 통해서 국가의 건강수준을 알 수 있는 대표적인 지표이다. 영아사망률이 한 국가의 건강수준을 나타내는 지표로 사용되는 이유는 영아사망이 상대적으로 경제 · 사회 · 환경적 특성에 민감하게 반응하고, 생후 12개월 미만의 한정된 집단을 대상으로 하므로 정확성이 높으며, 국가 간 변동범위가 크므로 비교 시 편의성이 높기 때문이다.

$$\text{① 신생아사망률} = \frac{\text{생후 4주(생후 28일) 이내의 신생아 사망자 수}}{\text{특정 연도의 총 출생아 수}} \times 1{,}000$$

$$\text{② 영아사망률} = \frac{\text{출생 후 1년 미만의 영아 사망자 수}}{\text{특정 연도의 총 출생아 수}} \times 1{,}000$$

(2) 주산기사망률

영아나 신생아사망률은 출생아 가운데 사망한 경우만을 고려하므로 태아의 건강상태가 불량하여 사산된 경우는 분만으로 고려되지 않을 수 있어 임신결과 또는 모성의 출산력이나 태아의 건강상태를 평가하기에는 부족한 측면이 있어, 이를 보완할 수 있는 지표가 주산기사망률이다. 주산기 태아와 영아의 사망원인은 주로 염색체 이상 등을 동반한 선천성 이상이 공통적이므로 이 지표는 산모의 건강상태뿐 아니라, 태아의 건강상태를 파악할 수 있는 모자보건 분야의 대표적인 지표이다.

$$\text{주산기사망률} = \frac{\text{같은 해의 28주 이후 사산아 수 + 생후 1주일 이내 사망자 수}}{\text{특정 연도의 총 출산 수}} \times 1{,}000$$

(3) 모성사망비

모성사망(maternal death)이란 우연 또는 우발적인 원인이 아닌, 임신 또는 그 관리에 관련되거나 그것에 의해 악화된 어떤 원인으로 인해 임신 중 또는 분만 후 42일 이내에 사망하는 것을 말한다. 따라서 모성사망은 임신이 직접적인 원인이 되었거나 또는 임신이 기존 질병을 악화시킨 간접적 원인이 되어 산모가 사망한 경우 모두를 포함한다. 모성사망의 직접적 원인에는 임신중독증, 출혈, 감염, 난산, 자궁외임신, 인공유산 등이 있으며, 간접적 원인에는 빈혈, 당뇨, 심장질환, 신장질환, 결핵, 마취 등이 있다.

모성사망비(maternal mortality ratio)는 모성사망 수준을 측정하기 위해 가장 많이 사용되고 있는 지표이다. 이 지표는 분자와 분모가 동일 인구집단이 아니기 때문에 비(ratio)라는 개념을 차용하고 있으며, 분모를 다르게 하는 이유는 임신한 모든 여성에 대한 자료보다 출생자료를 구하는 것이 신고의무로 인해 수월하기 때문이다.

모성사망비는 해당 사회의 산전관리, 분만처치, 산후관리 정도를 나타내므로 사회경제적 수준을 반영한다고 볼 수 있다. 2018년 우리나라의 모성사망비는 11.3명으로 감소 추세이기는 하지만, 여전히 OECD 평균인 7.8명에 비하여 높은 수준이다.

$$\text{모성사망비} = \frac{\text{당해 연도의 모성사망자 수(임신, 분만, 산욕으로 인한 모성사망 수)}}{\text{당해 연도의 출생아 수}} \times 100{,}000$$

(4) 모성사망률

모성사망률(maternal mortality rate)은 여성이 임신과 분만, 산욕 합병증으로 사망할 위험을 측정한 점에서 모성사망비와 유사하지만, 분모가 가임기 여성으로 그 해의 모성사망을 모두 포함하였으므로 모성사망률이라고 한다. 따라서 모성사망비와 다르게 출산 및 출생과 관계없이 가임기 모든 여성의 모성사망을 측정할 수 있는 지표이다. 2018년 우리나라의 모성사망률은 0.30명으로 2010년의 0.55명에 비하여 감소하였다.

$$\text{모성사망률} = \frac{\text{모성사망자 수}}{\text{15~49세의 가임기 여성 수}} \times 1{,}000$$

(5) 기타 지표

α−index는 영아사망과 신생아사망의 관련 지표로 영아의 건강수준, 국민건강과 생활수준 및 문화수준을 파악할 수 있는 매우 중요한 척도이다. α−index가 1에 근접할수록 거의 모든 영아사망이 신생아사망이므로 그 지역의 건강수준이 높은 것을 의미하고, 그 값이 클수록 신생아기 이후의 영아사망률이 높기 때문에 그 지역은 영아사망에 대한 예방대책이 필요하다고 할 수 있다.

$$\text{① 유아사망률} = \frac{\text{같은 해의 1~4세 사망자 수}}{\text{특정 연도의 1~4세 중앙 인구 수}} \times 1{,}000$$

$$\text{② 사산률} = \frac{\text{같은 해의 임신 28주 이후의 사산아 수}}{\text{특정 연도의 총 출산 수(출생 + 사산아)}} \times 100$$

$$\text{③ } \alpha\text{-index} = \frac{\text{특정 연도의 영아 사망자 수}}{\text{정 연도의 총 신생아 사망자 수}} \times 100$$

2. 모자보건사업 관련 현황

우리나라의 모자보건 현황을 모자보건사업 주요 지표를 중심으로 살펴보면 다음과 같다.

2022년의 통계청 자료에 의하면, 2021년 출생아 수는 26만 6백 명으로 전년대비 4.3% 감소하였으며, 2015년 이후 지속적으로 감소하고 있는 추세이다. 2021년 조출생률(인구 1천 명당 출생아 수) 또한 5.1명으로 2012년 이후 지속적으로 감소하고 있다. 또한 합계출산율(여성 1명이 평생 낳을 것으로 예상되는 평균 출생아 수)은 2021년 0.81명으로 2012년 이후 지속적으로 감소하고 있는 추세이다(표 10-2).

우리나라 여성의 연령별 출산율은 30대 초반이 76.1명으로 가장 높고, 30대 후반이 43.5명, 20대 후반이 27.5명 순이었으며, 전년대비 20대 후반과 30대 초반 출산율이 크게 감소하였다(표 10-3). 특히 2020년 기준으로 우리나라의 합계출산율은 OECD 주요국과 비교하여 가장 낮은 수준인 것으로 나타났다(그림 10-6). 또한 평균 출산연령은 첫째아는 32.6세, 둘째아는 34.1세, 셋째아는 35.4세였으며, 연령별 출생아 수는 40대를 제외한 전 연령층에서 감소하였다. 그리고 35세 이상의 고령 산모 구성비는 35.0%로 전년대비 1.2%p 증가하였다(표 10-4).

표 10-2 출생아 수, 조출생률 및 합계출산율(2011~2021) (단위: 천 명, %, 명, 인구 1천 명당 명, 가임 여자 1명당 명)

		2011	2012	2013	2014	2015	2016	2017	2018	2019	2020	2021
출생아 수		471.3	484.6	436.5	435.4	438.4	406.2	357.8	326.8	302.7	272.3	260.6
전년 대비	증감	1.1	13.3	-48.1	-1.0	3.0	-32.2	-48.5	-30.9	-24.1	-30.3	-11.8
	증감률	0.2	2.8	-9.9	-0.2	0.7	-7.3	-11.9	-8.7	-7.4	-10.0	-4.3
1일 평균 출생아 수		1,291	1,324	1,196	1,193	1,201	1,110	980	895	829	746	714
조출생률		9.4	9.6	8.6	8.6	8.6	7.9	7.0	6.4	5.9	5.3	5.1
합계출산율		1.24	1.30	1.19	1.21	1.24	1.17	1.05	0.98	0.92	0.84	0.81
전년 대비	증감	0.02	0.05	-0.11	0.02	0.03	-0.07	-0.12	-0.08	-0.06	-0.08	-0.03
	증감률	1.5	4.3	-8.5	1.5	2.8	-5.4	-10.2	-7.1	-6.0	-8.9	-3.4

출처: 통계청(2022). 2021년 출생통계.

표 10-3 모(母)의 연령별 출산율 및 합계출산율(2011~2021) (단위: 가임 여자 1명당 명, 해당연령 여자인구 1천 명당 명, %)

		2011	2012	2013	2014	2015	2016	2017	2018	2019	2020	2021	증감	증감률
합계출산율		1.24	1.30	1.19	1.21	1.24	1.17	1.05	0.98	0.92	0.84	0.81	-0.03	-3.4
연령별 출산율	15~19세	1.8	1.8	1.7	1.6	1.4	1.3	1.0	0.9	0.8	0.7	0.4	-0.3	-42.3
	20~24세	16.4	16.0	14.0	13.1	12.5	11.5	9.6	8.2	7.1	6.2	5.0	-1.2	-18.8
	25~29세	78.4	77.4	65.9	63.4	63.1	56.4	47.9	41.0	35.7	30.6	27.5	-3.1	-10.3
	30~34세	114.4	121.9	111.4	113.8	116.7	110.1	97.7	91.4	86.2	78.9	76.1	-2.9	-3.6
	35~39세	35.4	39.0	39.5	43.2	48.3	48.7	47.2	46.1	45.0	42.3	43.5	1.2	2.8
	40~44세	4.6	4.9	4.8	5.2	5.6	5.9	6.0	6.4	7.0	7.1	7.6	0.5	7.2
	45~49세	0.2	0.2	0.1	0.1	0.2	0.2	0.2	0.2	0.2	0.2	0.2	0.0	10.2

출처: 통계청(2022). 2021년 출생통계.

초혼연령의 상승은 고령임신 및 고령출산으로 이어져 출생 수의 감소를 초래하며, 고령임신의 문제점은 고위험임신군(high risk pregnancy)으로 분류되므로 임신 중 고혈압, 조산, 당뇨, 태아발육지연, 태아염색체이상 등 여러가지 합병증과 의학적 문제를 발생시켜 모성 및 태아에게 장애와 사망을 초래해 우리나라의 인구의 질을 지속적으로 하락시키는 주요 요인이 될 것으로 예상된다. 특히 자연유산, 임신중독증, 전치태반, 양막조기 파수 등 중증 임신합병증과 산후출혈, 자궁경부 열상 및 폐부종 등의 산후 합병증 그리고 자궁 내 발육제한으로 인한 저체

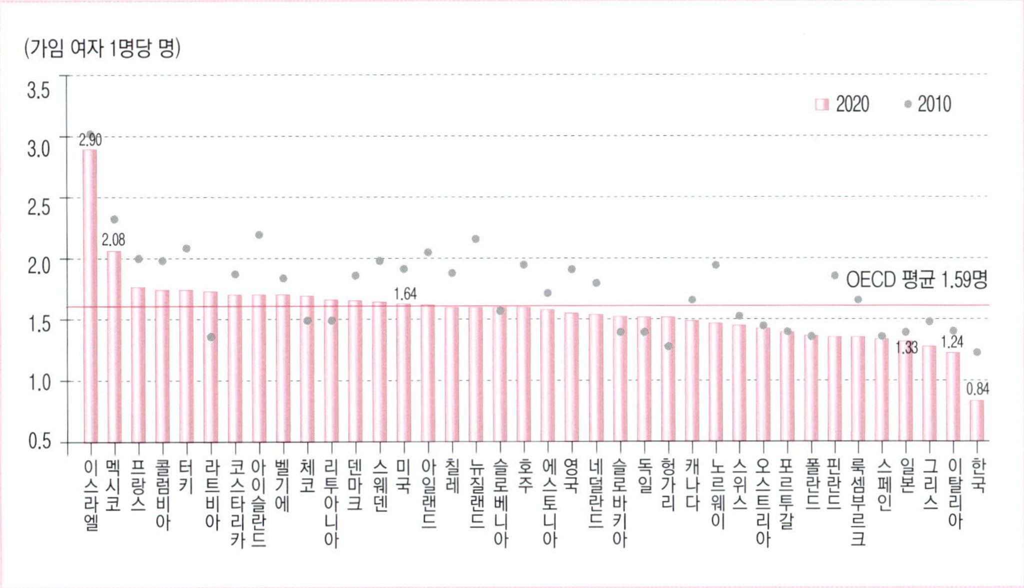

그림 10-6 OECD 회원국의 합계출산율 비교

출처: 통계청(2022). 2021년 출생통계.

표 10-4 모(母)의 평균 출산연령 및 연령별 출생아 수(2011~2021)

(단위: 단위: 세, 천 명, %, %p)

		2011	2012	2013	2014	2015	2016	2017	2018	2019	2020	2021	증감
평균 출산연령	계*	31.4	31.6	31.8	32.0	32.2	32.4	32.6	32.8	33.0	33.1	33.4	0.2
	첫째아	30.2	30.5	30.7	31.0	31.2	31.4	31.6	31.9	32.2	32.3	32.6	0.3
	둘째아	32.2	32.4	32.6	32.8	33.0	33.2	33.4	33.6	33.8	33.9	34.1	0.2
	셋째아	34.1	34.2	34.4	34.5	34.6	34.7	34.8	35.1	35.2	35.3	35.4	0.1
	넷째아 이상	35.9	35.9	35.9	35.9	35.9	36.1	36.1	36.7	36.4	36.5	36.5	0.0
출생아 수	계**	471.3	484.6	436.5	435.4	438.4	406.2	357.8	326.8	302.7	272.3	260.6	-11.8
	20세 미만	3.0	2.9	2.8	2.5	2.2	1.9	1.5	1.3	1.1	0.9	0.5	-0.4
	20~24세	24.6	24.6	22.1	21.2	20.5	19.1	15.8	13.3	11.3	9.6	7.6	-2.0
	25~29세	137.0	127.2	102.8	96.2	94.6	85.0	74.0	65.0	57.8	50.6	45.8	-4.9
	30~34세	221.4	239.2	220.3	221.1	216.3	193.0	161.0	143.1	131.3	118.9	115.3	-3.6
	35~39세	74.2	79.0	77.2	82.2	92.1	94.3	92.6	91.1	87.3	78.3	76.2	-2.1
	40~44세	10.1	11.1	10.7	11.5	12.1	12.3	12.2	12.4	13.2	13.5	14.7	1.2
	45세 이상	0.5	0.4	0.3	0.3	0.3	0.4	0.4	0.4	0.4	0.3	0.4	0.0
고령 산모(35세 이상) 비중*		18.0	18.7	20.2	21.6	23.9	26.4	29.4	31.8	33.4	33.8	35.0	1.2

* 모의 연령 미상 제외

** 모의 연령 미상 포함

출처: 통계청(2022). 2021년 출생통계.

중아, 선천성 기형과 사산, 신생아 및 영아의 합병증 같은 문제들이 과거보다 더 커질 것으로 예상되므로 이에 대한 중장기적인 대책과 방안이 요구된다.

한국보건사회연구원(2021)의 '2021년도 가족과 출산조사'에 기반하여 임신과 출산 건강에 대해 알아보면, 법률혼 및 사실혼 상태에 있는 19~49세 여성을 대상으로 현재 배우자와의 난임 경험 여부를 질문한 결과, 17.2%는 난임을 경험한 것으로 나타났다. 이는 초혼 연령이 증가할수록 난임 경험률도 증가하여 35세 이상 기혼 여성의 33.1%는 난임을 경험한 것으로 나타났다. 이들 중 본인과 배우자 모두 난임 검사를 받은 경우는 48.4%이며, 여성만 받은 경우는 10.5%로 나타났으며 남성만 받은 경우는 2.0%로 매우 낮게 나타났다. 또한 난임을 경험한 경우의 60.9%가 난임 검사를 받은 것으로 나타났는데, 이는 2006년부터 시작되어 지원 대상 및 지원 금액에 있어서 확대된 난임부부 시술비 지원사업의 성과로도 볼 수 있다. 초혼 연령이 증가함에 따라 향후에도 난임 경험률은 증가할 가능성이 높다는 상황을 고려할 때, 난임부부 시술비 지원사업은 적극적으로 추진될 필요가 있다.

본 조사 시점을 기준으로 3년 내 출산 경험이 있는 19~49세 미혼 및 기혼 여성은 모두 산전관리를 받았는데, 초진 시기는 평균 임신 5.3주로 나타났고, 65.6%가 임신 5~8주 사이에 초진을 받는 것으로 나타났다. 산전관리를 위해 보건의료기관에 방문한 평균 횟수는 13.4회로 나타났고, 전체적으로 5회 이하의 산전 수진을 받은 경우는 2.3%였다. 또한 분만 후 산후 기간에 진찰을 받은 비율(산후 수진율)은 94.3%로 나타났고, 평균 산후 수진 횟수는 2.3회였다. 분만 이후 1년 이내 산후우울감의 경험률은 34.8%로 낮게 나타났는데, 산후우울감을 경험한 후 산후우울증 진단 검사나 상담을 받은 경우는 6.8%에 불과하였다.

최근 출산한 여성은 모두 산전관리를 받았으나, 출생 순위가 늦을수록 산전관리를 위한 보건의료기관의 방문이 늦어지며 산전관리의 횟수도 감소하는 특징을 보였다. 둘째아 이상을 임신한 경우는 출산을 경험했기 때문에 산전관리에 대해 다소 소극적일 수 있으나, 첫째아 출산 시기와 비교해서 산모의 연령이 증가한다는 점을 고려할 때 모성과 태아의 건강증진을 위한 산전관리는 출생순위와 상관없이 중요하다고 할 수 있다. 한편, 산후 수진율은 94.3%로 산전 수진율(100%)과 비교하여 낮은 수준이었다. 특히, 가구소득이 낮은 경우 상대적으로 산후 수진율이 낮게 나타났고, 출산 시 모(母)의 연령이 18~24세인 경우는 평균 2.2번 정도의 산후진찰을 받은 것으로 나타났다. 출산 후 3일, 7~14일, 6주 후로 권고하며 총 3회 이상의 산후 진찰을 권고하는 WHO의 「산모와 신생아의 산후 건강관리에 관한 권고안(Recommendations on Postnatal Care of the Mother and Newborn)」을 감안할 때 산후 진찰의 중요성에 대한 인식 제고가 필요하다(WHO, 2013). 또한 적절한 산전 · 산후 관리가 이루어지기 위한 인식 제고와 정책적 지원이 필요하며 특히, 취약 계층에 대한 적극적인 지원이 필요하다고 하겠다.

그리고 조사 시점을 기준으로 3년 내 출산 경험이 있는 여성의 91.5%는 모유수유를 하였고, 출생 후 1시간 이내 모유수유를 실시한 비율은 16.2%로 나타났다. 현재 모유수유를 하고 있는

표 10-5 모자보건지표의 변화 추이 (단위: %)

	1985	1988	1991	1994	1997	2000	2003	2006	2009	2012	2015	2018
산전수진율	82.4	88.5	94.4	99.2	99.6	100.0	99.8	99.9	100.0	100.0	100.0	100.0
시설분만율	75.8	87.8	98.1	98.8	99.7	99.9	99.3	99.9	99.9	99.8	100.0	100.0
제왕절개율	4.4	11.9	17.3	31.5	35.9	37.7	32.9	35.2	36.9	34.3	39.1	42.3
산후수진율	-	52.3	-	-	81.0	85.0	90.9	91.9	91.9	-	94.6	94.7
모유수유율	59.0	48.1	-	11.4	14.1	10.2	16.5	24.2	-	-	-	-
완전모유수유율 (생후 6개월)	-	-	-	-	-	-	-	14.1	13.6	11.4	9.4	2.3
선천성대사 이상검사율	-	-	-	35.7	73.6	88.8	89.7	95.8	97.3	97.5	-	-

출처: 한국보건사회연구원(2018). 2018년 전국 출산력 및 가족보건·복지 실태조사.

경우의 모유수유 중단 예정 시기와 모유수유가 끝난 경우의 실제 모유수유 중단 시기와의 차이는 4.5개월이었으며, 완전모유수유율은 생후 1주에 26.0%였다가 생후 2주에는 44.8%, 생후 3주에는 45.3%로 점차 높아지다가 지속적으로 감소하여 6개월에는 5.2%로 급격하게 낮아졌고 낮은 수준으로 14개월까지 지속되었다.

WHO에서는 생후 6개월까지 모유수유를 권고하고 있는데(이소영 외, 2018), 조사 시점 기준 3년 이내에 분만한 조사에 응답한 여성의 91.8%는 모유수유 경험이 있는 것으로 나타났고, 완전모유수유율은 생후 1주에 26.0%에서 증가하여 생후 3주에 45.3%로 최고점에 이르다가 6개월에는 5.2%로 급격하게 감소하는 양상을 보였다. 우리나라의 제5차 국민건강증진종합계획(Health Plan 2030, 2021~2030)에서는 출생 후 6개월 완전모유수유실천율 77.6%와 출생 후 12개월 모유수유실천율 45.0%를 정책목표로 정하고 있기 때문에 영유아의 건강증진을 위해 보다 적극적인 모유수유 향상을 위한 정책적 지원이 필요할 것이다(표 10-5).

3. 모자보건 정책

우리나라의 영아사망률 등의 국가 보건지표는 선진국 수준이지만 저체중아, 다태아 등의 증가로 새로운 건강문제가 대두되고 있으며, 안전분만율 등 의료서비스 이용률은 높으나 임신·출산·양육에 대한 국민인식도는 선진국에 비하여 낮은 수준이다. 또한 임산부 및 영유아의 건강이 차세대 건강을 좌우함에도 불구하고 신생아 집중치료실, 산부인과 의료기관 등의 관련 인프라와 통합적 관리가 미흡한 실정이다.

이러한 문제들을 해결하기 위하여 우리나라의 모자보건사업은 모성건강, 청소년산모 임신·출산 의료비 지원, 난임부부 시술비 지원, 영유아 사전예방적 건강관리, 고위험 임산부 의료비 지원, 저소득층 기저귀·조제분유 지원 등을 통해 건강에 대한 사전 예방적 투자로 차세대의 건강한 자원을 확보하고, 임신·출산·양육에 대한 사회적 환경조성, 모자보건사업의 지원 및 전달체계 구축으로 모성과 아동의 건강사회 구현을 목표로 하고 있다.

1) 모성건강사업

(1) 표준모자보건수첩 제공

표준모자보건수첩 제공의 목적은 임신부터 영유아기까지의 각종 검사 및 건강관리 안내, 예방접종, 검진(검사) 등의 의무기록 유지, 양육에 대한 필수적·객관적 정보 제공으로 모성과 영유아의 건강증진을 도모하기 위함이다. 이는 「모자보건법」 제3조와 제9조에 근거하며, 민간 병·의원 및 분유회사 등에서 모자보건수첩을 자체 제작하여 보급하고 있으나 임신·출산·건강검진 등과 관련한 정보의 객관성 확보 부족 및 건강기록 단절로 임산부 및 영유아의 체계적인 건강관리가 미흡하기 때문이다. 따라서 산전 진찰 보험급여 및 6세 미만 영유아 무료 건강검진, 예방접종 사업 등과 연계한 표준모자보건수첩 활용을 통해 임산부 및 영유아의 체계적인 건강증진을 도모하고, 보건소 및 의료기관 외에도, 읍면동 주민센터(점자수첩), 다문화지원센터(다국어수첩) 등 수혜자의 접근성을 고려한 보급경로를 확대하고자 한다.

표준모자보건수첩의 지원대상은 임산부 및 0~36개월 영유아의 부모로 임신 또는 출생사실 확인 시 보건소 또는 의료기관 등에서 임산부나 영유아에 대한 표준모자보건수첩을 발급하고 있다. 수첩의 구성내용은 다음과 같다.

- 아기수첩
  - 성장발달정보와 기록
  - 예방접종정보와 기록
  - 육아정보
  - 정부지원 사업 안내
- 임산부수첩
  - 임산부 기본정보와 기록
  - 임신 시기별 정보(초기, 쌍둥이임신, 중기, 말기 등)
  - 출산 이후 정보
  - 정부지원 사업 안내

(2) 임신 · 출산 · 육아 관련 종합정보제공(아이사랑)

2015년부터 아이사랑 사이트(www.childcare.go.kr)를 통합 · 개설하여 임산부, 여성장애인 등 가임기 여성의 생애주기별 특성에 맞는 임신 · 출산 · 육아 관련 종합정보를 제공하고 있다. 사업내용으로는 임신 · 출산 · 육아 등 종합정보를 제공하고, 가임기 여성의 특성에 맞는 동영상이나 웹툰 등 다양한 방식의 정보콘텐츠를 개발 및 제공하고 있다. 또한 분야별 전문가에 의한 24시간 온라인 상담 및 상담원의 상담전화 활성화를 통한 임신 · 출산 · 육아 정보의 접근성을 제고하고, 여성장애인, 국제결혼이주여성, 다문화가족 등 정보 소외계층 대상의 특성화 콘텐츠를 개발 및 보급하고 있다. 그리고 온 · 오프라인 정보 연계를 통한 사이트 내 임신 · 출산 · 육아 콘텐츠를 활성화하고, 수유시설 검색 사이트 운영을 통해 이용자 접근성 강화 및 수유 편의 증진 및 수유시설 실태조사를 통한 안전한 수유 환경을 조성하고자 한다(그림 10-7).

(3) 출산 친화적 환경조성(임산부의 날 행사 및 임산부 배려 캠페인 추진)

「임산부의 날」을 통해 전 국민이 임신과 출산의 중요성을 재인식하고 출산 친화적 사회 분위기를 조성하여 저출산 극복에 기여하고자 10월 10일을 임산부의 날로 제정하였다.

그리고 임산부 배려 캠페인을 추진하고 있는데, 이는 초기 임산부들은 유산의 위험, 입덧과 구토, 과다한 피로감 등 신체적 · 정신적 어려움을 겪음에도 외견상 표가 나지 않고 사회적 인식도 부족하여 공공장소나 교통수단을 이용할 때 충분한 배려를 받지 못하고 있기 때문이다. 이에 임산부임을 나타내는 상징 디자인을 소지물품이나 공공장소 안

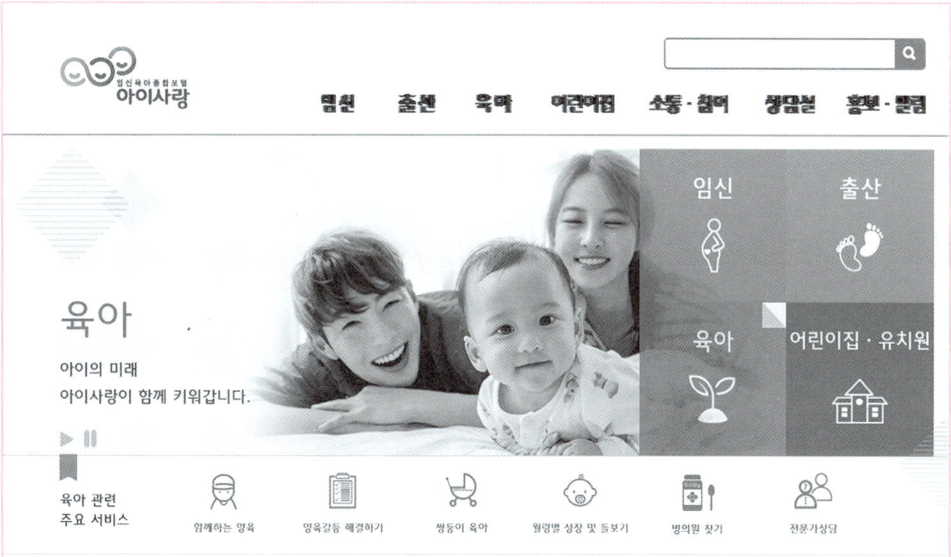

그림 10-7 아이사랑 사이트

출처: www.childcare.go.kr

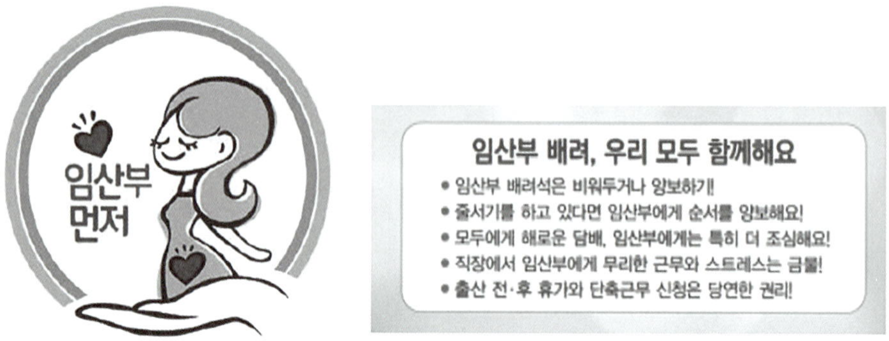
임산부
먼저
임산부 배려, 우리 모두 함께해요
• 임산부 배려석은 비워두거나 양보하기!
• 줄서기를 하고 있다면 임산부에게 순서를 양보해요!
• 모두에게 해로운 담배, 임산부에게는 특히 더 조심해요!
• 직장에서 임산부에게 무리한 근무와 스트레스는 금물!
• 출산 전·후 휴가와 단축근무 신청은 당연한 권리!

임산부 배려 엠블럼 　 임산부 배려 수칙

그림 10-8 임산부 배려 엠블럼 및 임산부 배려 수칙

출처: 보건복지부(2022). 2022 모자보건사업 안내.

내문 등으로 다양하게 제작 및 보급하여 초기 임산부들이 공공장소에서 배려받을 수 있는 사회 분위기를 조성하고 확산하기 위함이다. 또한 임산부 배려 엠블럼을 제작 및 보급하고 있으며, 이는 '임산부 먼저'라는 문자와 임산부 배려를 뜻하는 '배려의 손과 원'을 결합하여 강한 주목성을 나타냄으로써 캠페인의 목적과 사회적 행동을 동시에 강조하기 위함이다(그림 10-8).

(4) 위기임신 상담 제도

위기임신 전문상담센터(한국마더세이프)는 임신이나 모유수유 중 감기약 등의 약물복용 시 부작용 여부 및 안전한 약물사용에 대한 온·오프라인 무료 전문상담을 제공하고 있으며, 안전한 피임방법, 사후피임약의 올바른 복용법, 임신·출산 건강관리 안내 및 무료 전문상담도 제공하고 있다. 또한 의사, 간호사, 약사 등을 대상으로 약물상담 전문가 교육, 임산부 대상 마더세이프 교육을 제공하고 있다.

이와 더불어 위기임신 상담(보건복지콜센터)을 통해 24시간 위기임신, 인공임신중절 상담제공 및 전문상담기관과의 연계를 하고 있으며, 미혼모 시설 등 유관기관 및 출산·자녀 양육 정보 등을 제공하고 임신갈등 상담서비스를 연계하고 있다. 또한 불법 인공임신중절 시술이나 광고에 대해서는 경찰 및 사법기관에 신고하도록 안내하고 있다.

(5) 산후조리원 감염 및 안전관리

산후조리원은 임산부 및 영유아의 집단관리로 감염위험에 쉽게 노출되며, 화재 등 사고 발생 시 대피에 취약하므로 안전하고 건강한 산후조리를 지원하기 위해 산후조리원 감염 및 안전관리 체계를 도입하게 되었다. 이에 산후조리원 신고제 도입 및 산후조리원에

서의 감염 · 안전사고 발생 시 의료기관 이송보고를 의무화하고, 미보고 시 과태료를 부과하며, 산후조리원 감염관리 및 산후조리업자에 대한 감염 예방 등에 관한 교육을 수행하고 있다.

2) 청소년산모 임신 · 출산 의료비 지원사업

청소년산모 임신 · 출산 의료비 지원사업의 목적은 산전관리가 취약한 청소년산모를 대상으로 임신 · 출산 의료비를 지원함으로써 청소년산모와 태아의 건강증진을 도모하기 위함이다. 청소년산모는 특성상 사회적 노출 기피, 부모와의 관계 단절 등으로 산전관리가 미흡하며, 산전 검사항목, 출산에 소요되는 의료비 대부분이 비급여 항목이므로 산모의 본인부담금이 높은 실정이다. 이에 2010년 12월에 청소년산모 임신 · 출산 의료비 지원사업 도입을 확정하고, 2011년 9월에는 청소년산모 임신 · 출산 의료비 지원 전용카드(보건소에서 발급되는 개인 지정형 정부기관 법인체크카드) 도입, 2015년 5월 청소년산모 임신 · 출산 의료비 지원 국민행복카드(본인 명의 체크카드 또는 전용카드) 도입, 2019년 1월 임신 · 출산 의료비 지원 지원범위 및 사용기간을 확대하였다. 지원대상자는 만 18세 이하 청소년산모 임신 · 출산 의료비 지원 신청자로, 지원범위는 임신부가 산부인과 병 · 의원, 한의원, 조산원에서 임신 및 출산과 관련하여 진료받은 급여 또는 비급여 의료비(초음파 검사 등) 중 본인부담 의료비에 출생일로부터 1년 이내 영유아의 요양기관 진료비 및 처방에 의한 약제 · 치료재료의 구입비용 중 본인부담비용을 추가하였다. 지원금액은 임신 1회당 120만 원 범위 내로 국민건강보험공단에서 지정한 요양기관에서 국민행복카드를 이용하며, 카드 수령 후부터 분만예정일 이후 1년까지 지원받을 수 있다.

3) 난임부부 시술비 지원사업

난임부부 시술비 지원사업의 목적은 체외수정시술 및 인공수정시술 등 보조생식술을 받은 난임부부에게 건강보험 본임부담 및 비급여 일부를 보충적으로 지원하여 경제적 부담을 경감시킴으로써 난임부부가 희망하는 자녀를 갖도록 지원하기 위함이다. 난임부부의 지속적인 증가는 난임문제를 개별 가정의 문제가 아닌 사회 현상으로 간주하여 난임에 대한 사회와 국가의 책임 요구가 증대하고 있다. 현재 체외수정시술 등 난임치료 시술비는 건강보험이 적용되지 않는 고액으로 시술비 중 일부를 지원함으로써 난임부부의 경제적 부담을 경감할 필요가 있다. 왜냐하면 아이를 원하는 가정이 출산을 할 수 있도록 적극적인 출산지원정책이 필요하기 때문이다. 국민건강보험공단의 자료에 따르면, 난임진료 인원은 2009년 17만 7천 명, 2011년 20만 5천 명, 2013년 20만 2천 명에서 2015년은 21만 5천 명으로 난임으로 건강보험 진료를 받은 환자가 매년 증가하였다. 그러므로 적극적 출산지원정책에 따른 사회 · 국가적 관심을 통한 예방대책 마련 및 임신을 희망하는 난임부부에 대한 지원 확대가 필요한 실정이다.

난임부부 시술비 지원사업의 기본방향은 다음과 같다.

- ■ 아이를 원하는 난임부부의 경제적 부담을 완화하기 위해 보조생식술 소요 비용 지원
  - 건강보험 적용 후 일부 저소득 및 중산층에게 부담되는 경제적 부담 완화, 한정된 예산 등을 고려 · 감안하여 지원횟수와 지원액을 제한함
  - 비급여는 원칙적으로 지원이 불가하나, 지침에 따라 지원이 가능하다고 기술된 경우에 한해 가능함
- ■ 시술기관의 질 관리 및 평가시스템 강화
  - 불필요한 시술사례가 과잉 유입되지 않도록 기존에 배부된 시술확인서 및 난임진단서 분석을 통해 정도관리 및 시술기관의 질적 수준을 향상함
  - 난임시술 의료기관의 평가관리체계를 도입 · 운영하여 시술기관의 각종 지침 준수여부 및 시술 행태 등을 모니터링하고, 평가 결과를 공개하여 난임부부의 알 권리를 보장함
- ■ 지원대상자의 정서적 지지체계 및 난임예방사업 활성화 병행
  - 난임 · 우울증 상담센터 확대 · 운영 및 연계, 난임부부의 On-Line 커뮤니티 활성화 및 민간단체와의 연계 · 협조를 통한 난임 예방사업 효과성 제고

난임부부 시술비 지원사업의 지원신청 자격, 지원범위 및 내용은 다음과 같다.

- ■ 지원신청 자격
  - 난임시술을 요하는 의사의 '난임진단서' 제출자(난임진단서는 지침상 서식이어야 함)
  - 법적 혼인상태에 있거나, 신청일 기준 1년 이상 사실상 혼인관계를 유지하였음을 관할 보건소로부터 확인받은 난임부부(매 회차 시마다 지원신청 접수일 기준)
  - 부부 중 최소한 한 명은 주민등록이 되어 있는 대한민국 국적 소유자(주민등록 말소자, 재외국민 주민등록자는 대상에서 제외)이면서, 부부 모두 건강보험 가입 및 보험료 고지 여부가 확인되는 자
- ■ 지원범위 및 내용
  - 지원범위: 체외수정(신선배아, 동결배아), 인공수정 시술비 중 일부 및 전액 본인부담금, 비급여 3종(배아동결비, 유산방지제, 착상보조제)
  - 지원시술 횟수: 신선배아 최대 7회, 동결배아 최대 5회, 인공수정 최대 5회
  - 지원 최대 금액: 시술 종류와 횟수 및 여성의 만 나이별로 시술금액 상한 차등 지원

4) 고위험 임산부 의료비 지원사업

고위험 임산부 의료비 지원사업의 목적은 고위험 임신의 적정 치료 · 관리에 필요한 진료비를 지원하여 경제적 부담 경감을 통한 건강한 출산과 모자건강을 보장하기 위함이다. 지원대상의 소득 기준은 중위소득 180% 이하 가구의 구성원인 임산부이며, 질환 기준은 19개의 고위험 임신질환으로 진단받고 입원치료를 받은 임산부이다. 지원범위는 19개의 고위험 임신질환의 입원치료에 있어, 가계부담이 큰 전액 본인부담금 및 비급여 진료비를 지원하고 있다.

4. 모성보건 관리

모성보건의 대상은 일반적으로 가임기 여성(15~49세)으로 임신 중인 여성과 분만 후 6개월 미만의 수유기 여성인 임산부를 중심으로 포괄적인 서비스를 제공한다. 따라서 모성보건 관리의 목적은 결혼 전 관리에서부터 시작하여 임산부의 산전, 분만, 산후관리, 고위험 임산부 관리 등을 철저히 함으로써 건강하게 자녀를 출산하고 분만 후 합병증 없이 회복하도록 도와 모성사망률을 감소시키는 데 있다.

1) 혼전관리

가임기 여성 건강증진사업의 일환으로 올바른 성문화를 정립하기 위하여 성교육 및 성상담 사업을 실시하고 있다. 가임기 여성의 생식건강증진을 지원하기 위하여 여성생식보건증진 프로그램을 개발 · 보급하고 있으며 임신 · 출산 · 육아 등의 종합정보를 제공하고 있다.

결혼은 두 남녀의 애정에 기초한 결합으로 건강한 자녀를 출산하고 행복한 부부생활을 영위하는 새로운 생활의 시작이므로 혼전 건강관리는 매우 중요하다. 따라서 자녀에게 건강상 현저한 장애를 줄 수 있는 유전성 질환이나 혼인당사자 또는 그 가족에게 건강상 현저한 장애를 줄 수 있는 감염성 질환에 대한 진단을 받도록 하고 있다.

결혼 전 건강진단을 받아야 할 항목은 다음과 같다.

- 흉부 X-선 촬영(결핵)
- 혈액검사(혈액형검사, 혈색소측정, 기본 혈액검사, B형간염 항원검사)
- 성병검사(임질검사, 매독혈청 반응검사, AIDS)
- 심전도
- 소변검사(단백뇨, 당뇨)
- 신체계측과 전신소견
- 성기의 진단과 정액검사(남자)

- 월경력과 기초체온 측정(여자)
- 구강, 시력 · 색맹, 기타 안과질환
- 유전질환

2) 산전관리

(1) 산전관리의 목적

산전관리는 임부와 태아의 건강상태를 주기적으로 진단하여 위험요인을 조기에 발견하고 적절한 조치를 취하는 것으로, 보건교육을 통해 임부 스스로 건강관리를 할 수 있도록 하여 건강한 아기를 안전하게 분만하는 데 그 목적이 있으며, 산전관리의 구체적인 목적은 다음과 같다.

- 임부와 태아의 건강상태를 주기적으로 진단하여 위험요인을 조기에 발견하고 적절한 조치를 취하게 한다.
- 보건교육을 통해 임부 스스로 건강관리를 잘 할 수 있도록 하여 건강한 아기를 안전하게 분만하도록 한다.
- 지속적인 산전관리를 통해 사산율, 주산기사망률, 저체중아 · 미숙아 출산, 기형아 출산을 감소시킨다.

산전관리에는 의학적 측면뿐만 아니라 임산부의 일상생활과 영양, 사회적 측면의 고려도 필수적인데, 무엇보다 중요한 산전관리의 내용은 임산부를 교육하는 것이다. 정상임신은 정상임신대로 임신의 경과를 정확히 알고 건강한 임신을 유지해야 하고, 고위험요인을 수반한 고위험임신은 그 내용을 자세히 파악하여 계획적으로 관리와 치료를 하여야 한다. 생활행태에 속하는 식이, 흡연, 음주 등에 대한 주의가 필요하고 위험한 증상임을 강조한다. 그리고 임신과 분만을 안전하고 건강하게 하기 위해서는 올바르고 적절한 산전관리가 가장 기본적인 조건이 됨을 강조한다.

(2) 산전관리의 내용

① 임산부 등록과 관리

임산부의 건강을 관리하기 위해 「모자보건법」 제3조와 제9조에 근거하여 보건소에 등록한 임산부에게 표준모자보건수첩의 발급과 건강기록부를 작성하고 분만 전까지 주기적으로 전화상담을 하거나 보건소를 방문하도록 하여 산전관리를 시행한다. 표준모자보건수첩의 보급으로 임신부터 영유아기까지의 각종 검사 및 건강관리 안내, 예방접종, 검진(검사) 등 의무기록 유지, 양육에 대한 필수적이고 객관적인 정보 제공으로 모성과 영유아의 건강증진을 도모한다.

② 임산부의 정기 건강검진

임신 초기에 시작하여 분만에 이르기까지 규칙적으로 건강검진을 받아야 위험요인이나 임신합병증을 조기에 발견하기 쉽고, 조기에 적절한 조치를 취함으로써 심각한 후유증을 예방할 수 있다. 임신 중의 정기적 산전관리는 임신 7개월(28주)까지 4주에 한 번, 8개월(29주)~9개월(36주)에는 2주에 한 번씩, 10개월(37주)에 들어서는 매주 한 번씩 받는 것이 이상적이며, 합병증이 있을 때는 더 자주 산전관리를 받도록 한다. 임산부의 초진 시 실시할 검사는 다음과 같다.

- 소변검사: 단백뇨, 당뇨, 임산부의 이상을 예고하는 임신반응
- 혈압측정: 2회 이상 측정하며 수축기압 130~140mmHg, 이완기압 90mmHg 이상이면 주의가 필요
- 체중측정: 30주 이전의 과중한 체중 증가는 주의가 필요
- 흉부 X-선 촬영과 심전도, 결핵과 심장질환 유무 확인
- 기타 혈액검사(빈혈검사, 혈액형 A, B, O), 간염, 성병, AIDS 등

③ 고위험임산부 관리

산모와 태아에 나쁜 영향을 미치는 요소를 임신 초기에 발견하고, 적절히 대처하여 고위험임신으로 인해 장애가 되거나 사망하는 것을 미리 방지해야 한다. 즉, 임신 기간에 계속적인 산전관리로 환경적 · 사회적 · 경제적 · 의학적인 고위험인자를 찾아내야 한다. 일단 산모가 고위험임신으로 선별되면 의료인과 가족, 사회인 모두 동참하여 산모에게서 위험요소를 제거해야 한다. 고위험 모성보건 대상은 다음과 같다.

- 20세 미만 및 35세 이상의 임산부
- 조산, 사산, 거대아를 출산한 경력이 있는 임산부
- 유전질환 등 가족력이 있는 임산부
- 고혈압, 당뇨병, 갑상선질환, 심장병, 신장병, 자가면역질환 등의 질환이 있는 임산부
- 저체중이거나 비만한 임산부
- 산전검사 시 이상 소견이 있는 임산부
- 다산임산부(특히 5회 이상의 경산부)

고위험임산부는 우선순위를 정하여 더욱 철저하고 집중적인 건강관리를 통해 필요한 자원을 제공해야 하며, 필요한 경우 전문가에게 의뢰한다. 특히, 35세 이상의 고령임산부에 대해서는 다양한 문제가 발생할 수 있다는 점을 숙지하고 있어야 한다.

④ 산전 영양관리

임산부는 임신기간 동안 태아에게 영양공급 및 자신의 신체 변화를 위해 최적의 영양을 섭취해야 한다. 임신 첫 3개월 동안에는 태아가 작고 분화하는 과정이므로 모체의 상대적 영양 요구량은 정상 성인요구량에서 서서히 증가하므로 질적인 영양분의 섭취가 중요하다. 임신 중기와 말기 동안은 임신 초기보다 태아의 성장에 필요한 많은 양의 주요 영양물이 요구된다. 미국의 The Food and Nutrition Board of National Research Council에서 추천하는 하루 칼로리 섭취량은 임신 초기에는 2,000kcal이고 중기와 말기에는 2,500kcal이며, 특히 단백질의 섭취는 1일 60g을 권장한다.

⑤ 임산부 유방관리

임신 6~7개월부터 모유수유에 대해 미리 결정하여 유방관리를 시작하면 출산 후 모유수유를 하는 데 도움이 된다. 특히 수유를 위한 유두 준비는 매우 중요하다. 유두를 튼튼하게 하기 위해 목욕이나 샤워 후 타월로 닦는 방법이 있는데, 자극과 짓무름의 원인이 될 만큼 심하게 해서는 안 된다. 조기분만의 위험이 없다면 엄지와 검지 사이에 유두를 잡고 매일 잠깐씩 부드럽게 굴려 준다. 또한 매일 잠깐씩 공기 중에 노출시키고 햇볕을 쪼이는 것도 좋다.

⑥ 산전운동

임신 중에는 임부의 신체중심이 변화하고 골반관절이 부드러워지고 이완된다. 그 결과 척추의 만곡이 심해지고 등의 하부근육이 짧아져서 자주 요통을 호소하게 된다. 요통을 예방하고 감소하기 위해서 골반 흔들기(pelvic tilt) 운동과 물건을 들어 올릴 때 허리를 이용하지 않고 무릎을 굽혀서 들어 올리는 등의 적절한 신체기전을 활용하도록 지도한다. 케겔운동(Kegel's exercise)은 생식기 주위의 근육을 강화하고 근력을 향상시키며 골반상(pelvic floor)의 근육이 분만 후 정상적인 기능을 즉시 회복하도록 도와준다. 오랫동안 규칙적으로 운동을 실시하면 생의 후반기에 나타날 수 있는 자궁탈수나 긴장성 요실금을 예방하는 데도 도움이 된다.

⑦ 임산부 철분제 및 엽산제 지원

임신 5개월부터는 태아로 유입되는 혈류량의 상승으로 전체 혈액 양의 45% 정도가 증가되어 철분 보충이 필요하나, 정상적인 식사로는 필요량을 보충할 수 없어 임신기간 지속적으로 일정량의 철분제제의 복용이 필요하다. 또한 임부의 철분결핍성 빈혈은 조산, 유산, 태아사망, 산모사망을 발생시킬 수 있어 이에 대한 예방이 중요하다. 따라서 지방자치단체에서 자체 예산으로 추진해 온 철분제 지원사업과 연계하여 2008년 하반기부터 전국 보건소에서는 임신 5개월 이상 보건소 등록 임부에게 분만 전까지 철분제를 지원(1인 1개월분 기준 5개월분)하고 있으며 빈혈, 다태아 임신 등으로 추가복용이 필요한 경우에는 본인이 부담하도록 하고 있다.

수정 후 4주 이내에 태아의 중추신경계가 형성되나 모체의 엽산 부족 시 신경관 결손으로 유산, 사산 또는 선천성기형아를 출산할 가능성이 있다. 엽산 섭취 시에는 이러한 문제를 효과적으로 예방할 수 있다. 이에 따라 고령임산부에 대한 지원을 강화하기 위해 35세 이상 보건소에 등록된 임부에게 보건소에서는 임신일로부터 3개월까지 엽산제를 지원(1인 1개월분 기준 최대 3개월분)하고 있다.

⑧ 위험요인에 대한 지도

산전관리 시 위험요인에는 유산, 조산, 임신중독증, 당뇨병, 흡연 및 알코올 등이 포함된다. 임신 1기에는 다양한 이유로 유산이 될 수 있으므로 성생활과 여행 등 여러 면에서 조심해야 한다. 또한 임신 20주부터 37주 이전에 정상보다 더 빨리 경관이 개대되어 조산될 수 있다. 따라서 조산을 알리는 징후와 증상을 알고 즉시 대처할 수 있는 방법에 대해 지도한다. 조산의 경고 징후와 증상은 다음과 같다.

- 다른 증상 없이 또는 다른 증상과 함께 매 10분 또는 그 이상 발생되는 자궁수축
- 하복부에 지속적으로 또는 간헐적으로 느껴지는 월경통과 비슷한 경련
- 허리 아랫부분에서 지속적으로 또는 간헐적으로 느껴지는 둔통
- 태아가 지속적으로 또는 간헐적으로 밀고 내려오는 것 같은 골반압력
- 설사를 동반하거나 하지 않은 복부경련
- 질 분비물의 농도나 색깔의 변화 및 증가

3) 분만관리

분만이란 자궁 내 태아와 그 부속물이 만출 기전에 따라 산도를 지나 모체 밖으로 배출되는 정상적인 생리현상이다. 하지만 산모나 태아에게 위험이 따르는 것이므로 분만 전에 철저한 준비와 관리가 필요하다.

분만 전의 관리로는 산전관리를 통한 안전 분만을 유도해야 할 뿐만 아니라, 산모와 가족을 대상으로 분만과정 및 준비해야 할 물품에 대한 교육과 함께 분만장소를 결정하도록 지지한다. 분만관리로는 분만시작을 아는 방법(양수막 파수, 이슬, 진통 등)과 의사와 조산사를 부르는 시간 또는 병원에 가는 시간 등에 대한 교육과 지도가 이루어져야 한다. 분만 직후 관리에는 산후 출혈, 제대처리, 아기 상태 등을 포함한 산모와 아기의 증상 및 대처법, 산모의 충분한 영양섭취와 휴식, 산모와 태아의 위생관리 등에 대한 교육이 이루어져야 하며, 신생아에 대한 선천성대사이상 검사 안내를 실시해야 한다.

병원분만이 권장되는 대상자는 다음과 같다.

- 초산부
- 35세 이상의 고령임산부
- 4회 이상 분만한 경험이 있는 임산부
- 내과적 합병증(심장병 · 당뇨병 · 고혈압 · 결핵 등)이 있는 임산부
- 산과적 합병증(후기 임신중독증, 돌연한 출혈, 분만 후 출혈이 있는 경우)의 경험이 있는 임산부
- 사산이나 신생아 사망을 경험한 임산부
- 현 임신 중에 임신 합병증이나 임신 후유증 발병이 예상되는 임산부

4) 산욕기관리

산욕기는 분만 후 6~8주까지의 기간으로, 분만으로 인한 신체의 이상상태가 정상으로 돌아가는 회복기이다. 이 시기는 다량의 출혈, 세균의 침입으로 인한 산욕열 등 치사율이 높은 병에 걸리기 쉬우므로 특별히 주의해야 한다. 분만으로 인한 신체적 피로는 약 일주일 정도 가는데, 그 이후에도 그 동안 소모된 체력과 피로를 해소하기 위해 영양섭취를 잘 하고 일상생활에서 주의해야 한다.

(1) 산후의 일상적 관리

식사와 영양의 측면에서 산욕기에는 출혈이나 오로로 인해 단백질이나 철분의 손실이 크므로 생선, 육류, 간, 우유, 달걀, 콩, 녹황색 채소 등을 섭취하도록 하며, 충분한 수분 공급과 모유 분비에 도움이 되는 양질의 식품을 섭취하며 균형잡힌 식사를 한다.

산후의 목욕은 세균에 감염될 위험이 있으므로 주의해야 한다. 보통 3~4주가 지나서 오로가 없어지면 목욕이 가능하지만, 탕 속에 오래 있거나 너무 뜨거운 물을 사용하는 것은 피해야 한다. 가벼운 샤워나 따뜻한 물에 적신 수건으로 몸을 깨끗이 닦는 것은 퇴원 후부터 가능하다.

산욕기의 성생활은 출혈과 세균감염을 유발하므로 6~8주가 지난 후 산후진찰을 받아본 후에 성생활을 하도록 권장한다. 산후 처음 관계를 가질 때부터 가족계획을 실시하도록 지도하며, 필요한 경우 적절한 피임법을 사용하도록 상담 및 교육한다.

산후운동은 신체적 회복을 촉진하고 식욕을 회복하는 데 도움을 준다. 심호흡 동작으로 혈액순환을 좋게 해주면 자궁수축과 모유 분비도 좋아지고, 근육도 빨리 회복된다. 산욕 초기에는 체조를 하지 않는 것이 좋으며, 1주일 후 심호흡 동작부터 시작하기를 권장한다.

분만 후 산부에 대한 건강검진 등을 실시하여 산후 발생 빈도가 높은 산과적 문제(출혈, 감염 등)와 정신적 장애 등을 조기에 발견하여 치료하기 위해 출산 후 6~8주에 의료기관을 방문하여 정기적 검진을 받도록 한다.

(2) 모유수유

임신 7개월부터 유방에서 생산되는 초유는 무척 진하고 끈끈하며 짙은 노란색을 띠는데, 비타민 C, D를 제외한 단백질, 지방 등이 적당량 포함되어 있으며 소화가 용이하고 아기의 태변이 잘 나오게 도와준다. 또한 모유에는 A형 면역글로불린(IgA)이 충분히 함유되어 있어 호흡기계와 소화기계에 대한 세균성 · 바이러스성 질환 그리고 많은 알레르기로부터 신생아를 보호해준다.

모유수유의 장점으로는 다음과 같은 것이 있다.

- 아기와 어머니의 연대감이 강해진다. 아기에게 누구도 대신할 수 없는 일을 했다는 자신감을 갖게 되며 유대감 형성에 도움을 주고, 아기는 안정감을 느낀다.
- 혈중 옥시토신 농도가 높아지고 자궁수축을 촉진하여 산후출혈을 줄여준다.
- 자궁의 크기가 임신 전 크기로 줄어드는 시기가 빨라지며, 임신 전의 몸무게로 빨리 회복되어 출산 후 비만의 발생률을 줄여준다.
- 영아의 지능발달에 도움을 주고, 영아 돌연사의 발생빈도가 낮아진다.
- 알레르기질환(천식, 아토피 등), 위장관질환, 호흡기질환, 중이염, 요로감염증에 걸릴 확률이 낮아진다.
- 전적인 모유수유를 할 때에는 피임에도 효과가 있다.

대신 다음과 같은 금기사항도 있으므로 모유수유 시 이를 알고 있어야 한다.

- 산모가 폐결핵, 급성감염성질환, 심장병, 신장병, 성병 등을 앓고 있을 때
- 정신건강이 원만하지 못할 때
- 심한 산욕기 패혈증이나 간질에 의한 발작을 할 때
- 신생아가 토순이나 구개파열 등이 있어서 유두를 물 수 없을 때
- 산모가 약물 중독이나 알코올 중독일 때
- 유방에 염증이 있을 때
- 심리적 요인으로 수유를 원하지 않을 때

5. 영유아보건사업

영유아기는 신체적 · 정서적 · 인지적으로 모든 요소가 발달하는 시기이므로 정상적인 성장과

발달의 과업성취가 중요하다. 특히 이 시기에는 면역력이 낮아 감염성 질환에 취약하므로 이에 대한 예방접종 및 조기 대처, 사고 예방 등이 필수적이다. 또한 영유아기에 필요한 발달과업을 적절하게 성취하지 못했을 경우에는 다음 단계로의 발달이 지연되거나 이루어지지 못하게 되어 학령기와 이후 성인기까지 부정적인 영향을 미치게 된다.

우리나라 보건복지부가 발표한 제5차 국민건강증진종합계획(HP2030)에서 인구집단 건강관리 중 영유아 건강관리는 모든 아이들의 안전한 출생과 정상적 성장 및 발달 보장을 목표로 하고 있다. 구체적으로 영유아 건강관리의 정책 추진계획은 다음과 같다.

- 고위험 산모 · 신생아 의료체계 개선으로 신생아 사망률 격차 해소
- 모유수유 등 출산가정 지원을 통한 아동의 장기적 질병 예방
- 영유아 사망 및 장애 예방, 검진 개선 및 발달 지원사업 확대

HP2030에서는 고위험 산모 및 신생아 대상의 의료체계 개선으로 신생아 사망률 격차를 해소하고자 고위험 산모 · 신생아의 통합치료센터, 신생아 집중치료 지역센터, 분만취약지 산부인과의 기능에 따른 연계 및 인프라를 강화하고, 야간과 고위험 분만 수가, 분만전감시료 수가를 합리화하며 고위험 임신부 집중관리료 기준을 개선하고자 한다. 그리고 보건소 등과 연계한 고위험 임산부 및 미숙아 대상의 건강증진사업을 강화할 예정이다.

모유수유 등 출산가정 지원을 통한 아동의 장기적인 질병을 예방하기 위해 모성 및 신생아 관련 인증지표 관리 예시로 모자동실 시행률을 추가하여 인증기준을 개정하였으며, 모유수유 확산을 위한 교육 콘텐트 개발 및 미숙아를 위한 기증모유 지원 시범사업을 실시하고자 한다. 또한 산모의 영양, 체조지원, 신생아 수유지원 등의 서비스 제공을 위한 산모 · 신생아 건강관리사를 지원할 것이며, 조제유류 판매촉진 행위 여부 등을 점검한다.

영유아 사망 및 장애를 예방하고 검진 개선 및 발달 지원사업을 확대하기 위해 의료인의 보수교육 시 신생아 심폐소생술 교육을 포함하도록 권고하며, 신생아 카시트 이용과 영아돌연사 증후군 예방 등의 부모교육을 실시하고 전국민 대상의 홍보를 강화할 것이다. 그리고 영유아 초기 검진을 1회 추가하여 총 8회 실시하고, 영유아 발달장애 정밀 검사비의 지원대상을 확대할 예정이다.

6. 영유아 건강관리

1) 신생아 건강관리

(1) 미숙아 및 선천성이상아 건강관리

미숙아(未熟兒)란 신체의 발육이 미숙한 채로 출생아 영아이며, 선천성이상아(先天性異常兒미)란 선천성 기형(奇形) 또는 변형(變形)이 있거나 염색체에 이상이 있는 영아를

말한다. 현재 우리나라 모자보건사업에서는 선천성 이상아에게 의료비를 지원하고 있는데, 지원이 가능한 질병은 출생 직후 또는 신생아기에 즉시 수술 또는 치료를 받지 못하면 사망하거나 장애가 발생되는 질환이다. 주로 치료비가 많이 소요되는 다빈도 질환의 선천성이상아로서 식도폐쇄증, 장폐색증, 항문직장 기형, 선천성 횡격막 탈장, 제대 기저부 탈장 및 그 외 신생아기(생후 28일 이내)에 응급수술 또는 치료를 받아야 할 질환 등 주요 다빈도 선천성이상아 5대 질환이 이에 포함된다.

우리나라에서 시행하고 있는 미숙아 및 선천성이상아 의료비 지원사업의 목적은 환아 가정의 경제적 부담 완화 및 미숙아 등 고위험 신생아의 건강한 성장 발달을 도모하기 위함이다. 이 사업은 미숙아 및 선천성이상아 등록관리와 미숙아 및 선천성이상아 의료비 지원으로 구성되어 있으며, 지원대상은 기준 중위소득 180% 이하 가구의 미숙아 및 선천성이상아이며, 특히 다자녀(2명 이상) 가구의 미숙아 및 선천성이상아는 소득수준에 관계없이 지원하고 있다.

(2) 선천성대사이상아 건강관리

선천성대사이상 질환은 태어날 때부터 일부 단백질 효소의 결함이나 부재 등으로 우유나 음식의 대사산물이 뇌나 신체에 독작용을 일으켜 회복 불가능한 손상을 주는 질병을 말한다. 선천성 갑상선기능저하증 및 선천성 아미노산대사이상증 등 정신박약을 초래하는 질환은 300종류 이상이나 되며, 이 중 70여 종 이상이 선천성대사이상에서 기인한다. 이 질환은 임상증상이 미약하여 신생아기에는 아무런 증상이 나타나지 않다가 6개월 이후 여러 가지 증상이 나타날 수 있으므로 반드시 검사를 시행해야 한다. 검사는 생후 48시간 이후 7일 이내에 젖을 충분히 섭취한 후 2시간 이내에, 모유나 우유 섭취량이 적은 미숙아의 경우에는 1주일이 지난 후에 발뒤꿈치에서 충분히 채혈하여 검사한다. 갑상선기능저하증을 가진 아기를 생후 1개월 이내에 치료하면 완전히 정상아로 자라며 3개월 이내 치료하면 85% 정도가 정상이 된다. 매일 아침 갑상선호르몬제를 한 번씩 먹는 것으로 치료가 되며, 특수 분유나 식이요법에 의해 예방할 수도 있다.

우리나라에서 시행하고 있는 선천성대상이상 검사 및 환아관리사업의 목적은 선천성대사이상의 유무를 조기에 발견 및 치료하고 특수식이 등을 지속적으로 지원함으로써 정신지체 등의 장애 발생을 사전에 예방하기 위함이다. 선천성대상이상 검사비 지원의 지원대상은 기준 중위소득 180% 이하 가구의 영아이며, 특히 다자녀(2명 이상) 가구의 영아는 소득수준에 관계없이 지원하고 있다. 또한 환아관리의 지원대상은 확진검사 결과, 선천성대사이상 및 기타 희귀질환으로 진단받아 특수식이 또는 의료비 지원이 필요한, 신청일 기준 만 19세 미만의 환아이다. 환아관리의 대상질환 및 지원내용은 다음과 같다(표 10-6).

표 10-6 환아관리 대상질환 및 지원내용

구분	질환명	지원내용
선천성대사 이상 질환	고전절 페닐케톤뇨증, 타이로신혈정, 단풍시럽뇨병, 메틸말론산혈증/프로피온산혈증, 아이소발레린산혈증, 지방산대사장애, 호모시스틴뇨, 요소회로대사장애(아르지닌혈증, 시트롤린혈증 등), 글루타르산뇨, 고글라이신혈증, 갈락토스혈증, 고칼슘혈증	특수조제분유, 저단백햇반
	선천성 갑상선기능저하증	의료비
희귀 등 기타질환	크론병, 단장증후군, 담도폐쇄증, 장림프관확장증	특수조제분유

출처: 보건복지부(2022). 2022 모자보건사업 안내.

2) 영유아 건강관리

(1) 건강평가

영유아의 건강관리를 위해 보건소를 방문하여 등록한 영유아에 대한 건강기록부를 작성하고, 주기적으로 영유아의 건강관리를 해야 한다. 이는 생후 아기의 발육상태가 순조로운지 또는 질병이 있는지를 확인하기 위해서이다. 따라서 정기적인 건강평가로 질병을 사전에 예방하고, 조기에 치료하도록 노력해야 한다.

「모자보건법 시행규칙」 제5조에 의한 영유아 및 미숙아 등의 건강진단 실시기준은 다음과 같다.

- 신생아: 수시
- 영유아
  - 출생 후 1년 이내: 1개월마다 1회
  - 출생 후 1년 초과 5년 이내: 6개월마다 1회
- 미숙아 등
  - 분만의료기관 퇴원 후 7일 이내에 1회
  - 1차 건강진단 시 건강문제가 있는 경우에는 최소 1주에 2회
  - 발견된 건강문제가 없는 경우에는 영유아 기준에 따라 건강진단을 실시

영유아 건강진단의 내용으로는 성장발달 사정, 신체검진, 임상병리검사, 상담교육이 있다.

① 성장발달 사정

성장발달을 사정하기 위해서는 사정도구를 선정해야 한다. 사정도구는 특이성과 민

감성이 높을수록 바람직한 도구이며, 현실에의 적용 가능성, 보건소의 역량, 사업 대상자의 수와 관련되어 있다. 복잡하고 시간이 많이 걸리는 도구를 사용할수록 이상 발견의 가능성이 높은 반면, 많은 대상자에게 실시하기가 어렵고 사정하는 데 시간이 많이 걸리며, 전문적 기술이 필요하다. 성장발달 사정도구로는 DDST I, DDST II, SDST, 한국형 Denver II 등이 있다.

② 신체검진

- **영아**: 키, 몸무게, 가슴둘레, 머리둘레, 팔둘레
- **유아**: 키, 몸무게, 가슴둘레, 팔둘레, 시력, 청력, 운동기능, 언어, 수면, 대·소변 가리기, 영유아 심리검사

③ 임상병리검사

- 소변검사(당, 단백, 잠혈)
- 혈액검사(헤모글로빈, 헤마토크리트)
- B형간염검사

④ 상담교육

- 주기적인 건강평가로 신체발달 이상이나 성장발육 부진아 및 과체중아 판별
- 고위험 영유아 의뢰
- 흔한 질병과 증상의 응급처치에 관한 정보 제공
- 목욕, 의복과 기저귀, 운동과 수면, 놀이와 장난감의 선택, 사고 예방, 배변·배뇨 훈련, 영유아 정신건강 등

(2) 영양관리

영유아기는 신체적·정신적 발육이 왕성한 시기로 장래의 체격과 체질, 식생활의 기초가 형성되는 시기이다. 유아기 때의 식습관은 평생의 건강을 좌우하며, 영유아기의 영양관리가 성인기의 건강으로 이어지므로 중요하다. 따라서 영유아들에게는 성장에 필요한 영양소의 섭취를 강력하게 권하고 있다.

이유식은 모유나 분유 같은 액체형 식사에서 고형식사로 바뀌어가는 시기에 주는 영양보충식이다. 이유식은 다음과 같은 필요에 의해 실시된다.

- 모유나 우유만으로는 신체발육에 필요한 영양이 부족하게 된다. 특히 태내에서 저장된 무기질(철분, 칼슘) 등의 영양성분이 부족하여 영유아 빈혈이 생기거나 질병에 대한 저항력과 면역력이 약해진다.
- 모유나 우유 이외의 음식에 관심이 생긴다.

- 7~8개월에는 치아가 생기고, 장내 기능이 발달하여 소화 흡수율이 높아진다.
- 숟가락을 사용하여 씹고 삼키는 능력을 발달시켜 준다.

이유식은 체중이 6~7kg(출생 시의 2배)이 되었을 때 시작하는 것이 좋다. 과즙이나 채소즙 등을 떠먹이면서 새로운 맛과 향기, 감촉을 경험하도록 하며, 한 가지 곡류로 주변이나 건강상태를 살펴보면서 시작한다.

이유식을 할 때의 주의사항은 다음과 같다.

- 이유식을 시작하기 전에 수유시간을 규칙적(4시간 간격)으로 하여 습관을 들인다.
- 같은 시간과 장소에서 규칙적으로 먹인다.
- 새로운 식품을 줄 때에는 일주일의 간격을 두고, 처음에는 1~2숟갈(5~10mL)으로 시작하며, 조금씩 몇 차례에 나누어 먹인다.
- 이유식은 소화기능이 활발한 오전 중(10시경)이나 수유와 수유 사이에 기분이 좋을 때 준다.
- 다양한 음식을 선택하지만, 1일 2종류 이상 새로운 음식을 먹이지 않도록 한다.
- 설탕이나 소금을 과다하게 첨가하지 않고, 조리는 단순하고 자극성이 없는 부드러운 방법을 이용한다.
- 먹기 싫어할 때는 강제로 먹이지 말고 기다린다.
- 숟가락이나 컵을 이용하여 삼키는 능력을 발달시킨다.

(3) 예방접종

어린이는 태어날 때부터 어떤 질병에 대해서는 모체로부터 면역성을 받지만, 이 면역성도 생후 수개월부터 점차 감소되어 없어지므로 몇 가지 중요한 감염성 질환에 대해서는 인공능동면역으로 이를 예방해야 한다. 우리나라 영유아 예방접종사업은 1960년대부터 시행해 온 사업으로 영유아기에 발생률이 높은 감염성 질병에 대한 방역사업과 모자보건사업의 일환으로 관리되어오고 있다. 예방접종을 담당하는 간호사는 예방접종 전후의 주의사항과 금기사항에 대해 부모에게 철저한 교육을 해야 하며, 예방접종 전에 반드시 대상자가 의사의 예진을 받도록 하고, 예방접종 약품의 보관 및 관리를 기준에 따라 철저히 관리해야 한다.

예방접종 전의 주의사항은 다음과 같다.

- 아이의 건강상태를 가장 잘 알고 있는 사람이 동행한다.
- 집에서 아이의 체온을 측정하고 열이 없는 것을 확인하고 방문한다.
- 표준모자보건수첩을 지참하고 방문한다.
- 접종 전날 목욕을 시키고, 깨끗한 옷을 입혀서 방문한다.
- 가능하면 예방접종을 하지 않을 아이는 데리고 오지 않는다.

예방접종 후의 주의사항은 다음과 같다.

- 접종 후 20~30분간 접종기관에 머물러 아이의 상태를 관찰한다.
- 귀가 후 적어도 3시간 이상 주의 깊게 관찰한다.
- 접종 당일과 다음 날은 과격한 운동을 하지 않도록 한다.
- 접종 당일은 목욕을 하지 않도록 한다.
- 접종부위를 청결하게 유지한다.
- 접종 후 최소 3일간은 특별한 관심을 가지고 관찰하며 고열, 경련이 있을 경우 즉시 의사진찰을 받도록 한다.
- 접종부위에 발적, 통증, 부종이 있을 경우 물수건을 대 준다.
- 아이는 반드시 바로 눕혀 재운다.

질병관리본부에서는 2000년 6월부터 안전하고 편리한 예방접종을 위해 소아 예방접종기록 전산화사업(예방접종 등록 전산화사업)을 추진하여 초등학교 입학 시 예방접종 기록 제출을 의무화하고 있다. 또한 2015년부터 어린이 국가예방접종 무료 시행 및 소아 A형간염을 포함한 항목을 확대하여 실시하고 있다. 각 지역별 국가예방접종 지정의료기관은 해당 보건소 홈페이지, 예방접종도우미 홈페이지(http://nip.cdc.go.kr) 또는 예방접종 어플리케이션을 통해 검색할 수 있다.

2020년 어린이 국가예방접종 지원사업의 내용은 다음과 같다.

- 지원대상: 만 12세 이하 어린이(2020년 기준, 2007년 1월 1일 이후 출생자)
- 지원내용: 필수예방접종의 접종비용(백신비 및 예방접종 시행비용) 전액 지원
- 지원백신

2020년 무료접종 대상 백신(17종)

결핵(BCG, 피내용), B형간염(HepB), 디프테리아/파상풍/백일해(DTaP), 파상풍/디프테리아(Td), 파상풍/디프테리아/백일해(Tdap), 폴리오(IPV), 디프테리아/파상풍/백일해/폴리오(DTaP-IPV), 디프테리아/파상풍/백일해/폴리오/b형 헤모필루스인플루엔자(DTaP-IPV/Hib), b형 헤모필루스인플루엔자(Hib), 폐렴구균(PCV), 홍역/유행성이하선염/풍진(MMR), 수두(VAR), 일본뇌염 불활성화 백신(IJEV), 일본뇌염 약독화 생백신(LJEV), A형간염(HepA), 사람유두종바이러스(HPV), 인플루엔자(IIV)

※ BCG(피내용), HepA, Hib, PCV, HPV, IIV 백신의 경우 지원연령이 다름

- 결핵(BCG, 피내용): 생후 59개월까지 지원(단, 3개월 이상 영유아는 TST 검사결과 음성인 경우 지원)
- HepA(A형간염): 2012년 1월 이후 출생아
- b형 헤모필루스인플루엔자(Hib), 폐렴구균(PCV): 생후 59개월까지 지원(단, 고위험군 소아는 생후 9개월 이상에서도 지원)

- 사람유두종바이러스(HPV): 2007~2008년 출생한 여성청소년(2020년 기준, 자세한 내용은 건강여성 첫걸음 클리닉 사업 안내 참조)
- 2019~2020년 절기 어린이 인플루엔자 사업
  - 지원대상: 생후 6개월~12세 어린이(2007. 1. 1. ~ 2019. 8. 31. 출생아)
    * 인플루엔자 유행기간을 고려하여 2020년 2월 28일 기준으로 생후 6개월이 되는 대상자까지 지원
  - 지원내용: 인플루엔자 접종 1회
    * 생후 6개월~만 8세 이하 소아 중 다음 대상자는 2회 접종 지원
    - 인플루엔자 예방접종을 처음하는 경우(또는 이전 접종력을 모르는 경우)
    - 2019년 7월 1일 전까지 인플루엔자 백신을 총 1회만 접종한 경우

※ DTaP, IPV, Hib, PCV, JEV 백신은 접종시기가 지연될 경우, 접종횟수가 줄어들거나 접종이 불필요할 수 있으니, 접종지연에 따른 접종일정은 의사와 상담한다.

※ 국가예방접종에 포함되지 않은 백신(로타바이러스 감염증 등) 접종비용은 전액 본인 부담이다.

국가예방접종 지원사업은 어린이 국가예방접종 지원사업, 건강여성 첫걸음 클리닉 사업, B형간염 주산기감염 예방사업, 초 · 중학교 입학생 예방접종 확인사업, 어르신 폐렴구균 예방접종사업을 포함하며, 특히 어린이 국가예방접종 지원사업은 저출산 시대에 예방접종 비용으로 인한 육아부담을 경감시키고, 예방접종률을 향상하여 예방접종 대상 감염병으로부터 국민을 보호하고 있으며, 민간의료기관의 예방접종 비용까지 확대하여 지원하고 있다. 이 사업의 목표는 예방접종률 향상을 통한 예방접종 대상 감염병의 퇴치이며, 이를 위해 공공기능 강화, 대국민 서비스 강화, 예방접종 인프라 강화를 구체적인 전략으로 수립하여 수행하고 있다.

(4) 구강관리

생후 6개월까지는 치아가 없지만, 생후 6~10개월에는 보통 첫니가 나기 시작하는 시기로 이를 유치라고 한다. 유치는 모두 20개이며, 대개 출생 후 2년 반이 되면 다 나온다. 6개월을 전후하여 유치의 탈락과 영구치에 대한 관리내용은 다음과 같다.

- 구강의 기형, 치아 수, 위치와 형태의 이상 및 질환의 조기발견을 위한 관찰과 치료행위
- 생후 2년부터 위생적인 칫솔 사용법과 건강한 치아 유지를 위한 식이 등의 구강위생교육
- 치과 관련 사고에 대한 예방과 교육
- 유치원 및 보육시설에서 불소용액 도포사업 및 구강보건교육 실시

(5) 장애아 관리

장애아란 선천적 · 후천적 요인에 의한 신체적 · 정신적 · 사회적 결함이 있는 아동을 말한다. 장애아를 예방하고 조기발견하기 위해 산전관리 및 분만관리를 철저히 해야 할 뿐 아니라, 선천성대사이상 검사를 실시하여 선천성이상을 조기에 발견하여 치료해야 한다. 또한 선천적 장애 이외에도 사고로 인한 후천적 장애 발생이 가능하므로 사고와 상해의 예방도 중요하다.

장애아에 대한 관리내용은 다음과 같다.

- 지역사회 내 장애아에 대해 정확하게 실태를 파악하고, 의료 및 사회시설에 대한 사용을 지도한다.
- 장애 정도가 그 이상 진행되거나 악화되지 않도록 육체적 건강을 도모하고, 정신적 건강을 유지하며 정서적으로 원만하게 성장하도록 돕는다.
- 장애아의 잠재능력을 최대한으로 개발해 건강한 생활인이 되도록 돕는다.
- 장애아가 있는 가족은 가족 간에 많은 접촉 기회를 만들어주어 서로 이해하고 도울 수 있게 교육하고 기술을 제공한다.
- 장애아의 주변 환경을 개선하여 생활을 개선하도록 한다.
- 장애아 출산빈도를 최대한 줄일 수 있는 예방사업에 적극 참여한다.

(6) 안전사고

연령과 관련된 아동의 신체적 · 인지적 기술과 사회심리적 욕구는 상해 발생 여부와 상해의 형태를 결정하는 주요 요인이다. 즉, 상해의 원인과 유형은 사고발생 시 아동의 성장 및 발달 수준과 밀접하게 관련되어 있다. 운동기술이 미숙하고 안전의식이 없는 영아기에는 추락과 질식을 하는 경우가 많다. 호기심이 많고 활발하게 활동하는 후기 영아기 아동은 위험한 환경으로부터 격리하는 것이 사실상 불가능하다. 이 단계에서는 아동을 보호하기 위해 환경을 변화시켜야 한다. 후기 영아기, 유아기, 학령전기 아동은 낙상이나 중독과 같은 새로운 매개체와 고온 등에 의한 상해가 잦은 편이다.

영아기는 극적인 성장과 발달이 진행되는 시기로 전적인 보호에 의존적이던 영아가 기고, 앉고, 서고, 이동하는 능력을 갖게 되면서 다양한 사고가 일어날 수 있다. 이 시기에 발생할 수 있는 사고에는 장난감, 고무제품에 의한 중금속 물질의 중독, 기도폐쇄, 피부찰과상과 식중독 그리고 움직이기 시작하면서 주위에서 받을 수 있는 화상, 전기감전, 약물중독, 낙상 등의 사고가 포함된다.

유아기는 특히 다리와 몸통 부분이 빠르게 발달하면서 활동범위가 넓어지고, 공간개념이나 낯선 사람, 환경에 대한 개념이 형성되지 않아서 위험상황에 대한 판단이나 자신을 보호하는 경험이나 능력이 없으며, 새로운 세계에 대한 충동심과 탐험에 대한 호기심이 많기 때문에 어린이를 둘러싼 환경에서는 늘 사고의 발생위험이 높으므로 각별한 주의가 필요하다. 특히 자동차사고, 익사사고, 약물중독, 놀이사고, 화재 및 재해 등 주위 환경에서 입을 수 있는 사고가 많고 식중독 또한 발생할 수 있다.

한편 어린이 사고는 안전하다고 믿는 가정에서 가장 많이 발생한다. 어린이가 사고로 인해 상해를 입지 않도록 위험한 물건은 어린이 눈에 띄지 않거나 손이 닿지 않는 곳에 잘 보관하고, 어린이 눈높이에 맞춰 안전한 환경을 조성해야 한다. 가정사고의 대부분은 부모와 어린아이의 부주의에 의해 발생하므로 가족 구성원들이 함께 교육을 받을 수 있는 프로그램의 개발이 필요하다.

사고예방을 위한 대책으로 가정에서 발생하는 사고의 대부분이 부모와 아이가 부주의하여 발생하므로 가족구성원이 함께 교육받을 수 있는 가정 프로그램을 개발해야 한다. 영국 등 선진국에서는 2~3세부터 조기 안전교육을 실시하고 법제화하였으며, 민·관의 유기적 협조 아래 체계적인 교육을 실시하고 있다. 또한 안전교육을 의무화하여 학교 정규 교육과정에 활용하고 있기도 하다. 우리나라도 현행 교육과정에서 산발적으로 안전문제를 다루었으나, 학년별 연계성과 집중성이 떨어지므로 따로 배정된 정규과정으로서의 안전교육 시간이 절실히 필요하다. 어린시절부터 안전교육을 정규 교육과정 중에 실시하도록 법제화하고, 현행 교통안전 교육시설에 국한된 교육시설도 확대하는 것이 필요하다. 특히 어린이 안전사고를 줄이기 위해서는 부모가 안전에 대해 인식하고 주의하는 것이 가장 좋은 예방법이므로 부모를 교육하여 안전과 사고에 대한 부모의 인식을 고취할 필요가 있다.

제3절 | 노인보건사업

1. 노인보건의 개요

1) 노인인구의 변화

2022년 우리나라 전체 인구는 5,162만 8천 명이다. 이 중 65세 이상 인구는 901만 8천 명으로 65세 이상 인구가 차지하는 구성비는 17.5%로, 향후 노인인구는 지속적으로 증가하여 2060년에는 43.8%에 이를 것으로 예상된다. 1990년 노인인구가 220만 명으로 전체인구의 5.1%를 차지하였던 우리나라는 2000년에 노인인구가 337만 5천 명으로 증가하여 전체인구의 7.3%를 차지하면서 고령화사회에 진입하였다. 또한 2010년에는 536만 6천 명(10.8%)으로 증가하였다. 고령인구의 비중은 계속 증가하여 2025년에는 20.6%로 우리나라가 초고령사회에 진입하고, 2035년에는 30.1%, 2050년에는 40%를 넘어설 것으로 전망된다. 또한 생산연령인구 100명이 부양하는 고령인구를 의미하는 노년부양비는 2022년 24.6명이며, 2035년에는 48.6명, 2050년에는 78.6명에 이를 것으로 전망된다(표 10-7).

표 10-7 우리나라 65세 이상 노인인구 추이 (단위: 천 명, %, 생산연령인구 100명당 명, 유소년인구 100명당 명)

연도	총 인구	65세 이상	구성비[1]	노년부양비[2]	노령화지수[3]
2010	49,554	5,366	10.8	14.8	67.2
2020	51,836	8,152	15.7	21.8	129.3
2022	51,628	9,018	17.5	24.6	152.0
2025	51,448	10,585	20.6	29.7	201.5
2030	51,199	13,056	25.5	38.6	301.6
2035	50,869	15,289	30.1	48.6	369.1
2040	50,193	17,245	34.4	60.5	389.5
2050	47,359	19,004	40.1	78.6	456.2
2060	42,617	18,683	43.8	90.4	570.6
2070	37,656	17,473	46.4	100.6	620.6

1) 구성비 = 고령인구(65세 이상) ÷ 총 인구 × 100
2) 노년부양비 = 고령인구(65세 이상) ÷ 생산연령인구(15~64세) × 100
3) 노령화지수 = 고령인구(65세 이상) ÷ 유소년인구(0~14세) × 100

출처: 통계청(2022). 2022 고령자 통계.

표 10-8 성 및 연령대별 노인인구

	65세 이상	성별					연령별					
		남자	고령 비중[1]	여자	고령 비중[1]	성비[2]	65~69세	구성비[3]	70~74세	구성비[3]	75세 이상	구성비[3]
2010	5,366	2,194	8.8	3,172	12.9	69.2	1,878	3.8	1,540	3.1	1,948	3.9
2020	8,152	3,521	13.6	4,631	17.9	76.0	2,662	5.1	1,990	3.8	3,499	6.8
2022	9,018	3,939	15.3	5,080	19.7	77.5	3,063	5.9	2,168	4.2	3,787	7.3
2025	10,585	4,694	18.3	5,891	22.9	79.7	3,685	7.2	2,533	4.9	4,367	8.5
2030	13,056	5,901	23.1	7,156	27.9	82.5	4,027	7.9	3,532	6.9	5,497	10.7
2037	16,177	7,414	29.4	8,763	34.4	84.6	4,272	8.4	3,789	7.5	8,116	16.0
2040	17,245	7,928	31.8	9,317	36.9	85.1	4,172	8.3	3,980	7.9	9,093	18.1
2050	19,004	8,795	37.4	10,209	42.8	86.2	3,709	7.8	3,619	7.6	11,676	24.7
2060	18,683	8,816	41.6	9,867	46.0	89.3	3,500	8.2	3,099	7.3	12,084	28.4
2070	17,473	8,403	44.7	9,070	48.1	92.7	2,614	6.9	3,288	8.7	11,571	30.7

1) 구성비 = 고령인구(65세 이상) ÷ 총 인구 × 100
2) 노년부양비 = 고령인구(65세 이상) ÷ 생산연령인구(15~64세) × 100
3) 노령화지수 = 고령인구(65세 이상) ÷ 유소년인구(0~14세) × 100

출처: 통계청(2022). 2022 고령자 통계.

우리나라 65세 이상 노인인구의 성비는 2010년에는 69.2였으나 2022년에는 77.5이며, 앞으로도 지속적으로 증가하여 2060년에는 89.3으로 높아질 전망이다. 이는 의료기술의 발달 및 질병예방과 건강관리에 대한 높은 관심 등의 결과로 남성 노인의 사망률이 점차 낮아지고 있기 때문이다(표 10-8).

2) 노인인구의 사회경제적 특성

(1) 사회적 특성

우리나라 65세 이상 노인인구의 지역별 분포를 살펴보면, 도시지역인 동 지역과 농촌지역인 읍·면지역의 경우, 2000년에는 각각 5.5%, 14.7%에서 2018년의 경우에는 13.1%, 45.4%로 도시지역 대비 농촌지역의 차이가 9.2%에서 32.3%로 농촌지역의 노인인구 비율이 크게 증가한 것으로 나타났다. 이는 우리나라 농촌지역의 의료시설, 복지시설 및 인적 자원이 도시지역에 비해 상대적으로 열악한 현실을 감안할 때, 농촌지역의 노인문제가 더 심각함을 시사한다고 할 수 있다(표 10-9).

표 10-9 64세 이상 노인인구의 동 · 읍 · 면 지역별 구성비

연도	계	동 지역(도시)	읍 · 면 지역(농촌)
1990	5.0	3.6	9.0
2000	7.3	5.5	14.7
2005	9.3	7.2	18.6
2010	11.3	9.2	읍 13.5/면 27.8
2018	14.8	13.1	읍 21.0/면 14.2

출처: 통계청(2019). 2018 인구주택총조사.

또한 시 · 도별 비교에서 2022년 노인인구 비율이 높은 지역은 전남(24.5%), 경북(22.8%), 전북(22.4%) 순이었으며, 낮은 지역은 세종(9.9%), 울산(14.2%), 경기(14.3%) 순이었다. 특히 전남, 경북, 전북, 강원의 4개 지역은 앞으로도 고령인구 비율이 높은 수준을 유지하여 2045년에는 40% 이상이 될 것으로 전망되어, 농촌 노인들의 취약한 건강관리체계 등에서 다양한 과제에 직면하게 될 것이다(그림 10-9).

우리나라의 고령자 가구의 비중은 2000년에는 11.9%이었으나, 2010년에는 16.7%, 2022년에는 24.1%로 매년 증가하고 있는 추세이다. 고령자 가구를 유형별로 보면, 1인 가구 비중이 36.1%로 가장 많고, 그 다음은 부부(35.2%), 부부+미혼자녀(9.2%), 부(모)+미혼자녀(5.5%) 순으로 홀로 사는 독거노인 가구와 노인부부 가구가 67.4%를 차지하고 있으며 앞으로도 증가할 것으로 전망되고 있다(표 10-10). 이는 전통적인 노부모 동거부양 가치관이 사회적 · 시대적 변화에 따라 점차 퇴색되어 가고 있는 결과로 보인다. 따라서 독립적인 경제활동이 어려우며, 기능쇠퇴와 더불어 만성퇴행성 질환의 유병률이 높은 노인의 특성을 고려해 볼 때 다양한 사회적 대책이 필요하다.

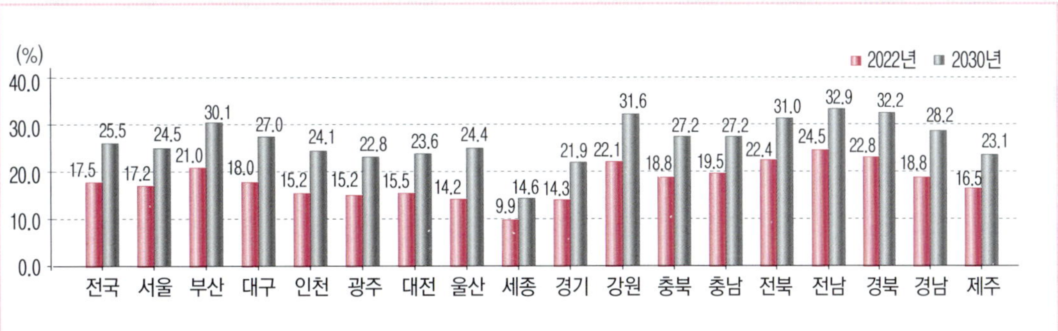

그림 10-9 지역별 고령인구 및 비율

출처: 통계청(2022). 2022 고령자 통계.

표 10-10 고령자(65세 이상)의 경제활동 현황 (단위: 천 명, %)

연도	65세 이상 인구	경제활동인구	취업자	실업자	고용률[1]	실업률[2]
2012	5,766	1,770	1,733	37	30.1	2.1
2013	6,022	1,879	1,851	28	30.7	1.5
2014	6,277	1,995	1,954	41	31.1	2.1
2015	6,534	2,034	1,985	48	30.4	2.4
2016	6,767	2,116	2,068	49	30.6	2.3
2017	7,071	2,228	2,166	62	30.6	2.8
2018	7,386	2,381	2,311	70	31.3	2.9
2019	7,713	2,622	2,538	85	32.9	3.2
2020	8,146	2,879	2,774	105	34.1	3.6
2021	8,582	3,112	2,992	119	34.9	3.8
전체[3](2021년)	45,080	28,310	27,273	1,037	60.5	3.7

1) 고용률 = 고령자(65세 이상) 취업자 수 ÷ 고령자(65세 이상) 인구 × 100
2) 실업률 = 고령자(65세 이상) 실업자 수 ÷ 고령자(65세 이상) 경제활동인구 × 100
3) 15세 이상 인구임

출처: 통계청(2022). 2022 고령자 통계.

(2) 경제적 특성

우리나라 노인인구의 소득은 2017년 노인실태조사의 가구소득구성비를 살펴보았을 때, 근로소득 40.7%, 재산소득 34.7%, 사업소득 25.4% 순이었다. 이를 2014년 조사결과와 비교하였을 때, 근로소득은 1.3%p 증가, 사업소득은 0.3%p 증가하였으나 재산소득은 3.5%p 감소한 것으로 나타났다. 또한 가구형태별 소득수준을 살펴보면, 노인독거가구의 경우 연 1,172만 원으로 가장 낮았으며, 그 다음으로 노인부부가구 연 2,342만 원, 기타가구 연 3,147만 원, 자녀동거가구 연 4,396만 원의 순서로 높게 나타났다.

2021년 65세 이상 노인 인구 중 취업자는 299만 2천 명으로 전체 노인의 34.9%를 차지하였다. 이는 전년의 277만 4천 명에 비하여 0.8%p 증가한 것으로, 노인의 경제활동 참여율은 2015년 이후 꾸준히 증가하는 것으로 나타났다(표 10-10).

국민기초생활보장 수급자 중 노인이 차지하는 비율은 1995년에는 20.8%였으나 노인인구의 증가와 더불어 수급대상자도 증가하여 2010년에 26.8%, 2014년에는 30.6%였

표 10-11 국민기초생활보장 수급자 (단위: 명, %)

연도	전체	65세 이상	구성비	남자	여자
2001	1,345,526	334,272	24.8	87,213	247,059
2005	1,425,684	367,658	25.8	93,995	273,663
2010	1,458,198	391,214	26.8	106,723	284,491
2011	1,379,865	378,411	27.4	104,901	273,510
2012	1,300,499	376,098	28.9	107,156	268,942
2013	1,258,582	376,112	29.9	110,189	265,923
2014	1,237,386	379,048	30.6	114,731	264,317
2015	1,554,484	419,452	27.0	133,292	286,160
2016	1,539,539	420,731	27.3	137,078	283,653
2017	1,491,650	430,549	28.9	145,164	285,385
2018	1,653,781	543,256	32.8	184,047	359,209

출처: 보건복지부(2019). 2018 국민기초생활보장 수급자 현황.

다. 2015년에 27.0%로 감소하였으나 다시 증가하여 2018년에는 32.8%였으며, 여자가 남자보다 1.95배 더 많은 것으로 나타났다. 이는 2015년 7월 맞춤형 기초생활보장제도의 도입으로 수급대상자가 확대된 것으로 해석할 수 있다(표 10-11).

3) 노인보건의 중요성

노인은 대부분 만성 질병을 가지고 있어 질병 치료에 초점을 의료적인 접근과 더불어 질병이 생기지 않도록 하거나 합병증 예방을 위한 건강수준 유지 전략도 중요하다. 또한 평균수명의 연장과 더불어 노후 생활기간이 장기화됨에 따라 노화를 긍정적으로 받아들이고 노인의 삶의 질을 향상시키기 위해 보다 체계적이고 효율적인 노인건강관리가 이루어져야 할 것이다. 따라서 단순한 수명의 연장보다는 건강수명의 증가가 우리 모두의 바람이자 과제이며 개인뿐만 아니라 사회경제적으로도 다양하고 긍정적인 효과를 가져올 수 있다.

노인보건의 중요성을 요약하면 다음과 같다.

첫째, 노년기가 되면 누구도 피할 수 없는 노화현상이 나타나며, 이로 인해 여러 가지 만성퇴행성 질환에 이환되기 쉽다. 이러한 만성퇴행성 질환은 거의 완치가 불가능하므로 철저한 관리를 통해 증상이 악화되는 것을 예방하는 것이 효과적이며, 이러한 체계적인 만성퇴행성 질환 관리는 노인의 건강을 보호, 유지 및 증진시킬 것이다.

둘째, 노인들이 적절한 질병관리를 하지 못해 의료시설에 입원하게 되면 이환 일수가 길어져 자신에게 고통을 줄 뿐만 아니라, 막대한 의료비용 때문에 노인의 가족이나 국민들에게 부담을 준다. 따라서 적절한 질병관리를 통해 의료시설에 조기입원하는 것을 예방함으로써 국민의료비를 절감할 수 있을 것이다.

셋째, 체계적이고 지속적인 건강관리를 통해 예방 가능한 건강수준의 하락을 사전에 방지함으로써 장기화된 노년기를 긍정적으로 받아들일 수 있을 것이다.

넷째, 효율적인 노인보건은 노인의 활동과 대인관계를 원만하게 하고 삶의 질을 향상시킬 수 있을 것이다.

향후 노인의료의 수요는 물론 와상노인, 치매노인 등의 보건의료 및 복지 요구가 크게 증가할 것으로 예상된다. 노인의 건강문제는 만성퇴행성 질환으로의 전환이 주를 이루고 있으며 그에 따라 예방과 치료 및 재활의 포괄적인 접근에 의한 보건의료서비스 제공이 요구되고 있다. 뿐만 아니라 노인의 사회적 역할 변화와 경제적 쇠퇴가 복지서비스와 함께 해결되어야 할 문제이다.

4) 노인의 보건의료 요구

2017년 노인실태조사 결과를 보면, 우리나라 노인의 89.5%가 만성질병을 갖고 있는 것으로 나타났다. 이중 만성질병 1개를 가지고 있는 노인이 16.5%, 만성질병 2개는 22.0%, 만성질병이 3개 이상인 노인은 51.0%로, 만성질병을 2개 이상 가지고 있는 복합이환자가 73.0%에 달하며, 전체 노인이 평균 2.7개의 만성질병을 갖고 있는 것으로 나타났다. 또한 단축형 노인우울척도(SGDS)를 사용하여 측정한 결과, 전체 노인의 21.1%에서 우울증상을 가지고 있는 것으로 나타났다.

우리나라 노인이 지난 1개월 동안 병원, 의원, 보건(지 · 진료)소, 한의원, 치과 등 보건의료기관을 이용한 경험이 있는 경우를 보면, 전체노인의 77.4%가 이용 경험이 있는 것으로 나타났고, 평균 방문횟수는 2.4회이며, 4회 이상 방문한 경우도 19.9%에 달했다. 그리고 지난 1년간 아프거나 다쳐서 병원에 입원한 경험이 있는 경우는 전체 노인의 16.8%였고, 입원횟수는 1회 13.5%, 2회 2.4%, 3회 이상 0.9% 등이고, 연간 평균 입원횟수는 0.2회였다.

65세 이상 노인의 일상생활수행능력(ADL)과 수단적 일상생활수행능력(IADL)을 보면, 일상생활수행능력의 7개 항목 중 도움이 전혀 필요 없는 완전 자립의 비율은 전체 노인의 91.3%였으며, 1개 도움 필요는 4.5%, 2개는 1.3%, 3개 0.8%, 4개는 0.5%, 5개 0.4%, 6개 0.3%, 7개 모두 도움이 필요한 비율은 0.8%로 나타났다. 또한 수단적 일상생활수행능력 10개 항목 중 도움 필요항목 개수를 분석한 결과, 75.4%는 10개 항목 모두 제한이 없는 것으로 나타났으며, 1~2개 항목에서 도움을 필요로 하는 비율은 9.6%, 3~4개는 5.6%, 5~6개는 4.3%, 7~8개는 2.4%, 9~10개는 2.6%로 나타났다.

표 10-12 사망원인별 사망률

(단위: 인구 10만 명당 명)

		2000	2010	2015	2020	2021
전체 인구	1순위	악성신생물(암) (122.4)	악성신생물(암) (144.4)	악성신생물(암) (150.8)	악성신생물(암) (160.1)	악성신생물(암) (161.1)
	2순위	뇌혈관질환 (73.6)	뇌혈관질환 (53.2)	심장질환 (55.6)	심장질환 (63.0)	심장 질환 (61.5)
	3순위	심장질환 (38.7)	심장질환 (46.9)	뇌혈관질환 (48.0)	폐렴 (43.3)	폐렴 (44.4)
	4순위	간질환 (23.0)	고의적 자해(자살) (31.2)	폐렴 (28.9)	뇌혈관질환 (42.6)	뇌혈관 질환 (44.0)
	5순위	당뇨병 (22.7)	당뇨병 (20.7)	고의적 자해(자살) (26.5)	고의적 자해(자살) (25.7)	고의적 자해(자살) (26.0)
고령 인구 (65세 이상)	1순위	악성신생물(암) (937.3)	악성신생물(암) (882.4)	악성신생물(암) (803.0)	악성신생물(암) (733.3)	악성신생물(암) (709.3)
	2순위	뇌혈관질환 (789.9)	뇌혈관질환 (409.4)	심장질환 (351.0)	심장질환 (331.9)	심장 질환 (312.0)
	3순위	심장질환 (363.5)	심장질환 (344.0)	뇌혈관질환 (311.1)	폐렴 (257.5)	폐렴 (250.3)
	4순위	당뇨병 (220.0)	당뇨병 (153.1)	폐렴 (209.1)	뇌혈관질환 (225.3)	뇌혈관질환 (220.6)
	5순위	만성하기도질환 (210.3)	폐렴 (127.6)	당뇨병 (133.2)	알츠하이머병 (91.4)	알츠하이머병 (92.0)

출처: 통계청(2022). 2022 고령자 통계.

2021년 65세 이상 고령자의 사망원인 1위는 암으로 인구 10만 명당 709.3명이 사망하였고, 그 다음은 심장 질환(312.0명), 폐렴(250.3명) 순이었다(표 10–12).

2. 노인장기요양보험제도

장기요양(long–term care) 또는 장기요양보호는 국가의 정치 · 경제 · 사회 · 문화적인 배경에 따라 다양하게 변화되고 있다. 따라서 장기요양보호에 대한 다양한 정의를 간략하게 살펴보면 다음과 같다.

- OECD(1996): 고령으로 인한 치매 등 노인성질환 및 장애로 거동이 불가능하며 보호가 필요한 노인에 대한 공식적 · 비공식적 자원을 의미하며, 재가 및 시설에서 행하는 의료보호(medical care), 요양보호(nursing care) 그리고 가사원조와 수발 등의 사회적 보호(social care) 서비스

- **일본의 개호보험법**: 신체상 또는 정신상의 장애로 입욕이나 배설, 식사 등의 일상생활에서 기본적인 전체 또는 일부 활동에 대해 후생노동성에서 정한 법령에서 정한 기간(6개월 이상) 동안 상시 요양보호가 필요한 상태에 있는 자에게 제공하는 서비스
- **독일의 장기요양보험제도**: 신체적, 지적 또는 정신적인 질병이나 장애로 일상생활수행 중 정기적으로 반복되는 행동으로 장기간(6개월 이상) 중등도의 요양이 필요한 사람에게 제공하는 서비스
- **영국의 왕립장기요양보호위원회의 보고서**: 의존적인 상태가 지속적으로 진행되는 기간 동안 제공되는 여러 유형의 보건의료 및 복지서비스
- **대한민국의 「노인장기요양보험법」**: 고령이나 노인성 질병 등의 사유로 일상생활을 혼자서 수행하기 어려운 노인 등에게 제공하는 신체활동 또는 가사활동 지원 등의 서비스

결론적으로 노인장기요양제도란 혼자서 생활하기 어려운 노인을 국가와 사회가 공동으로 보호하는 공적 체계로써 가정, 지역사회 또는 시설에서 제공되는 모든 서비스를 말한다.

우리나라의 장기요양서비스는 가족의 영역에 맡겨져 왔던 치매, 중풍 등 노인에 대한 장기간에 걸친 간병과 요양 문제를 사회연대 원리에 따라 국가와 사회가 분담한다는 취지하에 보험방식과 국가지원, 본인부담금으로 이루어지는 「노인장기요양보험법」에 근거를 두고 대상자, 인정기준, 장기요양기관 등을 정하고 있다. 장기요양보험은 2008년 7월, 요양등급 1등급부터 3등급으로 인정받은 노인 약 15만 8천 명을 대상으로 실시하였고, 2014년 7월 노인장기요양 등급체계를 개편 후 5등급(일명 '치매특별등급')으로 신설하여 3등급 체계에서 5등급 체계로 개편하였다. 장기요양서비스는 수급자 중심으로 이루어져 왔던 이전의 노인복지서비스와 달리 요양 욕구가 있는 노인이면 누구에게나 서비스를 제공한다는 보편적 사회보장제도의 원리를 바탕으로 하고 있다. 그러므로 공평한 대상자의 선정을 위해 법적 · 제도적 장치가 마련되었으며 국민건강보험공단이 관장하게 되었다.

1) 노인장기요양보험제도의 개요

(1) 노인장기요양보험제도의 정의

노인장기요양보험제도는 고령이나 노인성 질병 등으로 목욕이나 집안일 등 일상생활을 혼자서 수행하기 어려운 이들에게 신체활동과 가사지원 등의 서비스를 제공하여 노후생활의 안정과 그 가족의 부담을 덜어주기 위한 사회보험제도이다.

(2) 노인장기요양보험제도의 주요 특징

우리나라 노인장기요양보험제도의 주요 특징을 구분하여 살펴보면 다음과 같다.

① 건강보험제도와 별도 운영

우리나라 노인장기요양보험제도는 「국민건강보험법」과는 별도로 「노인장기요양보험법」이 제정되어 있어 장기요양보험제도를 건강보험제도와 분리하여 운영하며, 노인 등에 대한 요양 필요성 부각이 비교적 용이하고, 새로운 제도 도입이 쉬우며, 건강보험 재정에 구속되지 않아 장기요양급여 운영, 장기요양제도의 특성을 살릴 수 있다. 이는 건강보험료와 별도로 장기요양보험료를 징수하는 방식으로 이루어지기 때문에 가능하다.

② 사회보험방식을 기본으로 한 국고지원 부가방식

우리나라 장기요양보험제도는 사회보험방식을 근간으로 하고 일부는 공적부조방식을 가미한 형태로 설계 · 운영되고 있다. 노인장기요양보험의 재원은 장기요양보험료와 국가 및 지방자치단체의 부담, 그리고 장기요양급여 이용자가 부담하는 본인 일부 부담금으로 운영된다.

③ 보험자 및 관리운영기관의 일원화

우리나라 장기요양보험제도는 「국민건강보험법」에 의하여 설립된 기존의 국민건강보험공단을 관리운영기관으로 하고 있다. 이는 제도의 도입과 정착을 원활하게 하기 위하여 건강보험과 독립적인 형태로 설계하되, 그 운영에 있어서는 효율성 제고를 위하여 별도로 관리운영기관을 설치하지 않고 국민건강보험공단이 이를 함께 수행하도록 한 것이다.

④ 노인중심의 급여

우리나라 장기요양보험제도는 65세 이상의 노인 또는 65세 미만의 자로서 치매 · 뇌혈관성 질환 · 파킨슨병 등 노인성 질병을 가진 자 중 6개월 이상 동안 혼자서 일상생활을 수행하기 어렵다고 인정되는 자를 수급 대상자로 하고 있다. 여기에는 65세 미만자 중 노인성 질병이 없는 일반적인 장애인은 제외된다.

2) 노인장기요양보험제도의 주요 내용

(1) 적용대상

건강보험 가입자는 장기요양보험의 가입자가 된다(「노인장기요양보험법」 제7조). 이는 건강보험의 적용에서와 같이 법률상 가입이 강제로 되어 있다. 또한 공공부조의 영역에 속하는 의료급여 수급권자의 경우, 건강보험과 장기요양보험의 가입자에서는 제외되지만, 국가 및 지방자치단체의 부담으로 장기요양보험 적용 대상으로 정하고 있다(동법 제12조).

하지만 장기요양보험 가입자 및 그 피부양자나 의료급여 수급권자 누구나 장기요양 급여를 받을 수 있는 것은 아니다. 일정한 절차에 따라 장기요양급여를 받을 수 있는 권리(수급권)가 부여되는데, 이를 장기요양인정이라고 한다. 신청자격은 소득수준과 상관없이 노인장기요양보험 가입자와 그 피부양자 또는 의료급여 수급권자로서 65세 이상 노인과 64세 이하자로서 치매, 뇌혈관성 질환, 파킨슨 병 등 노인성 질병을 가진 자이다.

(2) 장기요양인정 및 등급판정

장기요양인정 절차는 먼저 국민건강보험공단에 장기요양인정 신청을 하게 되면 간호사, 사회복지사, 물리치료사 등으로 구성된 공단 소속 장기요양 직원의 직접 방문에 의한 인정조사와 등급판정위원회의 장기요양 등급판정에 따라 장기요양인정서와 표준장기요양 이용 계획서의 작성 및 송부로 이루어진다. 장기요양인정 절차를 도식화하면 다음과 같다(그림 10-10).

인정신청을 하면 기본적 일상생활활동 수행능력(ADL), 수단적 일상생활활동 수행능력(IADL), 인지기능, 행동변화, 간호처치, 재활영역의 각 항목에 대한 신청인의 기능상태와 질병 및 증상, 환경상태, 서비스욕구 등 12개 영역 90개 항목을 종합적으로 조사하고, 이 중 65개 항목의 요양인정점수를 산정에 이용하고 있다. 장기요양인정점수 산정을 위한 영역과 항목은 신체기능(12항목), 인지기능(7항목), 행동변화(14항목), 간호처

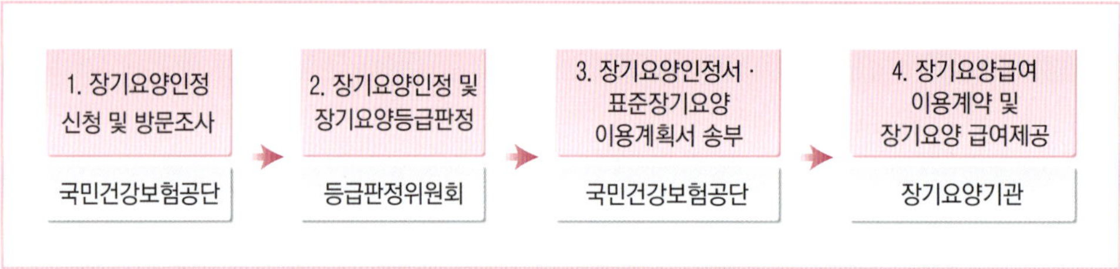

그림 10-10 장기요양인정 및 이용절차

출처: http://www.longtermcare.or.kr

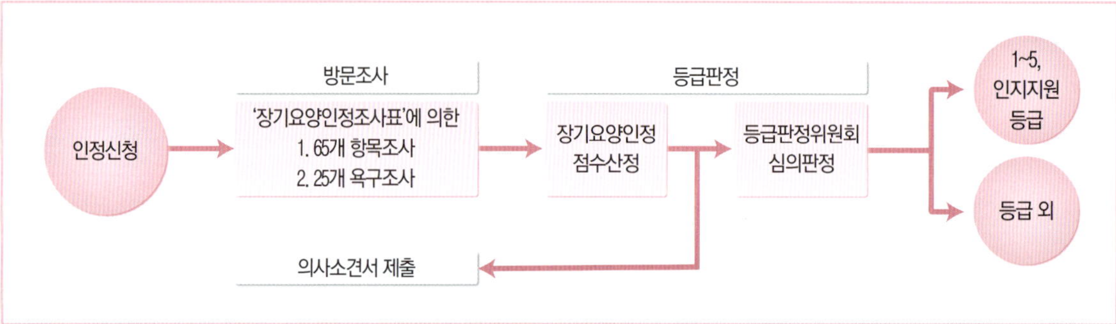

그림 10-11 등급판정 절차

출처: http://www.longtermcare.or.kr

표 10-13 심신의 기능상태에 따른 장기요양 등급

등급	심신의 기능상태
1등급	심신의 기능상태 장애로 일상생활에서 전적으로 다른 사람의 도움이 필요한 자로서 장기요양인정 점수가 95점 이상인 자
2등급	심신의 기능상태 장애로 일상생활에서 상당 부분 다른 사람의 도움이 필요한 자로서 장기요양인정 점수가 75점 이상 95점 미만인 자
3등급	심신의 기능상태 장애로 일상생활에서 부분적으로 다른 사람의 도움이 필요한 자로서 장기요양인정 점수가 60점 이상 75점 미만인 자
4등급	심신의 기능상태 장애로 일상생활에서 일정 부분 다른 사람의 도움이 필요한 자로서 장기요양인정 점수가 51점 이상 60점 미만인 자
5등급	치매환자로서(노인장기요양보험법 시행령 제2조에 따른 노인성 질병으로 한정) 장기요양인정 점수가 45점 이상 51점 미만인 자
인지지원등급	치매환자로서(노인장기요양보험법 시행령 제2조에 따른 노인성 질병으로 한정) 장기요양인정 점수가 45점 미만인 자

출처: http://www.longtermcare.or.kr

치(9항목), 재활(10항목) 영역이다. 등급판정위원회는 방문조사 결과, 의사소견서, 특기사항 등을 기초로 신청인의 기능상태 및 장기요양이 필요한 정도 등을 등급판정 기준에 따라 심의 및 판정한다. 등급판정 절차를 도식화하면 그림 10-11과 같다.

장기요양의 등급판정은 '건강이 매우 안 좋다', '큰 병에 걸렸다' 등과 같은 주관적인 개념이 아닌 '심신의 기능상태에 따라 일상생활에서 도움(장기요양)이 얼마나 필요한가?'를 지표화한 장기요양인정점수를 기준으로 한다. 장기요양인정점수를 기준으로 다음과 같은 6개 등급으로 등급판정을 한다(표 10-13).

3) 장기요양급여의 종류

장기요양급여의 종류로는 크게 재가급여, 시설급여, 특별현금급여가 있으며, 그 구체적인 내용은 다음과 같다(표 10-14).

(1) 재가급여

재가급여에는 방문요양, 방문목욕, 방문간호, 주야간보호, 단기보호 및 기타 재가급여 등이 있다. 방문요양이란 요양보호사가 수급자의 가정 등을 방문하여 신체활동 및 가사활동 등을 지원하는 서비스이다. 방문목욕은 목욕설비를 갖춘 차량을 이용하여 수급자의 가정을 방문해 목욕을 제공하는 서비스이다. 방문간호는 의사, 한의사 또는 치과의사의 지시에 따라 간호사, 간호조무사 또는 치과위생사가 수급자의 가정 등을 방문하여 간호, 진료 보조, 요양에 관한 상담 또는 구강위생 등을 제공하는 서비스이다. 주야간보호는 수급자를 하루 중 일정한 시간 동안 장기요양기관에 보호하여 목욕, 식사, 기본간호,

표 10-14 장기요양급여의 종류

종류	내용	심신의 기능상태
재가급여	방문요양	장기요양요원이 수급자의 가정 등을 방문하여 신체활동 및 가사활동 등을 지원하는 장기요양급여
	방문목욕	장기요양요원이 목욕설비를 갖춘 차량을 이용하여, 수급자의 가정을 방문해 목욕을 제공하는 급여
	방문간호	의사, 한의사 또는 치과의사의 지시에 따라 간호사, 간호조무사 또는 치위생사가 수급자의 가정 등을 방문하여 간호, 진료의 보조, 요양에 관한 상담 또는 구강위생 등을 제공하는 급여
	주야간보호	수급자를 하루 중 일정한 시간 동안 장기요양기관에 보호하여 목욕, 식사, 기본간호, 치매관리, 응급서비스 등 심신기능의 유지와 향상을 위한 교육, 훈련 등을 제공하는 급여
	단기보호	수급자를 월 9일 이내 기간 동안 장기요양기관에 보호하여 신체활동지원 및 심신기능의 유지, 향상을 위한 교육, 훈련 등을 제공하는 장기요양급여
	기타 재가급여	수급자의 일상생활 또는 신체활동지원에 필요한 용구로서 보건복지부 장관이 정하여 고시하는 것을 제공하거나 대여하여 노인장기요양보험 대상자의 편의를 도모하고자 지원하는 장기요양급여
시설급여	노인요양시설	장기간 입소한 수급자에게 신체활동 지원 및 심신기능의 유지와 향상을 위한 교육 · 훈련 등을 제공하는 장기요양급여(입소정원: 10명 이상)
	노인요양 공동생활가정	장기간 입소한 수급자에게 가정과 같은 주거여건에서 신체활동 지원 및 심신기능의 유지 향상을 위한 교육과 훈련 등을 제공하는 장기요양급여(입소정원: 5~9명)
특별현금급여	가족요양비	수급자가 섬이나 벽지에 거주하거나 천재지변, 신체, 정신 또는 성격 등의 사유로 장기요양급여를 지정된 시설에서 받지 못하고 그 가족 등으로부터 방문요양에 상당하는 장기요양급여를 받을 때 지급하는 현금급여(지급액: 매월 15만원)

출처: http://www.longtermcare.or.kr

치매관리, 응급서비스 등 심신기능의 유지 및 향상을 위한 교육과 훈련 등을 제공하는 서비스이다. 그리고 단기보호는 수급자를 월 9일 이내 기간 동안 장기요양기관에 보호하여 신체활동 지원 및 심신기능의 유지 및 향상을 위한 교육과 훈련 등을 제공하는 서비스이다.

(2) 시설급여

시설급여는 요양시설에 입소한 수급자에게 제공하는 간병, 수발 등의 일상생활지원, 간호, 기능훈련 등의 전문요양서비스를 말한다. 시설서비스를 제공하는 기관은 노인요양시설과 노인요양공동생활가정 등이다.

(3) 특별현금급여

특별현금급여는 수급자가 섬이나 벽지에 거주하거나 천재지변, 신체, 정신 또는 성격 등의 사유로 장기요양급여를 지정된 시설에서 받지 못하고 그 가족 등으로부터 방문요양에 상당하는 장기요양급여를 받을 때 지급하는 현금급여를 말한다.

4) 장기요양기관

장기요양기관은 「노인장기요양보험법」에 의한 장기요양급여 수급자에게 장기요양급여(시설급여, 재가급여)를 제공하는 기관을 말한다. 장기요양기관은 시설급여를 제공하는 장기요양기관과 재가급여를 제공하는 장기요양기관으로 구분된다. 시설급여를 제공하는 장기요양기관은 노인요양시설 및 노인요양공동생활가정이 장기요양기관 지정신청을 하여 시설급여를 제공하며, 재가급여를 제공하는 장기요양기관은 신규로 재가 장기요양기관 설치신고를 하거나 또는 기존 재가노인복지시설이 장기요양기관 지정 신청을 하여 재가급여를 제공한다.

5) 장기요양보험의 관리 및 운영

우리나라 장기요양보험의 관리 및 운영은 국민건강보험공단과 지방자치단체가 역할을 분담하여 하고 있다. 이를 도식화하면 그림 10-12와 같다.

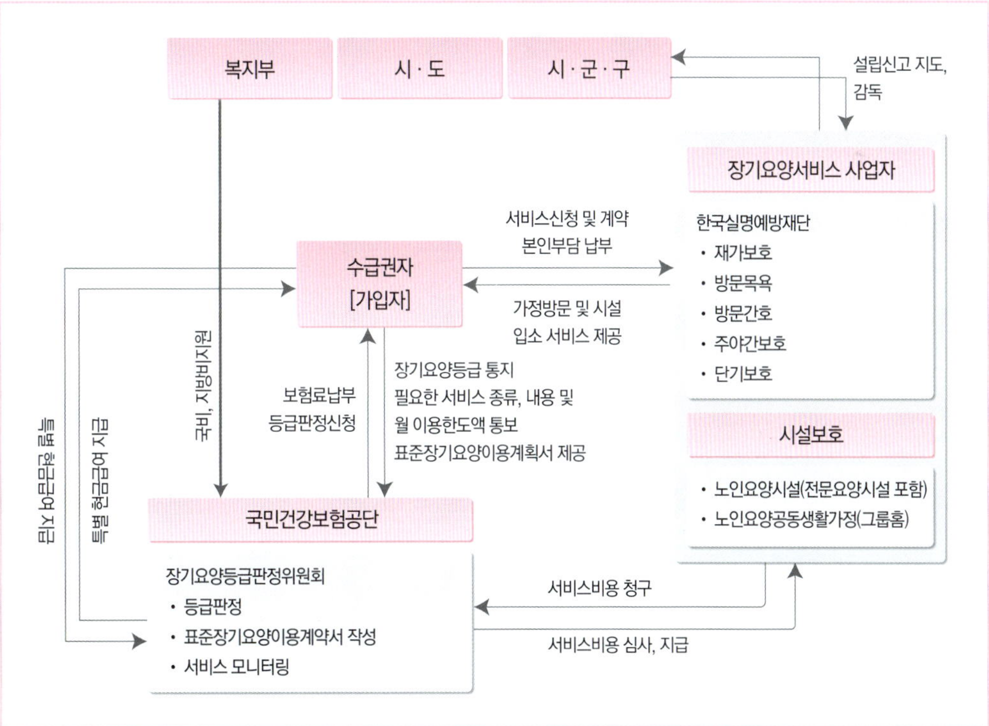

그림 10-12 장기요양보험의 관리 및 운영

출처: 보건복지부(2022). 노인보건복지 사업안내.

6) 장기요양인력

장기요양서비스에 필요한 인력은 간호사, 사회복지사, 요양보호사, 간호조무사, 치과위생사, 물리치료사 등이 있다. 간호사나 사회복지사, 물리치료사는 장기요양관리요원으로 활동할 수 있으며, 등급판정을 위한 1차 조사를 실시하는 방문조사자이다. 대상자의 등급판정에 따라 대상자에게 적절한 요양서비스의 종류와 내용을 계획하는 케어매니저로서의 역할을 한다.

방문요양과 방문목욕의 장기요양요원은 요양보호사이며, 2010년 4월 구법에서는 요양보호사가 1급과 2급으로 구분되어 있었으나, 요양보호사 국가자격시험 도입 이후 자격 등급 구분 없이 요양보호사로 변경되었다.

「노인복지법」에 근거한 가정봉사원 파견 기관 또는 재가복지기관, 주야간보호 시설 및 단기보호시설이 방문요양, 방문목욕을 제공하는 재가장기요양기관이 되기 위해서는 가정봉사원 대신 요양보호사를 반드시 두어야 하고, 방문간호를 제공하는 재가장기요양기관이 되기 위해서는 간호업무경력 2년 이상인 간호사 또는 간호보조 업무경력 3년 이상인 간호조무사로서 방문간호 간호조무사교육(700시간)을 이수한 자를 두어야 하며, 구강위생을 제공하는 경우에는 치과위생사를 두어야 한다.

7) 장기요양보험의 재원

노인장기요양보험에 소요되는 재원은 장기요양보험료와 국가 및 지방자치단체 부담, 그리고 장기요양급여 이용자가 부담하는 본인부담금으로 운영된다.

(1) 장기요양보험료

장기요양보험 가입자는 국민건강보험 가입자와 동일하며, 건강보험료와 통합하여 징수하고 있다. 장기요양보험료는 건강보험료액에 장기요양보험료율(10.25%)을 곱하여 산정한다. '장기요양보험료율'은 매년 재정상황 등을 고려하여 보건복지부장관 소속 장기요양위원회의 심의를 거쳐 대통령령으로 정하고 있다.

(2) 국가의 부담

국민건강보험공단은 건강보험료와 장기요양보험료를 통합 징수하되, 이를 구분하여 고지한다. 노인장기요양보험제도를 관리 및 운영하는 주체는 국민건강보험공단이다. 국고지원금으로 국가는 매년 예산의 범위 안에서 당해 연도 장기요양보험료 예상 수입액의 20%에 상당하는 금액을 공단에 지원한다. 또한 국가 및 지방자치단체는 의료급여 수급권자에 대한 장기요양 급여비용, 의사소견서 발급비용, 방문간호지시서 발급비용 중 공단이 부담해야 할 비용 및 관리운영비의 전액을 부담한다.

(3) 본인부담금

재가 및 시설 급여비용 중 수급자의 본인부담금은 장기요양기관에 직접 납부하여야 한다. 재가급여는 당해 장기요양 급여비용의 15%이고, 시설급여는 당해 장기요양 급여비용의 20%의 본인부담금이 있다. 「국민기초생활보장법」에 따른 의료급여 수급자는 본인부담금 전액을 면제받아 무료로 서비스를 받을 수 있고, 「의료급여법」의 수급권자(「국민기초생활보장법」에 따른 의료급여 수급자 제외) 등 저소득층은 본인부담금의 40~60%를 경감해 준다.

3. 우리나라 노인보건복지서비스의 종류

보건복지부에서는 매년 노인보건복지사업에 대한 지침을 세워 지방자치단체, 노인보건복지기관 등에 제공하고 있으며 시행된 사업에 대한 결과보고서를 작성하여 보고하도록 하고 있다. 우리나라 노인보건복지사업에 대한 구체적인 내용은 다음과 같다.

1) 노인요양

(1) 노인주거복지시설

노인주거복지시설이란 일상생활에 지장이 없는 노인을 대상으로 급식과 그 밖에 일상생활에 필요한 편의를 제공하여 노후의 안정된 생활을 도모하기 위한 시설을 말한다.

① 양로시설과 노인공동생활가정

양로시설은 노인을 입소시켜 급식과 그 밖에 일상생활에 필요한 편의를 제공함을 목적으로 하는 입소정원 10명 이상의 시설이며, 노인공동생활가정은 노인들에게 가정과 같은 주거 여건과 급식, 그 밖에 일상생활에 필요한 편의를 제공함을 목적으로 하는 입소정원 5명 이상 9명 이하의 시설이다.

ⓐ 입소대상

- 무료 입소대상자는 일상생활에 지장이 없는 65세 이상의 자로서 다음에 해당하는 자
  - 입소대상자의 배우자는 65세 미만의 경우에도 입소대상자와 함께 입소할 수 있음
    - 「국민기초생활보장법」에 따른 생계급여 수급자 또는 의료급여 수급자
    - 「국민기초생활보장법」에 따른 생계급여 수급자 또는 의료급여 수급자가 아닌 자 중 생계를 같이 하는 부양의무자로부터 적절한 부양을 받지 못하는 자

- 실비 입소대상자는 일상생활에 지장이 없는 65세 이상의 자로서 다음에 해당하는 자
  - 입소대상자의 당해연도 월 평균소득액이 도시근로자 1인당 월 평균소득액 이하인 자
- 유료 입소대상자는 입소자로부터 입소비용의 전부를 수납하여 운영하는 양로시설 또는 노인공동생활 가정의 경우는 60세 이상의 자, 입소대상자의 배우자는 60세 미만인 경우에도 입소 대상자와 함께 입소 가능

② 노인복지주택

노인복지주택은 노인에게 주거시설을 분양 또는 임대하여 주거의 편의, 생활지도 상담 및 안전관리 등 일상생활에 필요한 편의를 제공함을 목적으로 하는 30세대 이상의 시설을 말한다.

(2) 노인의료복지시설

노인의료복지시설이란 노인성 질환 등으로 요양을 필요로 하는 65세 이상의 노인이 입소하여 급식 · 요양 및 그 밖의 일상생활에 필요한 편의를 제공받는 시설을 말한다.

① 노인요양시설

치매나 중풍 등 노인성 질환 등으로 심신에 상당한 장애가 발생하여 도움을 필요로 하는 노인을 입소시켜 급식 · 요양, 그 밖에 일상생활에 필요한 편의를 제공함을 목적으로 하는 시설로 입소정원 10명 이상이다.

② 노인요양공동생활가정

치매와 중풍 등 노인성 질환 등으로 심신에 상당한 장애가 발생하여 도움을 필요로 하는 노인에게 가정과 같은 주거 여건과 급식 · 요양, 그 밖에 일상생활에 필요한 편의를 제공함을 목적으로 하는 시설로 입소정원 5명 이상 9명 이하이다.

③ 입소대상

- 「노인장기요양보험법」에 따른 수급자 중 시설급여 대상자에 해당하지 않는 사람 중 반드시 시설 입소가 필요한 노인은 먼저 양로시설로 보호 조치하고, 만약 양로시설의 입소가 불가능할 경우에는 관할 시 · 군 · 구청장이 판단하여 노인요양시설로 입소 보호
  - 노인보호전문기관에서 학대피해 노인으로서 입소를 의뢰한 노인
  - 기초수급자나 긴급조치 대상자로서 거주지가 없어져서 가정에서 생활이 불가능하거나, 부양의무자가 부양을 거부하거나 실종되는 등의 사유로 수발을 들 사람이 없는 경우 또는 받지 못하는 자

(3) 재가노인복지시설

재가노인복지시설은 정신적·신체적인 이유로 독립적인 일상생활을 수행하기 곤란한 노인과 노인부양가정에 필요한 각종 서비스를 제공함으로써, 노인이 가족 및 친지와 더불어 건강하고 안정된 노후 생활을 영위할 수 있도록 함과 동시에 노인부양으로 인한 가족의 부담을 덜어주기 위한 목적의 시설을 말한다. 방문요양 서비스, 주야간보호 서비스, 단기보호 서비스, 방문목욕 서비스, 재가노인지원 서비스, 방문간호 서비스 중 어느 하나 이상의 서비스를 제공함을 목적으로 하는 시설로, 그 이용대상은 다음과 같다.

- 장기요양급여 수급자
- 장기요양급여 수급자 이외의 자 중 기초생활수급권자 및 부양의무자로부터 적절한 부양을 받지 못하는 자로 혼자서 일상생활을 수행하기 어려워 재가서비스의 제공이 필요한 자
- 2008년 7월 1일 이전에 국가 및 지방자치단체로부터 운영비를 지원받는 시설을 이용하고 있는 장기요양급여수급자 외의 자 중 "기초수급권자" 및 "실비이용자"

① 방문요양 서비스

방문요양 서비스는 가정에서 일상생활을 영위하고 있는 노인으로서 신체적·정신적 장애로 어려움을 겪고 있는 노인에게 지역사회 안에서 건전하고 안정된 노후를 영위하도록 장기요양요원(요양보호사)이 가정을 방문하여 신체활동 및 가사활동 등 필요한 각종서비스를 제공함을 목적으로 하는 서비스이다.

ⓐ 이용대상

- 장기요양급여 수급자(1~5등급)
- 심신이 허약하거나 장애가 있는 65세 이상의 자(이용자로부터 이용비용의 전부를 수납 받아 운영하는 시설의 경우에는 60세 이상의 자)로서 가정에서의 보호가 필요한 자

ⓑ 서비스 내용

- **신체활동 지원서비스:** 세면 도움, 구강관리, 몸 청결, 머리 감기기, 몸단장, 옷 갈아입히기, 목욕 도움, 배설 도움, 식사 도움, 체위변경, 이동 도움, 신체기능의 유지와 증진 등
- **가사활동 지원서비스:** 취사, 생활필수품 구매, 청소, 세탁, 주변정돈 등
- **개인활동 지원서비스:** 외출 시 동행 및 부축, 일상 업무대행 등
- **정서 지원서비스:** 말벗, 격려 및 위로, 생활상담, 의사소통 도움 등

② 주야간보호 서비스

주야간보호 서비스는 부득이한 사유로 가족의 보호를 받을 수 없는 심신이 허약한 노인과 장애노인을 주간 또는 야간 동안 보호시설에 입소시켜 필요한 각종 편의를 제공하여 이들의 생활안정과 심신기능의 유지와 향상을 도모하고, 그 가족의 신체적 · 정신적 부담을 경감하기 위한 서비스이다. 보호기간은 1일이며, 시설의 운영여건 및 이용 노인과 그 가정의 형편에 따라 2시간 이내에서 신축성 있는 운영이 가능하다.

ⓐ 이용대상

- 장기요양급여 수급자(1~5등급 또는 인지지원등급)
- 심신이 허약하거나 장애가 있는 65세 이상의 자(이용자로부터 이용비용의 전부를 수납 받아 운영하는 시설의 경우에는 60세 이상의 자)로서, 주간 또는 야간 동안의 보호가 필요한 자

ⓑ 서비스 내용

- 생활지도 및 일상동작훈련 등 심신의 기능회복을 위한 서비스
- 급식 및 목욕서비스 등
- 이동서비스
- 노인 가족에 대한 교육 및 상담

③ 단기보호 서비스

단기보호 서비스는 부득이한 사유로 가족의 보호를 받을 수 없어 일시적으로 보호가 필요한 심신이 허약한 노인이나 장애노인을 보호시설에 단기간 입소시켜 보호함으로써 노인 및 노인가정의 복지증진을 도모하기 위한 서비스를 제공하는 것이다.

ⓐ 이용대상

- 장기요양급여 수급자(1~5등급)
- 심신이 허약하거나 장애가 있는 65세 이상의 자(이용자로부터 이용비용의 전부를 수납 받아 운영하는 시설의 경우에는 60세 이상의 자)로서, 월 1일 이상 9일 이하의 단기간 보호가 필요한 자

ⓑ 서비스 내용

- 신체활동 지원, 기능 회복 훈련, 그 밖의 일상생활에 필요한 편의를 제공하는 서비스
- 노인요양시설 또는 노인요양공동생활가정의 사업에 준하는 서비스

④ **방문목욕 서비스**

방문목욕 서비스는 목욕장비를 갖추고 재가노인을 방문하여 목욕서비스를 제공하는 것이다.

ⓐ **이용대상**

- 장기요양급여 수급자(1~5등급)
- 심신이 허약하거나 장애가 있는 65세 이상의 자(이용자로부터 이용비용의 전부를 수납 받아 운영하는 시설의 경우에는 60세 이상의 자)로서, 가정에서의 목욕이 필요한 자

ⓑ **서비스 내용**

- 목욕준비, 입욕 시 이동보조, 몸 씻기, 머리 말리기, 옷 갈아입히기 등이며, 목욕 후 주변정리까지를 포함

⑤ **재가노인지원 서비스**

재가노인지원 서비스는 경제적 · 정신적 · 신체적 이유로 일상생활의 유지가 곤란한 복지 사각지대 취약 및 위기노인들에게 전문사례관리를 비롯한 상담, 자원연계, 일상생활지원 등의 서비스를 통합적 · 연속적으로 제공하여 지역사회에서 건강하고 안정된 노후생활을 영위하도록 예방적 복지 실현과 사회안전망 구축을 목적으로 한다.

ⓐ **이용대상**

재가노인지원 서비스 욕구를 가지고 있는 지역사회 노인을 대상으로 하되, 다음에 명시된 노인을 우선적 대상으로 한다.

- 기초생활보장 수급자, 차상위계층 등 경제적 취약노인
- 경도인지장애, 알코올의존 등의 신체적 · 정신적 어려움이 있는 노인
- 우울, 고독 등 사회적 고립상태의 노인
- 재가노인복지관련 서비스(장기요양, 맞춤돌봄, 치매안심센터 등) 이용자 중 재가노인지원 서비스를 필요로 하여 의뢰된 노인
- 긴급지원이 필요한 노인
- 기타 시 · 군 · 구청장이 의뢰한 노인

⑥ **방문간호 서비스**

방문간호 서비스는 간호사 등이 의사, 한의사 또는 치과의사의 지시서에 따라 재가노인의 가정 등을 방문하여 간호, 진료의 보조, 요양에 관한 상담 또는 구강위생을 제공하는 것이다.

ⓐ **이용대상**

- 가정 등에서 간호, 진료의 보조, 요양에 관한 상담 또는 구강위생 등이 필요한 자

ⓑ **서비스 내용**

- 간호사정 및 진단 등 기본간호, 욕창치료 및 단순 상처치료 등 간호, 검사관련 사항, 투약관련지도, 환자 · 가족 대상 건강관리에 필요한 식이요법 등 교육훈련 및 상담 등

2) 치매 및 건강보장

(1) 치매안심센터 운영

치매안심센터는 치매 예방, 상담, 조기진단, 보건복지자원 연계 및 교육 등 유기적인 '치매 통합관리 서비스' 제공으로 치매 중증화 억제 및 사회적 비용을 경감하며 궁극적으로는 치매환자와 그 가족, 일반시민의 삶의 질 향상에 기여함을 목적으로 한다. 우리나라는 급속한 고령화 및 치매 환자의 급증 등에 따라 2017년부터 치매국가책임제가 도입되면서 치매안심센터를 지방자치단체 단위로 설치하기 시작하였다. 기초지자체를 중심으로 2021년 말 기준, 전국 256곳에 치매안심센터가 설치되어 지역사회 주민들의 접근성 확대를 도모하고 있으며, 다양한 사업 수행을 통해 종합적인 치매관리의 역할을 담당하고 있다.

치매안심센터는 센터, 쉼터, 카페로 구성된다. 센터는 초기상담 및 치매조기검진, 1:1 사례관리, 치매단기쉼터 및 치매카페를 운영하고, 관련 서비스 안내 및 제공기관 연계를 수행한다. 쉼터는 초기 상담 이후, 치매지원 서비스 연계 전까지 치매 악화 지연(최대 1년 이용)을 위한 곳이며, 카페는 치매 어르신이 쉼터를 이용하는 동안 치매 가족이 정보를 교환하고, 휴식, 자조모임 등을 할 수 있는 곳으로 정서적 지지 기반을 마련하기 위함이다(그림 10-13).

① **설치 기준**

- **설치주체**: 시장 · 군수 · 구청장
- **설치형태**: 통합형, 거점형, 방문형, 소규모형 중 한 가지를 지자체에서 선택
- **설치방식**
  - 시설 건물 기준: 보건소 리모델링, 증축, 건물매입, 공공기관 임대 등의 자치단체장 명의의 별도 공간
  - 시설 구성: 로비, 사무실, 교육상담실, 검진실, 쉼터 및 가족카페

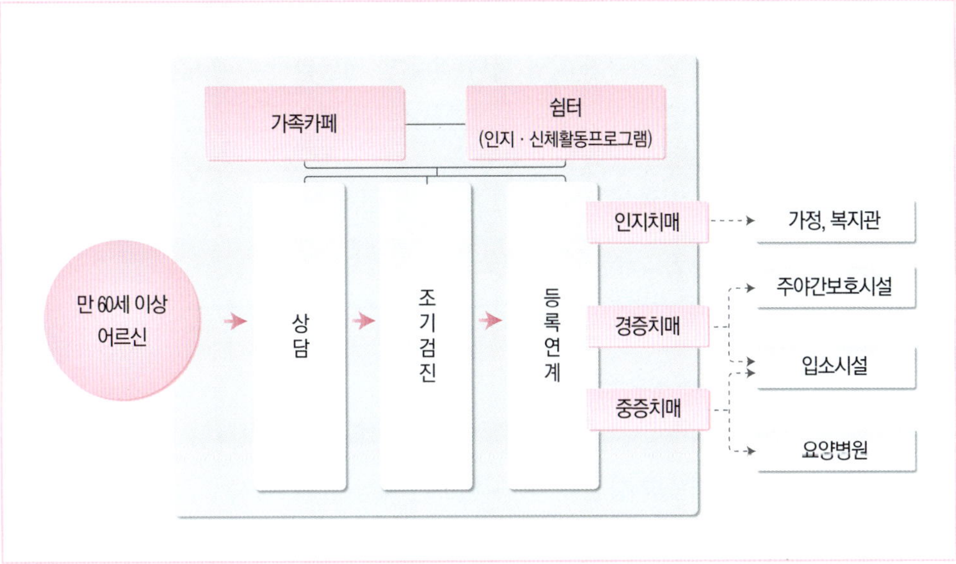

그림 10-13 치매안심센터의 구성

출처: 보건복지부(2020). 2020년도 치매정책 사업안내.

② 운영 기준

- 운영주체: 시장 · 군수 · 구청장
- 운영형태: 직영 운영 원칙
- 운영시간: 하루 8시간(9:00~18:00), 주 5일
- 시스템 운영: 치매안심통합관리시스템으로 치매안심센터 업무 수행
- 인력구성
  - 센터장: 보건소장 겸직
  - 부센터장: (신규채용)간호사, 사회복지사(1급), 임상심리사 자격 소지자로, 노인 관련 복지 또는 보건 · 의료 분야 5년 이상 경력자, (신규채용이 아닌 경우) 기존 치매 혹은 노인 보건 업무 담당자
  - 팀장 및 팀원: 무기계약직 및 공무원이 원칙(단, 3개월 범위 내 인턴 허용)
- 교육: 치매안심센터 종사자는 채용 후 보건복지부, 중앙치매센터 및 광역치매센터에서 시행하는 소정의 교육을 기한 내에 이수하여야 함

③ 주요사업

- 상담 및 등록관리사업
  - 치매, 치매고위험군, 정상군 및 가족 등 등록관리
  - 대상별 맞춤 서비스 제공 및 연계, 맞춤형사례관리
  - 치매안심통합관리시스템 데이터 입력 및 통계 자료 확보

■ 치매조기검진

- 일반 조기검진 사업: 선별검사 및 진단검사 수행, 감별검사 협약병원 의뢰
- 고위험군 대상자 조기검진 사업: 선별검사 결과 인지저하자, 경도인지장애자 대상 1년 주기 집중검진사업
- 집중검진 대상자 조기검진 사업: 만 75세 이상 독거노인, 만 75세 진입자 대상 집중검진사업
- 치매검사비 지원: 만 60세 이상인 자 중 기준 중위소득 120% 이하인 자

■ 치매예방관리사업

- 치매예방 콘텐츠 확산: 지역주민 대상, 연중 상시
- 치매예방 실천 강화: 지역주민 대상, 연중 상시
- 치매 고위험군 인지 강화: 치매고위험군(치매선별검사상 인지저하자, 경조인지장애로 최종 진단받은 자) 대상, 연중 상시

■ 치매환자쉼터 운영사업

■ 치매지원 서비스 관리사업

- 배회하는 어르신에게 인식표 발급
- 치매치료관리비 지원
- 조호물품 제공
- 치매환자 맞춤형사례관리사업

■ 치매가족 및 보호자 지원사업

- 치매환자 가족 및 보호자 상담 및 돌봄부담 분석
- 가족교실 운영
- 자조모임 지원
- 힐링 프로그램
- 치매가족 카페 운영
- 동반치매환자보호서비스

■ 치매인식개선 및 교육 · 홍보 사업

- 치매인식개선 사업
- 치매파트너 양성 및 운영
- 지역사회 자원 강화사업

■ 치매안심마을 운영

(2) 치매 검진사업

치매 검진사업의 목적은 치매의 위험이 높은 만 60세 이상 노인을 대상으로 치매 조기검진을 실시하고 치매환자를 조기에 발견 · 관리함으로써 치매노인 및 그 가족들의 삶의 질을 제고하며, 치매환자의 등록 및 관리를 통해 효과적으로 치매를 치료하고 관리하기 위함이다.

① 일반 조기검진 사업

- **선별검사**: 치매안심센터 주소지 관할 거주 만 60세 이상으로 치매로 진단받지 않은 모든 주민을 대상으로 하여, 정기적으로는 선별검사를 실시한 당해 연도부터 2년 마다 실시하며, 비정기적으로는 대상자의 상태가 급격히 악화 되는 등 사정이

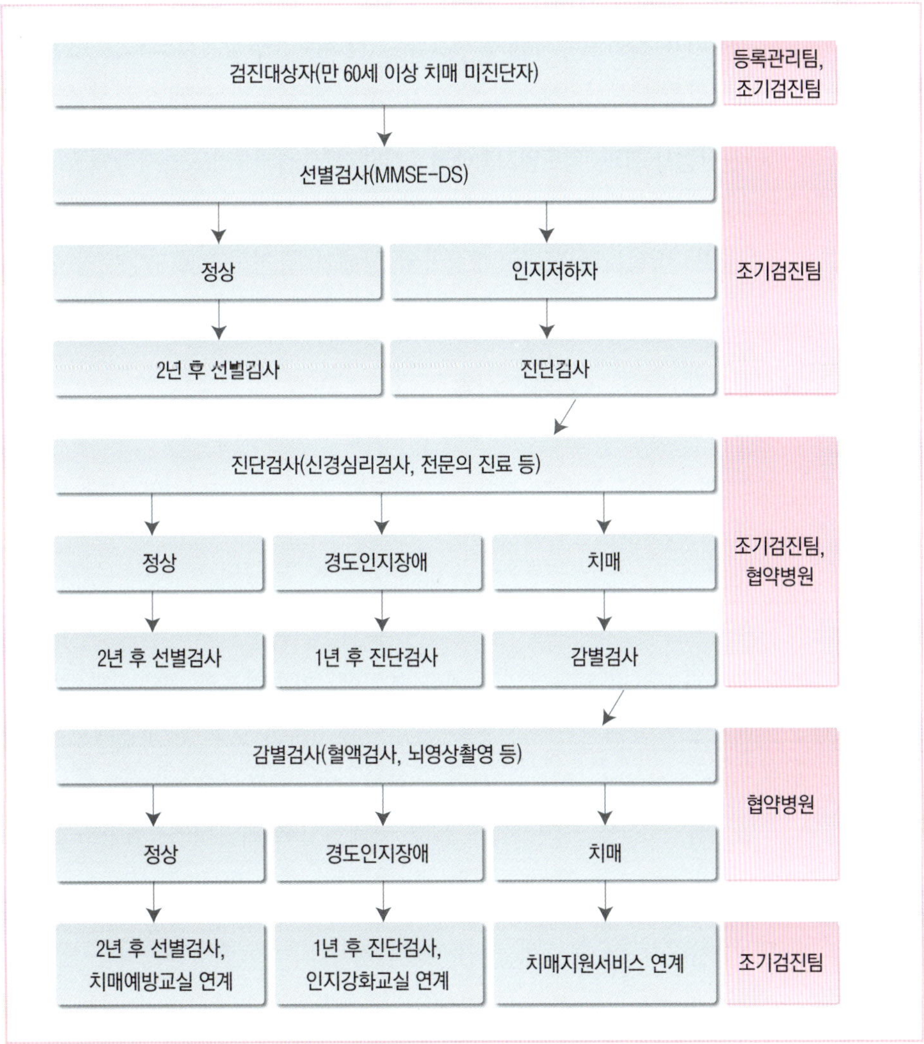

그림 10-14 치매 조기검진 수행절차

출처: 보건복지부(2020). 2020년도 치매정책 사업안내.

있을 경우, 당해 연도라도 반복 검사 실시가 가능하다. 검진 장소는 주소지 관할 치매안심센터이다(그림 10-14).

- **진단검사**: 선별검사 결과 '인지저하'로 판정된 자와 선별검사 결과 '정상'이나 치매 의심증상(인지저하 의심군)이 뚜렷하여 진단검사가 필요하다고 판단되는 자를 대상으로 한다. 검진 장소는 치매안심센터 및 협약병원이다.
- **감별검사**: 치매 진단검사 결과, 치매 원인에 대한 감별검사가 필요한 자가 대상으로, 검진 장소는 협약병원이다.

② 고위험군 대상자 조기검진 사업

- **치매선별검사 결과, 인지저하자**: 치매선별검사 결과 '인지저하'로 분류되었으나, 1년 동안 진단검사를 받지 않은 자를 대상으로 한다. 정기적으로는 선별검사를 실시한 다음해 선별검사를 실시(1년 주기)하며, 비정기적으로는 대상자의 상태가 급격히 악화 되는 등 사정이 있을 경우, 당해 연도라도 반복 검사 실시가 가능하다.
- **진단검사 결과, 경도인지장애자**: 진단검사 결과 '경도인지장애'로 진단받은 자를 대상으로 하며, 정기적으로는 진단검사를 실시한 다음해 진단검사를 실시(1년 주기)하며, 비정기적으로는 대상자의 상태가 급격히 악화 되는 등 사정이 있을 경우, 협력의사 소견에 따라 검진주기의 조정이 가능하다.

③ 집중검진 대상자 조기검진 사업

집중검진 대상자 조기검진 사업은 치매 고위험군에 해당되는 독거노인, 만 75세 이상 고령 노인을 치매로 진행되지 않도록 치매예방 교육 및 상담 등의 집중 검사관리를 하는 사업이다.

(3) 치매 치료관리비 지원사업

치매 치료관리비 지원사업은 치매를 조기에, 지속적으로 치료 · 관리함으로써 효과적으로 치매증상을 호전시키거나 증상 심화를 방지하여 노후 삶의 질 제고 및 사회경제적 비용 절감에 기여하기 위한 사업이다. 치매 조기 약물치료 시 8년 후 요양시설 입소율이 70% 감소하고, 중증 치매환자는 경도 치매환자에 비하여 약 7배의 경제적 부담이 발생할 수 있다. 구체적인 사업에 대한 개요는 다음과 같다.

- **대상**: 치매치료제를 복용 중인 치매환자
- **지원 내역**: 치매치료관리비 보험급여분 중 본인부담금(치매약제비 본인부담금 + 약처방 당일의 진료비 본인부담금)

- **기간**: 1월 1일 ~ 12월 31일
- **지원 금액**: 사업기간 내 발생한 치매치료관리비 본인부담금으로 월 3만원(연 36만원) 상한내 실비 지원
- **지급 방식**: 치료제 복용 개월 수에 따라 일괄 지급
- 대상자 선정 기준
    - 연령기준: 만 60세 이상인자
    - 진단기준: 의료기관에서 치매로 진단을 받은 치매환자
    - 치료기준: 치매치료제 성분(donepezil, galantamine, rivastigmine, memantine)이 포함된 약을 처방받은 경우, 혈관성치매로 진단받은 환자는 치매치료제 성분 또는 혈관성치매치료제 성분(aspirin, cilostazol, clopidogrel, ticlopidine, triflusal, warfarin)이 포함된 약을 처방받은 경우
    - 소득기준: 기준 중위소득 120% 이하인 경우

(4) 광역치매센터 운영

광역치매센터는 급증이 전망되는 지역 내 치매 치료 · 돌봄기관에 대한 서비스 기술 지원 및 종사 인력에 대한 교육 · 훈련을 수행할 인프라가 필요하기 위하여 설립되었다. 「치매관리법」 제16조, 제18조, 제20조에 근거하여, 국립대병원에 설치된 노인보건의료센터에 권역치매센터를 지정하고 설치비를 지원(국고보조 70%)하고 있다. 광역치매센터는 중앙치매센터, 시 · 도 및 시 · 군 · 구 보건소, 지역사회 의료기관과 협력하여 지역의 치매관리사업을 수행하며, 광역 및 기초자치단체의 치매관련 대책 수립, 조사 및 교육훈련 등의 지원사업에 적극적으로 참여한다. 광역치매센터의 주요 사업은 다음과 같다.

- 치매관리 사업 기획
- 교육사업
- 치매안심센터 운영지원 및 모니터링
- 치매안심센터 현장평가 수행
- 치매연구
- 치매인식개선 사업
- 지역특화사업
- 치매공공후견사업

(5) 공립요양병원 운영

치매환자에 대한 전문적인 집중 치료를 제공하여 치매질환의 악화방지 및 치매환자가족의 부담경감을 목표로 공립요양병원에 치매전문병동 확충을 지원하고 있다. 2011년 12월「노인복지법」개정으로 '노인전문병원'이 폐지됨에 따라「의료법」에 따른 '요양병원'으로만 기능하며, 2012년 2월「치매관리법」시행에 따라 치매관리체계를 구축하고, 치매환자 및 가족지원 확대를 위하여 공립요양병원의 공공보건의료 기능을 재정립하기 위하여 운영하고 있다.

① 운영 원칙

- 입원 시 치매환자, 의료급여 환자 우선 선정(전체 입원 환자 중 치매환자의 비율 2/3 이상 유지)
- 지역 보건의료 및 사회복지 자원 연계체계 구축

② 공립요양병원 치매기능보강사업

- 사업목적 및 내용: 공립요양병원에 전문적 치매환자 치료를 위한 시설 · 장비를 보강하여 치매안심병원 지정 · 운영을 위한 치매전문병동(치매안심병동) 설치

③ 공립요양병원 공공사업(치매환자 지원 프로그램) 운영

- **퇴원 치매환자 일상생활 복귀 지원**: 퇴원지원계획 수립 · 시행, 거주지 이동지원, 거주지 생활관리, 거주지 보호자 교육 및 심리지원 등
- **병원내 치매환자 가족지원**: 병원 내 치매환자 가족의 정보교환, 자조모임 지원을 위한 온라인 또는 오프라인 공간 운영(전문의 Q & A 코너 포함)
- **치매 친화적 환경 조성**: 병동 및 병실의 색채, 조명, 음향, 시설물 등을 치매 친화적 환경으로 조성
- **치매 인식개선 사업**: 지자체 치매극복의 날, 걷기대회 등의 행사 시 의료지원 또는 무료검진 실시
- **지역 내 연계 · 협력사업 수행**: 치매안심센터와의 치매환자 연계업무 및 치매관련 유관기관과 협력사업 수행

(6) 실종노인 발생예방 및 찾기 사업

정당한 사유 없이 사고 또는 치매 등의 사유로 인하여 보호자로부터 이탈된 '실종노인'의 조속한 발견과 복귀를 지원함으로써, 노인의 안전을 보호하고, 실종노인 가정의 복지증진에 이바지하기 위한 사업이다.

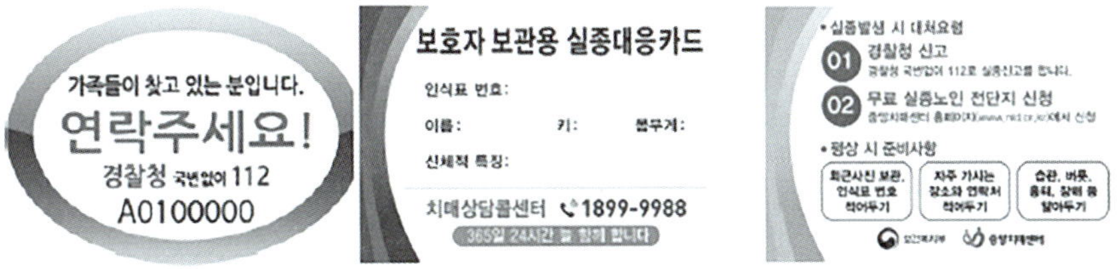
가족들이 찾고 있는 분입니다.
연락주세요!
경찰청 국번없이 112
A0100000
보호자 보관용 실종대응카드
인식표 번호:
이름:
키:
몸무게:
신체적 특징:
치매상담콜센터 1899-9988
365일 24시간 늘 함께 합니다
실종발생 시 대처요령
01 경찰청 신고
02 무료 실종노인 전단지 신청
평상 시 준비사항

[인식표] [실종대응카드] 앞면 [실종대응카드] 뒷면

그림 10-15 인식표 및 보호자 보관용 실종대응카드 이미지

출처: 보건복지부(2020). 2020년도 치매정책 사업안내.

① **배회가능 어르신 인식표 보급 사업**

- **발급대상**: 실종 위험이 있는 치매환자 및 만 60세 이상 어르신
- **신청기관**: 발급대상자의 주민등록상 주소지 치매안심센터
- **발급단위**: 회당 인식표 80매, 보호자용 실종대응카드 1개 제공(그림 10-15)
- **발급비용**: 치매안심센터 사업비

② **실종노인 찾기 지원**

- **지원대상**: 실종노인의 가족
- **수행기관**: 중앙치매센터
- **지원비용**: 무료
- **지원내용**
  - 중앙치매센터 홈페이지, '치매체크' 어플리케이션, 보호시설, 지역신문 등 무료 홍보처를 활용하여 실종치매노인 찾기 지원 서비스 제공
  - 실종노인을 찾기 위한 홍보물 무료 제작 지원
  - 치매상담콜센터(1899-9988)를 통한 실종노인 가족상담 지원

③ **실종 및 무연고 노인보호**

- 지원대상: 실종 및 무연고 노인
- 지원내용: 가족을 찾지 못한 실종노인 또는 무연고 노인에 대하여 보호시설에 입소지원하고, 무연고 노인 신상카드 등 DB 구축을 통해 보호 · 관리 및 가족찾기 등 지원

(7) 노인실명예방사업

저소득층 노인 등에 대한 정밀 안검진의 실시로 안질환을 조기발견하여 적기에 치료함

으로써 노인들의 실명 예방 및 일상생활이 가능한 시력을 유지하기 위한 사업이다. 노인 개안수술비 지원을 통한 노인 및 가족의 의료비 부담을 경감시키고, 안검진 및 수술대상의 단계적 확대로 노인건강을 체계적으로 보장한다.

① **노인 안검진 사업**

- **사업대상:** 만 60세 이상 모든 노령자(저소득층 우선)
- **검진항목**
  - **1차 진단:** 정밀 안저검사(양측) 1종
  - **2차 진단:** 정밀 안저검사(양측), 안압검사, 굴절검사 및 조절검사(안경처방전 교부 포함), 각막곡률검사 등 총 4종

② **노인 개안수술 사업**

- **사업대상:** 만 60세 이상 노인, 백내장, 망막질환, 녹내장 등 기타 안질환의 수술대상 질환자, 「국민기초생활보장법」에 따른 수급자 또는 차상위계층, 「한부모가족지원법」에 따른 지원대상자
- **수술비 지원범위:** 1안당 본인부담금 전액으로 안과진료 관련 초음파 검사비 등 사전검사비 1회, 수술비, 수술 관련 재료비 등 개안수술비 총액 중 본인부담액 전액 지원

(8) 노인 무릎인공관절 수술 지원

무릎관절증의 지속적인 통증에 시달리면서도 경제적 이유로 수술을 받지 못하는 노인들의 고통을 경감하여 삶의 질을 개선하고 무릎관절수술 지원을 통한 노인 건강 보장 및 의료비 부담을 경감시키기 위한 사업이다.

- **지원 대상:** 만 60세 이상으로 건강보험급여 '인공관절치환술(슬관절)' 인정기준에 준하는 질환자
- **수술비 지원범위:** 본인부담금에 해당하는 검사비, 진료비 및 수술비(한쪽 무릎 기준 120만원 한도 설비 지원)

(9) 노인 건강진단

질병의 조기 발견 및 치료로 건강의 유지와 증진을 도모하고 노인 건강수준 향상으로 건강하고 활기찬 노후생활을 보장하기 위한 사업이다.

① **실시대상**

- 시 · 군 · 구 관할구역에 거주하는 만 65세 이상 의료급여 수급권자 중 노인건강진

단 희망자

- 기타 보건소장이 노인건강진단이 필요하다고 인정하는 자

② 사업 내용

- **진단수가**: 국민건강보험의 건강진단 수가를 준용
- **검사항목**
  - 노인건강진단 항목에 의해 실시하되, 보건소장은 노인욕구 및 지역보건사업 특성에 맞는 검사가 실시될 수 있도록 예산범위 내에서 검사항목 조정 가능
  - 위암, 간암, 대장암 등에 대한 국가암조기검진을 적극 수검하도록 안내(의료급여 수급권자는 선액 무료)
- 성매개감염(매독, 임질, 클라미디아감염증)의 경우 의료기관 검진자는 매독검사만, 보건소 검진자는 매독, 임질, 클라미디아감염증 모두 가능. 다만, 임질과 클라미디아감염증은 소변검체로 검사가 가능한 보건소에서만 실시
- **검진기관**
  - 노인복지법 시행규칙 제8조에 따라 시 · 군 · 구청장은 건강진단기관을 선정하여 공고
  - 건강진단실시기관장은 의료기관, 한국건강관리협회 등 외부의 검진전문기관에 위탁하여 노인건강진단 실시 가능
- **검진 후 유질환자 사후관리 체계 강화**
  - 유질환자의 경우, 보건소의 등록관리 및 공공의료기관과의 연계를 통해 방문건강관리 또는 의료서비스를 체계적으로 제공
  - 성매개감염병 유질환자의 경우, 보건소에서 무료 치료 지원
  - 보건소는 치매가 의심되는 경우, 무료 치매조기검진사업에 연계
  - 치매를 진단받은 노인을 발견할 경우, 보건소「치매안심센터」에 등록 · 관리
  - 보건소는 무료 안검진사업과 연계하여 개안수술비 지원
  - 보건소는 건강진단 결과, 치과진료가 필요한 노인에 대하여는 보건복지부 구강생활건강과에서 수행하는 노인구강보건사업과 연계하여 진료를 받을 수 있도록 조치

3) 노인 사회활동 및 여가활동 지원

(1) 노인일자리 및 사회활동 지원사업

어르신이 활기차고 건강한 노후생활을 영위할 수 있도록 다양한 일자리와 사회활동

표 10-15 노인일자리사업의 유형과 내용

구분	유형	주요내용	예산지원형태	심신의 기능상태
공공형	공익활동	노인이 자기만족과 성취감 향상 및 지역사회 공익증진을 위해 참여하는 활동	지자체 경상보조	봉사 (사회활동)
사회서비스형		노인의 경력과 활동역량을 활용하여 사회적 도움이 필요한 영역(지역사회 돌봄, 안전 관련 등)에 서비스를 제공하는 일자리	지자체 경상보조	근로
사회서비스형 선도모델 (시범사업)		외부자원(인적 · 물적)을 활용한 사회서비스 분야, 신노년 세대 맞춤형 일자리	민간경상보조	
민간형	시장형 사업단	참여자의 인건비 일부를 보충지원하고 추가 사업 수익으로 연중 운영하는 노인일자리	지자체 경상보조	
	취업 알선형	수요처의 요구에 의해서 일정 교육을 수료하거나 관련된 업무능력이 있는 자를 해당 수요처로 연계하여 근무기간에 대한 일정 임금을 지급받을 수 있는 일자리	지자체 경상보조, 민간경상보조	
	시니어 인턴십	만 60세 이상자의 고용촉진을 위해 기업에 인건비를 지원하여 계속고용을 유도하는 사업	민간경상보조	
	고령자 친화기업	고령자가 경쟁력을 가질 수 있는 적합한 직종에서 다수의 고령자를 고용하는 기업 설립 지원	민간경상보조	

출처: 보건복지부(2022). 2022년도 노인보건복지 사업안내.

을 지원하여 노인복지 향상에 기여하는 사업이다. 노인일자리사업의 유형과 내용은 표 10-15와 같다.

(2) 노인자원봉사 활성화

노인의 경륜을 사회에 재투자할 수 있도록 노인자원봉사를 활성화하여 노인의 적극적 사회참여 및 노인의 인적자원 활용 극대화를 추진하기 위한 사업이다. 구체적인 사업의 목적은 다음과 같다.

- 노인에게 적합한 새로운 봉사활동 개발로 사회참여 기회 확대
- 노인의 지식, 경험, 기술을 지역 내 사회복지 자원으로 유도
- 노인 스스로 자립하고, 존경받고, 공헌하고, 지혜로운 노인상의 새로운 노년상 제시

(3) 경로당 운영

경로당을 지역의 노인복지 「정보센터」 학대노인 지킴이센터로 운영하는 사업이며, 구체적인 운영방안은 다음과 같다.

- 건강관리, 운동, 교육, 여가, 자원봉사 등 다양한 프로그램을 제공함으로써 노인이 가장 손쉽게 접근할 수 있는 다기능 공간으로 활용

- 프로그램 조정과 지원을 담당하는 경로당 순회프로그램관리자 기능의 전문화
- 경로당을 독거노인 생활교육 실시장소로 활용하여 지역사회 독거노인 보호기능 수행
- 경로당을 '학대노인 지킴이센터'로 지정하여 학대피해노인을 감시 · 신고하는 기능 수행

(4) 노인복지관 설치 및 운영

시 · 군 · 구별로 지역실정에 따라 최소 1개소 이상의 노인복지관을 설치 및 운영하여 지역사회 노인들의 여가복지 증진을 추진하는 사업으로, 노인복지관은 여가, 건강, 일자리, 자원봉사, 사회참여 등 노인들의 다양한 복지욕구에 따른 서비스를 체계적이고 복합적으로 제공하여 지역사회 노인복지 증진에 기여하기 위함이다.

(5) 노인교실

노인들에 대한 사회활동 참여욕구를 충족시키기 위하여 건전한 취미생활, 노인 건강유지, 소득보장 및 기타 일상생활과 관련한 학습프로그램을 제공하는 사업으로, 이용대상자는 60세 이상의 자이다. 사업내용으로는 주 1회 이상의 교육을 실시하고, 교육 프로그램 분야로는 취미, 여가, 건강, 교양 및 사회참여 등이 있다.

4) 노인돌봄 및 지원 서비스

(1) 노인맞춤돌봄서비스

일상생활 영위가 어려운 취약노인에게 적절한 돌봄서비스를 제공하여 안정적인 노후생활 보장, 노인의 기능 · 건강 유지 및 악화를 예방하기 위한 사업으로, 서비스 대상자는 만 65세 이상의 국민기초생활수급자, 차상위계층 또는 기초연금수급자로서 유사 중복사업 자격에 해당되지 않는 자이다. 본 사업의 대상자는 대상자 선정도구를 통해 사회 · 신체 · 정신영역의 돌봄 필요도에 따라 대상자 군 결정과 군에 따른 서비스 제공시간의 범위 등이 달라진다.

(2) 독거노인 공동생활홈 서비스

공동생활공간 운영을 통한 독거노인의 고독사, 자살 예방 및 공동체를 형성하기 위한 사업으로, 대상자는 소득, 건강, 주거, 사회적 접촉 등이 취약한 65세 이상의 독거노인 중 자체 운영기준에 따라 선정된 사람이다.

제공서비스로는 개별 공동생활홈의 유형 및 여건에 따라 탄력적으로 운영 가능한데, 안부확인 및 각종 보건 · 복지서비스 연계, 밑반찬 배달 및 자원봉사 · 민간 후원 연계, 건강 · 여가 프로그램 및 일자리 제공 등이 있으며, 또한 노인복지관, 보건소, 치매안심

센터, 주민자치센터, 일자리 수행기관, 기업 등과 연계한 맞춤형 프로그램을 운영하고 있다.

(3) 노인보호전문기관 설치 및 운영

급속한 인구 노령화와 핵가족화 등에 따라 가족 간 갈등 및 노인부양부담 증대 등으로 노인학대 사례가 계속 증가하여 이를 전문적이고 체계적으로 대처함으로써 노인권익을 보호하는 한편, 노인학대 예방 및 노인인식개선 등을 통한 노인의 삶의 질 향상을 도모하기 위한 사업이다. 본 사업의 추진방향은 다음과 같다.

- 노인학대 예방 강화를 통한 노인인권보호
  - 공익광고 등 대중매체를 통해 노인학대에 대한 대국민 인식개선 추진
  - 의료인 등 노인학대 신고의무자에 대한 교육을 강화하여 인식개선을 통한 노인학대 사례 발굴 확대
- 노인학대 개입 강화를 통한 노인인권보호
  - 노인학대 의심사례 및 현장에 대한 신속한 대응 등 적극적인 노인보호 수행
  - 학대피해노인, 노인학대행위자, 피해노인 가족 관련자에 대한 상담 및 일시보호
  - 노인학대사례판정위원회 및 자체사례회의의 내실 있는 운영
- 노인학대 사후관리 강화를 통한 노인인권보호
  - 학대피해 노인 및 가정에 대한 사후관리 강화
  - 노인학대행위자를 대상으로 한 재발방지 교육 강화

(4) 학대피해노인 전용쉼터

학대피해노인에 대한 일정기간 보호조치 및 심신 치유 프로그램 제공을 통한 학대피해노인의 보호 강화와 학대행위자 및 그 가족들에 대해 전문상담 서비스를 제공함으로써 재학대 발생 예방 및 원가정 회복을 지원하는 사업이다. 구체적인 쉼터의 업무는 다음과 같다.

- 학대피해노인의 보호와 숙식제공 등의 쉼터 생활 지원
- 학대피해노인의 심리적 안정을 위한 전문심리상담 등 치유프로그램 제공
- 학대피해노인에게 학대로 인한 신체적 · 정신적 치료를 위한 기본적인 의료비 지원
- 학대 재발 방지와 원가정 회복을 위하여 노인학대행위자 등에게 전문상담서비스 제공
- 그 밖에 쉼터에 입소하거나 쉼터를 이용하는 학대피해노인을 위하여 보건복지부령으로 정하는 사항

(5) 결식 우려 노인 무료급식 지원

가정형편이 어렵거나 부득이한 사정으로 식사를 거를 우려가 있는 노인들(기초수급자 노인 및 차상위계층 노인, 저소득 독거노인)에게는 무료로 식사를 제공하고, 그 이상의 일정한 경제적 능력을 갖춘 노인들에게는 실비로 식사를 제공할 수 있도록 함으로써 노인급식 지원 수준을 제고하기 위한 사업이다.

경로식당 무료급식의 급식대상은 가정형편이 어렵거나 부득이한 사정으로 식사를 거를 우려가 있는 60세 이상 노인으로, 노인맞춤돌봄서비스사업을 통해 수요가 파악된 경우 적절하게 서비스를 제공할 수 있도록 무료급식사업 수행단체에 연계하여 지원하고 있다. 또한 거동이 불편한 저소득 재가노인 식사배달의 급식대상은 도시근로자 월평균 소득 미만인 가구의 60세 이상 노인으로 거동이 불편하여 경로식당을 이용하지 못하여 식사를 거를 우려가 있는 노인과 기타 독거노인 등 시장 · 군수 · 구청장이 필요하다고 인정되는 자이다.

5) 경로효친사상 및 노인봉양의식 제고

(1) 어버이날 행사

효행자, 장한 어버이 및 노인복지에 기여하는 단체 등을 포상 · 격려하여 우리사회의 전통 미풍양속인 경로효친과 효행사상을 고취시켜 나가기 위함이다.

(2) 노인의 날 및 경로의 달 행사

나라의 발전을 위해 사회의 중추적 역할을 해오신 어르신들의 노고에 감사드리는 사회적 분위기를 조성하고, 고령화시대에 걸맞는 새로운 노인상을 정립하는 등 노인의 역할 재정립 및 전통 경로효친사상을 고취시키기 위함이다.

(3) 경로우대제 운영

도시화와 산업화에 따른 노인문제 대처를 위한 노인복지 증진과 전통적 미덕을 기려 노인을 우대하고 경로효친사상을 고취시키기 위함이다.

참고문헌

국가법령정보센터. http://www.law.go.kr

김홍수(2009). 고령화 사회 노인을 위한 장기요양서비스 인력과 질 향상체계 구축방안. 학국노년학회학술대회 자료집.

김희걸 등(2020). 지역사회간호학 2. 현문사.

노인장기요양보험. http://www.longtermcare.or.kr

보건복지부(2019). 2018 국민기초생활보장 수급자 현황.

보건복지부(2020). 2020년 치매정책 사업안내.

보건복지부(2020). 제4차 저출산 · 고령사회 기본계획.

보건복지부(2022). 2022 모자보건사업 안내.

보건복지부(2022). 2022년도 노인보건복지 사업안내.

보건복지부, 한국보건사회연구원(2017). 2017년도 노인실태조사.

보건복지부. http://www.mohw.go.kr

임신육아 종합포털 아이사랑. http://www.childcare.go.kr

정경희(2011). 고령사회의 삶의 질 향상 기반 구축 방안. 보건 · 복지 Issue & Focus, 172, 18-27.

지역사회보건간호학 편찬위원회(2019). 최신 지역사회보건간호학 2. 수문사.

통계청(2021). 장래인구추계: 2020~2070년.

통계청(2022). 2022 고령자 통계.

통계청. https://www.kostat.go.kr

한국보건사회연구원(2017). 2017년도 노인실태조사.

한국보건사회연구원(2018). 2018년 전국 출산력 및 가족보건 · 복지 실태조사.

한국보건사회연구원(2021). 2021년도 가족과 출산조사.

Stanhope, M., & Lancaster, J. (2015). *Public Health Nursing: Population-centered Health Care in the Community(9th ed.).* Elsvier.

UN(2015). World population prospects: The 2015 Revision.

Community Health Nursing

CHAPTER 11

지역사회보건간호사업

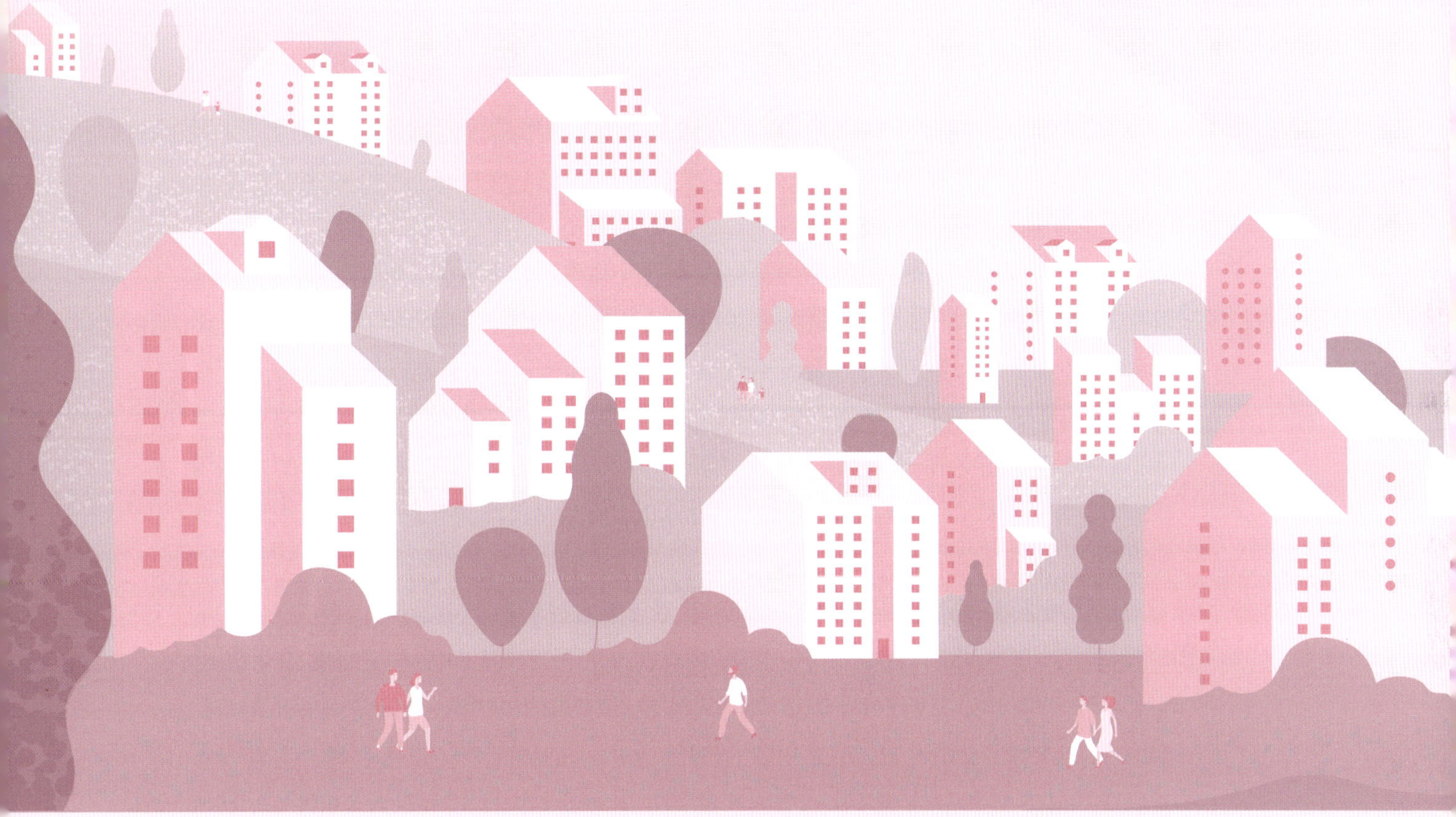

학습목표

1. 감염성질환 발생에서 집단면역을 설명할 수 있다.
2. 감염성질환에서 잠복기를 설명할 수 있다.
3. 법정 전염병을 정의할 수 있다.
4. 법정 전염병의 종류를 나열할 수 있다.
5. 법정 전염병의 관리방법을 적용할 수 있다.
6. 만성질환의 특성을 설명하고 관리방법을 적용할 수 있다.
7. 맞춤형 방문간호사업을 정의할 수 있다.
8. 맞춤형 방문간호사업의 목적과 대상자 기준을 기술할 수 있다.
9. 맞춤형 방문간호사업팀의 역할을 설명하고 맞춤형 방문간호사업을 수행할 수 있다.
10. 재활간호사업을 정의할 수 있다.
11. 재활간호사업의 필요성과 목적을 기술할 수 있다.
12. 재활간호사업팀의 역할을 설명하고 재활간호사업을 수행할 수 있다.

제 1 절 | 감염성질환 관리사업

1. 감염병의 개념

감염(infection)이란 병원체가 숙주에 침입한 뒤 증식하여 세포 및 조직에 병리 변화를 일으켜 임상증상을 유발하거나 면역 반응을 야기하는 상태이다. 감염 여부는 임상 증상과 증후, 혈청학적 검사, 병원체 분리 등으로 진단하는데, 최근에는 분자생물학적인 방법이 이용되고 있다.

감염병(infectious disease)은 숙주에 침입한 병원체에 의해 병리적 과정을 거쳐 질병이 발생하는 것으로 전파과정을 거쳐 발생한다는 측면에서 전염병(communicable disease)이라는 용어와 함께 사용된다.

2020년 1월 20일 국내에서 첫 COVID-19 환자가 발생한 이래로 2022년 현재까지 코로나 19의 유행은 지속되고 있다. 우리나라는 2015년 메르스 경험을 바탕으로 COVID-19 발생 초기단계부터 정부 중심의 대응체계를 구축하여 민관 협력체계를 강화하고, 신속한 진단검사 및 역학조사체계 구축, 확진자 및 접촉자에 대한 신속한 격리 · 치료, 전 국민 예방접종 그리고 전 국민의 자발적인 참여 등을 통해 COVID-19에 효과적으로 대응하여 왔다. 그러나 변이 바이러스의 출현 등으로 COVID-19의 위협은 계속되고 있어 앞으로의 상황을 예측하기 어려운 실정이다.

감염병 예방 및 관리는 과학적이고 체계적인 감염병 감시로부터 시작된다고 할 수 있다. 우리나라의 감염병 예방관리는 1954년 「전염병 예방법」으로 제정되어 2009년 「감염병 예방 및 관리에 관한 법률(약칭 감염병예방법)」로 제명되어 추진되었고, 5년마다 감염병 예방과 관리를 위한 기본계획을 수립하여 관리하고 있다. 감염병 관리는 의료기관의 신고를 통해 수집된 감염병 발생 자료를 분석하여, 정확한 감염병 발생 현황을 파악하고 그 결과를 의료인과 국민들에게 제공하는 감염병 감시를 기반으로 이루어진다. 질병관리청은 감염병 발생과 관련된 자료를 체계적으로 수집 · 분석하여 신속하게 제공하고 있다.

2. 감염병의 자연사

1) 병원체 중심으로 본 변화과정

병원체가 숙주에 침입하여 감염이 일어난 뒤 표적장기로 이동하여 증식하기까지는 시간이 필요하며, 이 기간 동안에는 인체 내 혹은 분비물에서 병원체가 발견되지 않는데 이 기간을 잠재기간(latent period)이라고 한다. 잠재기간이 경과된 뒤 인체 내에서 병원체가 충분히 증식하게 되면 조직, 혈액, 분비물 등에서 균이 발견되기 시작하는데 이 기간을 개방 기간(patent period) 또는 인체로부터 균이 외부로 배출된다는 의미로 감염 전파기간(period of communicability)이라 한다. 감염 시작 시점부터 균 배출이 가장 많아 전염력이 가장 높은 시점까지의 기간을 세대기(generation time)라고 한다. 병원체를 중심으로 보았을 때, 세대기는 감염병 관리 측면에서 매우 중요하다. 그림 11-1에서 보면 잠복기보다 잠재기간이 더 짧은 것을 알 수 있다. 잠재기간을 지나서 증상 발현 전까지 무증상으로 감염되는 경우를 잠복기 감염이라고 한다.

2) 사람 중심으로 본 변화과정

병원체가 숙주에 침입하여 증상이 나타날 때까지의 기간을 잠복기(incubation period)라 한다. 이후 숙주의 방어 능력이 높아지면 증상이 없어지고 감염은 종결된다. 이 잠복기는 ① 병원체의 특성이나 감염된 병원체의 수, ② 숙주의 침입경로, ③ 감염 형태(국소 혹은 전신 감염), ④ 병리 반응을 일으키는 기전, ⑤ 숙주의 면역 상태 등에 의하여 그 기간이 결정된다.

3) 호흡기 감염병과 소화기 감염병의 비교

일반적으로 호흡기감염병은 세대기가 잠복기보다 짧다. 즉, 잠복기 말부터 기침, 객담, 콧물 등의 분비물이 증가하므로 이 기간에 병원체가 다량 배출되어 전파력이 강하며, 이 시기가 지나면 병원체 배출은 급격히 감소하는 경향을 보인다. 이에 비해 위장관감염병은 잠복기가 세대기보다 짧다. 즉, 증상이 가장 심한 시기가 지난 후부터 병원체가 외부로 배출되

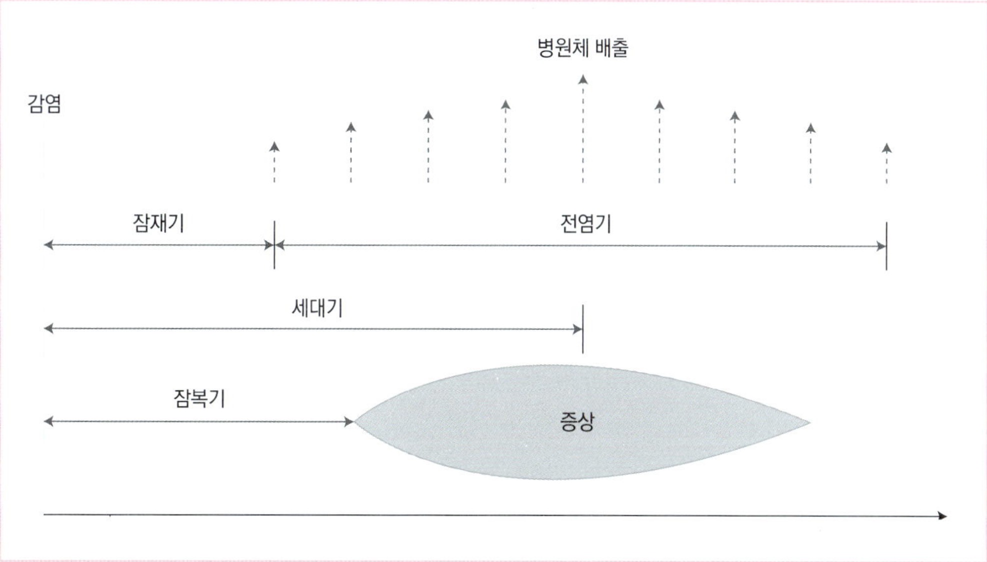

그림 11-1 임상증상 및 전염성에 따른 감염병의 자연사

는 것이 보통이며, 대체로 호흡기감염병보다 전염기간이 길다.

이처럼 각 질병마다 고유한 잠복기는 원인균 추정을 할 수 있으므로 감염병 유행 시 역학조사와 감염병 전파방지를 위한 방역조치가 수행될 때 유용한 정보를 줄 수 있다(그림 11-1).

3. 감염병의 발생과정

일반적으로 감염병이 생성되기 위해서는 여러 단계의 발생과정을 거치게 된다. 이 단계는 병원체, 병원소에서 병원체 탈출, 전파, 침입 그리고 숙주의 감수성이다. 이 중 한 단계라도 성공하지 못하면 감염은 이루어지지 않는다. 즉, 감염병 발생과정 중 한 단계만이라도 제거하거나 막을 수 있는 조치가 취해지면 감염병 발생을 막을 수 있다. 그러나 완벽하게 이 감염사슬을 차단할 수 있는 방법은 없기 때문에 단계마다 효율적인 여러 감염병 관리 접근방법을 동시에 이용하는 경우가 대부분이다.

1) 병원체

병원체(pathogen)는 감염병의 1차 원인으로 세균, 바이러스, 진균류, 리케차 등의 미생물과 원충생물, 기생충 등 각종 기생생물, 프리온(prion)과 같은 변형 단백질이 포함된다. 병원체들은 숙주 및 환경과의 상호작용 속에서 끊임없이 변화하는 특성을 보인다.

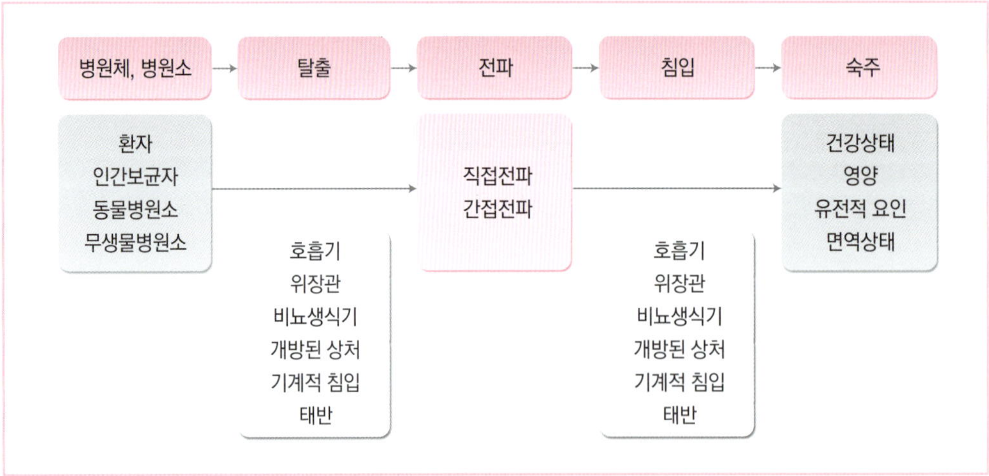

그림 11-2 감염병 발생과정

2) 병원소

병원소(revervoir)는 환자, 동물, 곤충, 식물 및 흙 등 곧 병원체가 정상적으로 생존, 성장 및 증식하는 기회를 제공하는 것을 말한다. 병원체는 생존과 증식을 하여야 하므로 병원체에게 필요한 영양소가 필수적인 요소이다.

(1) 사람병원소

사람병원소는 환자와 보균자(carrier)를 포함한다. 환자는 증상이 있으므로 쉽게 인지되어 적절한 조치를 할 수 있지만, 보균자는 증상이 없으므로 쉽게 인지할 수 없어 질병 전파의 병원소로 작용하는 경우가 많다. 보균자는 질병의 자연사 중 무증상 보균상태가 출현하는 시기에 따라, 감염의 처음부터 끝까지 무증상인 건강보균자(healthy carrier, 예; B형간염), 잠복기 동안만 보균자가 되는 잠복기보균자(incubatory carrier, 예; 홍역 등 호흡기 전파 감염병), 임상증상이 없어진 회복기에 균을 배출하는 회복기보균자(convalescent carrier, 예; 세균성 이질 등 위장관감염병), 초기 감염 후 몇 달 또는 몇 년 동안 계속 균을 보유하고 있는 만성보균자(chronic carrier, 예; 장티푸스, B형간염, 결핵 등)가 있다.

보균자 중에서도 특히 건강보균자자(healthy carrier)와 잠복기 보균자(incubatory carrier)는 인지되지 않는 경우가 많아 감염병 관리에 큰 장애가 된다(Box 11-1).

Box 11-1 메리 말론 사례

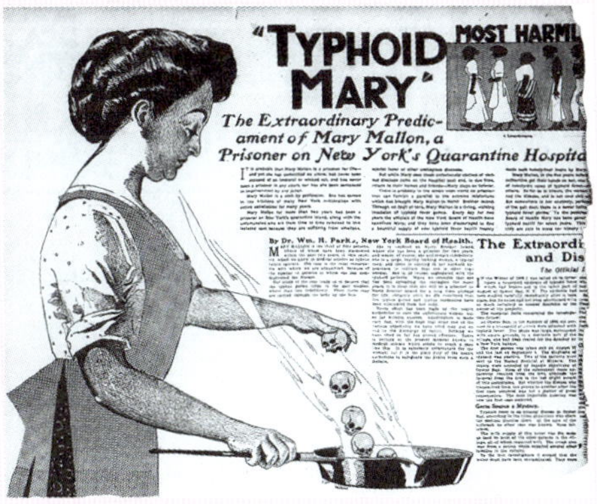

사진 속 여성은 악명 높은 보균자로 Salmonella Typhi의 무증상 만성 보균자였던 장티푸스 메리(Typhoid Mary)라 불리는 메리 말론(Mary Mallon)이다. 그녀는 1900년대 초 뉴욕과 뉴저지에서 요리사로 일하다가 의도치 않게 수십 명의 사람들을 감염시켰고 이스트 리버의 섬에 고립된지 23년 후 사망했다.

출처: 1909년 신문기사(http://www.pbs.org/wgbh/nova/typhoid/mary.html)

(2) 동물병원소

동물병원소를 통해서는 주로 동물이 감염되지만, 여러 경로를 통하여 인간에게도 감염을 야기한다. 이러한 질환을 인수공통감염병(zoonosis)이라고 한다. 동물병원소는 크게 가축과 야생동물로 분류하는데 가축은 감염 여부 파악이 용이하여 관리가 비교적 쉽지만 야생동물은 감염 여부 파악뿐만 아니라 관리도 어렵다.

3) 병원체의 탈출

병원소로부터 병원체가 탈출하는 경로는 매우 다양하여 호흡기, 위장관, 비뇨생식기, 개방된 상처, 기계적 탈출, 태반을 통한 경로 등이 있다. 이와 같이 다양한 경로를 통해 균이 탈출하며, 같은 감염 경로인 경우라도 탈출할 때까지의 기간이 질병에 따라 다르다.

일반적으로 호흡기계를 통한 탈출의 경우에는 주로 증상이 발현되기 이전에 균이 배출되는데 비하여, 위장관계를 통한 탈출의 경우에는 주로 증상이 발현된 이후에 균이 배출된다. 이와 같은 이유 때문에 호흡기계 감염병의 경우에는 환자 격리가 감염병 관리에 큰 효과가 없는 경우가 많다.

4) 전파

(1) 직접전파

직접전파란 신체적 접촉 혹은 비말(飛沫, droplet)과 같이 병원소와 새로운 숙주 간에 매우 밀접한 상태에서 전파되는 것을 말한다. 또한 임산부에서 태아로 병원체가 전파되는 경태반 전파도 직접전파에 속한다.

(2) 간접전파

① 공기를 통한 전파

먼지나 비말핵(飛沫核, droplet nuclei)에 의하여 이루어진다. 비말핵이란 이야기하거나 기침, 재채기 등을 통해 튀어나온 비말이 바닥에 가라앉은 뒤 수분이 증발한 후 지름이 작아지면서 실내에 떠다니는 것을 의미한다. 이 비말핵은 비말과 오랫동안 새로운 숙주에 전파될 수 있는 기회를 갖게 된다. 병원체를 포함하고 있는 먼지의 경우도 비말핵의 경우와 마찬가지로 그 지름이 작을수록 오랫동안 실내공기에 떠다닐 수 있으며, 호흡기 깊숙이 침입할 수 있는 기회가 많아진다. 즉, 6mm 이상의 먼지나 비말은 모두 코에서 제거되나, 그 이하(0.6~6mm)가 되면 직경이 작을수록 폐포까지 도달할 수 있는 가능성이 높아진다.

② 매개체를 통한 전파

모든 생명력이 없는 물질에 의하여 전파되는 것을 말한다. 특히 장난감, 손수건, 수건, 요리기구, 수술기구 등과 같은 재료나 도구를 개달물(介達物, fomite)이라고 부르기도 한다. 이러한 개달물 외에도 물, 음식, 우유 등은 위장관 감염의 경우 중요한 매개체가 되며, 근래 혈액, 혈청, 혈장, 나아가 조직 등의 생물 제품들은 의학의 발전과 함께 매개체로서 중요시되고 있다. 이와 같은 매개체 내에서 병원체는 단순히 존재하기만 하는 경우도 있으나, 충분한 영양분과 환경조건이 갖추어지는 경우에는 증식을 하는 경우도 있다. 매개체 중에서도 생명체가 있는 동물이 전파의 중간 역할을 하는 경우 생물매개전파(vector-borne transmission) 특히, 절족동물이 중간 역할을 하는 경우를 절족동물 매개전파(arthropod-borne transmission)라고 한다.

5) 새로운 숙주로의 침입

병원소로부터의 탈출, 전파 과정을 거친 뒤 새로운 숙주로 침입하는 과정은 일반적으로 병원소로부터 병원체의 탈출 경로와 침입 경로가 같은 경우가 많다. 이러한 침입 경로가 파악되면 감염병 관리의 주요 방법으로 이용할 수 있다. 예를 들어, 렙토스피라증은 병원체가 피부의 상처를 통하여 침입하므로 야외 작업 시 적절한 보호구를 사용하면 감염되는 것을 예방할 수 있다(표 11-1).

표 11-1 주요 감염병의 탈출, 전파, 침입의 예

탈출	전파	침입	감염병
기도 분비물	직접전파(비말), 공기매개전파(비말핵), 개달물	기도	결핵, 홍역, 디프테리아, 감기
분변(feces)	음식, 파리, 손, 개달물	입	장티푸스, 소아마비, 콜레라, A형간염
혈액	주사바늘	피부	AIDS, B, C형간염
	흡혈 절족동물		말라리아, 일본뇌염, 황열, 뎅기열
병변부위 삼출액	직접전파(성교, 손)	피부, 성기점막, 안구점막 등	단순포진, 임질, 매독, 종기

6) 숙주의 감수성

(1) 개인의 감수성과 면역성

숙주에 침입한 감염으로 인한 발병에 대항할 능력이 없어 감염이 될 수 있는 상태를 감수성이라 한다. 숙주의 감수성은 성별, 연령 등 선천적 기질과 영양상태, 물리적 · 화학적 방어체계인 후천적 기질에 따라 면역상태가 달라질 수 있다.

숙주인 사람에 균이 침입하였다고 하여 모두 질병을 야기하는 것은 아니다. 즉, 사람이 높은 감수성 혹은 면역성을 갖고 있다면, 감염 혹은 감염으로 인한 질병은 발생하지 않게 된다. 면역체계는 선천면역과 후천면역으로 병원체를 차단할 수 있다(표 11-2).

표 11-2 면역 형태에 따른 획득 방법

면역 형태			감염병
선천면역			종족 간, 개인 간 면역의 차이, 체내에서 자연적으로 획득
후천 면역	자연적	자연 능동	항원과 자연적 접촉으로 감염 후 획득(두창, 홍역, 수두 등)
		자연 수동	태반, 초유나 모유를 통해 획득(소아마비, 디프테리아 등)
	인공적	인공 능동	항원을 접종하여 획득(백신, 독소 등)
		인공 수동	다른 사람이나 동물에 의해 이미 만들어진 항체 주입으로 획득(B형 간염 면역글로불린, 파상풍항독소 등)

(2) 집단면역

지역사회 혹은 집단에 병원체가 침입하여 전파하는 것에 대한 집단의 저항성을 나타내는 지표로 집단면역(herd immunity)이 있다. 집단에서 면역을 가진 인구 비율이 높을 경우, 감염자는 감수성자와 접촉할 수 있는 기회가 적어져 감염재생산수(reproductive number)가 적어진다. 지역사회에서 감염재생산수가 1보다 작아지면(1명의 감염자가 감염기간 동안 평균 1명의 감염자를 만들지 못하면), 질병의 유행은 지속되지 않는다. 이처럼 집단면역은 지역사회 인구 중 질병이 사람에서 사람으로 전파되는 것을 방지할 수 있는 면역을 가진 인구의 비율이 충분히 높으면 질병으로부터 보호가 되어 유행이 발생하지 않는 것을 말한다. 집단면역은 아래의 공식과 같이 집단의 총 인구 중 면역성을 갖고 있는 사람의 비로 정의된다.

$$\text{집단면역} = \frac{\text{면역을 갖고 있는 사람}}{\text{총 인구 수}} \times 100(\%)$$

홍역, 풍진, 백일해 등의 질병은 3~4년마다 유행을 일으키는데, 이는 집단면역으로 설명된다. 즉, 어떤 지역사회 혹은 집단에 유행이 일어나면, 집단면역이 높아져 그 후 몇 년간은 유행이 일어나지 않는다. 그동안 면역이 없는 신생아가 계속해서 태어나면서 집단면역의 정도는 점차 감소하다가 일정한 한도 이하로 떨어지면 유행이 일어난다. 이 집단면역의 한계를 한계밀도(限界密度, threshold density)라고 한다. 이 한계밀도는 각 질병에 따라 차이가 있다. 또한 한계밀도는 집단의 인구밀도에 따라 변하게 되는데, 인구밀도가 높으면 집단의 구성원 간에 접촉의 가능성이 높아지므로 한계밀도도 높아야 유행이 일어나지 않으며, 인구밀도가 낮으면 결과적으로 한계밀도도 낮지만 이 경우에도 유행은 일어나지 않는다. 이 지표들은 감염병 정책 수립에서 질병예방에 필요한 최소 예방접종 수준을 결정하고, 질병 유행 시 감염재생산자수를 결정하여 질병의 유행이 확산할지, 감소할지 예측하는 중요한 정보이다.

4. 감염병 예방 및 관리

감염병 관리는 감염병 생성과정 6단계 중 특정 단계 혹은 여러 단계에 대한 개입으로 이루어진다. 유행의 예방과 유행중지를 위한 관리 방법에는 크게 세 가지 접근방법이 있는데, ① 병원체나 병원소에 대한 관리, ② 전파 방지를 위한 관리, ③ 숙주의 면역 혹은 방어력 증강을 위한 관리 방법 등이다.

1) 병원체와 병원소 관리

병원소의 종류에 따라 관리방법은 달라지나 확실한 방법은 감염병 1차 원인인 병원체와 병원소를 제거하는 것이다. 동물병원소의 경우에는 예방접종 혹은 살처분(예: 브루셀라증, 탄저 등)을 하고, 사람병원소의 경우에는 장기 제거(예: 장티푸스–담낭절제술)나 격리(isolation), 검역(quarantine), 환자 혹은 보균자 치료로 감염력을 감소시키는 방법이 있다.

2) 전파 관리

전파과정의 차단은 논리적으로 가장 합당하고 단순한 수단방법이다. 병원소로부터 병원체의 탈출을 저지하거나 일단 탈출하였다 하더라도 새로운 숙주에게로 전파되지 못하도록 그 통로를 차단시키는 것이다. 검역과 격리, 곤충 매개 질환 관리, 환경위생과 식품위생, 개인위생 등이 모두 포함된다.

3) 숙주 관리

숙주 관리는 숙주의 방어력 혹은 면역력 증강을 의미하는데, 면역력은 주로 백신접종에 의하여 실시되고 간접적으로 적절한 영양과 운동을 통해 저항력을 높여주는 방법이 있다. 백신에 의한 면역력 증강은 감염병 관리에 있어 매우 큰 비중을 차지하는데, 천연두는 백신접종을 통하여 전 세계적으로 박멸된 가장 대표적인 질환이다. 특히 호흡기 질환은 환경위생이나 개인위생에 의한 전파 관리가 제한적이므로 백신접종에 의한 관리에 의존하는 경우가 많은데, 호흡기 질환의 경우 적절한 예방 접종을 통하여 발생률을 90~99%까지 감소시켰다고 평가되고 있다. 아무리 여러 가지 좋은 백신이 개발되었다 하더라도 현대 과학기술상 아직도 대상 감염병에 대한 백신이 없는 것이 있다. 또한 백신이 개발되었다 하더라도 감염병의 발생이나 유행을 예측하지 못하여 사회집단에 면역화가 되어 있지 않다면 매우 위험한 상태에 빠질 수가 있다. 이러한 경우 국소적으로 단기간에 걸쳐 항생제 등 치료약을 감수성자에 투여함으로서 예방 효과를 거둘 수 있다.

5. 법정감염병

1) 법정감염병의 정의

법정감염병은 국가가 감염병의 발생과 유행을 방지하고, 예방 관리를 위하여 「감염병의 예방 및 관리에 관한 법률」로 필요한 사항을 규정하여 특별히 관리하는 감염병이다. 법정감염병 감시의 핵심은 감염병 신고이고 의사가 보건당국에 환자의 인적사항을 신고해야 하는 대상이기 때문에 좁은 의미로 신고대상 질병(notifiable disease)이라고도 한다.

2) 법정감염병의 종류

「감염병의 예방 및 관리에 관한 법률」에서는 관리 목적과 전파 특성에 따라 몇 개의 급으로 나누어 지정하고 있다(표 11-3).

표 11-3 법정감염병의 구분과 종류(개정 2022. 6. 8.)

구분 (신고주기)	특성(개수)	종류
제1급 (지체 없이)	생물테러감염병 또는 치명률이 높거나 집단 발생의 우려가 커서 발생 또는 유행 즉시 신고하여야 하고, 음압격리와 같은 높은 수준의 격리가 필요한 감염병(17종)	에볼라바이러스병, 마버그열, 라싸열, 크리미안콩고출혈열, 남아메리카출혈열, 리프트밸리열, 두창, 페스트, 탄저, 보툴리눔독소증, 야토병, 신종감염병증후군, 중증급성호흡기증후군(SARS), 중동호흡기증후군(MERS), 동물인플루엔자 인체감염증, 신종인플루엔자, 디프테리아
제2급 (24시간 이내)	전파가능성을 고려하여 발생 또는 유행 시 24시간 이내에 신고, 격리가 필요한 감염병(23종)	결핵, 수두, 홍역, 콜레라, 장티푸스, 파라티푸스, 세균성이질, 장출혈성대장균감염증, A형간염, 백일해, 유행성이하선염, 풍진, 폴리오, 수막구균 감염증, b형헤모필루스인플루엔자, 폐렴구균 감염증, 한센병, 성홍열, 반코마이신내성황색포도알균(VRSA) 감염증, 카바페넴내성장내세균속균종(CRE) 감염증, E형간염, COVID-19, 원숭이두창
제3급 (24시간 이내)	발생을 계속 감시할 필요가 있어 발생 또는 유행 시 24시간 이내 신고하여야 하는 감염병 (26종)	파상풍, B형간염, 일본뇌염, C형간염, 말라리아, 레지오넬라증, 비브리오패혈증, 발진티푸스, 발진열, 쯔쯔가무시증, 렙토스피라증, 브루셀라증, 공수병, 신증후군출혈열, 후천성면역결핍증(AIDS), 크로이츠펠트-야콥병(CJD) 및변종크로이츠펠트-야콥병(vCJD), 황열, 뎅기열, 큐열, 웨스트나일열, 라임병, 진드기매개뇌염, 유비저, 치쿤구니야열, 중증열성혈소판감소증후군(SFTS), 지카바이러스 감염증

표 11-3 법정감염병의 구분과 종류(개정 2022. 6. 8.)(계속)

구분 (신고주기)	특성(개수)	종류
제4급 (7일 이내)	유행 여부를 조사하기 위하여 표본 감시 활동이 필요한 감염병 (23종)	인플루엔자, 매독(梅毒), 회충증, 편충증, 요충증, 간흡충증, 폐흡충증, 장흡충증, 수족구병, 임질, 클라미디아감염증, 연성하감, 성기단순포진, 첨규콘딜롬, 반코마이신내성장알균(VRE)감염증, 메티실린내성황색포도알균(MRSA)감염증, 다제내성녹농균(MRPA)감염증, 다제내성아시네토박터바우마니균(MRAB) 감염증, 장관감염증, 급성호흡기감염증, 해외유입기생충감염증, 엔테로바이러스감염증, 사람유두종바이러스 감염증
기생충감염병 (7일 이내)	기생충에 감염되어 발생하는 감염병(7종)	회충증, 편충증, 요충증, 간흡충증, 폐흡충증, 장흡충증, 해외유입기생충감염증
세계보건기구 감시대상 감염병	세계보건기구가 국제공중보건의 비상사태에 대비하기 위하여 감시대상으로 정한 질환(9종)	두창, 폴리오, 신종인플루엔자, 중증급성호흡기증후군(SARS), 콜레라, 폐렴형 페스트, 황열, 바이러스성 출혈열, 웨스트나일열
생물테러 감염병	고의 또는 테러 등을 목적으로 이용된 병원체에 의하여 발생된 감염병 (8종)	탄저, 보툴리눔독소증, 페스트, 마버그열, 에볼라바이러스병, 라싸열, 두창, 야토병
성매개감염병	성접촉으로 전파되는 감염병(7종)	매독, 임질, 클라미디아 감염증, 연성하감, 성기단순포진, 첨규콘딜롬, 사람유두종바이러스 감염증
인수공통 감염병	동물과 사람 간에 서로 전파되는 병원체에 의하여 발생되는 감염병(11종)	장출혈성대장균감염증, 일본뇌염, 브루셀라증, 탄저, 공수병, 동물인플루엔자 인체감염증, 중증급성호흡기증후군(SARS), 변종크로이츠펠트-야콥병(vCJD), 큐열, 결핵, 중증열성혈소판감소증후군(SFTS)
의료관련 감염병	환자나 임산부 등이 의료행위를 적용받는 과정에서 발생한 감염병 (6종)	반코마이신내성황색포도알균(VRSA) 감염증, 반코마이신내성장알균(VRE) 감염증, 메티실린내성황색포도알균(MRSA) 감염증, 다제내성녹농균(MRPA) 감염증, 다제내성아시네토박터바우마니균(MRAB) 감염증, 카바페넴내성장내세균속균종(CRE) 감염증

출처: 질병관리청 감염병관리사업안내 지침서.

3) 법정감염병 감시체계

「감염병의 예방 및 관리에 관한 법률」에서는 '감시란 감염병 발생과 관련된 자료 및 매개체에 대한 자료를 체계적이고 지속적으로 수집, 분석 및 해석하고 그 결과를 제때에 필요한 사람에게 배포하여 감염병 예방 및 관리에 사용하도록 하는 일체의 과정이다'라고 정의하고 있다.

법정감염병에 대한 감시체계는 신고 · 보고체계로 구성되는데, 신고(notification)는 「감염병의 예방 및 관리에 관한 법률」에 의한 신고대상 법정감염병을 의료기관 혹은 의사가 지역 보건기관(보건소)에 1차로 보고하는 것을 말하고, 이어서 상위기관(시 · 도, 질병관리본

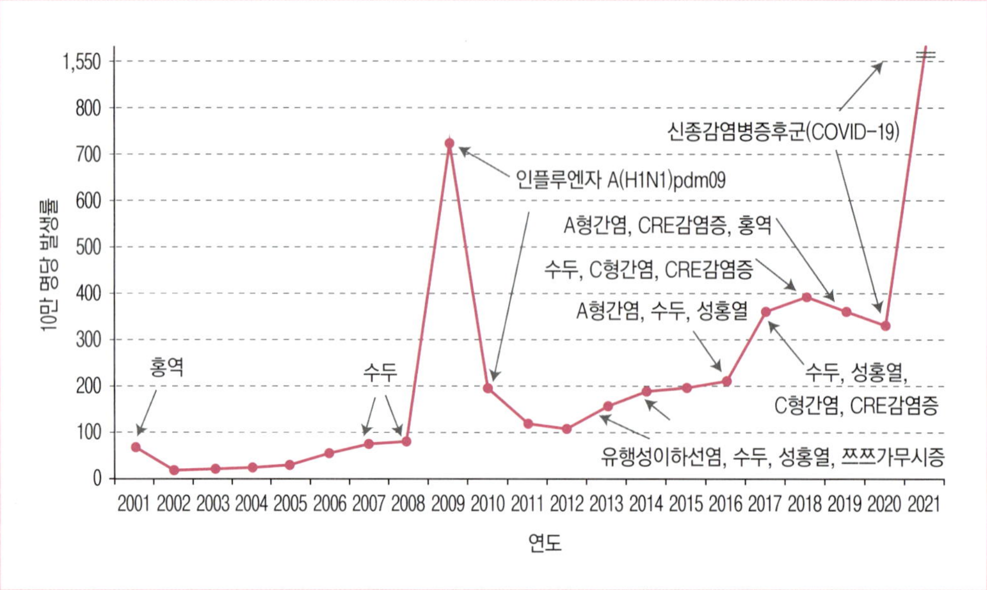

그림 11-3 법정감염병 발생 추이

출처: 질병관리청(2021). 감염병 감시연보.

부)으로 전달되는 '보고'과정을 거친다. 법정감염병 신고를 통해 그 발생과 분포를 정확하게 파악하고, 유행 발생을 조기 발견 및 예측하여 감염관리에 필요한 자원배분을 할 수 있다(그림 11-3).

감염병 감시체계는 전수감시(mandatory surveillance), 표본감시(sentinel surveillance), 보완적 감시(supplementary surveillance)체계로 나뉜다. 전수감시는 모든 의료기관에서 감염병환자 등을 진단했을 때 환자발생을 사례별로 보건당국에 신고하여, 감염병환자 등의 관리와 유행 확산방지 대응을 가능하도록 하는 감시체계이다. 표본감시는 국가 관리가 필요한 감염병 중 감염병환자 발생의 전수(全數) 보고가 어렵거나 중증도가 비교적 낮고 발생률이 높은 감염병에 대해 일부 표본기관을 지정하여 자료를 지속적·정기적으로 수집, 분석, 배포하여 이를 감염병의 예방·관리에 활용하는 감시체계이다. 이외 특정 감염병 발생현황 및 추이를 파악하고 법정감염병 감시체계의 미비점을 보완하는 학교감염병표본감시, 안과감염병표본감시 등 보완적 감시체계가 있다. 신고·보고된 모든 자료는 역학조사 및 환자관리를 위해 해당 감염병 관리 부서로 통보되며, 감염병포털(https://www.kdca.go.kr/npt) 을 통해 연도별, 월별, 질병별, 지역별, 성별, 연령별 등의 형태로 실시간 전국민에게 제공한다(그림 11-4).

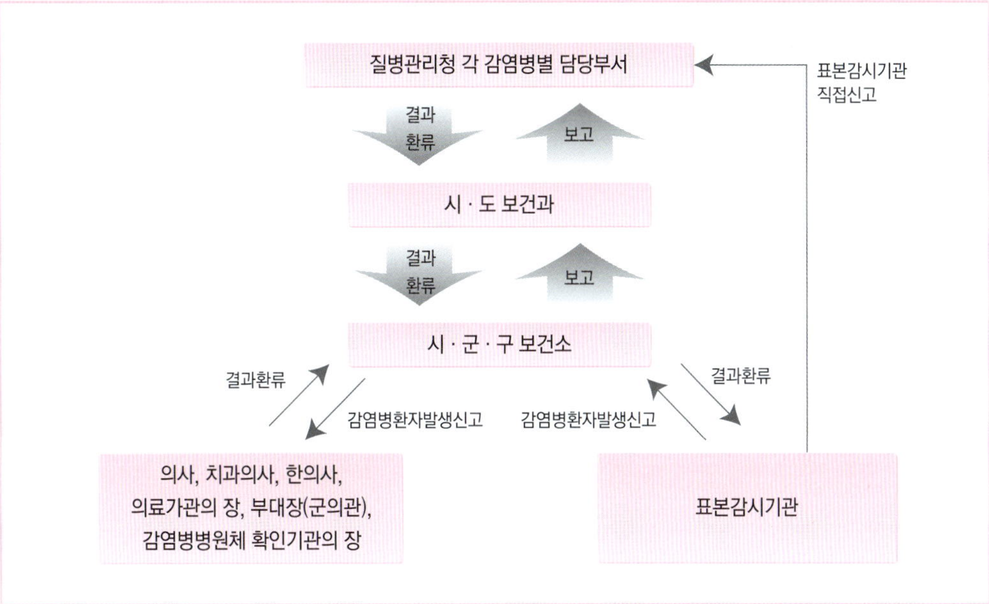

그림 11-4 **법정감염병 신고 및 보고체계**

출처: 질병관리청(2022). 감염병 관리 사업 안내.

(1) 환자분류 기준

감염병 감염자는 「감염병의 예방 및 관리에 관한 법률 시행규칙」(개정 2019. 11. 22.)의 감염병환자 등의 진단 기준(case definition)에 따라 다음 세 가지 중 하나로 구분하여 보고하여야 한다. 질병신고는 임상적 진단기준과 다를 수 있기 때문에 감염이 의심되면 실험실 검사에서 확인되기 전이라도 의사환자로 즉시 신고하여야 한다.

① **감염병환자**(confirmed case): 해당 감염병에 부합되는 임상적 특징을 나타내면서 「감염병의 예방 및 관리에 관한 법률」 제6조제5항의 진단 기준에 따른 검사*로 감염병병원체가 확인된 사람

> * 제1급: 혈액, 대변, 인두도말 등 검체에서 배양검사, 유전자 검출검사
>
> 제2급: 혈액, 대변, 인두도말, 뇌척수액, 가래 등 검체에서 배양검사, 유전자 검출검사, 항체 검출검사 등
>
> 제3급: 혈액, 대변, 소변, 뇌척수액, 가래, 기관지세척액 등 검체에서 배양검사, 유전자 검출검사, 항체 검출검사, 항원 검출검사, 현미경검사 등
>
> 제4급: 혈액, 대변, 소변, 인두도말, 궤양부위도말, 병변조직, 피하조직 등 검체에서 배양검사, 유전자 검출검사, 항체 검출검사, 항원 검출검사, 현미경검사 등

② **감염병의사환자(suspected case)**: 임상적 특징 및 역학적 연관성을 고려할 때 해당 감염병이 의심되나 감염병병원체가 확인되지 않은 사람

③ **병원체보유자**: 임상증상을 나타내지 않으나 감염병병원체가 확인된 사람

(2) 신고시기 및 신고의무자

법정감염병 신고는「감염병의 예방 및 관리에 관한 법률 시행규칙」에 따라 제1급 감염병은 즉시, 제2급과 제3급 감염병은 24시간 이내, 제4급 감염병은 7일 이내 관할 보건소장에게 신고하여야 한다.

의사, 치과의사 또는 한의사는 다음 각 호의 어느 하나에 해당하는 사실(제4급 감염병제외)이 있으면 소속 의료기관의 장에게 보고(의료기관에 소속되지 않은 의사 또는 한의사는 관할 보건소장에게 신고)하여야 하고, 해당 환자와 그 동거인에게 질병관리청장이 정하는 감염 방지 방법 등을 지도하여야 한다.

① 감염병환자 등을 진단하거나 그 사체를 검안(檢案)한 경우
② 예방접종 후 이상반응자를 진단하거나 그 사체를 검안한 경우
③ 감염병환자 등이 제1급감염병부터 제3급감염병까지에 해당하는 감염병으로 사망한 경우
④ 감염병환자로 의심되는 사람이 감염병병원체 검사를 거부하는 경우

육군, 해군, 공군 또는 국방부 직할 부대에 소속된 군의관은 위의 어느 하나에 해당하는 사실이 있으면 소속 부대장에게 보고하며, 소속 부대장은 관할 보건소장에게 신고해야 한다. 또한 제1급 감염병부터 제3급 감염병까지에 해당하는 감염병 중 보건복지부령으로 정하는 감염병(결핵, 홍역, 콜레라, 장티푸스, 파라티푸스, 세균성이질, 장출혈성대장균감염증, A형간염)이 발생한 경우 ① 일반 가정에서는 세대를 같이하는 세대주와 세대원, ② 학교, 병원, 관공서, 회사, 공연장, 예배장소, 선박 · 항공기 · 열차 등 운송수단, 각종 사무소 · 사업소, 음식점, 숙박업소 또는 그밖에 여러 사람이 모이는 장소의 관리인, 경영자 또는 대표자, ③「약사법」에 따른 약사 · 한약사 및 약국개설자도 신고의무가 있다. 신고의무자가 아니더라도 감염병환자 등 또는 감염병으로 인한 사망자로 의심되는 사람을 발견하면 보건소장에게 알려야 한다.

4) 국가 및 지방자치단체의 책무

「감염병예방법」에 근거하여 국가 및 지방자치단체는 감염병환자 등의 인간으로서의 존엄과 가치를 존중하고 그 기본적 권리를 보호하며, 법률에 따르지 않고는 취업 제한 등의 불이익을 주어서는 안 된다. 또한 국가 및 지방자치단체는 감염병의 예방 및 관리를 위하여 다음

각 호의 사업을 수행하여야 한다.

- 감염병의 예방 및 방역대책
- 감염병환자 등의 진료 및 보호
- 감염병 예방을 위한 예방접종계획의 수립 및 시행
- 감염병에 관한 교육 및 홍보
- 감염병에 관한 정보의 수집 · 분석 및 제공
- 감염병에 관한 조사 · 연구
- 감염병병원체(감염병병원체 확인을 위한 혈액, 체액 및 조직 등 검체를 포함한다) 수집 · 검사 · 보존 · 관리 및 약제내성 감시(藥劑耐性 監視)
- 감염병 예방 및 관리 등을 위한 전문인력의 양성
- 감염병 관리정보 교류 등을 위한 국제협력
- 감염병의 치료 및 예방을 위한 의료 · 방역 물품의 비축
- 감염병 예방 및 관리사업의 평가
- 기후변화, 저출산 · 고령화 등 인구변동 요인에 따른 감염병 발생조사 · 연구 및 예방대책 수립
- 한센병의 예방 및 진료 업무를 수행하는 법인 또는 단체에 대한 지원
- 감염병 예방 및 관리를 위한 정보시스템의 구축 및 운영
- 해외 신종감염병의 국내 유입에 대비한 계획 준비, 교육 및 훈련
- 해외 신종감염병 발생 동향의 지속적 파악, 위험성 평가 및 관리대상 해외 신종감염병의 지정
- 관리대상 해외 신종감염병에 대한 병원체 등 정보 수집, 특성 분석, 연구를 통한 예방과 대응체계 마련, 보고서 발간 및 지침(매뉴얼을 포함한다) 고시

5) 법정감염병 유행 사례 및 관리방법

(1) COVID-19(코로나19)

2019년 12월 31일부터 2020년 1월 3일까지 중국 우한지역에서 원인미상 44명의 폐렴 환자 발생이 보도된 후 2020년 2월 11일 세계보건기구는 이를 신종 COVID-19라 명명하였다. 이후 세계적으로 질병이 확산되어 2020년 3월 11일 WHO는 세계적 대유행, 즉 팬데믹(pandemic)을 선언하였다. 우리나라는 2020년 1월 20일 중국 입국자에서 최초로 COVID-19 감염을 확인하였고, 이후 해외 유입 및 국내 집단 발병 등으로 2022년 10월 9일 기준 누적 확진자 수는 24,970,789명, 사망자 수는 28,675명으로 보고되었다.

① 병원체 및 임상적 특징

SARS-Cov-2이며, 외피(envelop)를 가진 RNA 바이러스이다. 감염경로는 비말(droplet)에 의한 사람 간 전파가 기본이며, 에어로졸 발생 시 공기(airborne)전파가 가능하며, 공간과 환기 상황이 영향을 미친다. 감염된 경우 증상 발생 직전이나 증상 발생 초기에 가장 전염력이 높다.

② 전파

증상 발생 직전이나 증상 발생 초기에 가장 전염력이 높은 것으로 나타났으며, 증상 발생 1~3일 전부터 호흡기 분비물에서 바이러스 검출이 가능하다. 2022년 2월 이후 국내에서 우세종으로 자리 잡은 오미크론 변이의 스파이크 단백질의 변화를 분석한 결과, 오미크론 변이종은 델타 변이에 비해 2배 정도 전파력이 높다. COVID-19 전파경로는 감염성 바이러스를 포함한 호흡기 비말에 노출되어 일어나며 노출의 세 가지 유형은 미세한 호흡기 비말이나 에어로졸 입자를 직접 흡입하거나, 호흡기 비말이나 입자가 직접적으로 눈 · 코 · 입 등 점막에 닿거나, 호흡기 비말에 오염된 손(비말에 직접접촉 또는 비말에 오염된 표면을 통한 접촉)으로 점막을 접촉하는 경우이다.

③ 면역력

COVID-19 감염 후 면역이 생기지만 자연 감염으로 획득한 면역력의 강도와 방어력 지속 기간은 개인별로 차이가 있다. COVID-19에 감염된 사람은 예방접종만 한 사람에 비해 더 높은 면역력을 획득하며, 백신접종 후 감염된 사람은 매우 높은 면역력을 갖게 된다.

④ 신고 및 보고

의료기관은 확진환자를 최초로 인지한 의료기관은 보건소로 24시간 이내 신고(유선, 기타 핫라인 등 방법)하고, 발생 신고서를 COVID-19 정보관리시스템에 입력한다. 확진환자를 최초로 인지한 보건소는 시 · 도로 24시간 이내 보고하고, 발생 신고서를 COVID-19 정보관리시스템에 입력한다. 신고된 확진환자에 대한 확진환자번호 부여 이후 동 시스템에 명단 반영되며(매일), 시도 병상배정반에서 첫 병상배정결과를 입력(오입력 건 수정 필수)한 이후 보건소(재택치료)/생활치료센터/의료기관에서 각각 순서에 따라 (격리시작, 격리해제, 전원, 사망, 치료제)정보 관리를 필수로 한다.

⑤ 확진환자 관리

환자 초기 분류를 통해 재택치료(자가), 시설치료(생활치료센터), 입원치료(의료기관)로 배정 · 관리(치료)로 배정 및 치료한다.

⑥ **감염예방 관리**

COVID-19는 사람 간 전파에 의해서 감염되기에 유행이 종결되기 전까지는 개인위생과 감염관리 수준을 높이는 것이 필요하다. 환자는 격리하여 추가 환자 발생을 차단하여야 한다. 그러나 무증상기에도 전파가 가능하여 전파차단이 쉽지 않다. 개인수준에서는 예방접종, 마스크 착용, 청소와 소독, 주기적 환기, 사회적 거리두기를 하고 의료기관은 ① 모든 환자에게 표준주의를 적용하고, ② COVID-19 확진(의심) 환자 관리 시에는 표준주의에 접촉 · 비말주의를 추가하며, ③ 고농도 에어로졸 발생 상황에서는 공기주의를 추가 적용한다.

6. 감염성질환 관리를 위한 지역사회간호사의 역할

1) 1차 예방

감염성질환의 발생 이전단계는 주로 예방활동으로 지역사회 주민들에게 주변 환경의 소독, 개인위생의 청결유지, 영양 및 건강상태를 유지하는 보건교육을 실시한다. 또한 특정 질환의 감수성자 및 미접종자를 파악하여 예방접종을 시행함으로써 예방 가능한 질병의 발생을 최소화하고 국가예방접종 지원사업의 질을 향상시킨다.

2) 2차 예방

감염병의 조기발견 및 치료를 위해 효율적인 모니터링 활동 운영을 유지하며, 변동상황에 대해서는 관련 부서에 통보하고, 신속한 대처가 가능하도록 점검한다. 감염성질환 의심 환자 발생 시 관련부서에 즉각 보고하여 대처방안을 논의하고, 환자 관리방안을 검토한다.

3) 3차 예방

3차 예방은 만성 감염병 관리로 불능으로의 진행 예방을 위한 심리적 지지, 재감염 방지 교육, 증상관리 등을 제공한다.

제2절 | 만성질환관리사업

1. 만성질환의 개념

미국 질병통제예방센터(Centers for Disease Control and Prevention, CDC)에 따르면 만성질환(chronic disease)은 의학적 치료가 필요하거나 일상생활에 활동 제한이 1년 이상 지속되는 상태이다. WHO(World health Organization)에서는 비전염성질환(Noncommunicable Disease, NCD)으로 장기간 지속되는 경향이 있으며 유전적, 생리적, 환경적 및 행동적 요인의 복합적 결과라고 하였다.

만성질환의 이환기간은 절대적 기준이 없으며 과거 미국 보건복지부(United States Department of Health and Human Services, HHS)에서 '3개월 이상 지속된'으로 규정되었다가 2010년부터 '1년 이상 지속됨'으로 정의되었다.

만성질환은 임상적으로 비감염성질환으로 만성퇴행성질환의 의미이다. 하지만 비감염성질환을 모두 만성질환으로 간주하기는 어렵다. 홍역, 볼거리, 폴리오 등은 급성감염성질환에서 한 번 감염된 후 영구 면역을 얻는 질환이며, HCV와 HBV는 급성간염도 앓을 수 있고 만성보균자가 발생하는 만성간염으로, 이후 간경화로 진행되기도 한다. 따라서 감염병의 경우 이환기간이 다양하여 수년에서 수십 년 동안 숙주에 감염되어 있다가 암과 같은 다른 만성질환을 야기하므로 단순하지 않다.

만성질환은 예방 및 관리를 위해 보건 영역뿐 아니라, 경제, 교육, 환경 등 다양한 영역의 노력이 동시에 필요하다. 2011년 유엔 총회에서는 「만성질환 예방과 관리를 위한 정치적 선언문」을 채택하여 전 세계 각국이 만성질환 관리에 대한 국가적 책임과 의무를 다할 것을 촉구하고, 전 세계 국가가 만성질환 관리를 위해 협력해 나가기로 결의한 바 있다. 또한 2014년 제67차 세계보건기구 총회에서는 국가 위의 만성질환 예방과 관리에 관한 정책 수립 및 성과지표 관리를 촉구하였다.

전 세계적으로 매년 4천 1백만여 명이 만성질환으로 사망하여 2020년 기준 전체 사망의 약 74%를 차지하고 있다. WHO는 심혈관질환, 암, 당뇨병, 만성호흡기질환으로 인한 사망을 2025년까지 25%로 낮추는 것을 목표로 하고 있다. 우리나라는 만성질환으로 인한 연간 사망이 전체 사망의 약 80%로 전 세계 평균보다 높은 수준이며, 급속한 인구 고령화 속도를 감안해 볼 때 더욱 급속히 증가할 전망이다.

우리나라는 건강증진에 대한 사회적 분위기 조성 및 국가적 차원의 조사감시 체계 구축 등 만성질환 예방관리 사업을 진행하고 있기에 주요 만성질환으로 인한 표준화 사망률은 지속적으로 감소하고 있으나 노인인구 증가로 인해 여전히 만성질환의 질병부담이 높은 상황이다.

2021년 통계청의 사망원인 통계 결과 1위인 26.0%가 암으로 인한 사망이고, 상위 10위 중 8개가 만성질환으로 전체 사망의 약 80%를 차지하고 있다. 만성질환자는 매년 지속적으로 증가하여 사회경제적 부담 증가에 기여하고 있다.

2. 만성질환의 특성

우리 사회에 커다란 부담을 유발하는 만성질환은 주로 생활습관에 기인한다고 할 수 있다. 캐나다의 「라론드 보고서」(Lalonde, 1974)에 따르면 건강과 만성질환의 결정요인 중 60%는 생활방식에서 발생한다고 제시하고 있다. 즉, 흡연, 음주, 신체활동, 식습관 등의 생활습관이 만성질환을 결정하는 주요 요인으로 작용하고 있다.

전 세계적으로 매년 800만 명이 흡연으로 사망하며, 직접흡연으로 700만 명 이상, 비흡연자가 간접흡연에 노출되어 120만 명 이상 사망한다. 흡연은 암, 심혈관질환 및 호흡기계질환 등 각종 만성질환의 위험요인이며, 청소년기에 시작된 흡연은 신체적 · 정신적 발달에 악영향을 미칠 뿐만 아니라 건강하지 않은 생활습관과 밀접한 관련이 있다. 또한 간접흡연에 노출된 어린이와 비흡연자는 조기사망과 질병 발생 위험이 크다. 세계보건기구는 비감염성질환에 의한 조기사망률, 흡연, 음주, 신체활동 등에 관한 9개의 목표를 설정하여 국제적으로 모니터링하고 있다.

만성질환은 WHO의 정의와 같이 대부분 비감염성질환으로, 연령에 따라 증가하며, 여러 건강 위험 요인들이 복합적으로 작용하여 발생할 수 있다. 또한 질병의 원인이 불명확하고, 질병 발생 시점을 정확히 알기도 어려울 뿐 아니라 증상이 나타나기 전까지 오랜 기간이 소요되며, 오랜 시간 치료가 필요하고 완치가 어려운 특징을 가지고 있다. 또한 감염성질환은 임상적 검사를 통해 병원체를 밝힐 수 있으나, 만성질환은 역학적 연구방법을 통해 다양한 원인요인을 규명해 낸다는 특징을 가지고 있다.

만성질환으로 인한 부담은 개인 차원에서의 삶의 질 저하, 장애 유발에 머무는 것이 아니라 국가 차원에서도 사회경제적 부담이 크며, 노인인구 증가와 더불어 급격히 증가하는 추세이다. 우리나라는 만성질환으로 인한 사망과 질병 부담이 높아 이에 대한 예방관리에 지속적인 투자와 확대가 필요한 시점에 있다. 또한 COVID-19 이전 상황과 비교하였을 때 2021년에는 일상생활에서 가장 큰 변화로는 신체활동과 음주가 크게 줄었으나, 건강하지 못한 가공식품과 배달음식의 소비가 크게 늘어나면서 비만과 고콜레스테롤혈증 유병률이 큰 폭으로 증가하여 관리대책이 필요한 상황이다.

3. 만성질환의 감시체계

만성질환과 관련 건강행태에 대한 감시체계는 국가 및 지역사회의 건강정책의 수립 · 평가에 필요한 기초자료 제공을 목적으로 운영되고 있다. 국민건강증진종합계획은 국민건강증진법에 근거하여 국민의 건강증진 및 질병예방을 목적으로 5년마다 수립하는 국가 차원의 건강증진 로드맵이며, 2020년에 제5차 계획이 수립되었다. 본 계획의 목표인 건강수명 연장 및 건강형평성 제고를 위해서 세부적인 계획 수립과 추진 현황을 평가하는 보건지표를 생산하는 것이 건강조사감시체계의 역할이라 할 수 있다.

현재 우리나라에서 수행 중인 만성질환 건강 감시체계는 표 11-4와 같으며, 각각의 감시체계는 특성에 따라 감시 범위, 대상, 방법 등을 달리하고 있다.

국가대표 보건통계를 생산하는 국민건강영양조사는 1998년부터 시행되고 있다. 건강설문, 사검진 및 영양조사로 구성되어 전국 인구집단에서 포본 추출한 1만 여명을 대상으로 만성질환의 위험요인, 유병률, 관리현황을 포괄적으로 조사하고 있다.

청소년건강행태조사는 2005년부터 매년 시행하고 있고, 청소년의 건강행태 파악하기 위하여 중고등학생에게 익명성 자기 기입식 온라인 조사체계를 운영하고 있다.

암등록사업은 우리나라 사망 원인 1위인 암에 대한 발생률을 산출하고 모니터링하는 것을 목적으로 환자의 정보를 지속적이고 체계적으로 수집 관리하는 사업이다. 이를 통하여 암관리 정책의 우선순위를 확인하고, 향후 암을 치료하는데 필요한 의료진, 병원, 비용 등을 예측하며, 암의 발생추세와 집단발병을 확인하여 암의 발생 원인을 규명하는 계기를 제공한다.

지역사회건강조사는 2008년부터 지역주민의 건강행태를 파악하여 근거에 기반한 보건정책을 수립 · 평가하기 위한 통계자료 산출을 위해 전국 시 · 도 및 시 · 군 · 구와 지역대학교간 네트워크를 구축하여 조사가 수행되고 있다.

그 외에도 퇴원손상환자조사, 급성심장정지조사, 지역사회기반 중증외상조사 등의 만성질환 감시체계가 운영되고 있다.

표 11-4 국내의 주요 만성질환 감시체계

규모	통계명	주요 대상	작성 내용	자료수집방법	시작 연도
국가 단위	국민건강영양조사	전 연령	만성질환 및 위험요인 유병률	표본조사, 직접조사	1998년
	청소년건강행태조사	중 · 고등학생	흡연, 음주, 식습관 등 위험요인	표본조사, 직접조사	2005년
	암등록사업	전 연령	발생률, 생존율, 유병률, 사망률	암등록통계	1980년
지역단위	지역사회건강조사	19세이상	만성질환 및 위험요인 유병률	표본조사 직접조사	2008년

이러한 만성질환 감시체계를 통해 수집된 자료는 매년 정보가 공개되어 관련 정책의 수립과 평가에 활용되고 있다.

4. 만성질환의 위험요인

만성질환의 위험요인으로는 유전적, 생활습관성 요인, 사회적 · 경제적 요인 등이 관여한다고 할 수 있다.

1) 유전적 요인

- **고혈압**: 고혈압은 심혈관계질환의 가장 흔하고 강력한 위험인자로, WHO는 고혈압을 관상동맥질환, 허혈성 및 출혈성 뇌혈관질환의 주요 위험요인으로 규정하고 있다. 우리나라의 고혈압성 질환 사망률(2021년 통계청)은 인구 10만 명당 12.1명으로 매년 증가하는 추세이다. 30세 이상 고혈압 유병률(2020년 국민건강영양조사)은 전체 28.3%, 남자 34.9%, 여자 21.3%였으며, 남자와 여자 모두 연령이 높을수록 유병률이 증가하였다. 고혈압은 과체중, 운동부족, 흡연 등이 원인이 될 수 있으며 연령이 높아질수록 고혈압 발생률도 증가하였다.
- **당뇨병**: 우리나라의 당뇨병 사망률(2021년 통계청)은 인구 10만 명당 17.5명이다. 30세 이상 당뇨병 유병률은 전체 13.6%, 남자 16.6%, 여자 10.4%였으며, 남자와 여자 모두 연령이 높을수록 증가하였다. 당뇨병은 발병원인이 정확하게 규명되지는 않았으나, 현재까지 밝혀진 바에 의하면 췌장의 동맥경화가 연관된다는 점으로 보아 유전적 요인의 가능성이 있으며, 부모가 모두 당뇨병인 경우 자녀가 당뇨병이 생길 가능성은 30% 정도이고, 한 사람만 당뇨병인 경우에도 15% 정도로 발생할 가능성이 있다.
- **대사증후군**: 대사증후군은 체지방 증가, 혈압상승, 혈당상승, 혈중 지질 이상 등 이상 상태들의 집합으로 심혈관질환 및 당뇨병 등 만성질환의 위험을 높일 수 있다. 또한 대사증후군은 유전적 소인뿐만 아니라 환경적 인자가 더해져 발생하기에 만성질환 예방관리의 중요성에 대한 인식 재고를 통한 대사증후군 예방이 필요하다.

2) 생활습관성 요인

- **흡연**: 전 세계적으로 매년 800만 명이 흡연으로 사망하며, 직접흡연으로 700만 명 이상, 비흡연자가 간접흡연에 노출되어 120만 명 이상 사망한다. 흡연은 암, 심혈관질환 및 호흡기계질환 등 각종 만성질환의 위험요인이며, 청소년기에 시작된 흡연은 신체적 · 정신적 발달에 악영향을 미칠 뿐만 아니라 건강하지 않은 생활습관과 밀접한 관련이 있다.

또한 간접흡연에 노출된 아동과 비흡연자는 조기사망과 질병 발생 위험이 크다.

- **음주**: WHO에 따르면, 유해한 음주는 200가지 이상의 질병과 손상의 주요 원인이며, 조기 사망 및 장애와 관련이 있다. 또한 해마다 300만 명이 음주로 사망하며, 이는 전체 사망의 5.3%에 해당한다.
- **신체활동**: 신체활동 부족(physical inactivity)은 전 세계 사망의 주요 위험요인 중 하나로, 전 세계 사망의 6%를 차지하며 심혈관계질환, 당뇨병, 일부 암과 같은 비감염성질환의 주요 위험요인이다.
- **영양**: 영양은 암, 심혈관계질환, 당뇨와 같은 비감염성질환의 주요 기여요인으로, 우리나라 질병부담에 기여하는 3대 위험요인인 영양, 음주, 흡연 중 영양문제가 가장 중요한 기여요인이다.

최근 우리나라의 흡연율 감소는 둔화되고 있고, 여성의 음주율은 증가 추세이며, 성인의 나트륨 섭취는 여전히 높은 수준이다. 또한 신체활동 실천율이 지속적으로 감소하여 2014년 유산소 신체활동 실천율은 62.0%에서 2021년 44.0%로 감소하였다. 고혈압, 당뇨, 고지혈증 등은 우리의 식생활과 밀접한 생활습관병이다. 이를 예방하기 위해서는 흡연, 과식, 과음, 나트륨과 지방의 섭취 과다 등을 줄이고 규칙적인 신체활동을 통해 만성질환을 예방해야 한다.

3) 사회 · 경제적 요인

불안, 긴장, 스트레스 등은 만성질환의 유병률을 높이고 악화시킨다. 특히 심혈관계, 위장관계 질환 등은 스트레스와 정신적 요인의 영향을 많이 받는다.

5. 만성질환관리의 필요성

우리나라는 1960년대 이후 경제성장과 산업화에 따른 도시로의 인구유입, 생활환경의 변화, 생활양식의 서양화, 의료기술의 발달 등으로 질병양상에 변화를 가져왔다. 1970년대 이후의 주된 사망원인은 급성 감염성질환에서 순환계 질환, 암 등의 만성질환 중심으로 전환되었다.

만성질환으로 인한 사망률과 이환율은 노인인구의 증가와 더불어 증가하고 있고, 최근 우리나라의 주요 사망원인으로 암, 뇌혈관질환, 심장질환 등 만성질환이 높은 순위를 차지하고 있다. 이로 인한 의료비 증가, 조기사망률 증가 등 경제력 손실을 초래하여 사회 · 경제적 질병부담을 크게 증가시킨다. 노령화의 심화 및 만성질환자수와 유병기간의 증가에 따른 질병부담은 지속적으로 증가추세이므로 적극적인 질병예방 대책 및 관리가 요구된다(표 11-5).

표 11-5 우리나라 사망원인 순위(2021) (단위: 인구 10만 명당 명, 명, %)

순위	사망원인	사망자 수	구성비	사망률	2011 순위 대비	2020 순위대비
1	악성신생물(암)	82,688	26.0	161.1	-	-
2	뇌혈관 질환	31,569	9.9	61.5	↑+1	-
3	심장 질환	22,812	7.2	44.4	↑+3	-
4	고의적 자해(자살)	22,607	7.1	44.0	↓-2	-
5	당뇨병	13,352	4.2	26.0	↓-1	-
6	폐렴	8,961	2.8	17.5	↓-1	-
7	만성 하기도 질환	7,993	2.5	15.6	↑+4	-
8	간 질환	7,129	2.2	13.9	-	-
9	운수사고	6,429	2.0	12.5	↑+5	↑+1
10	고혈압성 질환	6,223	2.0	12.1	-	↓-1

출처: 통계청(2021). 2021년 사망원인 통계.

6. 우리나라의 만성질환관리사업

우리나라는 1995년에 제정된 국민건강증진법과 국민건강증진종합계획의 수립으로 만성질환의 관리를 시작하였다고 볼 수 있다. 1995년 지역보건법 개정으로 보건소를 중심으로 한 지역단위의 보건의료 사업이 추진되었고, 2008년 건강검진기본법 개정 및 2009년 시행으로 심뇌혈관 질환, 고혈압, 당뇨병 등의 조기 발견이 강화되었다. 특히 2003년 암 관리법의 제정으로 우리나라 사망 원인 1위인 암을 체계적으로 관리하고 있다.

2016년에는 심뇌혈관 질환의 예방 및 관리에 관한 법률이 제정되고, 2017년에 시행되면서 주요 만성질환 관리의 초석을 마련하였다. 이에 따라 심뇌혈관 질환 종합계획의 수립과 고혈압 · 당뇨병 등의 사업이 보다 강화되고 있으며, 주요 만성질환에 대한 진료지침 개발과 대국민 홍보, 연구개발 등도 추진되고 있다. 그 외 요양급여 확대와 요양급여 적정성 평가 등을 통해서 만성질환 치료와 관리율이 개선되고 있다.

우리나라 사망 및 질병 구조는 점차 만성질환 위주로 변화되고 있다. 만성질환으로 인한 사망은 전체 사망의 79.9%를 차지하며, 사망원인 상위 10위 중 8개가 만성질환이다. 만성질환 사업은 건강수명의 연장 및 삶의 질 향상, 질병으로 인한 사회 · 경제적 부담 감소, 지역사회 건강증진 및 질병예방 등의 국가보건사업이 지향하는 궁극적인 목표를 달성하고자 국가와 지방자치단체 등은 필요한 시책을 수립 · 시행하고 있다.

1) 만성질환 관리사업의 현황

(1) 국민건강증진종합계획(Health Plan 2030, 보건복지부)

현재 유병률이 높거나, 조기사망의 원인이면서 예방관리를 통하여 유병률과 사망률을 낮출 수 있는 질환을 대상으로 하고 있다. 비감염성질환 예방관리의 중점과제로서 암, 심·뇌혈관 질환, 비만, 손상이 포함되며 금연, 절주, 영양, 신체활동, 구강건강 등 건강생활 실천을 위한 세부 목표를 수립하여 추진하고 있다

(2) 심뇌혈관질환관리 종합계획(보건복지부, 2018)

'심뇌혈관질환 걱정 없는 건강한 사회'를 비전으로, 급성심근경색·뇌졸중, 고혈압·당뇨병, 심부전 등 심뇌혈관질환을 예방-치료-관리의 전주기적인 관점에서 수립되었다. 이에 따라 교육·홍보를 통한 행태 개선(1차 예방), 고혈압·당뇨병 등 선행질환 지속치료 지원(2차 예방), 뇌졸중, 심근경색증 등 주요 질환 관리수준 향상(3차 예방), 심뇌혈관질환 관리 인프라 개선을 중점과제로 수행되고 있다.

(3) 일차의료 만성질환관리사업

만성질환에 대한 전 세계 보건의료정책의 흐름은 고혈압이나 당뇨병처럼 비교적 경증의 만성질환에 대해서는 일차의료기관을 중심으로 효과적인 치료 및 관리체계를 구축하는 것이다. 그 일환으로 우리나라 일차의료 만성질환관리사업은 기존 4개의 만성질환 관련 시범사업인 고혈압 당뇨병 등록관리사업, 의원급 만성질환관리제, 지역사회 일차의료 시범사업, 만성질환관리 수가 시범사업 등 의원급 의료기관과 지역사회 중심 사업을 통합하여 2019년부터 본격적으로 지역사회 만성질환관리를 체계적으로 수행하기 위해 서비스 모델 및 민간-공공 협력활동 등을 개발하고 지원하는 사업이다.

주요 목적은 고혈압 및 당뇨병 발병 초기부터 동네의원 중심의 지속적이고 포괄적인 관리체계를 구축하여 고혈압 및 당뇨병 환자들의 건강수명 연장과 국민 의료비 적정화에 기여하고, 근거기반 진료지침(evidence-based practice guideline)에 따른 치료를 통해 만성질환 조절율을 향상시키고, 합병증 발생을 지연시키거나 예방하는 것이다. 이에 따라 환자 등록, 환자용 고혈압 및 당뇨병 교육·상담, 비대면 환자관리 등 포괄적이고 지속적으로 만성질환 관리 서비스를 제공하고 있다.

(4) 국가암관리종합계획

국가는 「암관리법」, 「국민건강보험법」, 「의료급여법」 규정에 의해 암으로 인한 개인적 고통과 피해 및 사회적 부담을 줄이고 국민건강증진에 이바지하는 것을 목적으로 각종 암관리사업을 추진 중에 있으며 2021년부터는 '제4차 암관리종합계획'이 시행 중에 있다.

① 국가암등록통계사업

암등록통계사업은 신뢰성 있고 안정적인 암등록자료를 생성하여, 정확하고 시기적절한 국가 암통계를 산출함으로써 국가 암관리사업의 정책개발과 방향 제시, 결과 평가 및 암연구 등에 광범위하게 활용하고자 한다.

② 암예방사업

암예방사업의 목표는 암은 예방 가능한 질환이라는 국민적 인식을 고취시키고, 우리 국민이 암예방 실천을 생활화할 수 있도록 관련 근거와 지침 제공 및 교육 홍보를 수행함으로써 궁극적으로 암 발생 자체를 최소화하는 것이다.

③ 국가암검진사업

국가암검진 사업은 암을 조기에 발견하여 치료를 유도함으로써 암의 치료율을 높이고, 사망률을 낮추기 위해 시행하고 있다. '국가암검진' 의 대상 및 방법은 표 11-6과 같다.

④ 발암요인관리사업

발암요인(예: 대기오염, 라돈 침대, 소각장 다이옥신 등)에 대한 사회적 관심 증가에 따라 우리나라 국민의 발암요인 노출 저감을 통해 암으로 인한 사망을 줄이는 것을 목적으로 한다.

⑤ 암환자의료비지원사업

저소득층 암환자를 대상으로 의료비를 지원하여 경제적 부담을 줄이고, 의료이용 장벽을 낮추어서 암환자들의 암 치료접근성을 향상시키는 것을 목적으로 한다.

⑥ 지역암센터지원사업

지역 특성에 따른 암관리체계 구축을 통한 지역주민의 다양한 암 관리 필요에 대응하고, 의료자원의 효율적 활용 도모하고자 지역마다 지역암센터(병원)를 지원하고 있다.

⑦ 재가암환자관리사업

지역사회 보건소 통합건강증진사업 기반으로 지역사회 재가 암환자 및 가족 대상 암관리사업 연계 및 담당자 교육을 지원한다.

⑧ 호스피스완화의료사업

「연명의료결정법」에 근거하여 말기환자 등의 적정한 통증관리 등 증상 조절을 위한 완화의료 제공 및 완화의료 전문기관 지원사업을 시행하고 있다.

표 11-6 암 종류별 검진대상 및 검진주기

암종	검진대상	검진주기	검진방법
위암	• 만 40세 이상 남녀	2년	• 기본검사: 위내시경검사(단, 위내시경검사를 실시하기 어려운 경우 위장조영검사를 선택적으로 시행)
간암	• 만 40세 이상 남녀 간암 발생 고위험군(간경변증이나 B형 간염 바이러스 항원 또는 C형 간염 바이러스 항체 양성으로 확인된 자) • 간암발생 고위험군: 간암 발생 고위험군은 간경변증, B형 간염항원 양성, C형 간염항체 양성, B형 또는 C형 간염 바이러스에 의한 만성 간질환 환자로서 해당하는 질병분류코드로 의료이용을 한 경우	6개월	• 간초음파검사 + 혈청알파태아단백검사
대장암	• 만 50세 이상 남녀	1년	• 분변잠혈검사: 이상소견 시 • 대장내시경검사(단, 대장내시경을 실시하기 어려운 경우 대장이중조영검사 선택적 시행)
유방암	• 만 40세 이상 여성	2년	• 유방촬영술
자궁경부암	• 만 20세 이상 여성	2년	• 자궁경부세포검사
폐암	• 만 54세 이상 만 74세 이하의 남녀 중 폐암 발생 고위험군 • 폐암발생 고위험군: 해당연도 전 2년 내 일반건강검진(생애전환기 건강진단 포함)의 문진표로 흡연력과 현재 흡연 여부가 확인되는 자, 건강보험 금연치료 참여자 중 사업참여를 위해 작성하는 문진표로 흡연력이 확인되는 자(해당연도 전 2년 내 문진표 확인)	2년	• 저선량흉부 CT

출처: 국립암센터(www.ncc.re.kr).

⑨ 암정보사업

국민들에게 암에 대한 정확한 정보를 제공하고, 체계적이고 일괄적인 홍보사업을 통하여 암예방 및 관리에 대한 인식과 건강생활 실천향상을 도모하고 우리 사회의 암부담을 최소화하고자 국가암정보센터(www.cancer.go.kr)와 전화상담을 통한 지속적 암정보를 제공하고 소셜미디어를 이용한 온라인 암정보를 제공 및 확산하고 있다.

⑩ 암생존자통합지지사업

암 진단 후 완치를 목적으로 주요 치료(수술, 항암화학요법, 방사선치료 등)를 마친 암환자와 그 가족을 대상으로 각 분야의 전문가들이 신체 · 정신 건강증진 관련 상담과 교육 등 다양한 서비스를 제공 및 필요시 지역사회의 관련 서비스와 연계하는 통합지지서비스를 제공한다(그림 11-5).

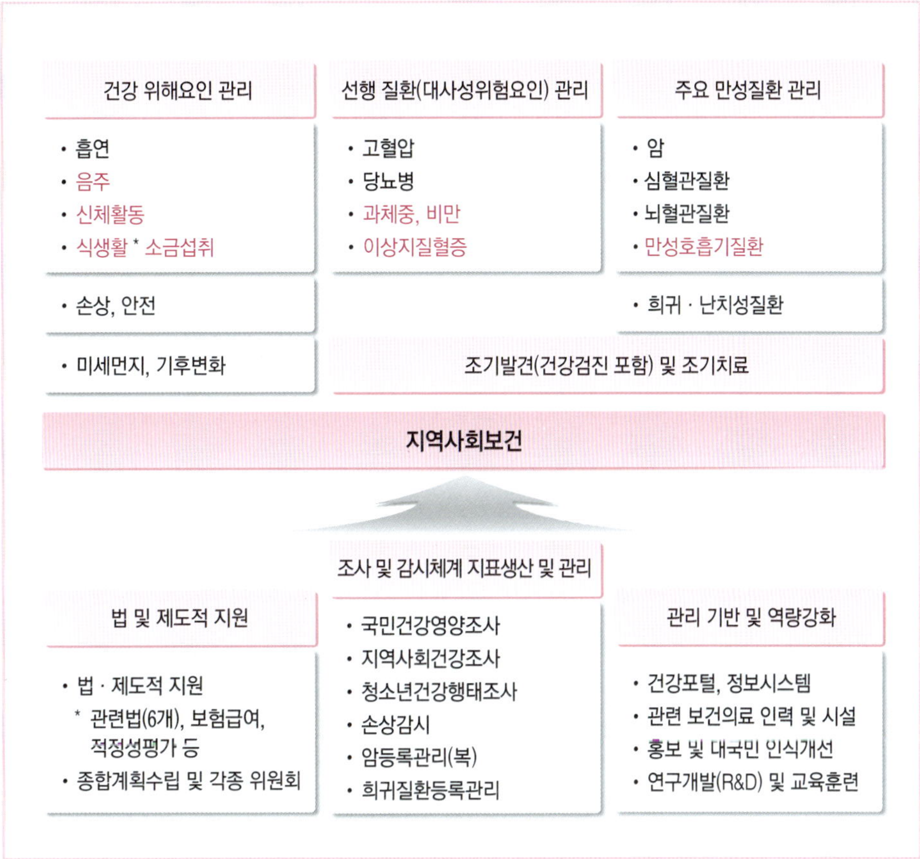
건강 위해요인 관리
선행 질환(대사성위험요인) 관리
주요 만성질환 관리
• 흡연
• 음주
• 신체활동
• 식생활 * 소금섭취
• 고혈압
• 당뇨병
• 과체중, 비만
• 이상지질혈증
• 암
• 심혈관질환
• 뇌혈관질환
• 만성호흡기질환
• 손상, 안전
• 희귀 · 난치성질환
• 미세먼지, 기후변화
조기발견(건강검진 포함) 및 조기치료
지역사회보건
조사 및 감시체계 지표생산 및 관리
법 및 제도적 지원
• 법 · 제도적 지원
* 관련법(6개), 보험급여, 적정성평가 등
• 종합계획수립 및 각종 위원회
• 국민건강영양조사
• 지역사회건강조사
• 청소년건강행태조사
• 손상감시
• 암등록관리(복)
• 희귀질환등록관리
관리 기반 및 역량강화
• 건강포털, 정보시스템
• 관련 보건의료 인력 및 시설
• 홍보 및 대국민 인식개선
• 연구개발(R&D) 및 교육훈련

그림 11-5 우리나라의 만성질환관리 구조

* 붉은색 표시는 새롭게 추진하거나 강화되어야 할 영역

출처: 질병관리청(2021). 우리나라 만성질환의 발생과 관리 현황. 주간 건강과 질병, 14(4).

7. 만성질환관리를 위한 접근

만성질환관리의 목표는 질병을 예방하고 질병으로 인한 기능장애를 지연시킴으로써 건강수명 및 삶의 질을 향상시키는 데 있다.

만성질환관리는 질병예방의 측면과 건강증진의 측면에서 살펴볼 수 있다.

1) 질병예방

1차 예방은 질병이 발병하기 이전에 원인에 노출되는 것을 방지함으로써 질병발생을 예방하는 것이다. 1차 예방법에는 질병의 위험인자에 대한 교육과 홍보가 있다. 그러나 대부분의 만성질환은 원인이 명확히 규명되어 있지 않으며, 여러 가지 요인에 의해 복합적으로 나타나므로 1차 예방은 쉽지 않다. 따라서 질병발생을 조기에 발견하고 신속히 치료하는 2차 예방이 더욱 중요하다고 할 수 있다.

1차 예방 교육은 건강인과 고위험군에 대한 교육으로 구분한다. 건강인을 대상으로 한 교육은 대중매체, 보건소, 학교보건수업 등을 이용하여 건강증진을 실천하는 것이다. 고위험군을 대상으로 한 교육에는 당뇨병, 관절염 환자를 대상으로 한 자가간호교육, 금주교실, 흡연교실 등이 해당된다.

2차 예방은 질병에 이환되었으나 증상이 나타나기 이전에 조기진단 및 치료를 통해 유병률을 줄이는 것이다. 2차 예방으로는 건강검진, 국가암검진사업 등이 실시되고 있다. 2010년부터는 정부차원에서 주요 만성질환의 고혈압, 과체중, 비만, 당뇨병 등의 건강문제를 가진 대상자를 조기검진을 통해 지속적으로 교육 · 치료하여 만성질환을 체계적으로 관리하고 있다.

3차 예방은 만성질환에 의한 합병증과 기능장애를 최소화하기 위하여 재활치료로 기능을 회복시키고 완전불능이나 사망으로의 진행을 방지하는 것이다. 이를 위해 지역사회 내에서의 지속적인 재활사업이 전개되어야 한다.

2) 건강증진

최근 식습관, 운동부족, 스트레스, 흡연, 음주 등의 생활양식이 만성질환의 위험인자로 지목되면서 건강생활 실천을 통한 건강증진에 관심이 증대되고 있다. 따라서 지역사회 내에서의 건강증진프로그램을 개발하고 지속적인 참여를 유도함으로써 국민의 건강수준을 향상시키기 위한 지역사회간호사의 역할이 더욱 중요하다.

제3절 | 방문건강관리사업

1. 방문건강관리사업의 개요

1) 사업의 정의

사회구조의 변화와 더불어 개인의 건강문제는 더 이상 가정 내에서 책임지는 문제가 아닌 사회가 함께 책임을 같이 해야 하는 국가적 문제가 되었다. 이러한 취지로 보건복지부는 가족, 집단과 지역사회를 대상으로 방문건강관리사업을 수행하고 있다.

방문건강관리사업은 보건기관의 전문인력이 지역사회주민의 가정과 시설을 방문하거나 보건소 내 지역사회 제반 시설 등을 이용해 건강문제를 가진 가구원을 발견하여 건강증진, 질병예방 및 관리, 만성질환자 관리에 필요한 보건의료서비스를 직접 제공하거나 의뢰 · 연계함으로써 가족과 지역사회주민의 자가 관리능력을 개선하여 건강수준을 향상시켜 주는 포괄적 사업이다.

방문건강관리사업은 「지역보건법」 제11조 5항의 '여성 노인 장애인 등 보건의료 취약계층의 건강유지 · 증진'과 '가정 및 사회복지시설 등을 방문하여 행하는 보건의료사업'의 보건소 기능 및 업무에 근거하여 추진하고 있다.

> 「지역보건법」 제11조(보건소의 기능 및 업무)
>
> ① 보건소는 해당 지방자치단체의 관할 구역에서 다음 각 호의 기능 및 업무를 수행한다.
>
> 5. 지역주민의 건강증진 및 질병예방 · 관리를 위한 다음 각 목의 지역보건의료서비스의 제공
>
> 라. 여성 · 노인 · 장애인 등 보건의료 취약계층의 건강유지 · 증진
>
> 사. 가정 및 사회복지시설 등을 방문하여 행하는 보건의료 및 건강관리사업

2) 사업의 추진경과

방문보건사업은 1990년 저소득층의 급 · 만성질환자에게 빠른 회복과 자립 및 자활 의욕을 고취시키고자 일부 지방자치단체에서 보건소를 통하여 방문보건사업이 부분적으로 실시되었다. 이후 1995년 지역보건법에 보건소 방문보건사업 법적 근거를 마련하고, 2003~2004년 대도시 방문보건사업 시범 이후 2007년 취약계층의 건강 수명 연장과 건강 형평성 확보를 목적으로 맞춤형 방문건강관리사업이 실시되었다. 2013년부터는 포괄적 통합서비스를 제공하고자 지역사회통합건강증진사업의 틀 안에서 방문건강관리사업이 운영되고 있다. 2020년부터는 24개 보건소에서 시공간적 제약 없이 의사, 간호사 간 의사소통을 강화해 방

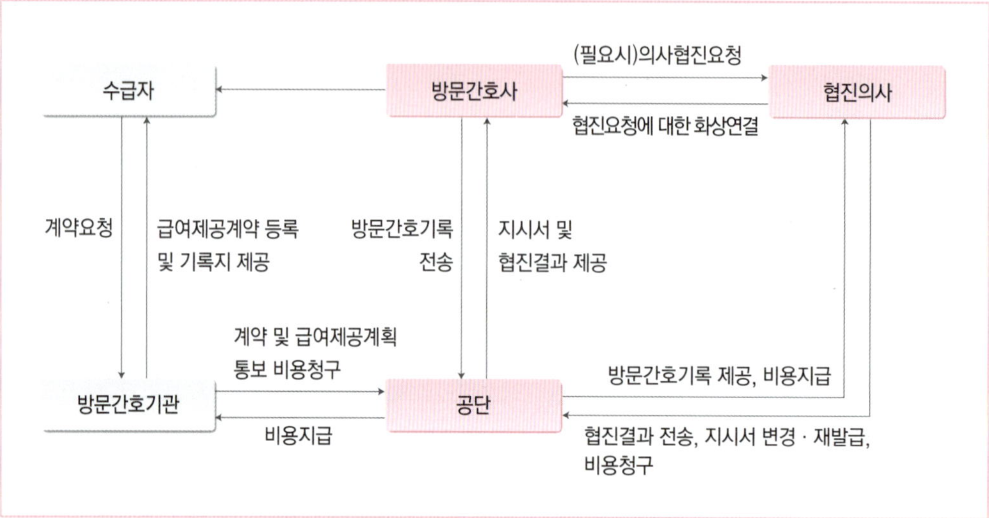

그림 11-6 CT방문간호시스템 구축 시범 사업

출처: 국민건강보험공단(2019). 'ICT방문간호시스템 구축 사업' 제안서.

문간호 서비스에 대한 수급자 만족도를 향상하고자 AI · IoT기반 어르신 건강관리 시범사업이 실시되고 있다(그림 11-6).

2. 방문건강관리사업의 내용

1) 사업의 목적

방문건강관리사업은 보건소에 내소하여 건강관리서비스를 받기 어려운 지역주민을 대상으로 직접 가정 등을 방문하여 제공하는 건강관리서비스로써, 지역주민의 자가건강관리능력 향상 및 허약예방 등을 통한 건강수준 향상에 그 목적을 두고 있다.

서비스 내용은 건강수준의 향상을 위해 잘못된 건강습관을 바로잡고, 건강증진 및 만성질환 예방에 도움을 주는 건강행태의 개선이다. 서비스 인력은 포괄적 건강관리로서, 의료 또는 비의료적 건강관리서비스를 제공할 수 있는 간호사 등 보건 · 의료인이 제공한다.

2) 사업의 목표

방문건강관리사업의 목표는 금연, 절주, 식생활, 신체활동 등 건강행태개선, 고혈압, 당뇨 등 만성질환 관리율 향상 및 합병증 예방, 노인의 허약(노쇠) 속도 지연에 있다. 이는 단순한 질병의 치료뿐만 아니라 대상자의 지속적 관리를 통해 질병을 예방하고 현재의 건강상태를 유지 · 증진하는 것에 초점을 두고 있다.

3) 사업 대상

방문건강관리사업의 대상은 건강관리서비스 이용 및 접근이 어려우면서, 건강관리가 필요한 지역사회 주민이다. 등록된 대상자를 방문하여 건강 관련 지도와 교육을 시행하고 합병증 예방을 위한 건강관리서비스를 제공하고 있다. 방문건강관리 서비스가 필요한 대상과 우선순위 고려 대상은 표 11-7과 같다.

표 11-7 방문관리 서비스 대상

구분	내용
방문건강관리 서비스가 필요한 대상	• 흡연, 잦은 음주, 불규칙적인 식생활, 신체활동 부족 등 건강행태개선이 필요한 자 • 고혈압, 당뇨, 비만 등 만성질환 위험군 또는 질환군 • 노인 중 허약(노쇠) 예방 및 관리가 필요한 자
우선순위 고려 대상	• (연령 기준) 만65세 이상 노인 • (경제적 기준) 기초생활보장수급자, 차상위 계층 등 • (사회적 특성) 독거노인, 다문화 가족, 한부모 가족, 조손가족, 북한이탈주민 등 • (건강 특성) 관리되지 않는 만성질환자 및 만성질환 위험군, 장애인, 재가암환자 등
제외기준	• 이미 질병 및 기능상태가 악화된 노인 장기요양등급 판정 등급자(1~5등급)는 제외(단, 인지지원 등급자는 포함)

* 다만, 지역사회 통합돌봄선도사업 지역에 한해 이용일시를 달리하는 경우 노인장기요양 등급자에 대해 서비스 제공이 가능함
* 서비스 제공 시 장기요양제도의 방문간호서비스와 동 시간대에 제공되지 않도록 조치하여야 함

출처: 보건복지부 · 한국건강증진개발원(2022). 지역사회 통합건강증진사업안내, 방문건강관리.

4) 서비스 제공과정

방문건강관리사업의 서비스 제공과정은 그림 11-7과 같다. 접수된 대상자의 가정에 방문하여 건강 상태 조사 후 대상자 건강 요구도를 파악하여 대상자 재방문 계획을 세우고 대상자의 건강 상태별로 보건 의료서비스를 직접 제공한다.

5) 세부사업 내용

방문건강관리사업은 크게 건강상태 스크리닝, 건강관리 서비스, 보건소 내 · 외 자원연계로 구분될 수 있다(표 11-8).

대상자군 확보

- 보건소 내 · 외 자원 연계를 통한 대상자군 확보
  - (내) 진료, 금연클리닉 등 건강증진사업, 의료비지원사업, 철분제 · 엽산제 지원 등 보건소 사업 대상 및 건강검진 결과연계 대상
  - (외) 지자체 사회복지서비스 관련 부서 및 읍면동 주민센터 등에서 의뢰받은 대상, 방문 현장 등에서 신규 확인된 대상 등
- 전화 확인을 통해 대상자와 방문일정 확정

↓

사전 건강상태 스크리닝 및 군분류

- 대상자 등록
  - 방문건강관리 대상자로의 등록 · 관리에 동의한 경우
- 사전 건강상태 스크리닝
  - 방문 전문인력은 신체계측 및 설문조사 등을 통해 대상자의 건강 위험요인 및 건강문제 파악
- 군분류
  - 집중관리군, 정기관리군, 자기역량지원군으로 분류

↓

건강관리 서비스 운영

- 군별 맞춤 건강관리 계획수립 및 적절한 건강관리서비스 추진

기본관리	사례별 관리
건강검진 결과 상담 건강 관련 스크리닝 계절별 건강관리	■ 생애주기별 • 영유아, 임산부, 성인, 노인 등 ■ 상황별 • 북한이탈주민, 다문화 가족, 암환자 및 재가장애인 등 ■ 질환 유무 • 건강행태위험군, 질환의심군, 질환군 등

- 보건소 내 · 외 자원연계를 통한 대상자 중심의 서비스 지원

↓

지속 및 퇴록 결정

- 대상군별 서비스 추진 후 재평가 등을 통해 추후관리 시행
- 대상자 재평가 후 서비스 군 지속 또는 재배치, 퇴록 등 결정

그림 11-7 방문건강관리사업 서비스 제공과정

출처: 보건복지부 · 한국건강증진개발원(2022). 지역사회 통합건강증진사업안내(방문건강관리).

(1) 건강상태 스크리닝

- **목적**: 신체계측 및 건강면접조사 등을 통한 대상자의 건강행태 및 건강위험 요인을 파악하고, 대상자 맞춤 건강관리서비스를 위한 계획수립의 기준 마련(대상자군 분류)과 대상자별 건강관리서비스 효과성 평가 및 개선사항을 도출하기 위함이다.
- **구성 및 내용**: 건강상태 스크리닝을 위해 생애주기별 건강면접조사표(표 11-9)와 대상별 특성에 따른 건강기초조사표(표 11-10)를 활용하고 건강상태 스크리닝 결과 및 업

표 11-8 방문건강관리사업 건강상태 스크리닝 도구의 구성

구분	항목	적용
생애주기별 건강면접조사표 (5종)	가. 임산부 대상 건강면접조사표	해당 연령에 따른 조사 수행
	나. 영유아 대상 건강면접조사표	
	다. 유아 및 어린이 대상 건강면접조사표	
	라. 청소년 대상 건강면접조사표	
	마. 성인 및 노인 대상 건강면접조사표	
대상 특성별 건강기초조사표 (5종)	바. 노인 대상 건강기초조사표(허약, 우울)	대상별 특성에 따른 건강기초조사 수행
	사. 북한이탈주민 대상 건강기초조사표	
	아. 재가암환자 대상 건강기초조사표	
	자. 재가장애인 대상 건강기초조사표	
	카. 구강관리 기초조사표	

표 11-9 생애주기별 건강면접조사표

구분	주요 내용	시행시기
가. 임산부 대상	• 임신부 대상 • 건강행태 및 건강위험요인 파악 • 산부 수유현황 • 산후 우울측정(산후 6개월 이내)	등록 시 1회
나. 영유아 대상	• 생후 18개월 이하 영유아 대상 • 주 양육자 현황 및 아동발달 현황 • 건강검진 및 예방접종 현황 등	초기 1회 작성 후 필요 시
다. 유아 및 어린이대상	• 생후 19개월~만 11세 이하 유아 및 어린이대상 • 주 양육자 현황 및 아동발달 현황 • 건강검진 및 예방접종 현황 • 건강행태 및 건강위험요인 파악	
라. 청소년 대상	• 만 12세~만 18세 이하 청소년 대상 • 구강검진 현황 • 건강행태 및 건강위험요인 파악	
마. 성인 및 노인 대상	• 만 19세 이상 성인 및 노인 대상 • 신장, 체중, 혈압, 혈당 등 측정 • 건강검진 및 만성질환 현황 • 건강행태 및 건강위험요인 파악	초기 1회 작성 후 필요 시 (단, 일부 문항 매년 조사)

표 11-10 대상별 특성에 따른 건강기초조사표

구분	주요 내용	시행시기
바. 노인 대상	• 만 65세 이상 노인대상 • 노인대상 허약정도 측정(보행평가 실시 등) • 노인 우울 등 정신건강	1년
사. 북한 이탈주민 대상	• 건강검진 및 예방접종 현황 • 감염병 및 여성 건강상태 • 우울증(PHQ-9) 등 정신건강	초기 1회
아. 재가 암환자 대상	• 만 19세 이상 성인이며, 암치료가 종료된 후 5년 미만인 자 • 암 치료 현황	초기 1회 작성 후 필요 시
자. 재가 장애인 대상	• 만 7세 이상 장애인 등록가구원 • 장애급수 기초정보 및 기본사정 • 변형 바델지수 측정	
카. 구강건강	• 18개월 이상 구강관리 필요자 • 치과위생사에 의한 조사필요 • 구강관리, 구강관찰 현황 등	

출처: 보건복지부 · 한국건강증진개발원(2022). 지역사회 통합건강증진사업안내(방문건강관리)

무내용을 지역보건의료정보시스템(Public Health Information System, PHIS)에 입력한다.

- **대상자군 분류:** 신체계측 및 건강면접조사 결과를 토대로 건강필요도에 따라 집중관리군, 정기관리군, 자기역량지원군으로 군으로 분류한다(표 11-11). 집중관리군은 건강위험요인 및 건강문제가 있고 증상조절이 안 되는 경우로 3개월 이내 8회 이상 방문을 권고한다. 정기관리군은 건강위험요인 및 건강문제가 있고 증상이 있으나 조절이 되는 경우로 3개월마다 1회 이상 방문을 권고한다. 그리고 자기역량지원군은 건강위험요인 및 건강문제가 있으나 증상이 없는 경우로 6개월마다 1회 이상 방문을 권고한다(Box 11-2).

(2) 건강관리서비스

건강관리 서비스 내용은 크게 기본 건강관리, 만성질환 예방 및 관리, 생애주기별 및 특성별 관리로 구분된다(표 11-12, 11-13).

- **목적:** 금연, 절주, 식생활, 신체활동 등 자가 건강관리 능력향상, 고혈압, 당뇨 등 만성질환 관리율 향상, 노인의 허약(노쇠) 속도 지연에 있다.

표 11-11 방문요구에 따른 군 분류 기준

<table>
<tr><th>군</th><th>대상자 특성</th><th>시행시기</th></tr>
<tr><td>집중
관리군
(3개월
이내
8회 이상
건강관리)</td><td>건강위험요인
및 건강문제가
있고 증상조절
이 안 되는 경우</td><td>■ 고혈압 기준
• 수축기압 140mmHg 이상 또는 이완기압 90mmHg 이상
• 수축기압 140mmHg 이상 또는 이완기압 90mmHg 이상이고, 흡연 · 고위험 음주 · 비만 · 신체활동 미실천 중 2개 이상의 건강행태 개선 필요
■ 당뇨 기준
• 당화혈색소 7.0% 이상 또는 공복혈당 126mg/dL 이상 또는 식후혈당 200mg/dL 이상
• 당화혈색소 7.0% 이상 또는 공복혈당 126mg/dL 이상 또는 식후혈당 200mg/dL 이상이고, 흡연 · 고위험 음주 · 비만 · 신체활동 미실천 중 2개 이상의 건강행태 개선 필요
■ 기타 질환
• 관절염, 뇌졸중, 암 등록자로 흡연 · 고위험 음주 · 비만 · 신체활동 미실천 중 2개 이상의 건강행태 개선 필요
■ 대상 특성별 관리사항
• 임부 또는 분만 8주 이내 산부, 출생 4주 이내 신생아, 영유아, 다문화가족
• 만 65세 이상 노인 중 허약판정점수가 4~12점인 자
• 북한 이탈주민으로 감염성질환이 1개 이상이거나, 흡연 · 고위험 음주 · 비만 · 신체활동 미실천 중 2개 이상의 건강행태 개선 필요
※ 암 대상자로 암 치료 종료 후 5년이 경과되지 아니한 경우</td></tr>
<tr><td>정기
관리군
(3개월
마다
1회 이상
관리)</td><td>건강위험요인
및 건강문제가
있고 증상이
있으나
조절이 되는
경우</td><td>■ 고혈압 기준
• 수축기압이 120~139mmHg 또는 이완기압이 80~89mmHg
• 수축기압이 120~139mmHg 또는 이완기압이 80~89mmHg이고, 흡연 · 고위험 음주 · 비만 · 신체활동 미실천 중 1개 이상의 건강행태 개선 필요
■ 당뇨 기준
• 공복혈당이 100~125mg/dL 또는 식후혈당이 140~199mg/dL
• 공복혈당이 100~125mg/dL 또는 식후혈당이 140~199mg/dL이고 흡연 · 고위험 음주 · 비만 · 신체활동 미실천 중 1개 이상의 건강행태 개선이 필요
■ 기타 질환
• 관절염, 뇌졸중, 암 등록자로흡연 · 고위험 음주 · 비만 · 신체활동 미실천 중 1개의 건강행태 개선 필요
■ 대상 특성별 관리사항
• 북한이탈주민으로 흡연 · 고위험 음주 · 비만 · 신체활동 미실천 중 1개 이상의 건강행태 개선 필요
※ 암 대상자로 암 치료 종료 후 5년이 경과되지 아니한 경우</td></tr>
</table>

표 11-11 방문요구에 따른 군 분류 기준(계속)

군	대상자 특성	시행시기
자기역량 지원군 (6개월 마다 1회 이상 관리)	건강위험요인 및 건강문제가 있으나 증상이 없는 경우	■ 고혈압 기준 • 수축기압이 120mmHg 미만이고, 이완기압이 80mmHg 미만 • 수축기압이 120mmHg 미만이고, 이완기압이 80mmHg 미만이고 흡연 · 고위험 음주 · 비만 · 신체활동 미실천 중 1개 이상의 건강행태 개선 필요 ■ 당뇨 기준 • 당화혈색소가 7.0% 미만 또는 공복혈당 100mg/dL 미만 또는 식후혈당 140mg/dL 미만 • 당화혈색소가 7.0% 미만 또는 공복혈당 100mg/dL 미만 또는 식후혈당 140mg/dL 미만 이고, 흡연 · 고위험 음주 · 비만 · 신체활동 미실천 중 1개 이상의 건강행태 개선 필요 ■ 기타 질환 • 질환은 없으나, 흡연 · 고위험 음주 · 비만 · 신체활동 미실천 중 1개 이상의 건강행태 개선 필요 ※ 기타 집중관리군과 정기관리군에 해당되지 않는 경우

출처: 보건복지부 · 한국건강증진개발원(2022). 지역사회 통합건강증진사업안내(방문건강관리).

Box 11-2 방문건강관리서비스 과정 예시

■ **사례 1**

- 5세 여자 독거어르신, 10년 전 고혈압 진단받고 병원진료 및 투약 중, 저체중, 혈압 150/90mmHg
- 건강면접조사 · 기초측정조사 및 건강상담 실시 → 건강위험요인(불규칙한 식사, 짠 음식, 영양부족 등) 및 건강문제(처방약 미복용으로 혈압조절 안 됨, 고위험 허약노인) 파악 건강관리계획 마련 → 건강관리서비스(고위험 허약 노인 집중관리군, 건강검진, 계절별 주요 건강관리 등) 제공 및 복지서비스 연계 → 평가 및 추후관리

■ **사례 2**

- 35세 한부모 가정(편모), 건강문제 없으나 생계를 위해 바쁘게 살다 보니 인스턴트 및 패스트푸드를 즐겨먹고 운동을 하지 못해 과체중, 식후 혈당 170mg/dL
- 건강위험요인(불균형 식이, 운동부족 등)과 건강문제(과체중, 당뇨 전 단계 등) 파악 → 건강관리계획 마련 → 건강관리서비스(정기관리군, 건강검진, 계절 주요건강관리 등) 제공 및 복지서비스(아동돌봄 지원 등) 연계 → 평가 및 추후관리

표 11-12 건강관리서비스 내용

<table>
<tr><th>구분</th><th>대상</th><th>내용</th></tr>
<tr><td>기본건강관리</td><td>• 모든 대상자</td><td>• 계절별 주요 건강관리사항 교육
• 개인별 생활습관 상담 및 교육
• 가족대상 교육
• 취약대상 발굴</td></tr>
<tr><td>만성질환 예방 및 관리</td><td>• 일반검진 및 생애전환기검진 결과 건강문제(질환의심, 유질환자)가 있는 대상자
• 건강위험요인 및 건강문제가 있는 등록관리 대상자
• 보건소 내 진료실, 만성질환관리팀 등 타부서로부터 의뢰된 만성질환자
• 지역사회 기관으로부터 의뢰된 만성질환자</td><td>• 건강위험요인 및 건강문제 현황 파악
• 건강검진 결과상담
• 만성질환자의 생활습관 상담 및 교육
• 복용 약물에 대한 점검 및 상담
• 가족대상 교육
• 재가암환자의 건강생활 정보제공 및 지역 연계</td></tr>
<tr><td rowspan="4">생애주기별 및 특성별 관리</td><td>• 만 65세 이상 어르신</td><td>• 허약 예방 및 관리</td></tr>
<tr><td>• 임산부 · 신생아 및 영유아</td><td>• 잠재적 건강문제 조기 발견, 건강관리</td></tr>
<tr><td>• 다문화가족 및 북한이탈주민</td><td>• 건강위험요인 및 건강문제 관리</td></tr>
<tr><td>• 장애인</td><td>• 장애 조기발견, 2차 장애예방 및 재활치료</td></tr>
</table>

출처: 보건복지부 · 한국건강증진개발원(2022). 지역사회 통합건강증진사업안내, 방문건강관리.

표 11-13 계절별 주요 방문건강관리 서비스 내용

<table>
<tr><th>월</th><th>주요 내용</th><th>비고</th></tr>
<tr><td>1~2월</td><td>• 겨울철 한파 대비 건강관리
• 건강검진 안내 및 결과상담</td><td rowspan="5">폭염 및 한파, 재난 시
미리 확보한 주요 건강관리대상자에게 우선 전화를 통해 상태 확인 후 필요시 방문</td></tr>
<tr><td>3~5월</td><td>• 환절기 황사 및 미세먼지 대비 건강관리
• 재난 대비 건강관리</td></tr>
<tr><td>6~8월</td><td>• 식중독 예방관련 건강관리
• 여름철 폭염, 호우 대비 건강관리</td></tr>
<tr><td>9~10월</td><td>• 환절기 황사 및 미세먼지 대비 건강관리
• 재난 대비 건강관리
• 인플루엔자 예방접종 등 안내</td></tr>
<tr><td>11~12월</td><td>• 겨울철 한파 대비 건강관리</td></tr>
</table>

출처: 보건복지부 · 한국건강증진개발원(2022). 지역사회 통합건강증진사업안내, 방문건강관리.

(3) 보건소 내 · 외 연계 서비스

- **목적**: 방문건강관리서비스 대상자에게 필요한 보건소 내 및 지역사회 내(보건소 외) 자원연계를 통하여 효과적 · 효율적(중복방지)인 건강관리 실현에 있다.
- **보건소 내 연계 서비스**: 진료, 금연클리닉 등 건강증진사업, 의료비 지원사업, 철분제 · 엽산제 지원 등 보건소 사업 대상 및 건강검진 결과연계 대상, 지역정신보건센터, 치매안심센터 등이 있다.
- **보건소 외 연계 서비스**: 읍면동 찾아가는 보건복지 서비스, 시군구 희망복지지원단 통합사례관리, 의료급여 사례관리사업, 노인장기요양보험(장기요양 등급 외 판정자), 광역정신보건센터, 중독관리통합지원센터, 보건의료전문기관, 무료 수술 및 의료비 지원 등이 있다.

제4절 | 재활간호사업

1. 재활간호의 개념

1) 재활의 정의

재활(rehabilitation)의 어원은 라틴어 'habilitare'로, '할 수 있다(to make able)'는 의미를 가진다. 즉, 기능 장애의 상태(disability)를 할 수 있는 상태(ability)로 다시 활성화시키는 과정으로 '건강의 재통합'을 의미한다. 따라서 재활은 장애 또는 기능적 제한상태를 건강하거나 정상적인 삶으로 회복시키는 과정이다. WHO에서는 '환경과 상호작용하는 건강문제가 있는 개인의 기능을 최적화하고 장애를 줄이기 위해 고안된 일련의 개입'이라고 정의하고 있다. 이러한 건강문제는 급·만성질환, 장애, 부상은 물론 임신, 선천성 기형 또는 유전적 소인 등도 포함될 수 있다. 또한 좁은 의미의 재활은 일상생활이 가능하도록 자립을 돕고, 교육, 일, 가족 돌보기와 같은 의미 있는 삶의 역할에 참여할 수 있도록 하는 것이라 하였다(Box 11-3).

재활은 질병과 부상이 개인에 미치는 영향을 줄이는 데 도움이 되는 동시에 입원 감소, 입원 기간 단축 및 재입원 방지를 통해 의료 시스템에 대한 장기 의존도를 낮출 수 있다(그림 11-8). 조기에 지속적인 재활은 합병증을 줄이고 기능을 최적화하여 장애를 줄이고 회복과정에서 개인, 가족 및 지역사회를 지원할 수 있는 중요한 역할을 한다. 재활이 성공적으로 이루어지기 위해서는 환자의 회복 잠재력, 환자의 참여 의지, 가족 및 사회적지지, 협동적인 팀접근, 재활시기가 중요하다.

Box 11-3 재활의 몇 가지 예

- 뇌 손상 후 말하기, 언어 및 의사소통을 향상시키는 운동
- 고령자의 집안환경을 수정하여 가정에서 안전과 독립성 향상 및 낙상 위험 감소
- 심장질환자의 건강한 삶을 위한 운동 훈련 및 교육
- 다리 절단 후 의수를 사용하도록 개인에게 제작, 장착 및 교육
- 화상 수술 후 피부 치유, 부종 감소, 움직임 회복을 돕기 위한 자세와 부목을 대는 기법
- 뇌성마비 아동의 근육 경직을 감소시키는 약 처방
- 우울증이 있는 사람을 위한 심리적 지원
- 시력 손실이 있는 사람을 위한 지팡이 사용 훈련

출처: WHO(2021. 11.).

부상, 수술, 질병 또는 질병 이후 또는 나이가 들어감에 따라 기능이 저하되어 누구나 인생의 어느 시점에서 재활이 필요할 수 있다. 만성질환과 고령 인구의 증가로 재활의 필요성은 전 세계적으로 증가하고 있다. 게다가 COVID-19 대유행 기간 동안 사회적 고립, 이동 제한 및 의료 시스템 혼란의 결과로 노인을 위한 재활의 필요성이 크게 증가하게 되었다.

19세기 이후 장애인에 대한 부정적 인식이 변하기 시작하고, 의학의 발전과 더불어 재활에 대한 관심이 커지기 시작하였다. 이후 제1, 2차 세계대전 등 전쟁을 겪으면서 부상자 치료 외에도 다시 사회에 적응할 수 있도록 돕는 재활의 필요성이 부각되어 재활간호 분야가 발전하게 되었다. 1978년 WHO의 알마아타(Alma-Ata) 선언에 따라 지역사회의 건강과 복지를 향상시키는데 중요한 지역사회 중심 재활(community based rehabilitation, CBR)이 최초로 시작되었다.

우리나라도 한국전쟁 이후 재활의 필요성이 강조되었고, 주로 외국인과 선교단체가 재활에 적극적으로 참여하여 국립재활원 및 절단자 센터 등의 건립 등 우리나라 재활간호를 발전시켰다. 1975년 UN의 「장애인 권리선언」과 1981년 '세계 장애인의 해' 선포, 1977년 「특수교육진흥법」의 제정 등으로 정부차원에서 장애인 복지 문제에 대한 관심의 폭이 넓어져 장애인 등록, 경제적 지원 정책, 장애인 의무 고용의 제도화 등 다양한 복지정책이 증가하였다. 이후 만성질환자와 고령자의 증가로 재활의 중요성이 점점 커짐에 따라 2017년 '재활의료기관 지정 운영 시범사업'을 시작으로 2019년 제1기, 2022년 제2기 재활의료기관 지정 계획을 발표하며 재활의료체계를 구축하고 있다.

지역사회 중심 복지서비스가 강화되고 디지털기술 플랫폼을 통한 지역사회 복지지원의 필요성이 증대됨에 따라 ICT, IoT, AI, 빅데이터, 클라우드, 로봇, 보조기기를 활용한 디지털 재활 서비스가 구축되고 있다. 재활의료서비스의 발전과 더불어 재활 팀 내 간호사의 역할이 강조되고 있다.

2) 재활간호의 정의

재활이 요구되는 환자는 신체 및 인지와 행동 문제의 범위가 넓어 다양하고 복잡한 간호가 요구된다. 미국재활간호협회(Association of Rehabilitation Nurses, 1988)에 따르면 재활간호란 기능장애와 변화된 생활양식 때문에 개인이나 인구집단에 발생하는 실제적이거나 잠재적 건강 문제에 대한 인간적 반응을 진단하고 치료하는 것이라 하였다. 즉, 다양한 장애를 가진 대상자에게 질적 삶을 누릴 수 있도록 돕는 과정이다.

재활간호사는 장애 및 만성 질환이 있는 사람들이 최적의 기능과 건강을 회복하고, 변화된 생활 방식에 적응하도록 돕는 데 핵심적인 역할을 하는 전문적 간호사이다. 재활간호사는 대상자와 가족이 그들의 삶을 함께 엮어나감으로서 지역사회에 복귀하여 사회의 생산적인 일원으로서 역할을 할 수 있도록 도와주는 중요한 수행을 하고 있다. 재활에 대한 요구도가 증가함에 따라 재활간호의 전문성을 높이기 위해 전문간호사(Advanced Practice Nurse, APN) 제도 도입에 대한 필요성이 제기되고 있다.

3) 재활간호의 목적

재활간호의 목적은 신체적 · 정신적 장애의 한계 내에서 모든 심신의 상태가 최고의 기능을 할 수 있도록 돕는 것으로 잠재적 기능을 극대화하여 자급자족의 성취감을 갖게 한다. 즉, 환자와 가족을 교육하고 상담하여 상황에 대한 이해의 폭을 넓혀 나가게 함으로써 수용할 만한 삶의 질을 성취하게 하고, 변화된 삶에 적응할 수 있게 하며, 최적의 안녕상태를 유지할 수 있도록 돕고, 가정과 지역사회에 복귀할 수 있도록 하는 것이 중요하다.

재활간호사의 역할은 직 · 간접간호제공, 기능유지와 합병증 예방, 치료 상황에서 교육과 실무기술 사용, 치료적 환경마련, 대상자와 가족의 교육과 대변자, 옹호자로서의 역할 등이다(표 11-14).

4) 재활간호의 대상자 유형

건강상태와 관련된 기능수행 및 장애는 1980년에 처음으로 WHO에 의해 ICIDH(International Classification of Impairment, Disability and Handicap)가 공인되며 장애의 보편적인 정의와 기준을 제시해 왔다. ICIDH는 장애의 개념을 단순히 기능적 · 구조적 손상(impairment), 활동이나 행동 패턴의 제약(disability), 사회적 불이익(handicap)으로 구분하였다(표 11-15).

2001년 WHO에서는 국제기능장애건강분류(International Classification of Functioning, Disability and Health, ICF)를 새롭게 발표하였다. 이는 과거 의학적이나 생물학적인 측면에서만 장애를 바라보던 것에서 사회적 · 물리적 환경요인이 결합된 새로운 장애개념

표 11-14 재활간호사

역할	직무	실무
• 직 · 간접간호 제공 • 기능유지와 합병증 예방 • 치료 상황에서 교육과 실무기술 사용 • 치료적 환경마련 • 대상자와 가족의 교육과 대변자 • 옹호자	• 신경인성 장 · 방관 관리 • 연하장애 관리 • 호흡재활간호 • 기동성 장애 관리 • 인지 재활 • 사회심리간호 • 직접간호 • 상담 및 교육, 조정, 행정 • 자기개발	• 질병과정 이해 • 호흡, 영양, 배설, 기동성, 피부, 자가 간호 • 언어, 감각, 성기능, 통증, 안전, 정서, 퇴원관리

출처: 소희영 외(2009). DACUM기법을 이용한 재활간호사의 직무분석, 재활간호학회지.
강현숙 외(2002). 재활전문간호사 실무표준개발을 위한 기초 조사, 재활간호학회지.

표 11-15 ICF의 개요

구성요소	1부: 기능수행과 장애		2부: 배경요인	
	신체 기능과 구조	활동과 참여	환경요인	개인요인
영역	신체기능 신체구조	삶의 영역 (과제, 행위)	기능수행과 장애에 대한 외적 영향	기능수행과 장애에 대한 내적 영향
구성	신체 기능의 변화 (생리학적) 신체 구조의 변화 (해부학적)	표준 환경에서 과제를 실행하는 능력 현재 환경에서 과제를 실행하는 수행력	물리적·사회적·태도적 측면에서 촉진하거나 저해하는 영향력	개인의 태도에 대한 영향력
긍정적 측면	기능과 구조의 통합	활동, 참여	촉진요인	적용 안 됨
	기능수행			
부정적 측면	손상	활동 제한, 참여 제약	장해요인/저해요인	적용 안 됨
	장애			

출처: WHO(2001), 국제기능장애건강분류(ICF)

을 도입하고, 건강과 관련된 광범위한 정보를 구분하는 틀이다. ICF의 구성요소는 손상(impairment), 장애(disability)라는 용어 대신 긍정적 측면들도 설명될 수 있도록 신체 기능과 구조, 활동과 참여의 두 가지 기본 목록에서 분류 범위를 확장하였다. 기능수행은 모든 신체 기능, 활동 및 참여를 포함하는 상위 용어이고, 이와 유사하게 장애는 손상, 활동 제한 및 참여 제약에 대한 상위 용어로 사용된다. 즉, 기본적으로 장애를 구성하는 것은 신체기능의 손상, 활동의 제한, 참여의 제약 등 기능과 장애에 있어서 포착되는 부정적 측면이라 할 것이다. 또한 ICF는 장애가 개인의 기능과 장애 부분에서 단독으로 결정되지 않기에 상호작용하는 환경 요소도 제시하고 있다(Box 11-4).

Box 11-4 ICF 용어의 정의

건강의 맥락에서 신체 기능은 신체 계통의 생리적 기능이다(심리적 기능 포함).
신체 구조는 기관, 팔다리 및 그 구성 요소들과 같은 신체의 해부학적 부위이다.
손상은 현저한 변형이나 손실에 의한 신체 기능 또는 구조에서의 문제이다.
활동은 개인이 과제나 행위를 실행하는 것이다.
참여는 생활의 상황에 관여하는 것이다.
활동 제한은 개인이 활동을 실행하는 동안 겪을 수 있는 어려움이다.
참여 제약은 개인이 생활의 상황에 관여하는 동안 경험할 수 있는 문제이다.
환경요인은 사람들이 생활하고 삶을 수행하는 데 있어 물리적·사회적·태도적 환경을 구성하는 것이다.

출처: WHO(2001), 국제기능장애건강분류(ICF).

우리나라는「장애인복지법」제2조에 '장애인이란 신체적 · 정신적 장애로 오랫동안 일상생활이나 사회생활에서 상당한 제약을 받는 자'로 규정하고 있다. 시행령에서 규정하고 있는 구체적 장애유형과 기준은 다음과 같다(표 11-16).

표 11-16 장애인의 종류 및 기준

종류		기준
신체적 장애	지체 장애인	• 한 팔, 한 다리 또는 몸통의 기능에 영속적인 장애가 있는 사람 • 한 손의 엄지손가락을 지골관절 이상의 부위에서 잃은 사람 또는 한 손의 둘째손가락을 포함한 두 개 이상의 손가락을 모두 제1지골관절 이상의 부위에서 잃은 사람 • 한 다리를 가로발목뼈관절(lisfranc joint) 이상의 부위에서 잃은 사람 • 두 발의 발가락을 모두 잃은 사람 • 한 손의 엄지손가락 기능을 잃은 사람 또는 한 손의 둘째손가락을 포함한 손가락 두 개 이상의 기능을 잃은 사람 • 왜소증으로 키가 심하게 작거나 척추에 현저한 변형 또는 기형이 있는 사람 • 지체에 위 각 목의 어느 하나에 해당하는 장애 정도 이상의 장애가 있다고 인정되는 사람
	뇌병변 장애인	• 뇌성마비, 외상성 뇌손상, 뇌졸중 등 뇌의 기질적 병변으로 인하여 발생한 신체적 장애로 보행이나 일상생활동작 등에 상당한 제약을 받는 사람
	시각 장애인	• 나쁜 눈의 시력(공인된 시력표에 따라 측정된 교정시력)이 0.02 이하인 사람 • 좋은 눈의 시력이 0.2 이하인 사람 • 두 눈의 시야가 각각 주시점에서 10도 이하로 남은 사람 • 두 눈의 시야 2분의 1 이상을 잃은 사람 • 두 눈의 중심 시야에서 20도 이내에 겹보임(복시)이 있는 사람
	청각 장애인	• 두 귀의 청력 손실이 각각 60dB 이상인 사람 • 한 귀의 청력 손실이 80dB 이상, 다른 귀의 청력 손실이 40dB 이상인 사람 • 두 귀에 들리는 보통 말소리의 명료도가 50% 이하인 사람 • 평형기능에 상당한 장애가 있는 사람
	언어 장애인	• 음성기능이나 언어기능에 영속적으로 상당한 장애가 있는 사람
	신장 장애인	• 신장의 기능장애로 인하여 혈액투석이나 복막투석을 지속적으로 받아야 하거나 신장기능의 영속적인 장애로 인하여 일상생활에 상당한 제약을 받는 사람
	심장 장애인	• 심장의 기능부전으로 인한 호흡곤란 등의 장애로 일상생활에 상당한 제약을 받는 사람
	호흡기 장애인	• 폐나 기관지 등 호흡기관의 만성적 기능부전으로 인한 호흡기능의 장애로 일상생활에 상당한 제약을 받는 사람
	간 장애인	• 간의 만성적 기능부전과 그에 따른 합병증 등으로 인한 간기능의 장애로 일상생활에 상당한 제약을 받는 사람
	안면 장애인	• 안면 부위의 변형이나 기형으로 사회생활에 상당한 제약을 받는 사람
	장루 · 요루 장애인	• 배변기능이나 배뇨기능의 장애로 인하여 장루 또는 요루를 시술하여 일상생활에 상당한 제약을 받는 사람
	뇌전증 장애인	• 뇌전증에 의한 뇌신경세포의 장애로 인하여 일상생활이나 사회생활에 상당한 제약을 받아 다른 사람의 도움이 필요한 사람

표 11-16 장애인의 종류 및 기준(계속)

종류		기준
정신적 장애	지적 장애인	• 정신 발육이 항구적으로 지체되어 지적 능력의 발달이 불충분하거나 불완전하고 자신의 일을 처리하는 것과 사회생활에 적응하는 것이 상당히 곤란한 사람
	자폐성 장애인	• 소아기 자폐증, 비전형적 자폐증에 따른 언어 · 신체표현 · 자기조절 · 사회적응기능 및 능력의 장애로 인하여 일상생활이나 사회생활에 상당한 제약을 받아 다른 사람의 도움이 필요한 사람
	정신 장애인	• 다음 각 목의 의 장애 질환에 따른 감정조절행동 사고 기능 및 능력의 장애로 일상생활이나 사회생활에 상당한 제약을 받아 다른 사람의 도움이 필요한 사람 가. 지속적인 양극성 정동장애, 조현병, 조현정동장애 및 재발성 우울장애 나. 지속적인 치료에도 호전되지 않는 강박장애, 뇌의 신경학적 손상으로 인한 기질성 정신장애, 투렛장애 및 기면증

출처: www.law.go.kr/법령/장애인복지법시행령

5) 우리나라 장애인구 현황

우리나라는 「장애인복지법」 제2조의 기준에 해당되는 「장애인이동법」 제32조에 의하여 시 · 군 · 구청장에게 등록을 하도록 되어 있다.

보건복지부는 매년 등록장애인의 추이 분석을 통해 장애인등록 현황 통계는 장애인의 특성과 장애 유형 간의 형평성 등을 종합적으로 검토하여 장애 인정기준 개선 등 장애인 정책 개선을 위한 기초자료로 활용하고 있다.

등록장애인의 수는 1990년도에는 24만 명 정도 1995년 37만 명, 2000년 102만 명, 2005년 178만 명, 2015년 249만 명, 2020년 263만 명, 2021년은 265만 명으로 전체 인구대비(5,164만 여명) 5.1%의 비율로 증가하였다.

등록장애인의 비율은 장애인 대상 서비스 확대, 장애인 등록제도에 대한 이해도 상승으로 2003년 이후 꾸준히 증가하였으나, 2010년부터는 약 5% 수준으로 유지되고 있다. 이는 우리 사회에서 장애인에 대한 배려, 차별 및 인식 등의 개선에 따른 효과로 성숙한 사회로 진입보한 것임을 알 수 있다.

연령별 등록장애인은 65세 이상 장애인 비율이 증가하는 추세이다. 2021년 한 해 동안 새로 등록한 장애인 8만 7,000명 중 65세 이상 노년층 비율은 55.1%로, 70대가 24.8%, 80대 이상이 19.5% 순으로 많았다.

장애유형별 등록장애인은 지체장애가 가장 많고 청각장애, 시각장애, 뇌병변장애 순으로 높다. 반면, 가장 낮은 유형은 안면장애, 심장장애, 뇌전증장애 순이었다.

2020년 기준, 우리나라의 건강상태에 따른 노인 및 장애인은 총 1,007만 명으로 노인 인구 875만 명, 장애인은 263만 명이다. 장애인 중 장애노인은 약 131만 명(장애인의 49.9%), 비노인 장애인은 132만 명(장애인의 50.1%)으로 추정된다(표 11-17).

표 11-17 연도별 등록장애인 수

구분 \ 연도	2015	2016	2017	2018	2019	2020	2021
계	2,490	2,511	2,546	2,586	2,618	2,633	2,645
지체장애	1,281	1,267	1,254	1,239	1,223	1,207	1,191
시각장애	253	252	253	253	253	252	252
청각, 언어	269	291	322	363	398	418	435
지적장애	190	195	201	207	213	217	222
뇌병변장애	251	251	253	253	252	250	248
자폐성장애	21	23	24	26	29	31	34
정신장애	99	100	101	102	103	104	104
신장장애	74	79	84	88	92	98	102
심장장애	6	6	6	5	5	5	5
호흡기장애	12	12	12	12	12	12	12
간장애	10	11	11	13	13	14	14
안면장애	3	3	3	3	3	3	3
장루, 요루장애	14	14	15	15	15	15	16
뇌전증장애	7	7	7	7	7	7	7

출처: 보건복지부(2022). 시 · 도 장애인등록현황 자료.

2. 우리나라 지역사회중심재활사업의 실제

1) 개요

지역사회중심재활사업은 1981년 WHO의 지역사회중심재활(community based rehabilitation, CBR) 정책으로 권장되어 현재 약 90개의 나라에서 시행하고 있다. 우리나라는 1984년 지역사회중심재활사업이 처음 소개된 이래 「지역보건법」 제11조 보건소의 기능 및 업무를 근거로 1993년 이후 보건소를 중심으로 장애인 자신과 그 가족 및 전 지역사회를 최대한 활용하여 재활촉진 및 사회참여 증진을 도모하고 있다(Box 11-5).

Box 11-5 WHO의 지역사회중심재활(CBR) 사업 연혁

- 1978: 알마아타 선언 "모두를 위한 건강(Health for all)"
- 1989: "Training in the community for people with disabilities" CBR 매뉴얼 출판, WHO
- 2004: CBR 공동보고서 "CBR Joint Position Paper" 작성
- 2006: UN 장애인권리협약(CRPD)에서 지역사회 개념 강조
- 2009: 1st CBR AP Congress 개최(방콕)
- 2010: CBR 뉴가이드라인 제시
- 2011: 2nd CBR AP Congress 개최(필리핀)
- 2012: 1st CBR World Congress 개최(인도)
  주제: The theme was using CBR as a means for implementing the Convention on the Rights of Persons with Disabilities.
- 2015: 3rd CBR AP Congress 개최(일본)
- 2016: 2nd CBR World Congress 개최(말레이시아)
  주제: Empowering and Enabling
- 2017. 1.: 국립재활원 WHO 재활분야 협력센터 지정
- 2017. 2.: Rehabilitation 2030 a call for action
- 2019: 4th CBID(Community Based Inclusive Development) AP Congress 개최(몽골)

출처: 보건복지부 · 한국건강증진개발원(2022). 지역사회 통합건강증진사업안내. 지역사회중심재활.

(1) 정의

지역사회중심재활사업은 지역사회의 인적 · 물적자원을 최대한 활용하여 주변 기관과의 연계 활동을 통하여 지역사회 장애인에게 총체적 재활서비스가 이루어지도록 하는 모든 방법을 포함하는 것이다(그림 11-8, 11-9).

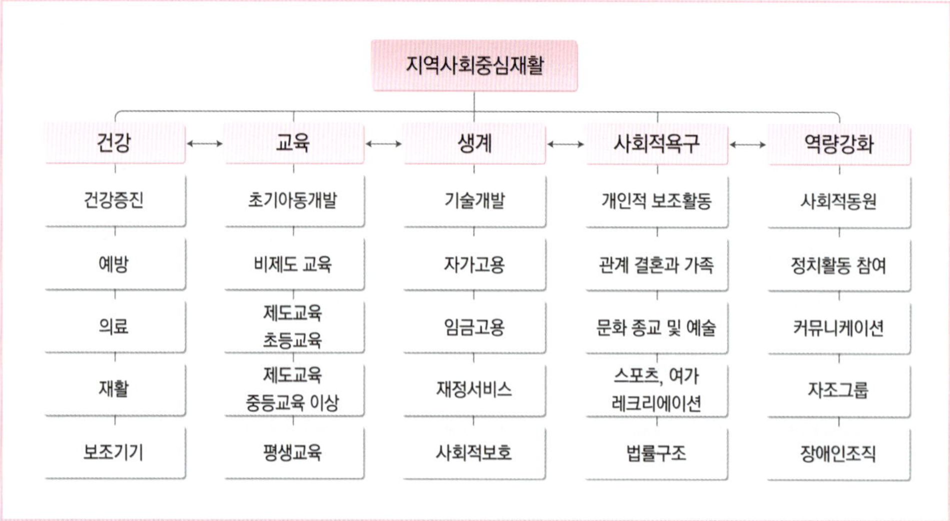

그림 11-8 WHO CBR Matrix

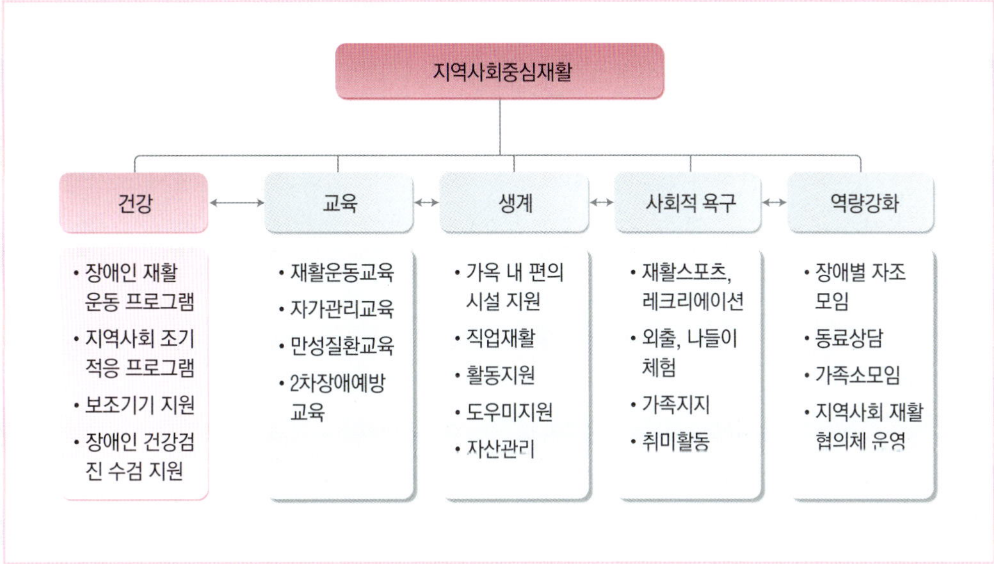

그림 11-9 CBR Matrix 보건소 활용

출처: 보건복지부 · 한국건강증진개발원(2022). 지역사회 통합건강증진사업안내, 지역사회중심재활.

(2) 목적

지역사회중심재활사업의 목적은 지역장애인의 건강상태 개선 및 자가 건강관리능력 향상과 의료 전달체계의 유지기 역할을 위한 장애인 대상 지역사회 인프라 구축에 있다.

(3) 목표

지역사회중심재활사업의 목표는 다음과 같다.

첫째, 지방자치단체의 사례관리 공공조직을 통한 대상자 발굴 및 의뢰, 맞춤형 장애인 보건의료 서비스 지원, 지역 내 보건의료-복지 서비스의 연계 지원으로 통합적 서비스를 제공하여 지역 장애인 중, 보건의료 미 충족 대상자에 대한 건강보건 행태를 개선한다.

둘째, 지역장애인보건의료센터와의 협력으로 대상자 발굴 및 인적 · 물적자원 연계와 맞춤형 보건의료-복지 서비스의 연계 지원으로 대상자의 사회참여 증진을 통해 재활 의료기관 등에서 의뢰되는 자에 대한 지역사회 내 사회복귀를 지원한다.

(3) 추진전략

지역사회중심재활사업의 추진전략은 장애인 건강문제를 총체적으로 파악하여 맞춤형 건강보건관리 서비스를 제공하고, 보건소 내 · 외 자원과의 연계 및 지역장애인보건의료센터의 조정 기능을 통해 지역장애인의 사회참여를 증진하는데 있다.

(4) 사업 기본 방향

지역사회중심재활사업의 기본 방향은 다음과 같다.

첫째, 지역사회 중심의 장애예방 및 조기발견, 재활치료, 장애인의 건강증진, 가족지지, 지속적 관리체계를 개발함으로써 장애를 최소화하고 일상생활에의 자립능력 증진시킨다.

둘째, 지역주민들의 재활의식 개선 및 관련기관 간 연계관계를 구축함으로써 지역사회 내 재활서비스 제공 역량을 강화한다.

셋째, 지역사회 여건에 맞는 재활사업의 전략 및 프로그램을 개발 · 시행 · 평가하여 지역유형별 사업모형을 보급 및 확산한다.

넷째, 지역사회의 자발적인 참여와 유기적인 연계를 위한 지역사회재활 협의체를 운영하여 다양한 자원을 통한 포괄적인 재활 서비스를 제공한다.

(5) 법적근거 및 정책

지역사회중심재활사업을 위한 법적근거는 「장애인 건강권 및 의료접근성 보장에 관한 법률」 제4조, 「장애인 차별금지 및 권리구제 등에 관한 법률」 제31조, 「지역보건법」 제11조, 「공공보건의료에 관한 법률」 제7조 이다.

「장애인 건강권 및 의료접근성 보장에 관한 법률」 제4조

제4조(국가와 지방자치단체의 책무)

① 국가와 지방자치단체는 장애인의 건강권을 존중하고 보호하며 실현할 의무를 갖는다.

② 국가와 지방자치단체는 장애인의 건강권 향상과 장애 유무, 장애 유형 및 정도, 모 · 부성권 보장, 성별 등의 특성에 따른 장애인과 비장애인 간 또는 장애인 간 건강수준의 격차 해소를 위하여 장애인 건강보건관리사업을 적극 시행하여야 한다.

③ 국가와 지방자치단체는 장애인이 기능과 건강을 회복할 수 있도록 장애인에게 적정한 진료 및 재활의료를 제공하여야 한다.

④ 국가와 지방자치단체는 장애인이 저소득, 낮은 교육수준, 의료 차별, 적정하지 못한 고용 · 노동 · 주거 환경, 사회적 지지 부족 및 성별 특성 등으로 건강을 위협받는 상황을 예방하기 위하여 필요한 대책을 수립 · 시행하여야 한다.

⑤ 국가와 지방자치단체는 장애인 건강보건관리사업에 대하여 장애인과 그 가족에게 적극 홍보하여야 하며, 국민이 장애인 건강권에 대하여 올바로 인식할 수 있도록 필요한 정책을 실시하여야 한다.

「장애인 차별금지 및 권리구제 등에 관한 법률」 제31조

제31조(건강권에서의 차별금지)

① 의료기관 등 및 의료인 등은 장애인에 대한 의료행위에 있어서 장애인을 제한 · 배제 · 분리 · 거부하여서는 아니 된다.

② 의료기관 등 및 의료인 등은 장애인의 의료행위와 의학연구 등에 있어 장애인의 성별, 장애의 유형 및 정도, 특성 등을 적극적으로 고려하여야 하며, 의료행위에 있어서는 장애인의 성별 등에 적합한 의료 정보 등의 필요한 사항을 장애인 등에게 제공하여야 한다.

③ 공공기관은 건강과 관련한 교육 과정을 시행함에 있어서 필요하다고 판단될 경우 장애인의 성별 등을 반영하는 내용을 포함하여야 한다.

④ 국가 및 지방자치단체는 선천적 · 후천적 장애 발생의 예방 및 치료 등을 위하여 필요한 시책을 추진하여야 하며, 보건 · 의료 시책의 결정과 집행과정에서 장애인의 성별 등을 고려하여야 한다.

「지역보건법」 제11조

제11조(보건소의 기능 및 업무)

① 보건소는 해당 지방자치단체의 관할 구역에서 다음 각 호의 기능 및 업무를 수행한다.

5. 지역주민의 건강증진 및 질병예방 · 관리를 위한 다음 각 목의 지역보건의료서비스의 제공

라. 여성 · 노인 · 장애인 등 보건의료 취약계층의 건강유지 · 증진

사. 가정 및 사회복지시설 등을 방문하여 행하는 보건의료사업

「공공보건의료에 관한 법률」 제7조

제7조(공공보건의료기관의 의무)

① 공공보건의료기관은 다음 각 호에 해당하는 보건의료를 우선적으로 제공하여야 한다.

1. 의료급여환자 등 취약계층에 대한 보건의료
2. 아동과 모성, 장애인, 정신질환, 응급진료 등 수익성이 낮아 공급이 부족한 보건의료
3. 재난 및 감염병 등 신속한 대응이 필요한 공공보건의료
4. 실병 예방과 건강 승진에 관련된 보건의료
5. 교육 · 훈련 및 인력 지원을 통한 지역적 균형을 확보하기 위한 보건의료
6. 그 밖에 「보건의료기본법」 제15조에 따른 보건의료발전계획에 따라 보건복지부장관이 정하는 보건의료

출처: 보건복지부 · 한국건강증진개발원(2022). 지역사회 통합건강증진사업안내. 지역사회중심재활.

지역사회중심재활사업의 관련 정책은 국정과제의 '장애인 소득 및 의료지원을 통한 자립생활 향상'과 제4차 국민건강증진종합계획(2016~2020)의 중점과제 중 '장애인 건강', 제5차 장애인정책종합계획(2018~2022)의 '장애인 건강수준 향상을 위한 기반 마련'에 있다(표 11-18).

(6) 연혁

지역사회중심재활사업은 1993년 서울특별시 및 경기고 지역 보건소 대상 '지역사회중심재활교육'을 시작으로 점차 CBR사업 운영보건소의 확대 및 '지역장애인보건의료센터'를 추가 지정하고 있다(표 11-19).

표 11-18 '국민건강증진종합계획 2030' 장애인 건강 목표치

지표명	2017	2023	2030
26-1. 국가단위 장애인 건강통계를 강화한다.			
장애인 건강 관련 국가통계 확대	0%	100.0%	100.0%
26-2. 장애인 건강검진 수검률을 제고시킨다.			
장애인 건강검진 수검률(만 20세 이상)	64.9%	66.1%	69.9%
성인남성 장애인 건강검진 수검률(만 20세 이상)	66.6%	68.1%	71.6%
성인여성 장애인 건강검진 수검률(만 20세 이상)	62.5%	64.0%	67.5%
중증장애인 구강검진 수검률(만 20세 이상)	54.0%	55.5%	59.0%
성인남성 중증장애인 건강검진 수검률	55.8%	57.3%	60,8%
성인여성 중증장애인 건강검진 수검률	51.2%	52.7%	56.2%
중증장애인 구강검진 수검률(만 20세 이상)	18.1%	19.6%	23.1%
장애친화 건강검진기관 지정 수	8	80	100
26-3. 장애인의 건강관리 실천율을 비장애인 수준으로 제고시킨다.			
장애인 현재흡연율(만 20세 이상)	18.3%	17.7%	16.3%
장애인 현재흡연자의 금연시도율(만 12세 이상)	22.8%	23.4%	24.8%
장애인 생활체육 실행률	23.8%	26.8%	33.8%
장애인 생활체육 실행률	23.8%	26.8%	33.8%
노인 일상생활수행능력(ADL) 장애율	46.5%	44,6%	42,5%
26-4. 장애인의 만성퇴행성 질환과 발병 위험요인을 관리한다.			
장애인 비만 유병률(만 20세 이상)	43.4%	43.1%	42.4%
장애인 고혈압 유병률(만 20세 이상)	44.9%	44.9%	44.9%
장애인 당뇨병 유병률(만 20세 이상)	21.4%	21.4%	21.4%
장애인 골다공증 유병률	13.8%	13.8%	13.8%
26-5. 장애인 정신건강 수준을 향상한다.			
장애인 우울증 유병률	12.1%	12.1%	12.1%
장애인 스트레스 인지율	58.1%	54.1%	48.1%
장애인 자살 시도율	1.4%	1.4%	1.4%
장애인 자살 사망률(인구 10만 명당)	92.5명	88.5명	82.5명

표 11-18 '국민건강증진종합계획 2030' 장애인 건강 목표치(계속)

지표명	2017	2023	2030
26-6. 장애인의 건강보건의료서비스 수혜율을 높인다.			
공공 어린이 재활병원/센터 비율	11.1%	100%	100%
장애인 미충족 의료 이용률	17.2%	17.2%	17.2%
장애인건강보건관리 서비스 수혜율	4.7%	4.9%	5.0%
26-7. 장애인의 의료비 부담률을 감소시킨다.			
보장구 건강보험 급여율	90%	90%	90%
장애인 의료비 본인부담률	0%	0%	0%
26-8. 장애인의 건강한 삶과 만족도를 증진시킨다.			
장애인 주관적 건강인지율	16.2%	17.0%	18.2%
장애인의 삶의 만족도	58.6%	60.2%	60.6%

출처: 보건복지부 · 한국건강증진개발원(2022). 지역사회 통합건강증진사업안내. 지역사회중심재활.

표 11-19 지역사회중심재활사업 연혁

연도	내용
1993	서울특별시 및 경기도 지역 보건소 대상 지역사회중심재활교육 실시
1995~1997	서울특별시 도봉구보건소, 경기도 남양주시 보건소 시범 실시
1998~1999	경기도 내 전체 보건소 시범실시
2000	거점보건소 16개소 선정 및 사업실시(국민건강증진기금 지원)
2004~2006	거점보건소 45개소 확대(2004년 20개소, 2005년 25개소, 2006년 45개소)
2008. 10.	방문건강관리사업으로 지역사회중심재활사업 일부 통합 운영
2011	거점보건소 60개소 확대
2014~2016	CBR사업 운영보건소 170개소 확대(2014년 113, 2015년 142, 2016년 170개소)
2017	CBR사업 운영보건소 254개소로 전국 확대(필수사업으로 지정)
2018	장애인 건강보건관리 전달체계 마련 및 지역장애인보건의료센터 3개소 지정(서울 남부, 경남, 대전)
2019	지역장애인보건의료센터 3개소 추가 지정(서울 북부, 강원, 전북) 및 CBR사업 인력 60명 충원(서울, 대전, 강원, 경남)
2020	지역장애인보건의료센터 4개소 추가 지정(부산, 인천, 경기, 제주) 및 CBR사업 인력 60명 충원(서울, 부산, 인천, 광주, 강원, 전북, 경상도, 제주)
2021	지역장애인보건의료센터 4개소 추가 지정(충북, 광주, 대구, 경북) 및 CBR사업 인력 28명 충원(부산, 경기, 경북, 서울, 강원, 충북)

출처: 보건복지부 · 한국건강증진개발원(2022). 지역사회 통합건강증진사업안내. 지역사회중심재활.

(7) 추진배경

장애인은 비장애인보다 취약한 건강상태로 많은 건강문제를 가지고 있으나 경제적 부담, 환경제약 등으로 의료서비스를 제한적으로 이용하고 있어, 장애로 인한 2차적 질환이나 장애를 예방하고 장애인의 의료이용 불평등을 해소하여 장애인의 삶의 질 향상을 도모할 필요가 있기 때문이다.

2) 사업 운영관리 체계

(1) 담당 인력 구성

지역사회중심재활사업의 인력은 '직제상 장애인건강보건관리팀 구성'이 원칙이며, 기본인력과 연계인력으로 구성하여 지역장애인보건의료센터 및 통합건강증진사업들과의 유기적인 협력체계를 유지하도록 한다. 직제상 팀 구성이 어려운 경우, '기능형' 장애인건강보건관리팀으로 구성하여 기본인력과 연계인력을 포함하여 총 5명 이상 구성하여 재활사업 운영에 필요한 인력을 확보한 후 필요시 활용한다. 기본인력은 재활사업 담당공무원 1명, 재활전담인력 1명 이상이고, 연계인력은 재활의학과 의사, 간호사, 물리치료사, 작업치료사, 사회복지사 등이 있다. 의사, 간호사, 치료사는 필수인력으로 구성을 권장하며, 운영점검 시 인력구성 기준사항에 포함되어 평가하도록 한다.

① 기본인력 구성 및 역할

가. 재활사업담당공무원

■ **담당업무 자격기준**

- 정규적으로 업무를 수행할 수 있는 공무원을 재활사업 담당자로 지정하고 담당자 교체를 최소화하여 사업의 지속성 유지

■ **담당업무**

- 재활사업 계획수립 및 관리
- 재활사업에 대한 교육 및 홍보
- 지역사회재활협의체 및 장애인 건강보건 사례관리 운영
- 재활전담요원에 대한 실무 조언 및 협조 등

■ **교육이수(필수)**

- 국립재활원 지역사회중심재활교육 과정이수

나. 재활전담인력

- 자격기준
- 간호사, 물리치료사, 작업치료사, 사회복지사 등 정규직(공무직, 시간선택임기제

등) 채용 원칙

■ 담당업무

- 등록장애인 관리체계에 따라 재활사업 대상자 선정 및 내소자 관리
- 대상자별 서비스 계획수립 및 서비스 제공, 추후관리
- 지역사회자원 의뢰 및 연계(연계병원 퇴원관리 상담활동 포함)
- 지역사회재활협의체 및 장애인 건강보건 사례관리 운영 지원 등

■ 교육이수(선택)

- 국립재활원 지역사회중심재활교육 과정이수

■ 일자리 사입으로 추가 배정된 재활전담인력은 신규 대상자에 내한 건강보건서비스(내소자 관리, 대상자별 서비스 계획수립 및 제공, 추후관리 등) 제공을 주요 업무로 함

② 연계인력

연계인력은 재활사업 관련하여 재활의학과 의사, 간호사, 물리치료사 또는 작업치료사, 영양사 또는 사회복지사 등 장애인건강보건관리팀을 구성하여 협력한다. 단, 보건소 내 재활의학과 전문의가 없다면 지역사회 일차의료의사나 병원급 이상에서 전문의 1인을 연계자원으로 확보하여 기능형 팀의 일원으로 한다(지역 외의 인력을 연계하여 구성할 수 있음).

재활의학과 전문의는 전담자의 요청에 따라 관리가 어려운 대상자에 대한 자문, 재활 평가, 관리계획 지시 및 팀원 교육 등을 수행한다. 팀원 중 1명은 내소 장애인 관리 담당으로 지정하고, 내소 담당자를 제외한 나머지 팀원은 전담자의 요청에 따라 재가 맞춤형 재활관리

제공하며 장애인건강보건관리팀 전체 주기적인 사례관리회의(서비스 계획 점검 등)를 진행한다.

(2) 지역사회재활협의체 구성 및 운영

① 목적

장애인의 재활과 사회복귀를 돕고자 조직된 민관협력 협의체로, 지역 보건의료-복지자원의 효율적 운영을 통한 통합적 서비스를 제공한다.

② 기능(업무총괄조정 또는 개별 사례관리를 위한 실무협의 기능)

장애인의 의학적으로 취약한 신체기능 향상을 기반으로 하되, 실제 일상생활에서의 적용과 당사자 주도의 사회참여를 지원하는 직무를 수행한다.

③ 역할

- 지역사회중심재활사업 운영방향 논의
- 지역사회 다양한 재활관련 자원 개발 및 발굴
- 지역자원 간 정보공유 등 상호연계 및 협력강화
- 각 자원 간 의사소통 채널을 다양화하고 서비스 중복 방지
- 장애인의 욕구에 맞추어 장애인 건강보건 사례관리를 통한 통합적 서비스 연계

④ 구성

지역사회 내 의료기관, 장애인복지관, 자활센터, 행정기관, 보조기기 센터, 교육기관, 장애인 단체, 지역의사회 등 관련기관의 기관장, 팀장, 담당자로 구성한다(표 11-20).

표 11-20 기관별 분류 및 역할

기관명	분류	역할
○○구 보건소	행정기관	재활협의체 회의 준비, 방문재활서비스, 사례기록지 관리
희망복지지원단	행정기관	찾아가는 동주민센터 운영, 사례당사자 연계
○○시립병원	의료기관	가정의학 전문의 제공, 재활서비스 제공, 퇴원환자 연계
건강보험공단 ○○지사	공공기관	사례 당사자 연계
○○재활병원	의료기관	재활협의체 자문, 재활전문의 진료, 퇴원환자 연계
○○장애인종합복지관	복지시설	사회복지 서비스 제공, 방문재활 사례 의뢰 등
○○주거시설	장애인주거시설	장애인 거주시설, 자원봉사 연계
○○사회적 협동조합	주민 자치단체	사회적 서비스 제공, 장애인 운동 프로그램 운영 등
대한작업치료사협회	치료사 협회	학문적 조언, 방문재활사례기록지 연구 사업 공동 진행 등
○○장애인부모회(참관)	장애인 당사자 단체	장애인 당사자 입장 전달 등

출처: 보건복지부 · 한국건강증진개발원(2022). 지역사회 통합건강증진사업안내, 지역사회중심재활.

(3) 지역자원과의 연계

① 지역장애인보건의료센터와의 연계

지역장애인보건의료센터와의 연계대상자는 재활욕구 및 보건의료 관련 복합적 요구가 있어 사례회의를 진행하였으나 자체적 노력으로 해결이 어려운 최중증 집중관리 대상자로 주된 장애로 집중치료가 필요하거나 기타 질병으로 긴급입원 및 검사 등 보건의료적 복합문제를 가진 자이다.

보건소는 지역장애인보건의료센터와 함께 최중증 집중관리대상자를 위한 사전 서비스 계획을 수립하며, 필요시 지역장애인보건의료센터는 문제해결을 위한 자원 연계 및 기술 지원한다.

세부사업은 보건소에서 장애인과 그 가족의 사례관리 요구도 사정 → 보건소에서 사례관리 대상 장애인의 의뢰 → 지역센터는 요구도 분석 결과에 따라 필요한 서비스 파악(의료문제, 건강보건관리, 교육 및 훈련 등) → 제공 프로그램별 팀회의를 통한 계획수립 → 대상자 관리진행 및 종료 여부 결정 → 결과회송 순이다.

② 자문 의료기관과의 연계

재활관련 대학이나 재활 병·의원을 자문기관으로 위촉하여 정기적인 자문을 수행하고 보건소 연계병원 자문의사를 지정한다. 자문내용은 보건소 재활사업의 방향 및 프로그램 수립에 대한 자문, CBR 관련 조사 연구사업 수행 자문, 개별 장애인의 평가 및 계획수립 자문(사례회의), 재활실무 교육이다.

③ 전국 보조기기센터와의 연계

지역사회재활협의체 구성 및 기능형 장애인건강보건관리팀으로 연계하여 팀접근 회의를 통해 대상자를 발굴·연계한다. 보조기기 서비스로 보조기기 개조·제작, 구매 전 체험, 보조기기 유지관리(점검, 수리, 세척)를 하고, 보조기기 교육(이동보조기기 안전교육, 보조기기 사용/훈련 교육)을 연계한다.

④ 지역 내 기타 기관과의 연계

다양하고 전문적인 지역자원을 확보하고, 지역사회재활협의체 구성을 의무화(필수사항)하여 정기적인 협력 회의를 개최한다.

- **행정기관**: 장애등록 및 장애인 복지관련 행정지원 의뢰
- **의료기관**: 전문 재활치료, 장애평가 및 재활훈련 의뢰
- **복지기관**: 사회재활프로그램, 후원 및 가정봉사 의뢰
- **교육기관**: 장애아동 조기발견, 장애아동 교육

⑤ 자원봉사자 연계

자원봉사자를 연계는 장애인과 자원봉사자를 연계하여 지속적인 재활훈련이 가능하도록 함으로써 재활효과를 높이고, 지역주민과 장애인이 서로 돕는 과정을 통하여 사회 통합을 촉진시키기 위함이다. 신체위생 및 재활훈련, 장애인 및 가족 정서지지, 가사 및 일상생활, 지역사회 참여활동 등을 지원한다.

(4) 멘토링제도 운영

① 목적

멘토링제도 운영의 목적은 멘토 보건소의 사업운영 및 우수사례 정보를 멘티 보건소와 공유하여 장애인 건강보건관리서비스의 질적 수준 제고와 지역사회중심재활사업 내실화에 있다.

② 운영

시도는 권역별 멘토 보건소를 매년 지정하여 국립재활원에 통보하고, 임기는 멘토보건소 지정 후 1년(연임 가능)이며 멘토 보건소 담당자가 교체되어 멘토 역할 수행이 어려운 경우 변경이 가능하다.

③ 선정기준

멘토 보건소의 선정기준은 우수기관 및 사업유공자 포상 등 사업 수행능력이 우수한 보건소, 지역사회재활협의체, 유관기관 등 협력체계가 우수한 보건소, 멘토 보건소 역할이 가능한 사업경력 1년 이상인 사업 담당자, 기타 멘토 보건소로 추천된 보건소이다.

④ 역할

멘토 보건소의 역할은 지역사회중심재활사업 운영 전반, 장애인 건강보건 사례관리 등 정보공유, 신규 보건소 및 담당자에 대한 상담 및 자문, 견학 프로그램 등 기획, 지역의 의견 수렴하여 중앙에 건의, 지역장애인보건의료센터, 권역재활병원 등 유관기관과의 협력 등이다.

3) 지역사회중심재활사업의 내용

(1) 계획수립

지역의료기관, 장애인당사자, 장애인복지관, 자활센터, 행정기관, 보조기기 센터, 교육기관, 장애인 단체, 지역의사회 등 유관기관과 지역사회재활협의체(회)를 구성하여 기본계획 수립 시 참여한다.

- 지역사회중심재활사업의 중 · 장기 목표와 구체적인 단기목표를 수립하여 사업운영
- 재가장애인의 건강관리 및 보건의료 서비스를 중점으로 추진하되, CBR의 개념이 적용되도록 지역사회 내 관련 기관과의 연계를 통한 통합 서비스 제공
- 지역사회의 장애인에 대한 문제해결 능력 향상 프로그램 개발

- 사업의 목표에 부합하는 실현 가능한 세부 프로그램 수립
- 프로그램별로 평가지표와 효과 설정

(2) 사업대상자

장애인 건강보건관리사업 대상자는 법적 등록 장애인 및 예비 장애인이며, 지역사회 장애인(예비장애인 포함) 중 5%를 장애인 건강관리사업 대상자(집중관리군, 정기관리군, 자기역량지원군)로 확보한다.

① 대상자군 분류 기준

장애인 대상 측정도구 평가를 입력하고 세부기준에 따라 군 분류를 하되, 담당인력의 종합적인 판단에 의해 필요시 군 분류의 조정이 가능하다(표 11-21).

표 11-21 대상자군 분류 기준

구분	집중관리군	정기관리군	자기역량지원군
대상 기준	• 정기적 건강관리 및 방문재활 서비스가 필요한 장애인	• 정기적 건강관리가 필요한 장애인	• 건강 및 복지정보 서비스 제공이 필요한 장애인
등록 기준	• 기능평가(MBI) 49점 이하 또는 삶의질(EQ-5D) 0.660점 미만	• 기능평가(MBI) 50~74점 또는 삶의질(EQ-5D) 0.660점 이상	• 기능평가(MBI) 75점 이상
퇴록 기준	• 재평가를 통해 재활목표달성자는 재평가를 통해 재활목표달성자는 정기관리군으로 전환	• 재평가를 통해 재활목표달성자는 정기관리군으로 전환 • 서비스 미제공기간 총 2년 초과 시 • 전출, 사망, 말소, 주거불명 시	• 프로그램 종료 시 • 전출, 사망, 말소, 주거불명 시
서비스 제공	• 정기적	• 정기적	• 정기적
평가 횟수	• 연 2회	• 연 2회	• 연 2회
재활기록지	• 재활기록지 I, II	• 재활기록지 I, II	• 재활기록지 I, II

출처: 보건복지부 · 한국건강증진개발원(2022). 지역사회 통합건강증진사업안내, 지역사회중심재활.

② 대상자군별 서비스 내용(표 11-22)

표 11-22 대상자군별 서비스 분류

	서비스 구분	군 분류		세부 프로그램(예시)
		집중관리군 정기관리군	자기역량지원군	
1	건강관리 서비스	필수	선택	• 배뇨 · 배변관리 • 욕창 · 피부관리 • 영양관리 • 구강관리 • 통증관리 • 연하관리 • 호흡관리 • 만성질환관리 • 기타
2	재활훈련 서비스	필수	선택	• 재활운동교육 • 일상생활동작훈련 • 관절구축예방교육 • 2차장애예방교육 • 생활안전교육 • 기타
3	사회참여 서비스	선택	선택	• 외출/나들이/체험 • 동료상담/자조모임 • 스포츠/레크레이션 • 가족소모임 • 기타
4	지원연계 서비스	필수	선택	• 통합건강증진사업 내 연계 • 지역장애인보건의료센터와 연계 • 의료기관과 연계(지역장애인보건의료센터 외) • 장애인복지관과 연계 • 자활센터와 연계 • 장애인단체와 연계 • 행정기관과 연계 • 교육기관과의 연계 • 자원봉사자(활동보조)와 연계 • 장애인 운전 지원 • 가옥 내 편의시설 지원 • 보조기기센터와 연계 • 건강검진 지원 • 기타
5	자기역량 서비스	선택	필수	• 자가 건강운동, 복지정보 가이드북 및 리플릿 제공 • 기타
6	지역사회 조기적응 프로그램	필수	필수	• 프로그램 소개 • 나를 이해하기 • 일상생활 동작관리 • 보조기기 이해 및 활용 • 건강관리 운동 • 투약 · 영양 · 삼킴장애 관리 • 우리 지역자원 활용하기 • 마무리

출처: 보건복지부 · 한국건강증진개발원(2022). 지역사회 통합건강증진사업안내. 지역사회중심재활.

(3) 장애인 건강보건관리 제공 과정(그림 11-10~11-12)

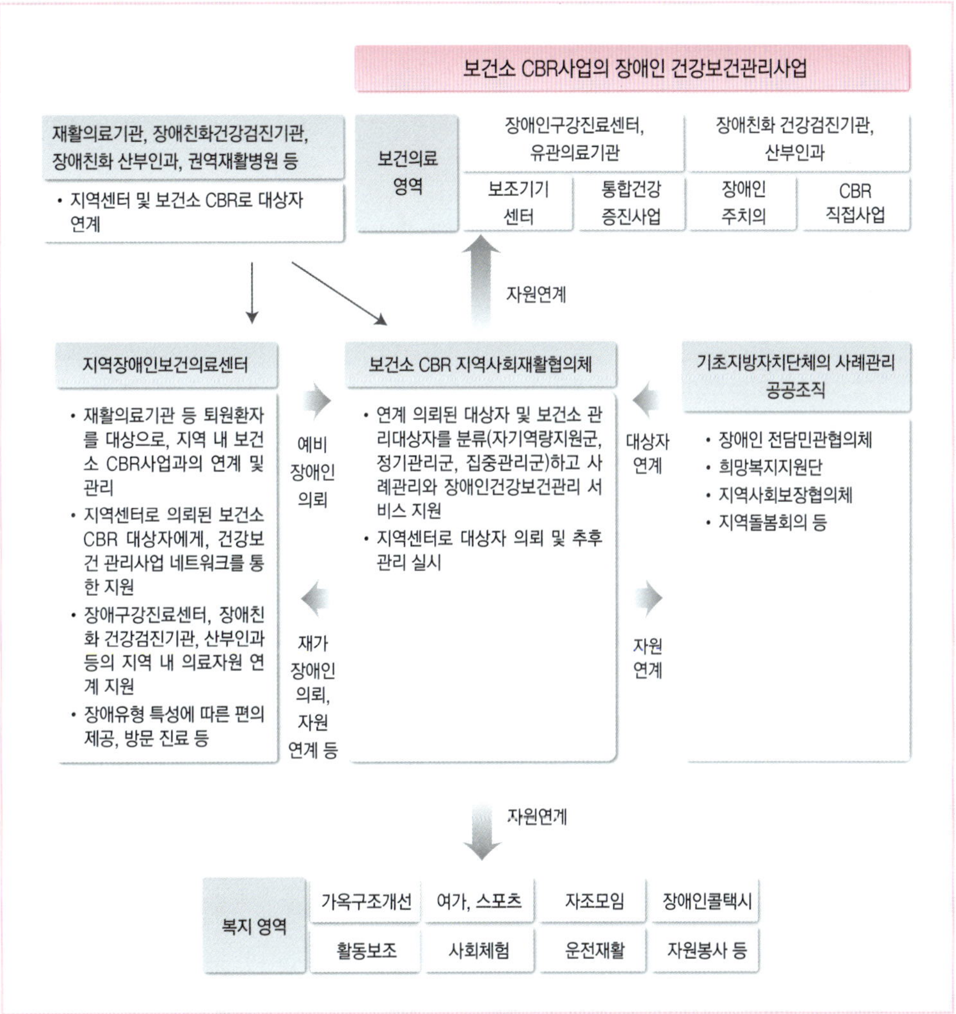

그림 11-10 보건소 지역사회중심재활사업의 장애인 건강보건관리 과정

출처: 보건복지부 · 한국건강증진개발원(2022). 지역사회 통합건강증진사업안내, 지역사회중심재활.

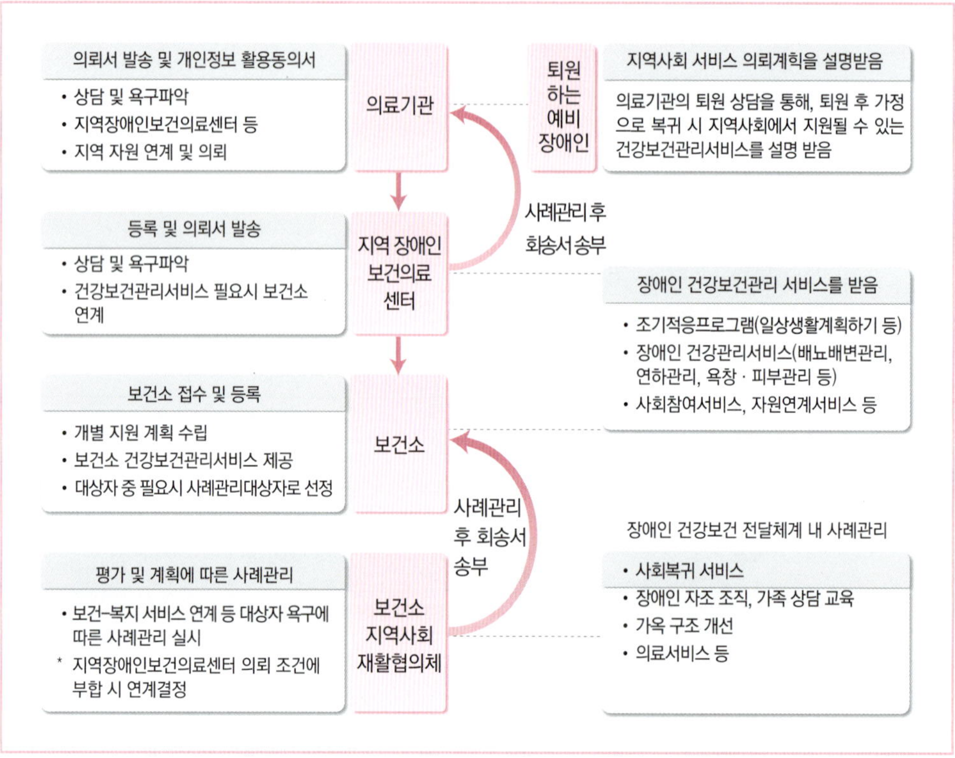

그림 11-11 의료기관에서 연계하는 장애인(예비장애인)의 경우

출처: 보건복지부 · 한국건강증진개발원(2022). 지역사회 통합건강증진사업안내, 지역사회중심재활.

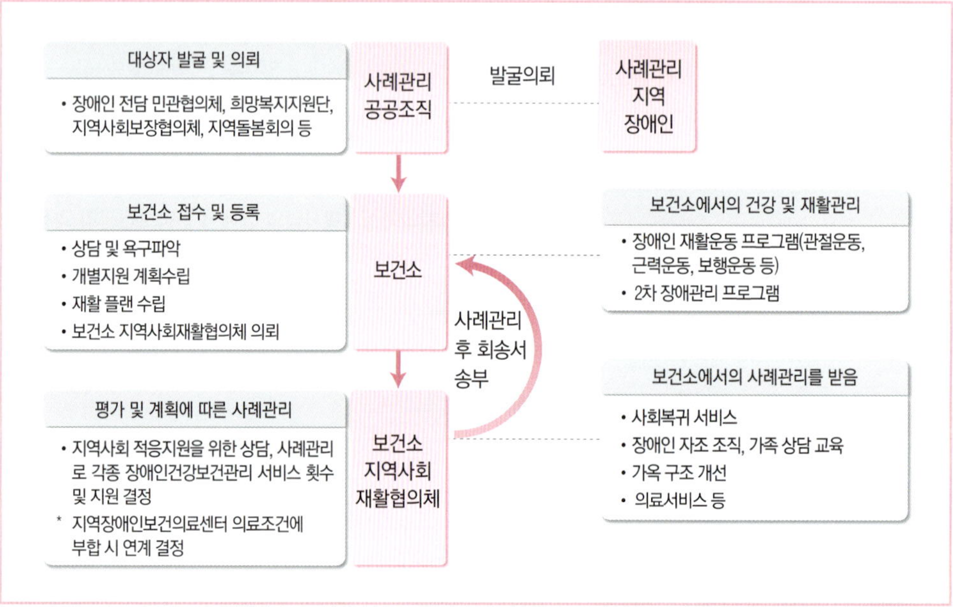

그림 11-12 지역사회 장애인 중 사례관리가 필요한 경우

출처: 보건복지부 · 한국건강증진개발원(2022). 지역사회 통합건강증진사업안내, 지역사회중심재활.

(4) 사업 대상자 관리 체계(그림 11-13)

과정	내용	
대상자 발굴	• 지역사회 공공조직을 통한 장애인 확보	
대상자 등록 및 군 분류	대상자 등록	• 의료기관 및 지역사회기관에서 의뢰된 법적 등록 장애인 및 예비 장애인 중 지역사회중심재활사업 대상자로 등록 및 관리에 동의한 경우
	군 분류	• 집중관리군, 정기관리군, 자기역량지원군(3개 군) • 장애인 측정도구 기능평가(MBI), 삶의 질(EQ-5D)을 측정하고 세부기준에 따라 군 분류 * 필요시 담당인력의 종합적 판단에 의해 군 분류 조정 가능
초기 상담	• 초기상담 및 재활사정(기능평가 및 삶의 질 평가 등) – 집중관리군, 정기관리군: 부록 〈서식 4〉 재활기록지(Ⅰ, Ⅱ) 활용 – 자기역량지원군: 부록 〈서식 4〉 재활기록지(Ⅰ) 활용 • 대상자의 건강상태 및 재활 요구도 파악	
서비스 계획수립	• 대상자의 건강상태 및 재활 요구도를 반영하여 맞춤형 서비스 계획	
서비스 제공	• 대상자별 장애상태별 적절한 서비스 연계 · 제공 • 전문인력이 판단하여 대상자의 서비스 필요도에 따라 프로그램 조정 가능	
재평가 및 추후관리	• 재활서비스 제공 후 적절한 평가(만족도, 기능평가 등) 실시 • 재평가를 통해 재활목표 달성자는 군 재분류 시행 • 서비스 미제공기간 총 2년 초과 시, 전출, 사망, 주거불명 시 퇴록처리	

그림 11-13 대상자 관리 체계

출처: 보건복지부 · 한국건강증진개발원(2022). 지역사회 통합건강증진사업안내. 지역사회중심재활.

(5) 연계병원 퇴원관리 상담활동

① 상담 목적

연계병원 퇴원관리 상담의 목적은 연계병원 퇴원관리 상담활동은 초기면접부터 종결까지 퇴원과정과 퇴원직후 직면하게 될 여러 상황에 대한 준비로 정보수집, 재활계획 수립, 의사결정, 직업재활이나 진로, 건강문제해결, 사례관리 등을 위해 실시하는 전반적인 상담활동으로 장애인의 건강관리 및 재활의지를 북돋아주기 위함이다.

② 상담 대상자

연계병원 퇴원관리 상담 대상자는 병 · 의원에 입원한 장애인 및 예비장애인 중에서 건강관리가 필요한 자이다.

③ 상담 절차 및 방법

연계병원 퇴원관리 상담절차는 대상자 접수확인 → 대상자 정보수집 → 상담계획 및 안내 → 초기상담 → 과정상담 → 종결상담이다. 초기상담 이후 지역사회 조기적응 프로그램 실시 대상자는 과정상담 및 종결상담 생략이 가능하다. 상담장소는 병·의원, 가정이고 직접 방문, 전화, 영상통화 등의 매체를 활용한다.

(6) 장애인 건강보건 사례관리

① 사례관리 개념

장애인 건강보건사례관리는 보건의료 관련 다양하고 복합적 욕구를 가진 장애인(예비장애인)을 대상으로 지역사회 공공·민간 자원을 통합적으로 연계·제공하고 이를 지속적으로 모니터링하기 위함이다.

② 사례관리 목표

장애인 건강보건사례관리의 목표는 장애인(예비장애인)의 보건의료 관련 욕구에 맞춰 맞춤형서비스를 연계·제공함으로서 장애인이 건강한 삶을 유지할 수 있도록 지원하는데 있다.

③ 사례관리 대상자

장애인 건강보건사례관리의 대상자는 중증도가 심하고 독립적 일상생활이 어려운 대상자 중에서 지역사회 기관 단순 의뢰 및 서비스 제공으로는 문제 해결이 어려운 경우이다.

④ 사례관리 절차 및 내용

장애인 건강보건사례관리의 절차는 대상자가 선정 → 건강보건상담 → 사례회의 개최 → 서비스 제공 계획 수립 → 서비스 제공 및 점검 → 종결 → 추후관리이다(그림 11-14).

순서	내용
대상자 선정	• 중증도가 심하고 독립적 일상생활이 어려운 대상자 중에서 지역사회 가관 단순 의뢰 및 서비스 제공으로는 문제 해결이 어려운 경우 * 집중관리군과 정기관리군 전체가 아닌 담당인력의 종합적 판단에 의해 선정
건강보건 상담	• 초기상담 시 대상자의 욕구 및 환경조사를 통해 주요 문제점을 도출하여 사례 회의 안건 선정
사례회의 개최	• 대상자 선정 등 전문적 판단을 위한 의사결정방안으로 사례회의 개최 • 대상자의 사례를 중심으로 관련기관이 참여하며, 회의를 통해 해결할 수 있는 과제, 서비스 제공 내용, 지역 내 자원 연계방안 등 논의
서비스 제공 계획 수립	• 서비스 제공시기 및 기간 등을 고려하여 구체적이고 측정 가능한 목표 수립 • 여러 기관에서 서비스 제공이 필요한 경우 사례회의 주관기관이 총괄적으로 서비스 제공시기, 방법 등 조정
서비스 제공 및 점검	• 서비스 제공계획에 따라 서비스를 연계 · 제공하며, 실제 서비스 제공 내역이 일치하는지 확인 • 장애인의 서비스 이용 과정상의 어려움 파악, 서비스 제공 내용, 대기기간 등 파악하여 모니터링 사항을 기록
종결	• 대상자의 긍정적 변화 및 사례관리 목표가 달성된 경우 종결 • 대상자 여건에 의한 종결(타 시군구 전출, 거절이나 포기 등 서비스 제공이 불가능한 경우) • 미종결 경우 필요시 사례회의 재실시
추후관리	• 서비스 종료 6개월 후 추후관리 실시(서비스 제공 내용에 따라 변경가능) • 관리방법: 방문, 전화, 우편 등

그림 11-14 장애인 건강보건 사례관리 절차

출처: 보건복지부 · 한국건강증진개발원(2022). 지역사회 통합건강증진사업안내. 지역사회중심재활.

감염성질환 간호 사례

45세 대상자 박○○ 씨는 15년 전 결혼을 해서 1남 1녀를 두고 있으며 도장 수리공으로 일하고 있다. 10년 전부터 중증도의 치매를 앓고 있는 부친, 당뇨합병증으로 거동이 불편한 모친과 부인, 자식들과 함께 생활하고 있다. 경제적으로는 넉넉지 않아 치매를 앓고 있는 부친을 집에서 부인과 돌보고 있으며 도장 수리공 일을 마친 뒤에도 부친을 돌보며 수면이 부족한 피곤한 상태로 지내고 있다.

특별한 건강문제는 없으나, 매일 5~7개피의 담배를 피고 있으며 매일 저녁 식사를 잘 하지 않으며 맥주 500mL를 즐겨 마시고 있다.

박○○ 씨는 1주일 전부터 미열이 나고, 4일 동안 소변색이 짙어서 걱정이 많이 되었다고 했다. 내원 시 심한 근육통과 오심, 구토, 식욕부진을 호소하였고, 근육통으로 사지를 움직이기도 힘들다고 하였다. 검사 상 간수치가 상승되어 있고, 공막에 약간의 황달이 있으며 복부는 부드럽고 덩어리가 만져지지는 않았다. 복부 초음파 검사에서 중증도의 간 비대가 있었다. 종합적인 검사결과에서 급성간염 진단을 받아 충분한 휴식과 1주일간의 입원치료를 권유받았으나, 가족의 생계를 책임지고 대학교 진학을 앞두고 있는 두 자녀의 등록금을 마련하기 위해서는 입원을 할 수 없는 상황이다.

■ 사례와 관련한 간호과정 제시

<table>
<tr><th colspan="2">영역</th><th>문제목록</th><th>중재전략</th><th>자원연계</th></tr>
<tr><td rowspan="6">대상자</td><td rowspan="6">신체적</td><td>미열</td><td rowspan="6">· 영양섭취
· 충분한 수면
· 입원치료
· 약물치료
· 휴식
· 금주</td><td rowspan="6">· 부친을 간호해줄 기관 연계
· 모친을 간호해줄 재가노인 지원서비스 연계
· 경제적 지원을 해줄 서비스 연계</td></tr>
<tr><td>근육통</td></tr>
<tr><td>간비대</td></tr>
<tr><td>짙은 소변</td></tr>
<tr><td>황달</td></tr>
<tr><td>오심, 구토</td></tr>
</table>

■ 토론하기

- 위의 사례에서 가장 우선 되어야 할 문제는 무엇일까요?

- 재가노인 지원서비스에 대해 설명해 봅시다.

- 사례관리자로 지역사회 간호사의 역할을 할 때 위의 사례에서는 어떤 역할이 중점이 되어야 할지 토론해 봅시다.

만성질환관리 간호 사례

55세 여성 김○○ 씨는 남편과 딸 둘이 있고 10년 전부터 남편의 음주문제로 인해 스트레스를 받아 우울증치료를 받고 있다. 5년 전에는 중증도의 고혈압 진단을 받고 집근처 내과에서 불규칙적으로 고혈압 약을 복용하고 있으나, 평소 육류를 즐겨 먹으며, 식사 시간이 불규칙적이고 한번에 폭식을 하고 짠 음식을 좋아하며 채소, 과일 등의 음식은 거의 섭취하지 않고 운동도 거의 하지 않는다. 활동량이라고는 1주일에 한번 집근처 마트를 다니는 정도이고, 거의 남편의 음주문제로 인해 가족 간의 대화는 거의 없고 이런 가정 분위기에 두 딸은 부친을 원망하고 현재는 대학교를 다니기 위해 가족과 떨어져 지내고 연락도 거의 하지 않고 있다.

2년 전부터는 남편과 함께 노점상을 운영하다 만성두통으로 인해 현재는 일을 하지 않고 있는 상황이다. 대상자는 중학교를 졸업했고, 자신이 왜 이 병에 걸렸으며 어떻게 관리해야 하는지를 모르는 상태이나. 3일 전부터 두통을 호소하며 두통약을 매일 복용하고 있으며, 만성적인 변비로 인해 배변 시 통증을 호소하는 상황이다 김○○ 씨의 부친도 오래전부터 고혈압 약을 복용 중이다.

■ 사례와 관련한 간호과정 제시

<table>
<tr><th colspan="2">영역</th><th>문제목록</th><th>중재전략</th><th>자원연계</th></tr>
<tr><td rowspan="4">대상자</td><td rowspan="4">신체적</td><td>만성변비</td><td rowspan="4">• 규칙적인 고혈압 약 복용
• 규칙적인 운동
• 섬유질 섭취 증가
• 스트레스 완화를 위한 이완요법</td><td rowspan="4">• 남편의 음주문제 해결을 위한 부부상담
• 고혈압 관리에 대한 교육
• 가족 간의 관계 회복을 위한 가족치료
• 지역사회 지지자원 연계</td></tr>
<tr><td>두통</td></tr>
<tr><td>운동부족
배변 시 통증</td></tr>
<tr><td>고혈압</td></tr>
</table>

■ 토론하기

- 위의 사례에서 가장 우선되어야 할 문제는 무엇일까요?
- 만성질환관리에 대해 설명해 봅시다.
- 만성질환 대상자의 심리적 문제발생시 사회 · 심리적 지지자원에 대해 설명해 봅시다.
- 사례관리자로 지역사회 간호사의 역할을 할 때 위의 사례에서는 어떤 역할이 중점이 되어야 할지 토론해 봅시다.

방문건강관리 간호 사례

이○○ 씨는 81세 노인으로 손자와 동거하고 있으며, 15년 전부터 당뇨병, 관절염, 심장질환, 만성호흡기질환를 앓고 있다. 신장은 151cm, 체중은 53kg이다. 현재 혈압은 139/87mmHg, 혈당은 식전 202mg/dL, 식후 231mg/dL이며, MMSE-DS는 27점이다. 만 15세부터 흡연을 시작하여 현재 매일 하루 평균 5개비 정도 흡연 중이고, 한 달에 1번 정도 소주 1~2잔을 마신다. 평소 신체활동 및 운동을 전혀 하지 않고 있으며, 구강청결을 잘 유지하고, 생활하는데 불편함 없이 식사를 규칙적으로 거르지 않고 챙겨 먹는다. 현재 질병은 근골격질환(꼬리뼈에 금)으로 인한 요통을 호소하고 있다. 또한 만성호흡기질환으로 인한 비효율적 호흡양상과 혈류저하로 인해 손발에 청색증이 관찰되었다. 허리통증으로 인해 불완전한 걸음걸이와 관절염 진단받아 약물을 복용 중에 있으며, NRS 통증 점수는 8점이었다. 노인우울척도(GDS) 검사 결과, 중증우울(11점/15점)과 침상에서의 움직임과 계단 오르기 시에 도움이 필요하였다. 부적절한 채광 및 환기, 실내 손잡이와 난간이 없었다. 삶의 질은 9점/15점으로 다소 불안하거나 우울하다 표현하였고, 치매선별검사(KDSQ-C)는 29점/30점으로 정상이었으며, Family APGAR 10점이고, 가족적응력 척도는 21점, 가족결속력 척도 29점이었다. 현재 받고 있는 혜택으로는 65세 경로연금과 방문건강관리서비스의 정기관리군이며 의료급여 1종이다.

■ 사례와 관련한 간호과정 제시

영역		문제목록	중재전략	자원연계
신체적	개인	당뇨 통증 근육기능 저하	· 당관리 · 통증관리 · 신체활동	· 보건소 · 만성질환관리 사업 연계
환경적	가족	부적절한 주거환경	· 환경개선	· 보건소 및 관내 유관기관의 주거개선지원사업 연계
사회심리적	개인	중증우울	· 우울상담 · 치료서비스 제공	· 정신건강복지센터 연계
건강관련 행위	개인	신체적 활동 결핍 흡연	· 혈신체활동 증가 · 금연프로그램 제공	· 보건소 연계 · 금연클리닉 · 재활운동실

방문건강관리 간호 사례(계속)

■ 토론하기

- 앞의 사례에서 가장 우선되어야 할 문제는 무엇일까요?

- 방문건강관리 서비스에 대해 설명해 봅시다.

- 사례관리사로 지역사회간호사의 역할을 할 때 위의 사례에서는 어떤 역할이 중점이 되어야 할지 토론해 봅시다.

- 방문건강관리 서비스 제공 시 더욱 발전되어야 할 부분을 생각해 봅시다.

참고문헌

강현숙 외(2002). 재활전문간호사 실무표준개발을 위한 기초 조사. 재활간호학회지.

국가암정보센터 www.cancer.go.kr

국립암센터 www.ncc.re.kr

국립재활원 www.nrc.go.kr

권호장 외(2021). 예방의학과 공중보건 Ⅰ, Ⅱ, Ⅲ. 대한예방의학회. 계축문화사.

김춘미 외(2019). 지역사회보건간호학. 수문사.

법제처. 장애인복지법. 시행령.

보건복지부 질병관리본부(2021). 2021년도 감염병 감시연보 보도자료.

보건복지부(2018). 장애인 정책목표/추진전략.

보건복지부(2020). 2020년 보건복지백서.

보건복지부(2021). 2021년 국민건강영양조사.

보건복지부(2021). WHO 국제 기능장애건강분류 한글번역본 제2차 개정판.

보건복지부(2021). 일차의료 만성질환관리 시범사업 안내.

보건복지부, 한국건강증진개발원(2022). 지역사회 통합건강증진사업(지역사회중심재활) 안내.

보건복지부, 한국건강증진개발원(2022). 지역사회통합건강증진사업(방문건강관리) 안내.

소희영 외(2009). DACUM기법을 이용한 재활간호사의 직무분석. 재활간호학회지.

윤석준(2020). 정책현안. 우리나라 만성질환 관리사업의 현황과 개선방향.

임경춘 외(2020). 건강사정. 학지사메디컬.

질병관리청 만성질환관리국 주간 건강과 질병(2021). 우리나라 만성질환의 발생과 관리 현황제 14(4).

질병관리청(2020). 2019 질병관리백서.

질병관리청(2022). 2022년도 감염병 감시연보 보도자료.

질병관리청(2022). HIVAIDS 관리지침.

질병관리청(2022). 감염병 감시연보.

질병관리청(2022). 감염병 감시체계 운영 결과.

질병관리청(2022). 감염병관리 사업지침.

최연희 외(2018). 최신 지역사회보건간호학 수문사.

최희정 외(2018). 지역사회간호학. 현문사.

한국역학회 역(2010). 역학. 이퍼블릭.

http://www.pbs.org/wgbh/nova/typhoid/mary.html

https://www.kdca.go.kr/npt

KPSIS 국가통계포털

WHO www.who.int/

UNIT 4

안전과 환경관리

CHAPTER 12 환경보건관리

CHAPTER 13 재난관리

CHAPTER 12

환경보건관리

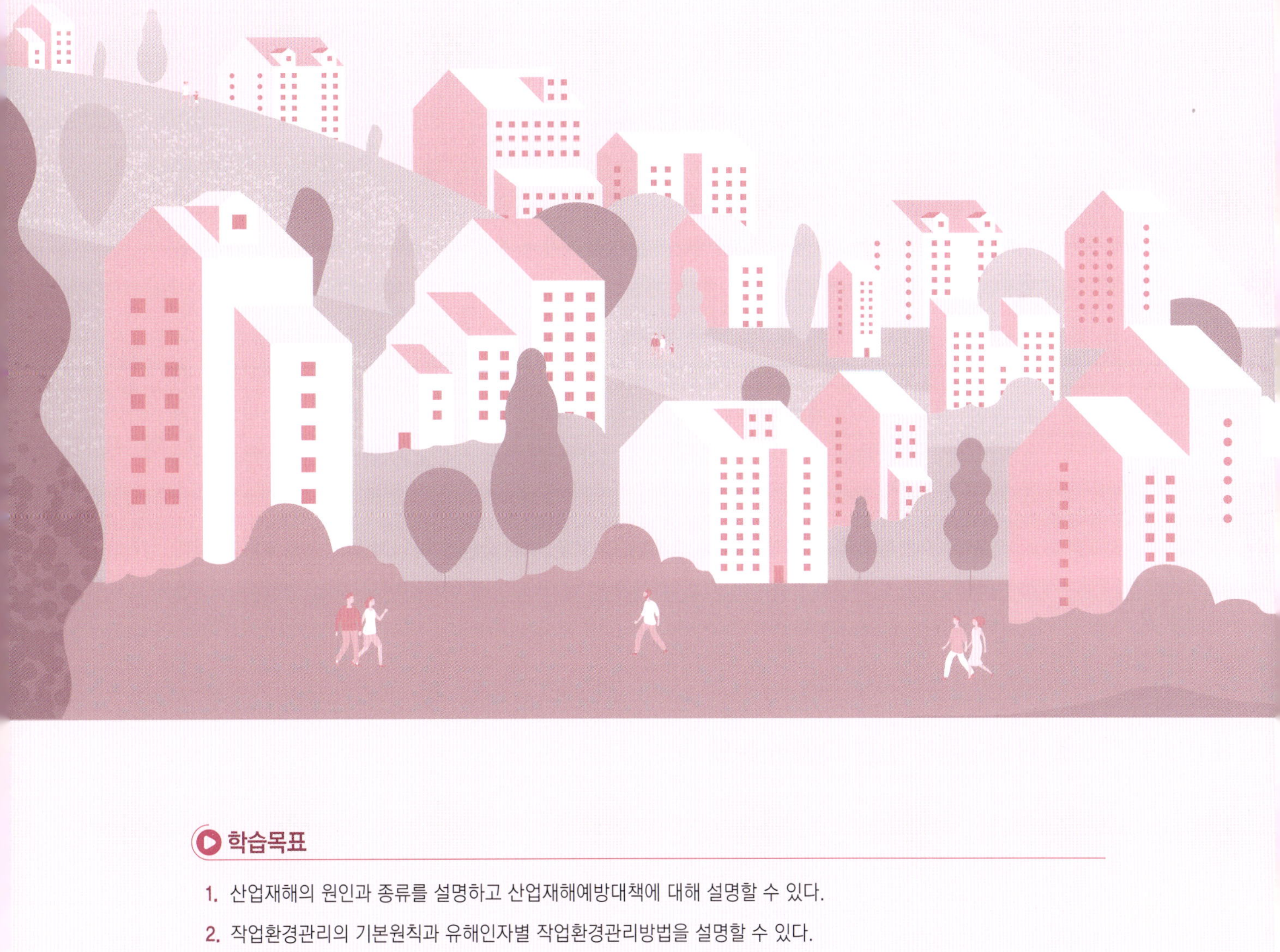

학습목표

1. 산업재해의 원인과 종류를 설명하고 산업재해예방대책에 대해 설명할 수 있다.
2. 작업환경관리의 기본원칙과 유해인자별 작업환경관리방법을 설명할 수 있다.
3. 환경보건의 개념을 설명하고 관련 기관의 역할 및 법적 규제를 확인할 수 있다.
4. 환경이 건강에 미치는 영향을 설명할 수 있다.
5. 지역사회, 산업장, 가정에서 환경에 대해 사정할 수 있다.

제 1 절 | 환경과 건강의 이해

1. 환경의 정의

환경(environment)은 인간을 둘러싸고 있는 외부조건으로 생명체에 영향을 미치는, 즉 직 · 간접적으로 상호영향을 미치는 외부세계이다. 인간의 일상생활에 직 · 간접적으로 영향을 미칠 수 있는 생활환경은 인간의 건강수준에 영향을 주는 절대적 요소라고 할 수 있다.

생활환경의 영역은 자연환경과 사회적 환경으로 분류된다.

자연환경은 인간의 활동과 전혀 관계없이 형성된 환경으로 산, 들, 강, 바다, 기후 등으로 모든 생물의 생존에 근원이 되는 존재이다. 인간의 모든 활동은 주로 자연환경 속에서 이루어지기 때문에 인간은 필요에 의해 자연환경을 이용하거나 개발하는 등 여러 가지 사회적 환경을 인공적으로 만들어낸다.

사회적 환경은 인간의 활동을 통해 형성된 환경으로 인간은 사회활동을 위해 집, 공장, 도로, 철도, 댐 등 물리적 시설을 건설하며, 인구집단을 형성하고 경제활동, 법, 사회제도, 사회적 규범, 문화 등 우리 생활에 직접적으로 영향을 끼치는 사회적 제도를 마련하여 사회적 환경을 인공적으로 조성한다. 사회적 환경은 집단, 지역사회, 국가에 따라 서로 다른 양상을 나타낸다.

인간은 자연환경에 절대적 영향을 받지만 인간에 의해 창출된 사회적 환경으로부터도 지대한 영향을 받고 있다. 자연환경과 사회적 환경은 인간에 의해 변화하면서 서로 영향을 주고받는 상호의존적 관계이다.

2. 환경보존을 위한 다양한 논의

오늘날 전 세계는 환경의 개발과 보존이라는 문제에 관해 다양한 논의를 펼치고 있다. 인간을 중심으로 인간의 편리성을 추구하는 인간중심주의와 인간이 환경의 일부라는 환경중심 주의로 대별된다. 이러한 견해의 차이가 논의되면서 '인간중심주의가 인류문명을 치유 불가능한 상태로 만들고 있다.'라는 인식 하에 환경 자체의 권리를 어디까지 인정하느냐를 중심으로 한 다양한 견해를 도출하였다. 우리나라는 1960년대 초반부터 1980년대 중반까지는 성장중심의 보수적 기술지향주의였으나 1980년대 후반부터는 진보적 기술지향주의로 선회하였다.

최근 국제사회에서도 어떤 제품이 갖는 환경적 특성은 물론, 제조 시 환경오염 정도를 국제무역에서 관세 등에 반영하자는 Green Round가 본격화되면서 환경문제가 새로운 무역장벽으로 떠오를 전망이다. 그러나 님비현상이 여전히 만연하고 있는 것은 사실이다. 님비현상(not in my backyard, NIMBY)이란 '우리 집 뒤뜰엔 안 돼!'라는 의미로 쓰레기 매립장, 분뇨처리장, 하수종말처리장 등 혐오시설의 유입에 대해 해당 지역주민이 반대하는 현상이며 우리나라에서도 흔히 접할 수 있는 지역이기주의 현상이다.

인간의 환경권은 사회적 기본권으로 인간다운 생활을 영위하는 데에 필수적인 권리 중 하나이다. 이러한 권리가 적극적으로 보장될 수 있도록 환경의 개발과 보존이 적절하게 유지되어야 할 것이다. '환경개발인가? 아니면 환경보존인가?'라는 질문에 다양한 논의가 있으나 가장 대표적인 관점은 인간중심의 환경관리주의와 환경중심의 생태주의이다.

1) 환경관리주의

환경위기가 기존의 기술과 과학의 한계에서 유래한 것임을 인정하면서도 과학과 기술의 힘을 빌려 환경문제를 충분히 해결할 수 있다는 견해이다. 환경보존보다는 인간의 경제적 욕구를 중요시하는 것으로 생물윤리를 무시하는 경향이 있다. 인간중심주의이며 과학기술중심주의적 관점이다.

2) 생태주의

(1) 근본생태주의

근본생태주의는 1973년 노르웨이 철학자 네스(Naess)에 의해 시작된 용어로 환경중심주의이다. 근본생태주의는 지구의 수용능력이 유한함을 전제로 하고 있으며, 인간과 자연 모두가 본질적으로 동일한 가치를 가지고 모든 것은 상호연관성이 있다는 것이다. 환경문제를 극복하기 위해서는 인간과 환경이 동등한 상호관계에 있음을 밝히고 환경의 질적 가치를 회복시켜야 한다는 관점이다.

(2) 사회생태주의

1970년대에 시작된 관점으로 북친(Bookchin)을 중심으로 전개되었다. 사회생태론자가 보는 20세기 후반은 군비증강, 동물실험, 핵실험, 지구의 파괴, 인간적인 삶의 파괴 등 위기적 징후로 얼룩져 있으며, 이 징후의 밑에는 각 단계마다 구체화된 강자(남성)에 의한 자연지배라는 인과구조의 뿌리가 있다고 주장한다. 그러므로 지배관계의 소멸을 통해서만 환경문제의 근원적 해결이 가능하다고 강조하는 관점이다.

3. 환경문제

1) 환경문제의 이해

환경은 오염이나 파괴된 부분을 스스로 감당해 낼 수 있는 적정량이 있으며, 이것을 초과할 때 환경문제가 발생한다. 자연의 오염이나 파괴가 인간의 건강, 가치체계, 행위양식, 인간관계, 사회변동 등 기존의 삶의 존재양식에 원하지 않는 부정적 영향을 줄 때 환경문제가 된다. 반대로 자연이 오염되거나 파괴되었다 하더라도 그것이 환경용량의 범위를 벗어나지 않으면, 자연은 본래의 질로 회복될 뿐만 아니라 인간에게 피해를 주지 않기 때문에 환경문제가 되지 않는다.

환경문제와 환경오염과의 관계에서 볼 때 환경문제는 환경오염의 문제를 포함한 그 이상의 개념으로 본다. 환경오염은 인간 활동의 부산물로 오염물질이 대기오염, 수질오염, 토양오염, 해양오염, 소음, 진동, 악취 등을 일으키고, 이것이 인간의 건강이나 환경에 피해를 주는 상태를 말한다. 그러나 환경문제는 단순히 환경오염의 문제만은 아니며 국토의 개발, 자원의 개발, 보건위생, 산업안전의 문제 등 종합적인 성격을 띠고 있다.

2) 환경문제의 원인

환경문제는 우리 생활 전반에 영향을 미치는 매우 복잡한 문제로, 환경문제 발생의 원인도 개인적인 것에서부터 사회구조적인 것까지 매우 다양하다.

(1) 인구증가

인구가 증가할수록 각종 자원의 소비량이 증가하고, 동시에 각종 오염물질, 폐기물이 증가함에 따라 환경 문제가 야기된다. 20세기 이후 폭발적인 인구 증가는 지구의 부양능력과 자정능력을 넘어 지구의 환경용량에 큰 부담요소로 작용하며 환경문제를 심화시키는 요인이 되었다.

세계 인구는 1950년에 25억, 1985년에 48억, 2000년 61억, 2017년 76억에서 2050년에는 약 97억, 2100년에는 110억 명까지 증가할 것으로 예상된다. 또한 2017년 기준 세계 인구의 약 60%(45억)가 아시아에 살고 있다. 국가에 따라 한 사람당 자원소비량에 차이가 있으나, 일반적으로 인구가 증가함에 따라 자원소비량과 환경문제도 함께 증가하고 있다(표 12-1).

인구와 환경오염과의 관계는 다음과 같다.

> 환경오염 = 인구규모 × 단위면적당 공해량

표 12-1 2017년 세계 인구 및 전망 (단위: 백만)

지역	2017	2030	2050	2100
전 세계	7,550	8,551	9,772	11,184
아프리카	1,256	1,704	2,528	4,468
아시아	4,504	4,947	5,257	4,780
유럽	742	739	716	653
라틴 아메리카 및 카리브해	646	718	780	712
북아메리카	361	395	435	499
오세아니아	41	48	57	72

출처: United Nations, Department of Economic and Social Affairs, Population Division(2017). World Population Prospects: The 2017 Revision. New York: United Nations.

(2) 경제성장

경제성장은 생활수준 향상이라는 긍정적 측면과 자연자원의 개발을 통한 환경자원의 고갈, 다량의 에너지 사용, 오염물질의 과잉배출 등 부정적 측면의 양면성을 갖는다. 특히, 우리나라는 1960년대 이후 단기간의 경제성장중심의 정책을 실시함에 따라 생태계의 파괴가 초래되었고, 곳곳에서 각종 대규모 개발사업을 둘러싼 사회적 갈등이 발생해왔다.

(3) 산업화

18세기부터 본격적으로 시작된 산업화는 자연자원 이용증대와 각종 생산, 소비과정에서 오염물질 배출의 증대를 낳는 가장 직접적인 요인이 되었다. 무엇보다도 '환경문제'가 '환경위기'의 수준에 이르게 된 것은 20세기 이후 선진국은 물론 개발도상국까지 급속히 확산된 산업화에 기인한다고 볼 수 있다. 특히 산업화로 인한 석유·석탄 등 화석연료의 사용 증가에 따른 화학적 자연파괴는 매우 심각하다.

(4) 도시화

도시화는 제한된 공간 내에 인구집중현상을 일으킴으로써 환경용량을 초과하는 수많은 오염물질을 배출해 자연환경의 자정능력을 초과하게 된다. 우리나라의 경우, 2018년 전체 인구의 약 20%가 서울에 거주하며 수도권(서울, 인천, 경기)에는 전체 인구의 약 49.6%가 거주함으로써 인구의 도시집중도가 매우 높다. 도시화는 수질오염, 대기오염, 쓰레기문제 등의 환경문제와 교통문제, 주택부족, 도시기반시설 미비 등의 사회문제도 유발한다.

(5) 과학기술의 발달

과학기술의 발달은 인간의 삶에 편리성을 제공해 주었다. 그러나 사람들 사이에서는 과학기술의 발달로 환경문제를 모두 해결할 수 있다고 보는 견해와 과학기술의 발달이 오히려 오늘날 환경문제를 낳은 주요인이라고 보는 견해가 서로 대립하고 있다. 환경운동가 중 일부는 '과학기술의 발달에 의해 환원 불가능한 신물질의 개발 및 생산이 오염처리기술의 발달속도를 능가함으로써 생태계의 파괴를 초래한다.'라는 견해를 가지고 있기 때문에 과학기술에 의존하는 것은 위험하다고 판단하고 있다.

(6) 환경문제에 대한 인식부족

환경은 공유하는 것이라는 인식을 바탕으로 정부의 정책이 형성되어야 함에도 불구하고 정부의 정책강도가 낮거나, 국민의 환경문제 심각성에 대한 인식의 결여, 국민생활태도의 편의주의적 경향, 이익추구와 개발 위주의 기업정신 등에 의해 환경오염이 가중되고 있다.

님비(NIMBY)현상은 우리 집 뒤뜰에는 절대 안 된다는 'not in my backyard'로 쓰레기 매립장, 하수종말처리시설, 분뇨처리장 같은 혐오시설에 대한 주민들의 반대를 말한다. 바나나현상(Banana syndrome)은 어디에도 아무것도 절대로 짓지 말라는 'Build absolutely nothing anywhere near anybody'로 여러 가지 환경오염시설들을 자기 지역설치에 반대하는 '지역이기주의'의 현상이다.

3) 환경문제의 특성

대부분의 환경문제는 직접적인 인간관계에서 발생하기보다는 환경과 다양한 요인 간의 관계에서 유발되는 까닭에 독특한 특성을 갖는다. 환경은 문제가 발생하기 전에 환경을 보존하고 유지하려는 노력이 인간의 편리성보다 먼저 고려되어야 할 조건이다.

특별히 산업이 발달한 현대 환경문제의 특성은 오염물질의 다양성에 따른 다양화, 자정능력 상실에 의한 환경오염의 누적화, 환경오염 유발시설 및 인구 등의 산재한 원인으로 인한 오염발생의 다발성과 지속성, 오염물질의 누적과 확산에 의한 광역화 등을 들 수 있다.

4) 환경문제의 해결을 위한 국제사회의 노력

최근 지구환경문제에 관한 세계적인 관심이 고조됨에 따라 환경오염을 비롯한 환경문제를 공동의 문제로 인식하여 각국의 협력을 통한 국제적 공동대처의 필요성이 대두되고 있다. 1972년 6월 세계 113개국 정상들이 스웨덴의 스톡홀름에서 열린 UN인간환경회의에서 '인간환경선언'을 선포함으로써 '하나뿐인 지구'라는 인식을 공유하게 되었고, 인간환경선언 이후 극도로 악화된 지구환경문제를 방치할 경우에는 지구 생명체의 공멸이라는 위기감으

표 12-2 주요 환경국제협약

채택 연도	협약	내용
1971년	람사(르) 협약	습지를 보호하고 지속 가능한 이용에 관한 국제협약
1972년	런던 협약	폐기물 등 물질의 투기를 규제하는 해양오염 방지 협약(선박과 항공기 또는 해양시설에서 발생하는 폐기물 등의 해양 투기 및 해양 소각 규제)
1973년	CITES	멸종위기에 처한 동 · 식물의 국제 교역에 관한 국제협약
1987년	몬트리올 의정서	오존층을 파괴시키는 물질(염화불화탄소)의 생산과 사용 규제에 대한 국제협약
1989년	바젤협약	유해 폐기물에 대한 국제적 수 · 출입의 통제와 규제를 목적으로 한 국제협약
1992년	생물다양성 보전협약	생물 다양성의 보호를 위헤 이동을 규제하는 국제협약
1992년	기후변화 방지협약	지구온난화를 유발하는 온실가스를 규제하고 방지하는 국제협약
1992년	사막화 방지협약	심각한 한발 또는 사막화를 겪고 있는 아프리카지역 국가 등 일부 국가들이 사막화 방지를 위해 체결한 국제연합협약
1997년	교토의정서	기후변화 방지협약의 구체적인 방안으로, 온실가스 감축목표에 관한 의정서
2010년	나고야의정서	생물자원을 활용 시 생기는 이익을 국가 간에 공유하기 위한 지침을 담은 의정서

로 환경보존에 대한 전 세계 각국의 합의가 도출되었다. 지구환경 보존을 위한 UN차원의 논의와 국제기구에서의 환경논의를 중심으로 살펴보고자 한다(표 12-2).

(1) UN환경개발회의(UNCED, 리우회의)

1992년 6월 3~14일까지 브라질 리우데자네이루에서 각국 대표들과 민간단체가 지구 환경보전을 위해서 실시한 회의이다. 이 회의에서는 정부대표가 중심이 된 UN환경개발회의[UN conference on environment and development, UNCED(일명 'earth summit')]와 각국 민간단체가 중심이 된 지구환경회의(Global Forum, 1992)가 함께 개최되었다. UN환경개발회의에서 여러 협약들이 채택되었다.

- 리우선언: 지구환경질서의 기본규범
- 의제 21(Agenda 21): 21세기를 향한 구체적 환경보전 실천계획
- 기후변화협약: 지구온난화 방지를 위한 협약
- 생물다양성협약: 생물자원의 보전을 위한 협약
- 산림원칙성명: 산림의 보전과 지속가능한 이용에 관한 협약

우리나라는 1996년 10월 '의제 21 국가실천계획'을 작성하여 UN에 제출한 바 있다. 리우회의는 '현재의 개발이 현 세대와 미래 세대의 필요를 공평하게 충족시켜야 한다'라는 지속가능한 개발의 개념이 UN차원에서 공식적으로 환경과 개발을 위한 주요한 목표

로 천명되었다는 점에서 큰 의의가 있다.

또한 지구환경보전을 위한 공동의 차별적 책임이 강조되어 지구환경보전에 각국이 공동의 책임을 지며 범세계적인 대응을 해야 하지만, 각국의 다양한 현실과 능력에 맞게 책임이 차별적으로 분배되어야 한다는 원칙이 표명되었다.

(2) UN지속개발위원회

UN지속개발위원회는 1992년 리우회의에서 채택된 의제 21의 이행상황평가 및 감시를 위하여 UN경제사회이사회 산하에 설립되었다. 이 위원회는 UN 차원의 환경논의의 주요한 장으로, 구체적인 환경규범을 제정하기보다는 지속가능한 개발이라는 목표달성을 위한 다양한 대안을 모색하는 토론의 장이다.

(3) 기후변화협약

지구의 온난화를 규제 · 방지하기 위해 1992년 6월 브라질 리우데자네이루에서 '기후변화협약'이 채택되었으며, 이 국제협약의 목적은 이산화탄소를 비롯한 온실가스의 방출을 제한하여 지구온난화를 방지하고자 하는 데 있다. 규제대상 물질은 탄산가스 · 메탄가스 · 프레온가스 등이 대표적 예이다.

기후변화협약은 차별적 책임론, 국가별 특수성 고려, 예방조치 원칙, 개발권, 자유무역의 다섯가지 기본원칙을 제시하였다. 그중 차별적 책임이란 선진국과 개도국이 기후변화에 대해 공동의 책임을 지는 동시에 차별적인 책임을 진다는 것으로, 각국이 개별적인 능력에 따라 기후보존의무를 부담하지만 선진국이 보다 선도적인 역할을 하는 것이다. 이것은 오존층 파괴의 경우와 마찬가지로 기후변화에 대해서도, 개발도상국보다 선진국이 환경피해를 야기시킨 책임이 더 크다는 사실을 인정하는 것으로 받아들여진다. 국가별 특수성 고려의 원칙도 특히 개발도상국의 특수한 여건과 필요를 고려해야 한다는 것으로서, 이 경우도 차별적 책임론과 같은 맥락으로 이해할 수 있다.

① 목적 및 원칙

기후변화협약은 인류의 활동에 의해 발생되는 인위적인 영향을 고려하여 대기 중 온실가스 농도를 안정시키는 것을 목표로 한다.

② 기본원칙

- 기후변화의 예측과 방지를 위한 예방 조치의 시행과 모든 국가의 지속 가능 성장의 보장 등이 기본원칙이다.
- 선진국은 온실가스를 배출한 역사적 책임이 있기 때문에 선도적 역할을 수행하고, 개발도상국은 현재의 개발 상황에 관련하여 사정을 이해하되, 공동의 차별화된 책임과 능력에 입각한 의무부담을 원칙으로 한다(표 12-3).

표 12-3 기후변화협약의 주요 내용

구분		내용
목적		• 지구온난화의 방지가 가능한 수준의 온실가스 농도 안정화
원칙		• 형평성: 역사적 책임이 있는 선진국과 개발도상국의 공동된 책임의 차별화 및 국사별 사정을 고려 • 효율성: 예방 원칙, 정책과 조치, 해당 온실가스의 포괄성 및 공동이행 • 경제: 지속 가능한 개발과 개방적 국제경제체제의 촉진
의무사항	공통	• 온실가스 배출통계 작성 및 발표, 정책과 조치 이행, 연구 및 체계적 관측 실시, 교육훈련 및 공공인식, 정보교환 특정 의무사항
	특정	• 배출원 흡수원: 1990년 수준으로 온실가스 배출 안정화에 노력 • 재정지원 및 기술이전에 관한 특정 공약
기구		• 개발도상국의 특수 상황 고려 • 당사국 총회, 사무국, 과학기술자문부속기구, 이행자문기구, 재정기구
제도		• 서약 및 검토제도: 국가보고서 제출 및 당사국 총회 검토 • 이행과 관련된 의문점 해소를 위한 다자 간의 협의과정 · 분쟁조정제도

③ 주요 기후변화협약

■ 교토의정서

기후변화협약에 의한 온실가스 감축은 과거 산업혁명을 통해 온실가스 배출의 역사적 책임이 있는 38개국을 대상으로 하는 제1차 공약기간(2008~2012) 동안 1990년도 배출량 대비 5.2% 감축을 규정하는 '교토의정서'를 제3차 당사국 총회(1997년 일본 교토)에서 채택하여 2005년 2월 16일 공식적으로 발효시켰다. 우리나라는 2002년도에 비준하였으며, 2005년 11월 캐나다 몬트리올에서 제11차 교토의정서 당사국 총회를 개최하였고, 제13차 교토의정서 당사국 총회에서 발리로드맵을 채택하였다(표 12-4).

교토의정서에는 비용효과적인 의무부담을 이행하기 위하여 교토매커니즘을 다음과 같이 제시하였다.

- 공동이행제도: 선진국 A국이 선진국 B국에 투자하여 발생된 온실가스 감축분을 A국의 감축실적으로 인정하는 제도
- 청정개발체계: 선진국이 개발도상국에 투자하여 발생된 온실가스 감축분을 선진국의 감축실적으로 인정하는 제도
- 배출권거래제도: 온실가스 감축의무가 있는 국가들에 배출쿼터를 부여한 후, 같은 국가 간 배출쿼터의 거래를 허용하는 제도이다.

표 12-4 기후변화협약 당사국 총회의 주요 진행

일시	교토의정서(1997)	파리기후협약(1995)
1992. 6.	기후변화협약 채택(리우환경회의)	-
1994. 3.	기후변화협약 발효	1993. 12. 우리나라 가입
1995. 5.	제1차 당사국 총회(COP 1)	2000년도 이후부터 감축논의 시작
1997. 12.	제3차 당사국 총회(COP 3)	교토의정서 채택
2001. 3.	제7차 당사국 총회(COP 7)	교토의정서 이행방안(마라케쉬 합의문) 채택 미국교토의정서 거부 시사(2001. 3.)
2004. 12.	제10차 당사국 총회(COP 10)	교토체제 이후에 대한 논의 준비 교토의정서 발표(2005. 2.)
2005. 11.	제11차 당사국 총회(COP 11)	교토체제 이후에 대한 논의
2006. 11.	제12차 당사국 총회(COP 12)	2012년 이후 본격적인 기후변화 대응체제 논의
2007. 12.	제13차 당사국 총회(COP 13)	발리 로드맵(post-2012 협상 Framework) 채택을 통해 선진국 및 개발도상국을 광범위하게 참여시키는 계기 마련
2008. 12.	제14차 당사국 총회(COP 14)	협상문 초안 작성
2009. 12.	제15차 당사국 총회(COP 15)	코펜하겐 협의문 도출
2010. 12.	제16차 당사국 총회(COP 16)	칸쿤 합의문 채택
2015. 12.	제21차 당사국 총회(COP 21)	파리기후협약 채택

■ 발리 로드맵

교토의정서가 종료되는 2012년 이후 조치사항을 결정하였다. 발리 로드맵에 따라 POST-2012체제에서는 모든 선진국과 개발도상국이 온실가스 감축에 동참하는 계기가 되었다.

■ 파리기후협약

2015년 12월 UN 기후변화협약 당사국 총회(COP 12)에서 채택되었다. 교토의정서 체제(2020년 만료)의 연장선으로 과거 의무감축 대상이 선진국 주도였다면, 파리기후협약은 선진국과 개발도상국 구분 없이 '모든 국가가 자국이 스스로 정한 방식(NCD)에 따라 2020년부터 의무적인 온실가스 배출 감축을 시행해야 하는 195개국 모두의 약속이다.

파리기후협약의 주요 내용은 지구평균기온 산승을 온실가스 배출 전인 산업화 이전에 비해 2℃ 이내보다 낮은 수준으로 유지하고 온도상승을 1.5℃ 이하로 제한하기 위한 노력을 추구하는 것이다.

표 12-5 기후변화협약 당사국 총회의 주요 진행

구분	교토의정서(1997)	파리기후협약(1995)
참여 국가	선진국 38개국	195개 당사국
시행 시기	2020년까지 기후변화 대응방식 규정	2020년 이후 신기후 체제
시행 내용	• 온실가스 총 배출량을 1990년 수준보다 5.2% 감축 • 선진국에만 온실가스 감축 의미부여	• 지구평균온도 상승폭을 산업화 이전과 비교하여 1.5℃까지 제한 • 2020년부터 개발도상국에 1,000억 달러 지원 • 2023년부터 5년 마다 탄소 감축 상황보고

세계 최대의 탄소배출량 1, 2위인 중국과 미국이 교토의정서 체제에 동참하지 않았으나, 파리기후협약에는 함께 하였고, 개발도상국들도 탄소배출량 감축에 참여하는 대가로 선진국들이 1,000억 달러의 기금을 모아 개발도상국에 지원하기도 하였다. 우리나라도 2030년 배출전망치 대비 37%의 감축목표를 제출한 바 있다(표 12-5).

(4) UN환경계획

UN환경계획(United Nations Environment Programme, UNEP)은 1972년 제27차 UN 총회의 결의에 의해 설립되었다. 본부는 케냐 나이로비에 있으며, 주요활동으로는 지구환경상태 평가를 위한 자료의 수집 · 조사 및 분석활동의 일환으로 지구환경감시시스템(global environmental monitoring system, GEMS)을 운영하고 있으며, 국제환경정보원조회제도(INFOTERRA)와 잠재성 유해화학물질의 국제등록제도(IRPIC)를 운영하고 있다.

(5) UN개발계획

UN개발계획(United Nations Development Programme, UNDP)은 개발도상국에 대한 사회적 · 경제적 개발을 촉진하기 위한 기술원조의 제공 등을 목적으로 1965년 제20차 UN 총회 결의에 의해 설립되었으며, 개발 때문에 발생할 수 있는 환경문제를 논의한다. 1997년 선진국의 온실가스감축의무를 부여한 교토의정서에 이어, 2015년 12월 프랑스 파리에서 UN기후변화협약회 2020년 새로운 기후변화체제합의문에 의해 전 세계 온실가스배출량의 90%를 차지하고 있는 195개국이 우리나라를 포함하여 모두 온실가스 감축 의무에 참여하게 되었다. 그러나 2017년 미국의 파리기후변화협약탈퇴는 세계적으로 논란을 일으키고 있다.

4. 국내 환경보건정책

2020년과 2021년 국내 환경정책의 성과는 '기후 추격국'에서 '기후 선도국'으로 도약하였고, 탄소중립사회의 지렛대인 그린뉴딜정책, 미세먼지 획기적 저감정책, 미세먼지의 획기적 저감정책, 통합 물관리로 안전하고 깨끗한 물 공급 기반 확대, 환경보건 안전망 구축, 탈 플라스택사회로의 전화기반 마련, 자연 · 생태서비스 기반강화 정책 등을 추진하였다. 그 간의 경과를 살펴보면 대기오염,수질오염,토양오염,소음,진동 또는 식품 등으로 인한 보건위생상의 위해방지와 환경을 보전하여 국민보건향상 목적으로 1977년 「환경보전법」이 제정되었다. 그 후 「환경정책기본법」이 1990년 제정되었고 대기, 수질, 소음, 진동 등 각 분야별로 법이 제정되면서 개별법주의로 변화되었다. 환경보건정책이란 사전예방원칙주의로 이미 조성된 환경이 사람의 건강과 생태계에 미치는 영향을 분석하여 환경정책에 반영함은 물론 환경오염으로 인한 피해를 예방 및 관리하는 정책을 말한다. 환경부는 2008년 「환경보건법」을 제정하였고, 2009년 환경보건정책관실 신설, 2020년에는 기획조정실과 자연환경정책실, 생활환경정책실을 중심으로 환경보건정책을 추진해왔다. 또한 2019년에 2020~2040년까지 '제5차 환경보건종합계획'을 수립하여 수은 및 나노물질 등과 같은 잠재적 위험인자를 관리하고 있다. 더불어 「석면안전관리법」을 개정(2020. 5. 27.)하여 석면함유가능물질 등으로 인한 피해를 예방 및 관리할 수 있는 제도를 도입하였고 「인공조명에 의한 빛 공해방지법」도 개정(2020. 5. 27.)하여 쾌적하고 안전한 생활환경을 위한 관리기반을 마련하였다.

우리나라 환경보건 관련 중앙기관은 환경부로서 환경보전의 주무부처이며 2020년 현재 기획조정실, 자연환경정책실, 생활자원정책실의 3실과 물통합정책국, 물환경정책국, 수자원정책국의 3국, 4대강 조사평가단, 물관리지원단의 2단으로 운영되고 있다. 환경행정업무와 기능은 중앙과 지방 간 분리하여 수행되고 있다. 환경부는 환경관계법령 제정 및 규제기준의 설정 등 환경정책의 기본 틀을 수립하고 집행책임은 지방환경관서와 지방자치단체가 분담하고 있다.

지방자치단체는 지역환경보전대책 수립 및 시행, 생활폐기물의 수집과 처리, 오수 · 분뇨 · 축산폐수의 처리, 소음 · 진동 및 자동차 배출가스의 규제 등 고유 업무, 환경오염물질 배출업소관리, 환경개선부담금 부과징수 등 환경부장관에게서 위임받은 사무 등을 처리하고 있다(그림 12-1).

5. 환경영향평가

1) 환경영향평가의 개념

환경영향평가(environmental impact assessment, EIA)는 '어떤 지역에서 개발 사업을 시행할 경우, 사업의 결과가 환경에 미치게 될 영향을 미리 예측 · 평가하고 그 대처방안을 마련

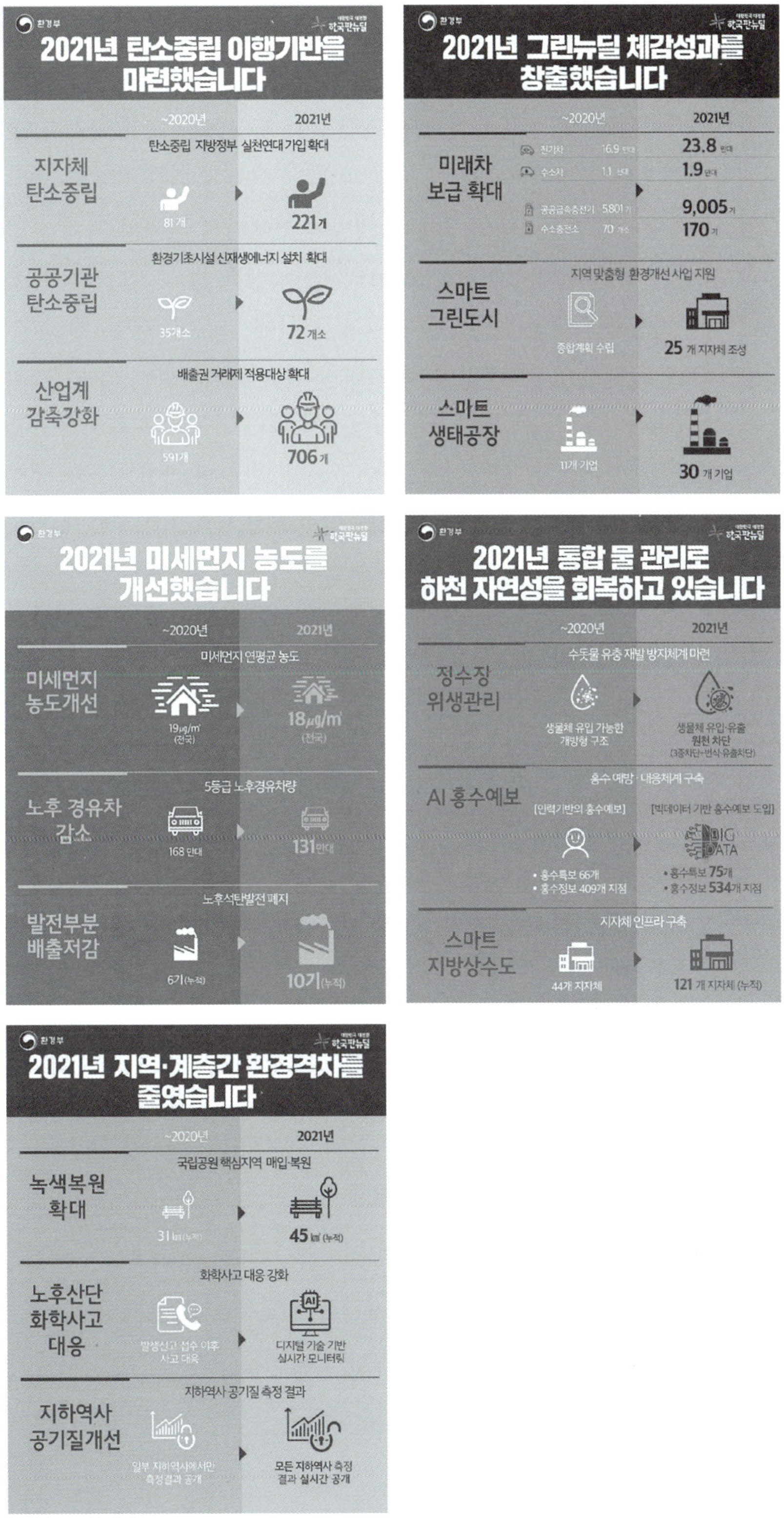

그림 12-1 국내 환경보건정책

출처: 환경부(2022). 환경백서.

해 환경오염을 사전에 예방하는 제도'이다.

즉, 어떤 대규모 건물이나 댐, 간척사업, 택지조성, 도로, 항만, 공장 등을 건설할 때 주변 환경에 어떤 해가 발생될 것인지를 평가하는 것이다. 예를 들어, 댐을 짓게 되면 수량이 증가하여 홍수조절, 생활용수, 산업용수 확보 등 사회경제적 이익이 발생하지만, 수심이 깊어져 대부분의 물고기가 서식처를 잃게 되고 여기에 따른 먹이사슬의 붕괴가 일어날 수도 있다(예: 동강). 간척사업의 경우는 갯벌이 없어지면 철새의 먹이가 없어지고 결국 철새가 올 수 없는 조건이 되어 버린다. 도로의 경우, 산을 뚫고 지나간다면 동물의 이동로가 막히게 되어 산짐승이 수난을 당하는 원인이 된다(예: 천수만 갯벌, 천성산 도롱뇽 사건).

그러므로 환경영향평가란 환경 측면의 배려를 의무화한 의사결정과정으로 각종 개발계획 및 개발사업을 수립 · 시행하는 과정에서 여러 가지 사회경제적 특성과 생태 · 물리적 특성으로 인해 일어날 수 있는 변화를 연구하여, 환경에 미치는 부정적 영향을 미리 예측 · 분석하고 그에 대한 저감방안을 강구함으로써 환경적으로 건전하고 지속가능한 개발을 유도하기 위하여 실시하는 제도이다.

2) 환경영향평가 대상사업

환경영향평가 대상사업은 도시개발, 도로건설, 산업입지 및 공업단지의 조성, 에너지개발 등 18개의 항목이다. 환경영향평가 시 검토항목은 대기환경분야, 수환경분야, 토지환경분야, 자연생태환경분야, 생활환경분야, 사회경제환경분야 등 6개 분야의 총 21개 항목이다(표 12-6).

표 12-6 환경영향평가의 검토 분야

검토 분야(항목 수)	내용
대기환경분야(4)	기상, 대기질, 악취, 온실가스
수환경분야(3)	수질(지표 · 지하), 수리 · 수문, 해양환경
토지환경분야(3)	토지이용, 토양, 지형 · 지질
자연생태환경분야(2)	동식물, 자연환경자산
생활환경분야(6)	친환경적 자원순환, 소음 · 진동, 위락 · 경관, 위생 · 공중보건, 전파장애, 일조장애
사회경제환경분야(3)	인구, 주거(이주 포함), 산업

출처: 환경부(www.me.go.kr). 환경영향평가법 시행령.

3) 환경영향평가의 효과

개발사업 시 미치는 환경상의 악영향(생태계파괴, 수질악화, 대기오염, 소음진동에 따른 민원 증가, 경관상의 문제 등)을 미리 예측하여 그에 대한 적절한 저감방안을 수립하여 개발사업에 따른 환경상의 피해를 최소화하는 효과가 있다.

6. 건강영향평가

최근 환경오염문제로 인하여 유발되는 건강영향에 관한 사회적 관심이 증가함에 따라 각종 개발사업 관련 환경분쟁 및 건강피해 관련 불안감과 걱정이 심각한 상태이다. 이런 추세로 인해 기존 환경영향평가제도를 보완하여 개발사업 시행 전 물리적 환경영향 이외 인체건강영향까지 평가하는 건강영향평가(health impact assessment, HIA)제도가 도입되어 시행되고 있다.

건강영향평가는 정책(policy), 계획(plan), 프로그램(program), 프로젝트(project)가 인체건강에 미치는 영향과 분포를 파악하는 도구, 절차, 방법으로 정의된다.

2010년부터 우리나라는 「환경보건법」에 의해 건강영향평가제도를 도입함으로써 대규모 개발사업을 대상으로 시행하고 있고 건강영향평가 대상사업은 다음과 같다(표 12-7).

표 12-7 건강영향평가 대상사업

구분	대상사업의 범위
1. 산업입지 및 산업 단지의 조성	가. 「산업입지 및 개발에 관한 법률」 제2조 제8호가목부터 다목까지에 따른 국가산업단지, 일반산업단지 또는 도시첨단산업단지 개발사업으로서 개발면적이 15만제곱미터 이상인 사업
	나. 「산업집적활성화 및 공장설립에 관한 법률」 제2조 제1호에 따른 공장의 설립사업으로서 조성면적이 15만제곱미터 이상인 사업. 다만, 가목에 해당하여 법 제13조에 따른 협의를 한 공장용지에 공장을 설립하는 경우는 제외한다.
2. 에너지개발	가. 「전원개발촉진법」 제2조 제2호에 따른 전원개발사업 중 발전시설용량이 1만킬로와트 이상인 화력발전소의 설치사업
	나. 「전기사업법」 제2조 제1호에 따른 전기사업 중 발전시설용량이 1만킬로와트 이상인 화력발전소의 설치사업
3. 폐기물처리시설, 분뇨처리시설 및 가축분뇨처리 시설의 설치	가. 「폐기물관리법」 제2조 제8호에 따른 폐기물처리시설 중 다음의 어느 하나에 해당하는 시설의 설치사업 1) 최종처분시설 중 폐기물매립시설의 조성면적이 30만제곱미터 이상이거나 매립용적이 330만세제곱미터 이상인 매립시설 2) 최종처분시설 중 지정폐기물 처리시설의 조성면적이 5만제곱미터 이상이거나 매립용적이 25만세제곱미터 이상인 매립시설 3) 중간처분시설 중 처리능력이 1일 100톤 이상인 소각시설
	나. 「가축분뇨의 관리 및 이용에 관한 법률」 제2조 제8호 또는 제9호에 따른 처리시설 또는 공공처리시설로서 처리용량이 1일 100킬로리터 이상인 시설의 설치사업. 다만, 「하수도법」 제2조 제9호에 따른 공공하수처리시설로 분뇨 또는 가축분뇨를 유입시켜 처리하는 처리시설은 제외한다.

7. 환경보존을 위한 대책

1) 직접규제

개인 및 기업이 지켜야 하는 규칙을 법으로 제정하고, 위반 시 행정상 강제조치 또는 형법상 제제조치를 하는 것이다. 시행방법이 단순하고 신속한 효과가 있으므로 환경목표달성에 있어서 기본적인 정책수단이라 할 수 있다(그림 12-2). 예를 들면, 배출업소 인·허가, 지도·점검, 그리고 각종 수질·대기·소음·진동·토양보전 및 유독물 관리 등의 환경기준이 있다(그림 12-3).

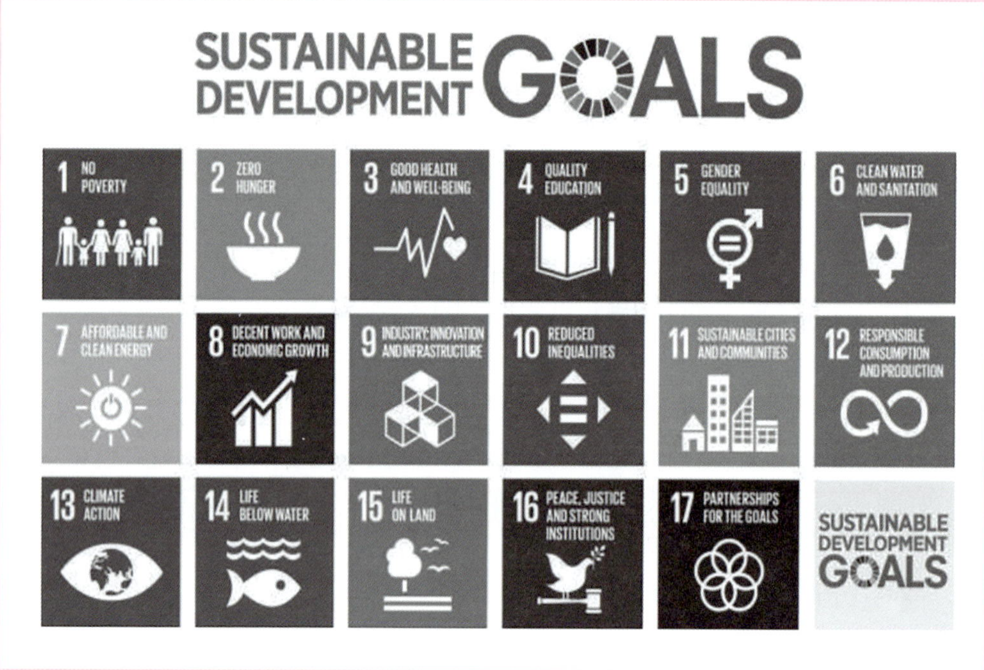
SUSTAINABLE DEVELOPMENT GOALS
1 NO POVERTY
2 ZERO HUNGER
3 GOOD HEALTH AND WELL-BEING
4 QUALITY EDUCATION
5 GENDER EQUALITY
6 CLEAN WATER AND SANITATION
7 AFFORDABLE AND CLEAN ENERGY
8 DECENT WORK AND ECONOMIC GROWTH
9 INDUSTRY, INNOVATION AND INFRASTRUCTURE
10 REDUCED INEQUALITIES
11 SUSTAINABLE CITIES AND COMMUNITIES
12 RESPONSIBLE CONSUMPTION AND PRODUCTION
13 CLIMATE ACTION
14 LIFE BELOW WATER
15 LIFE ON LAND
16 PEACE, JUSTICE AND STRONG INSTITUTIONS
17 PARTNERSHIPS FOR THE GOALS
SUSTAINABLE DEVELOPMENT GOALS

그림 12-2 유엔 지속가능발전목표(SDGs) 개념도

출처: 환경부(2022). 환경백서.

2) 경제적 유인제도

① 환경개선부담금

오염원인자 부담원칙에 의해 유통과 소비과정에서 오염원인자에게 오염물질처리비용을 부담하게 하는 것이다.

② 배출부과금

대기와 수질오염물질로 일어난 환경상의 피해를 방지하기 위해 오염물질을 배출시키는 업소에 부과하는 것이다.

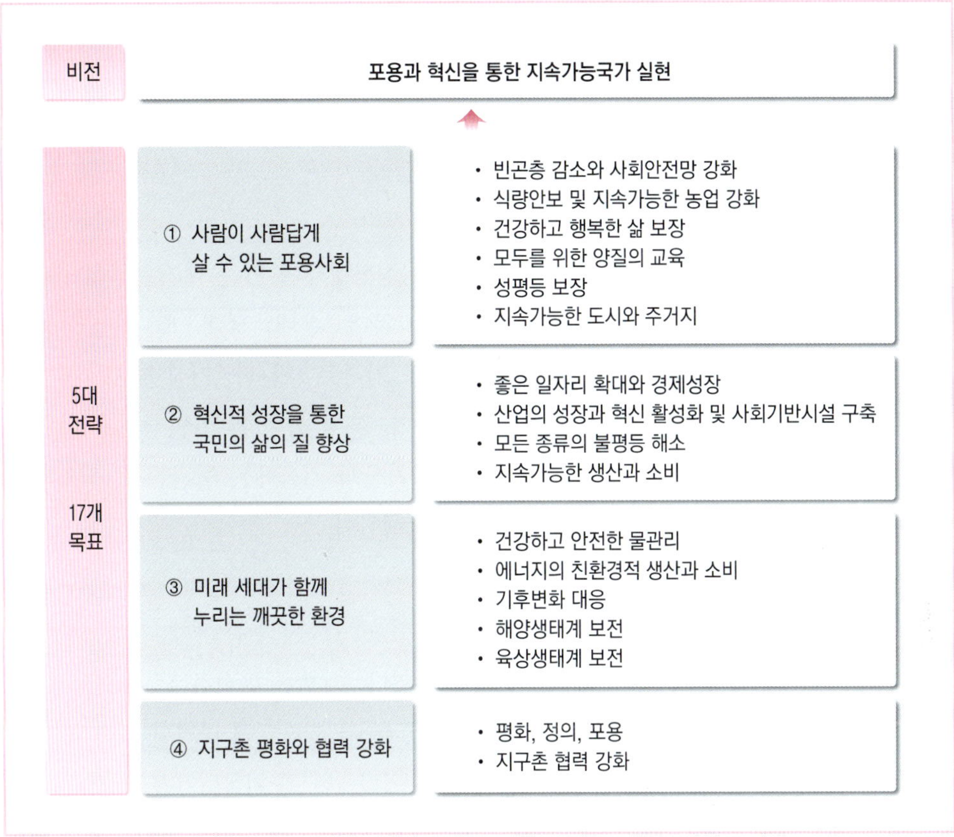
비전
포용과 혁신을 통한 지속가능국가 실현
5대 전략
17개 목표
① 사람이 사람답게 살 수 있는 포용사회
• 빈곤층 감소와 사회안전망 강화
• 식량안보 및 지속가능한 농업 강화
• 건강하고 행복한 삶 보장
• 모두를 위한 양질의 교육
• 성평등 보장
• 지속가능한 도시와 주거지
② 혁신적 성장을 통한 국민의 삶의 질 향상
• 좋은 일자리 확대와 경제성장
• 산업의 성장과 혁신 활성화 및 사회기반시설 구축
• 모든 종류의 불평등 해소
• 지속가능한 생산과 소비
③ 미래 세대가 함께 누리는 깨끗한 환경
• 건강하고 안전한 물관리
• 에너지의 친환경적 생산과 소비
• 기후변화 대응
• 해양생태계 보전
• 육상생태계 보전
④ 지구촌 평화와 협력 강화
• 평화, 정의, 포용
• 지구촌 협력 강화

그림 12-3 제4차 지속가능발전 기본계획(2021~2040) 비전체계도

출처: 환경부(2022). 환경백서.

③ 폐기물예치금

다량으로 발생하는 제품이나 용기를 사용 후 회수하여, 재활용 생산 또는 수입업자에게 폐기물을 회수하고 처리하는 비용을 예치하게 만든다. 적절하게 회수 · 처리한 경우에는 실적에 따라 예치비용을 반환함으로써 폐기물 재활용을 촉진하는 것이다.

④ 폐기물부담금

제품에 유해물질을 함유 또는 회수 · 재활용이 곤란한 제품, 재료, 용기에 당해 폐기물 처리비용에 해당하는 비용을 해당 제품의 생산, 수입업자에게 부과함으로써 제품가격의 환경비용을 내재화함으로써 환경비용을 합리적으로 배분하고 제품의 환경친화성을 제고하기 위한 것이다.

⑤ 수질개선부담금

공공의 지하수자원을 보호하고, 먹는 물 수질개선을 위하여 샘물을 개발하여 이를 원료로 사용하여 제품을 판매한 사람과 샘물 수입 판매자에게 부담금을 주는 것이다.

제2절 | 환경이 건강에 미치는 영향

1. 기후의 이해

기후(climate)란 어떤 장소에서 매년 반복되는 정상상태에 있는 대기현상의 종합적인 상태이다. 세계의 기후는 기온을 기준으로 할 때에는 열대 · 온대 · 냉대 · 한대 기후 등으로 나누고, 강수량을 기준으로 할 때에는 습윤 기후와 건조 기후로 나눈다. 기상변화로 생기는 질병을 기상변화병(meteoropathy)이라 한다. 봄에는 감기, 홍역 등이 많이 발생하고 여름에는 콜레라, 이질, 장티푸스, 뇌염, 폴리오 등이 발생한다. 가을과 겨울에는 혈관손상, 심질환, 고혈압, 기관지염, 폐렴, 디프테리아, 성홍열 등이 자주 발생한다.

1) 기후요소

기후는 대기 현상의 각종 요소로 구성되어 있다. 기후를 구성하는 요소를 기후요소라 하며 이들 기후요소의 결합에 따라 각 지역의 기후는 서로 다르게 나타난다. 기후요소에는 기온, 기습, 기류, 강수량, 증발, 일조, 일사 등이 있다. 이 중 기온, 기습, 기류를 기후의 3대 요소라고 한다.

2) 기후인자

기후는 기후요소뿐만 아니라 위도 · 해발고도 · 수륙배치 · 해류 · 지형 및 해안으로부터의 거리 등 여러 가지 지리적 원인에 따라서도 상당한 영향을 받는데, 이러한 요소를 기후인자라 한다. 기후인자는 기후의 분포를 명백히 할 때 매우 중요하다.

3) 기후순화

기후순화란 생물이 다른 지역으로 이주하였을 때 먼저 환경의 새로운 조건에 적응하게 되며, 그 후 이주지역의 기후에 기질적 · 기능적 변화를 일으켜 순응하는 현상을 기후순화라고 한다. 지구상에 생존하는 모든 생물은 기후의 어느 범주까지는 적응해 나가면서 생존하는 순응현상이 생긴다.

기후순화는 먼저 새로운 환경에 생리적 적응현상이 나타나며 장기간의 적응을 통한 생리적 순화가 일어난다. 기후 변화에 순화해 가는 기전은 대상성 순화, 자극적 순화, 수동적 순화가 있다. 대상성 순화는 새로운 환경조건에 세포 또는 기관이 그 기능을 적용시키는 것을 말하며, 자극적 순화는 환경자극에 의해 저하되었던 기능이 정상으로 회복되는 것을 말한다. 수동적 순화란 약한 개체가 자신의 최적 기능을 찾는 것을 의미한다.

4) 도시기후

시골지역의 기후와는 달리 대도시지역에서 나타나는 기후조건의 통칭이다.

도시 고유의 기후, 즉 도시가 발달하고 인구가 증가함에 따라 도시 주변의 다른 곳에 비하여 뚜렷하게 다른 소기후 형태를 나타내는 것을 말한다. 도시는 많은 사람이 모여 생산활동을 하기 때문에, 많은 연료를 사용하고 인공열이나 대기오염 물질을 대기 중에 많이 방출한다. 또한 도시 지표면에 가옥이나 큰 건축물을 구축하여 지표면을 콘크리트나 아스팔트로 덮고, 배수시설을 완비하고 맨땅을 없애는 등 많은 환경 변화를 일으키기 때문에 도시만의 독특한 도시기후가 형성된다. 도시기후는 대도시일수록, 도시 활동이 왕성할수록 현저하게 나타난다. 실제로 도시와 그 주변의 시골에서 하루 중 최저기온을 측정한 결과 도시는 시골보다 6~11℃ 정도 높게 나타난다는 것이 관측되었다. 도시기후는 최저기온의 상승이나 습도의 감소, 안개일수의 증가 등이 현저하게 나타난다. 결과적으로 도시기후는 인위적으로 만들어진 기후이다.

2. 온열조건

공기의 물리적 성상인 기온, 기습, 기류 및 복사열 등은 인간의 체온에 영향을 주게 된다. 체온에 영향을 주는 기온, 기류, 기습 및 복사에너지를 온열요소 또는 온열인자라고 하며, 이들 온열요소는 각각 독립적이기보다는 상호 복합적으로 작용하여 인체의 체온조절에 영향을 미친다. 온열요소에 의한 종합적인 상태를 온열조건(thermal condition)이라 한다.

1) 기온

기온(temperature)은 대기의 온도를 말하며, 국제적으로는 지면으로부터 1.25~2.0m의 높이에서 측정하는 것을 기준으로 하고 있으나, 우리나라에서는 1.5m 높이의 백엽상에서 복사온도를 배제한 건구온도를 말한다. 건구온도란 보통 온도계가 가리키는 기온(air temperature)을 말한다. 실제 대기의 온도는 일사량, 복사열 등에 영향을 받는다. 지상 12km 이하의 대기권에서는 고도 100m마다 0.6~1.0℃ 정도 낮아지며, 성층권에서는 고도가 높을수록 온도가 상승한다. 기온은 ℃또는 ℉로 나타낸다.

(1) 지적온도(최적온도)

체온조절에서 가장 적절한 온도를 지적온도 또는 최적온도라 하며, 습도 및 기류와 밀접한 관계가 있다.

인간의 정상체온은 36.1~37.2℃ 사이이며, 일반적으로 여름철은 지적온도가 20~22℃, 겨울철은 18~21℃인데 겨울의 지적온도가 낮은 것은 순화현상 때문이다. 실내의 적정온도 및 활동에 적합한 온도는 18±2℃이고, 침실은 15±1℃이며, 병실의 최적온도는 21±2℃이다. 인간의 온도 식별범위는 0.2~1.2℃이고, 피부온도가 27~33℃일 때 가장 민감하며 피부가 순응할 수 있는 범위는 10~40℃이다.

지적온도는 노동의 강도, 착의상태, 성별, 연령, 건강상태 등에 따라 다르게 나타나며 다음의 세 가지 영역으로 분류한다.

- 주관적 지적온도는 감각적으로 가장 쾌적하게 느끼는 쾌적 감각온도를 말한다.
- 생산적 지적온도는 생산능률을 가장 많이 올릴 수 있는 최고 생산온도를 말한다.
- 생리적 지적온도는 최소의 에너지 소모로 최대의 생리적 기능을 발휘할 수 있는 기능적 지적온도를 말한다.

(2) 체감온도(감각온도)

인체가 덥거나 춥다고 느끼는 체감의 정도를 나타낸 온도를 말한다. 체감은 체표면의 열교환 상태에 따라 좌우되는데, 이것은 기온뿐만 아니라 풍속 · 습도 · 일사 등 기상 요인이 종합되어 작용함으로써 결정된다. 그러나 이러한 변화율 외에 착의상태나 거주상태, 심리상태에 따라서도 달라진다.

(3) 일교차

하루 동안에 관측된 기상요소(기온, 기압, 기습 등)의 최대값과 최소값의 차를 말한다. 기온의 일교차는 기후의 지표로서 매우 중요하다. 최저기온은 일출 30분 전이고, 최고기온은 오후 2시 전후이다. 일교차는 산악 분지에서는 크고, 수목이 우거진 곳에서는 작으며, 해안보다는 내륙이 일교차가 크다.

(4) 연교차

기온의 연교차는 보통 '최난월의 평균기온과 최한월의 평균기온의 차'라는 뜻으로 사용되며, 연 최고극기온과 연 최저극기온의 차를 기온의 절대연교차라고 한다. 적도지방에서는 춘분과 추분 때 최고기온이고, 동지와 하지 때는 최저기온이지만 연교차는 극히 작다. 한대지방의 온도는 7월이 최고이고, 1월이 최저로서 연교차가 가장 크다. 온대지방에서는 8월이 최고, 1월이 최저로서 연교차가 큰 편이다.

2) 기류

기류(바람, air movement)는 실외에서는 주로 기압의 차이에 의해, 실내에서는 온도의 차이에 의해 발생한다. 지표는 같은 양의 햇볕을 받더라도 지표 상태에 따라 온도가 다르게 나타나며, 그에 따라 공기의 밀도도 달라진다. 기류는 결국 대기의 균형을 이루기 위하여

밀도가 높은 곳에서 낮은 곳으로 흐르는 공기의 움직임을 말하며, 밀도차가 클수록 기류의 세기도 강해진다. 기류는 기온과 기압의 차이가 생기는 곳이면 어디에서나 불고, 기류의 속도는 공기의 온도차가 클수록, 기압차가 클수록 빠르고 강하게 된다. 기류는 보통 수평 방향의 운동을 말하며, 수직 방향의 운동은 상승기류라고 한다.

기류의 속도를 풍속이라 하며, 풍속은 공기가 이동한 경로의 길이와 이동에 소요된 시간과의 비로 m/sec, knot, km/hr 등으로 표시한다.

(1) 작용

쾌적한 기류는 신체의 신진대사와 방열작용을 촉진시키고 실내의 자연환기의 원동력이 되며, 대기의 확산과 희석에 영향을 미쳐 기후를 변화시키는 작용을 한다. 옥외에는 0.5~3m/sec의 기류가 방열작용을 도우며, 실내의 경우 쾌적기류는 0.2~0.3m/sec이고, 실외에서는 1m/sec 정도이다.

- **불감기류**: 인간이 느낄 수 있는 기류의 최저속도는 0.5m/sec로 이것을 불감기류라 하는데, 실내와 의복 내에는 불감기류가 존재하여 인체의 신진대사를 촉진시킨다.
- **무풍**: 0.1m/sec 이하는 무풍상태라 한다. 특별히 무풍상태에서 고온 · 고습하면 체열 방산이 전혀 이루어지지 않아서 견딜 수 없는 불쾌감과 울혈증이 생길 수 있다.

3) 기습

기습(air humidity)은 흔히 습도라 하며, 일정 온도의 공기 중에 포함될 수 있는 수분의 양이다. 일정 공기에 함유할 수 있는 수증기량에는 한계가 있으며, 일반적으로 공기 중의 건습 상태를 나타내며 공기 중의 수증기량은 최대한계량보다는 낮기 때문에 이를 백분율(%)로 표시한다. 공기는 약 4%의 수증기를 함유하고 있으며, 기온과 포화수증기량은 정비례하며, 온도가 −30℃ 이하일 때는 거의 수증기를 포함하지 못한다.

(1) 작용

기습은 낮에는 태양열을 흡수하여 대지의 과열을 방지하며, 밤에는 지열의 복사를 차단하여 대기의 냉각을 방지하므로 기온을 완충시키는 작용을 한다. 기습은 체열 방산에도 영향을 주기 때문에 습도가 높으면 불쾌감을 주고 습도가 낮으면 상쾌감을 준다.

쾌적습도는 40~70%의 범위로서 15℃에서는 70~80%, 18~20℃에서는 60~70%, 24℃ 이상에서는 40~60%가 적절하다. 실내의 습도가 너무 건조하면 호흡기계 질병이, 너무 습하면 피부질환이 발생하기 쉬우므로 건조한 시기나 겨울철 실내에서는 인공적인 가습이 필요하며, 우기에는 습기를 제거하는 것이 필요하다.

(2) 절대습도

공기 1m^3 속에 포함되어 있는 수증기의 질량을 g 단위로 나타낸 것을 말한다. 수증기밀도라고도 하는데, 공기 중에 있는 수증기의 포화 정도를 나타내는 상대습도와는 그 의미가 다르다. 절대습도와 비습은 공기의 온도와 상관없는 지표이고, 상대습도는 현재 공기의 온도에 의해 좌우된다.

(3) 비습

공기의 상승과 하강에 따라 공기의 부피가 변화되어 절대습도의 개념에 보완이 필요하게 되어 나온 개념으로, 비습은 1kg당 포함되어 있는 수증기의 양을 g으로 나타낸 것이다.

(4) 상대습도

현재 공기 속에 있는 수증기의 양과 그 온도에서의 포화수증기의 양과의 비를 말한다. 즉, 현재 공기온도에서 포함할 수 있는 최대수증기량(포화 수증기량)에 대한 현재의 수증기압의 백분율을 가리킨다. 보통 습도라고 하면 이 상대습도를 말한다. 수증기압은 일정하나, 포화증기압은 기온에 따라 변하므로, 같은 수증기를 함유하여도 온도가 변하면 상대습도도 변한다.

4) 복사에너지

복사에너지(radiation energy)는 태양의 빛, 난로의 열, 전등빛, 뜨거운 아스팔트의 열, 뜨거운 모래의 열 같은 적외선이나 광선 등의 복사선이 운반하는 에너지를 말하며 따뜻한 온감을 준다. 복사열이라고도 하며 검은 물체에 잘 흡수되고, 표면이 하얗거나 광택이 나는 물체에서 반사가 잘된다. 태양에 의한 지구의 가열, 벽난로에 의한 실내의 난방은 복사에 의한 에너지 전달의 한 예이다.

복사에너지는 버넌(Vernon, 1930)이 고안한 특수온도계인 흑구온도계(그로부 한란계)로 측정한다.

지구는 태양으로부터 햇빛에 수직인 1cm^2의 면에 대하여 1분간 약 2cal의 태양복사에너지를 받는다. 태양으로부터 복사되는 전자파는 전체 태양에너지 중 적외선이 약 49%, 가시광선이 약 43% 그리고 자외선이 약 7%이다.

3. 온열지수

온열요소의 복합적인 작용에 의해 만들어지는 객관적인 값을 평가하는 지수를 온열지수라 한다. 온열지수는 모두 본질적으로는 경험적인 감각을 기준으로 하고 있다.

즉, 온도계가 표시하는 한난의 정도는 사람이 느끼는 체감기후와 반드시 일치하지 않기 때문이다. 그것은 습도나 바람의 상태에 따라 우리 몸에 느껴지는 정도가 다르며 또 사람에 따라서도 일정하지 않다. 신체가 느끼는 체감기후 중 여름 더위와 관련되는 것은 불쾌지수이다. 그러나 우리 생활에 지대한 의미를 갖는 겨울 추위에 대한 체감도 중요하다. 추위에 대한 체감은 바람의 유무에 따라 차이가 있다. 인체가 기후로부터 받는 종합적인 스트레스도 체감기후의 하나이다. 기후로부터 스트레스를 받지 않는 쾌감대는 지역에 따라 차이가 있다.

1) 쾌감대

일반적으로 성인이 적당한 옷을 입은 안정적인 상태에서 가장 쾌적하게 느끼는 기후범위를 표시한 것이다. 보통 쾌감을 느낄 수 있는 것은 온도 17~18℃, 습도 60~65%일 때이지만 기온, 기습, 기류, 신체적 조건, 의복의 착용상태, 활동량, 계절, 인종 등 여러 가지 여건에 따라서 각각 달라진다.

기온, 기습의 관계에서 가장 쾌감을 느끼는 점을 쾌감점이라 하며, 각각의 온도와 습도에서의 쾌감점을 연결한 곡선을 쾌감선이라 한다. 더위나 추위를 느끼지 않는 저온역을 쾌감대(comfort zone)라 하는데, 쾌감대는 쾌감선 상 · 하 2~3℃ 정도의 기후 범위대에 있다.

쾌감대의 범위는 계절과 인종에 따라 다르다(표 12-8).

2) 유효온도

유효온도(effective temperature)는 인간이 느끼는 감각을 기온, 습도, 풍속의 세 요소와 조합하여 나타낸 것이다.

3) 신유효온도

신유효온도(new effective temperature, ET)는 유효온도를 보완한 것으로, 신감각온도, 신체감온도 또는 ET스타라고 한다. 실제의 일상생활 환경에서는 포화된 습도환경에 노출되는

표 12-8 유효온도(ET)로 본 쾌감대 (단위: ℃)

인종	여름			겨울		
	하한	상한	중앙값	하한	상한	중앙값
동양인	18.9	23.9	21.7	17.2	21.7	18.9
서양인	19.4	22.8	21.1	16.7	20.0	18.3

출처: 기상청(www.kma.go.kr)

일이 드물기 때문에 상대습도 50%를 기준으로 한다.

ET는 기온, 복사, 습도, 바람, 착의량, 작업량, 기압, 인공공기 등의 환경에 대한 인체의 피부온도, 체내온도, 발한량, 저장열 등의 종합적인 평가가 가능하다. 보통의 환경은 물론이고 인공공기, 고압, 저압, 물속 등의 특이환경을 포함한 모든 환경에 응용할 수 있기 때문에 미국 냉난방공학회(AsHRAE)에서는 ET가 새로운 온열지수의 표준으로 채용되고 있다.

ET는 앉은 자세, 상대습도 50%, 착의량 0.6 CLO, 무풍인 표준 환경을 기준으로 하여, 80% 이상의 사람이 만족감을 느끼는 환경은 22.2~25.6℃가 된다.

4) 불쾌지수

불쾌지수(discomfort index, DI)는 체감기온을 나타내는 방법으로, 기후상태 때문에 인간이 느끼는 불쾌감을 표시한 것이다. 1957년 미국의 기후학자 톰(Thom)에 의해 제시된 개념이다.

DI는 지수이므로 직접 관측되는 것은 아니며, 기후상태로 인하여 인간이 느끼는 불쾌감을 나타내는 것이다. 같은 조건이라도 민족에 따라, 개인에 따라 대응하는 체감은 다르다. 일반적으로 미국인은 더위와 추위를 많이 탄다. 여러 가지 연구의 결과 미국인이 일반적으로 몹시 덥다고 느끼는 것은 기온이 80°F(27℃)를 넘었을 때이다. 이것에 비해 우리나라 사람들이 몹시 덥다고 느끼는 기온은 30℃이다.

민족에 따라 같은 DI에 대해 불쾌감을 느끼는 인구 비율은 표 12-9에서 살펴볼 수 있다. 한국인의 경우 DI 83일 때 모두가 불쾌감을 느끼는 데 비해, 미국인은 80일 때 모든 사람이 불쾌감을 느낀 것으로 나타났다. 또한 같은 동양인인 일본인의 경우 DI 85에 도달하면 93%의 사람이 불쾌감을 느끼게 되는데, 이는 일본인이 우리보다 더위를 더 잘 참을 수 있음을 나타낸다고 볼 수 있다.

그러나 DI는 기온과 습도만을 고려한 여름철 무더위의 기준으로, 태양복사나 바람 조건은 포함되어 있지 않기 때문에 적정한 사용에는 한계가 있다. 만약 1m/sec의 바람이 분다면 몸의 수분을 증발시켜 체온이 2℃ 정도 내려가는 효과가 나타나며 DI는 낮아진다.

표 12-9 민족별 불쾌지수에 대한 불쾌비율

DI	미국인	DI	한국인	DI	일본인
70	10%	72	2%	72	2%
75	50%	75	10%	75	9%
80	100%	80	50%	80	85%
-	-	83	100%	83	93%

불쾌지수(DI) = 0.72(건구온도℃ + 습구온도℃) + 40.6
= 0.4(건구온도℃ + 습구온도℉) + 15

불쾌지수와 불쾌감

DI ≧ 70의 경우, 약 10%의 사람들이 불쾌감을 느낌
DI ≧ 75의 경우, 약 50%의 사람들이 불쾌감을 느낌
DI ≧ 80의 경우, 거의 모든 사람들이 불쾌감을 느낌
DI ≧ 85의 경우, 모든 사람들이 견딜 수 없을 정도로 불쾌감을 느낌

4. 대기와 건강

1) 대기

대기란 지구 중력에 의하여 지구를 둘러싸고 있는 기체이며 보통 공기라고 한다. 지구 표면에는 이 대기가 있어서 태양열에도 타는 듯이 뜨겁지 않고, 밤에도 극단적인 저온으로 떨어지지 않으며 호흡할 수 있는 맑은 공기를 공급하고 지구의 모든 생물들이 보호받으며 살 수 있다.

(1) 공기

공기의 하루 총 필요량은 13kL이며 공기 없이는 5분 이상의 생명유지가 불가능하다. 공기의 대부분은 질소와 산소이며, 이는 전체 공기 부피의 약 99%를 차지한다(표 12–10).

기체의 부피비는 지상 20km 이하에서는 그 성분이 거의 일정한 비율로 존재하며, 아주 높은 곳에서는 공기의 상하운동이 거의 없기 때문에 기체 중 무거운 기체는 아래쪽으로, 가벼운 기체는 위쪽으로 분리되어 있다.

① 산소

성인이 안정상태에서 소모하는 1일 산소(O_2)의 양은 2,500~3,000L이며 1회 호흡 시 소비하는 산소량은 매회 4~5%이다. 인체는 공기 중 산소의 양이 15~50% 정도까지 적응할 수 있으며 저산소증은 산소가 공기 중 14% 이하, 폐포 내 분압 46mmHg에서 발생된다. 그러나 공기가 10% 이하 시 호흡곤란, 7% 이하 시 질식이 초래된다. 지표면으로부터 4.5km 이상에서는 호흡곤란이 올 가능성이 있으므로 인위적인 산소공급을 고려해야 한다.

산소중독증은 공기 중 산소가 21% 이상, 폐포 내 분압 160mmHg 이상일 때 나타

표 12-10 공기의 구성성분 (단위: %)

성분	체적	중량
질소(nitrogen, N_2)	78.10	75.51
산소(oxygen, O_2)	20.93	23.01
아르곤(argon, Ar)	0.9325	1.286
탄산가스(carbon dioxide, CO_2)	0.03	0.04
네온(neon, Ne)	0.0018	0.0012
헬륨(helium, He)	0.0005	0.00007
크립톤(krypton, Kr)	0.0001	0.0003
크세논(xenon, Xe)	0.000009	0.00001
수소(hydrogen, H_2)	미량	미량
오존(ozone, O_3)	미량	미량
기타	미량	미량

나며 주로 고기압의 고농도 산소흡입 시 발생한다. 주 증상으로는 폐부종, 충혈, 흉통, 이명 등이다.

② 질소

질소(N)는 공기 중 가장 많은 비중을 차지하고 있는 생리적 불활성화 가스이며, 정상 기압에서는 호흡 시 기도를 출입할 뿐이다. 그러나 3기압 이상의 고기압에서는 자극작용, 4기압 이상에서는 마취작용을 일으키며, 10기압 이상일 때 의식상실이 나타난다. 또한 고기압 하에서 액화된 질소가 감압 시 기화되어 기포를 형성하고 모세혈관에 혈전현상을 초래하여 동통성 관절장애 등을 수반한다. 이는 해저작업을 하는 잠수부에게서 발생되기 때문에 잠함병 또는 감압병으로 불린다. 바다 수심이 10m씩 깊어질 때마다 기압은 1기압씩 높아진다.

③ 이산화탄소

이산화탄소(CO_2)는 무색, 무취의 비독성 가스로 성인은 안정 시에 흡기 시 0.03%를 흡입하고 호기 시 4%의 이산화탄소를 배출하여 1시간에 약 20L를 배출한다. 폐포의 이산화탄소 농도는 5~6%로 이 범위 안에서는 분압 현상으로 가스교환이 이루어지지만 8%에서는 호흡곤란, 10% 이상에서는 질식하게 된다.

CO_2는 실내에 다수인이 밀집해 있을 때 농도가 증가하며, 이는 군집독의 주요 요인으로 실내공기오염의 지표로 널리 사용된다. 위생학적 허용농도는 일반적으로 0.1%이고 광산의 경우에는 0.1~1.5%이다.

④ 일산화탄소(CO)

일산화탄소는 무색 · 무취 · 무자극성 기체로서 맹독성이고, 비중이 공기와 거의 같아 공기와 혼합되기 쉽고 주로 물체가 불완전연소할 때 많이 발생한다. 일산화탄소는 헤모글로빈(Hb)과의 친화성이 산소에 비해서 250~300배나 강하여 혈액 중에서 COHb를 형성하여 인체의 산소운반장애로 생체조직의 산소결핍증을 일으킨다. 인체는 혈중의 COHb 포화도가 10% 미만이어야 하며 50%에서는 구토증, 60%에서는 혼수상태를 보이다가 70% 이상에서는 사망한다. 특히 저농도의 일산화탄소 가스에 장기간 노출될 때 지각이상, 시력장애, 보행장애 등 만성중독 증상이 나타난다.

흡기 중 CO가스가 0.05~0.1% 이상이면 일산화탄소중독을 일으킬 수 있는데, CO의 최고 허용한도는 1시간에 400ppm, 8시간에 0.01%이고 0.1% 이상이면 생명이 위험하다. 옥탄가스는 4~13%, 석탄가스는 7~10%, 담배연기는 0.5~1.5%의 CO 가스를 발생시킨다.

2) 대기현상

세계기상기구(World Meteorological Organization, WMO)에서는 대기현상이란 '대기 중에서 일어나는 물리적 자연현상으로 대기나 지상에 물, 먼지, 빛, 전기가 있는 현상'이라고 하였다.

(1) 물현상

대기 중의 물현상이란 물 또는 얼음 입자가 대기 중에서 부유 또는 낙하하거나, 바람에 의해서 불어오거나, 지면이나 지상의 물체에 붙어있는 현상을 말한다. 예를 들면, 비, 눈, 진눈개비, 싸락눈, 가루눈, 싸락우박, 우박, 안개, 날린눈, 눈보라, 이슬, 서리, 적설, 결빙, 해빙 등이다. 구름은 대기 중의 물현상에 포함되지만 따로 설명되는 것이 일반적이다.

(2) 먼지현상

대기 중의 먼지현상이란 먼지, 연기 등과 같이 수분을 거의 함유하지 않은 미세한 고체 입자가 무수히 많이 떠 있거나 또는 지상에 있던 것이 바람 때문에 날려 올라가 있는 현상이다. 예를 들면, 연무, 먼지연무, 황사, 연기, 날린 먼지, 먼지보라, 회오리바람 등이다.

(3) 빛현상

대기 중의 빛현상이란 해나 달빛의 반사, 굴절, 회절, 간섭에 의해서 생기는 광학적인 현상을 말한다. 예를 들면, 달무리, 햇무리, COVID-19, 무지개, 신기루, 아지랑이, 노을 등이다.

(4) 전기현상

대기 중의 전기현상이란 대기 중에서 일어나는 전기적인 현상을 말한다. 예를 들면, 천둥, 번개, 천개, 센트에르모의 불, 오로라 등이다.

3) 대기오염

세계보건기구(World Health Organization, WHO)는 대기오염이란 '대기 중에 인위적으로 배출된 오염물질이 한 가지 또는 그 이상 존재하여, 오염물질의 양, 농도 및 지속시간이 어떤 지역의 불특정 다수인에게 불쾌감을 일으키거나 해당지역에 공중보건상 위해를 끼치고, 인간이나 동 · 식물의 활동에 해를 주어 생활과 재산을 향유할 정당한 권리를 방해받는 상태'라고 정의하였다.

대기오염(air pollution)이란 그을음, 재, 먼지, 유독가스 등으로 공기가 더럽혀진 상태로 생물이나 환경에 직접적인 해나 불쾌감을 줄 만큼 많은 양의 오염물질이 대기 중에 존재하는 상태이다.

배출된 오염물질은 대기 중에 떠다니면서 퍼져 나가는데, 역전층이 발생하거나 풍속이 약해지면 오염물질이 한 곳에 오래 머물게 되어 오염도가 더욱 높아진다. 반면 배출된 오염물질이 강한 바람에 실려 고농도인 채로 날아가는 도중에 오염물질 사이에서 서로 반응하여 새로운 오염물질을 생성하기도 한다.

4) 대기오염물질

대기오염은 자연적으로 발생되기도 하지만 대부분이 인간활동에 의해 인위적으로 발생된다. 인체에 큰 영향을 미치는 대기오염은 주로 자동차 배기가스와 산업활동에 의해 발생되는 경우가 많다. 자동차는 가장 많은 대기오염 배출원이며, 가솔린 엔진의 경우에는 일산화탄소(CO), 탄화수소(HC), 질소산화물(NOx)이 주 배출물인 반면, 디젤엔진은 질소산화물과 입자상 물질이 주 유해가스로 생성되며, 일산화탄소와 탄화수소 농도는 가솔린 엔진에 비해 상대적으로 적다. 탄화수소는 휘발유 및 디젤 차량의 감속운행 시, 질소산화물은 휘발유, 디젤, LPG 등 모든 차량의 가속 · 등속운행 시 가장 많이 배출되며 아황산가스(SO_2)는 디젤유에서 가장 많이 배출된다.

또한 배출원을 물리적 배출형태로 볼 때, 고정 배출원과 이동 배출원으로 나눌 수 있다. 고정 배출원은 점오염과 면오염이라고도 하며 주택, 공공건물, 산업체, 화력발전소 등 고정되어 있는 배출원을 말한다. 이동 배출원은 선오염이라고도 하며 자동차, 선박, 기차, 항공기 등 움직이는 것을 말한다.

우리나라는 종전 「대기환경보전법」 제2조의 규정에 따라 대기오염의 원인이 되는 가스상 물질 또는 입자상 물질을 대기오염물질(air pollutant)로 정하여 관리하고 있으며, 일산화탄소, 암모니아, 질소산화물, 황산화물 등 61종이 대기오염물질로 지정되어 있다. 대기오염물질 중에서 사람의 건강 · 재산이나 동 · 식물의 생육에 직접 또는 간접으로 위해를 줄 우려가 있는 다이옥신, 벤젠, 사염화탄소, 폼알데하이드 등 35종이 특정대기유해물질로 지정 · 관리되어 왔다. 환경부는 대기오염물질의 체계적인 관리를 위해 「대기환경보전법」을 개정(2012. 5. 23)하여 대기오염물질 분류체계를 기존 대기오염물질과 특정대기유해물질에서 대기오염물질, 유해성대기감시물질 및 특정대기유해물질로 세분화하였다. 또한 국립환경과학원에 대기오염물질 심사 · 평가위원회를 구성하여 매년 물질독성, 생태계에 미치는 영향, 대기 중 배출량, 오염도 등 위해성을 심사 · 평가하여 신규물질을 지정 및 재분류하도록 하는 등 지정 관리를 체계화하였다. 「대기환경보전법」 시행규칙을 개정(2017. 1. 26)하여, 미규제 대상 오염물질 중 국내 배출량, 위해성, 모니터링 가능 여부 등을 고려하여 아세트산비닐, 비스(2-에틸헥실)프탈레이트, 디메틸포름아미드 3종을 추가하여 대기오염물질을 64종으로 확대하였으며, 대기오염물질 중 지속적인 감시 · 관찰이 필요한 43종을 유해성대기감시물질로 신규 지정하였다. 또한 우리나라는 황산화물 등 28개 대기오염물질에 대해 배출허용기준을 설정하고 있다(2018 환경백서).

(1) 자연적 배출원

자연적으로 배출되는 오염물질은 화산의 폭발로 발생되는 먼지, 아황산가스, 황화수소(H_2S), 메탄(CH_4) 등과 사막의 모래, 강가의 황사현상, 온천의 유황, 바다의 해염, 동 · 식물의 부패에서 발생되는 물질, 자연적인 산불의 발생에 의한 다량의 매연, 미연소 탄화수소, 일산화탄소, 질소산화물, 재 등이다. 이러한 물질은 인간에게 많은 피해를 주지는 않지만 인간이 관리하기도 쉽지 않은 자연발생적인 오염물질이다. 자연적인 사건으로는 1883년 인도네시아의 크라카타우섬에서 발생한 화산 폭발이 그 대표적이며, 인도네시아의 산불도 많은 대기오염물질을 일으켰다.

(2) 인위적 배출원

인위적인 발생은 인간이 생산활동이나 난방 및 취사를 위해 사용한 연료, 생산활동, 제품의 생산공정, 자동차운행, 병충해 방제를 위한 농약분무 등으로부터 발생한다. 인공오염물질은 1차 오염물질과 2차 오염물질로 구분한다. 1차 오염물질은 대기 중에 직접 배출되는 오염물질이며, 2차 오염물질은 1차 오염물질이 대기 중에서 자외선의 영향을 받아 광화학반응을 일으켜 2차적으로 생성된 물질을 말한다.

① 1차 오염물질

공장 굴뚝, 자동차 배기관 등 각종 발생원으로부터 대기 중에 직접 배출되는 가스나 입자상의 물질을 말한다(표 12-11).

■ 입자상 물질(부유물질: particulate matter)

대기 속에 미세한 고체나 액체 등이 분산되어 있는 것으로 0.01~100μm 이상의 입자이다. 우리나라에서는 주로 부유물질이라는 용어로, 서양에서는 에어로졸로 부르고 있다. 입자상 오염물질은 대기오염물질 총량의 10% 정도를 차지하며, 먼지, 연기, 안개, 스모그 등의 상태로 존재한다. 이러한 입자상태의 오염물질은 불완전연소 과정, 기계적 분쇄 과정, 응축 및 화학적 과정을 통하여 생성된다. 인간의 건강, 재산, 가시거리에 직 · 간접적 영향을 준다.

- 먼지: 대기 중에 떠다니거나 흩날려 내려오는 입자상 물질을 말한다. 분쇄, 폭파 등 물질이 분괴될 때 생성되는 1μm 이상의 고체입자이다.
- 분진: 강하분진과 부유분진으로 분류되며 부유분진은 겨울에 가장 많고 출퇴근 시간에 가장 많다.

표 12-11 1차 오염물질의 생성 및 특징

분류		내용
입자상 물질	먼지	대기 중에 떠다니거나 흩날려 내려오는 입자상 물질을 말한다. 분쇄, 폭파, 운송 등 물질의 이송과 분괴될 때 생성되는 1~100μm 이상의 비교적 큰 고체입자이다.
	분진	강하분진과 부유분진으로 분류되며 부유분진은 겨울에 가장 많고 그중 출퇴근 시간에 가장 많다.
	매연, 연기	불완전 연소 시 생기는 유리 탄소가 주가 되는 미세한 입자상 물질을 말한다. 보통 1μm 이하의 탄소입자로, 가스를 함유하며 주로 탄소성분과 연소물질로 구성되어 있다.
	검댕	불완전연소할 때에 생기는 유리 탄소가 응결하여 입자의 지름이 1μm 이상이 되는 입자상 물질을 말한다.
	훈연	물체의 승화, 휘발, 연소 또는 화학반응 등으로 생성된 기체가 응축할 때 형성된 0.03~0.3μm 크기의 고체입자이다.
	안개	매우 작은 물방울이 대기 중에 떠다니고 있는 현상으로 수평 시정이 1km 미만인 경우를 말한다.
	박무	엷은 안개로 시정거리 1km 이상으로, 무수히 많은 미세한 물방울이나 습한 흡습성 알갱이가 대기 중에 떠 있어서 먼 곳의 물체가 흐려 보이는 현상을 말한다. 연무보다 습도가 높고, 회색을 띠는 것이 특징이다.
	연무	시정거리 1km 이상으로, 습도가 비교적 낮을 때 대기 중에 연기 · 먼지 등 미세한 입자가 떠 있어서 공기의 색이 우윳빛으로 뿌옇게 보이는 현상을 말한다.

표 12-11 1차 오염물질의 생성 및 특징(계속)

분류		내용
가스상 물질	황산화물 (SO_x)	자연에 존재하는 석탄과 석유의 연료가 연소할 때 배기가스 내에서 주로 아황산가스(SO_2), 삼산화황(SO_3) 형태가 주를 이루며 그중 아황산가스가 대부분이다. 아황산가스는 공기 중에서 삼산화황으로 산화되어 수분과 함께 황산(H_2SO_4)으로 변화되므로, 대기의 습도가 높을 때는 부식성이 높은 황산 박무를 형성하여 산성비의 원인이 된다. 산성비는 금속에 대하여 부식성이 강하며 시야의 감소와 빛의 분산, 가죽 · 종이 · 금속 · 재료의 부식, 식물의 잎에 황색이나 황갈색의 반점이 생기는 피해를 준다. 아황산가스는 호흡기질환으로는 폐기종, 기관지염 및 폐렴을 일으키며 천식까지 진전된다. 급성피해로는 불쾌취기, 시야감축, 생리적 장애, 압박감, 기도저항 증가 현상이 나타나고, 만성피해는 폐렴, 기관지염, 천식, 폐기종, 폐쇄성 질환 등을 유발한다.
	질소산화물 (NO_x)	질소산화물은 아황산가스 및 일산화탄소와 함께 중요시되고 있다. 석탄과 석유가 연소하는 과정에서 공기 중에 포함된 질소 및 연료 중에 함유된 질소분이 연소온도에 영향을 받아 산소와 결합하여 생성한나. 산성비 생성과 옥시던트(O_3, PAN, PBN) 생성에 주요 원인 물질이 되기도 한다. 식물보다도 사람이 피해를 받기 쉽다. 이산화질소(NO_2)는 적갈색의 자극성 기체로서 무색의 NO보다 독성이 5~7배 강하다. 이산화질소는 자동차의 가속과 고온연소 시 다량 발생하며 폭약 · 비료 · 필름의 제조 등에 사용되며 금속을 부식시킨다. 기관지염, 폐기종 및 폐렴 등 호흡기질환을 일으키며 섬유성 폐쇄성기관지염, 폐암을 일으킨다. 이산화질소는 혈색소(Hb)와 친화력이 강하며 용혈을 일으키는 것이 특이하다.
	탄화수소 (HC)	탄소와 수소의 화합물로서 자동차 같은 수송기관에서 많이 발생하며 자연계에서는 유기물질이 썩을 때, 매립장 · 쓰레기 소각 · 산불 · 소와 흰개미 등에서도 발생한다. 메탄가스가 대부분을 차지하며 자체는 인체나 동식물에 피해를 별로 주지 않는다. 주로 에탄(C_2H_6)이 대기오염의 주범이며, 옥시던트를 생성하기 때문에 문제가 된다.
	일산화탄소 (CO)	산소가 충분하지 않은 상태에서 연료가 연소되면서 생성되는 물질이다. 무색, 무미, 무취의 질식성 가스로 혈색소와의 친화력이 산소에 비해 약 210배 강하여 일산화탄소 흡입 시 산소의 공급이 차단되어 중독을 일으키게 된다.
	이산화탄소 (CO_2)	정상 대기 중의 농도는 303~320ppm이다. 실내 공기오염의 지표로 사용되며 이산화탄소는 지구의 온실효과를 유발하는 온실가스이다. 매년 약 0.7ppm 정도 증가하는 것으로 추정한다.
	암모니아 (NH_3)	무색의 자극성 기체로 유기물의 부패 시 생성된다.
	불화수소 (HF)	알루미늄 공업, 인산비료공업, 유리공업, 초자공업 등에서 발생하며 인체보다 농작물 및 식품, 가축에 피해가 더 크다.

- 연기(smoke): 연료가 연소할 때 공기의 부족으로 생성된다. 보통 1μm 이하의 탄소 입자이다.
- 훈연(fume): 물체의 승화, 휘발, 연소 또는 화학반응 등으로 생성된 기체가 응축할 때 형성된 0.03~0.3μm 크기의 고체입자이다. 예를 들면 아연과 납산화물의 훈연은 고온에서 휘발된 금속의 산화와 응축과정에서 생성된다.
- 안개(fog): 매우 작은 물방울이 대기 중에 떠다니고 있는 현상으로 수평 시정이 1km 미만인 경우를 말한다.
- 박무(mist): 엷은 안개로 시정거리 1km 이상으로, 무수히 많은 미세한 물방울이나

습한 흡습성 알갱이가 대기 중에 떠 있어서 먼 곳의 물체가 흐려 보이는 현상을 말한다. 연무보다 습도가 높고, 회색을 띠는 것이 특징이다.

- 연무(haze): 시정거리 1km 이상으로, 습도가 비교적 낮을 때 대기 중에 연기 · 먼지 등 미세한 입자가 떠 있어서 공기의 색이 우윳빛으로 부옇게 보이는 현상을 말한다.

가스상 물질

액체나 고체물질이 기화하여 증기상태로 된 경우 또는 물질의 연소, 합성, 분해 시 발생한다. 즉, 가스상 물질은 가스 자체에 오염물질이 포함되어 있는 경우이다. 대표적인 것에는 환경기준이 설정되어 있는 아황산가스, 질소산화물, 일산화탄소, 옥시던트 등이 있다. 이 밖에도 중금속의 증기, 솔벤트, 악취물질, 다이옥신 등이 포함된다.

주로 인간의 건강이나 동 · 식물의 생육에 영향을 미치며, 건물, 장치, 문화재를 부식시켜 인간에게 재산상 손해를 끼치는 오염물질을 말한다.

- 아황산가스(SO_2)

자연에 존재하는 석탄과 석유류는 모두 0.1~0.5% 이상의 유황을 함유하며 이들 연료가 연소할 때 아황산가스(SO_2), 삼산화황(SO_3) 등의 황산화물(SOx: Sulfur Oxides)이 생성된다. 총 배출량의 80%는 연기로 배출되며 나머지 20%는 재와 함께 황산염으로 배출된다. 배기가스 내에서 주로 아황산가스와 삼산화황 형태가 주를 이루나 아황산가스가 대부분이다.

아황산가스는 무수아황산, 이산화황이라고도 하며 불쾌한 자극취가 있는 무색의 불연성 기체로서 공기 중에서 시간당 약 0.1~0.2%씩 태양광선에 의해 산화된다. 공기 중에 질소산화물이 존재할 경우, 산화율은 약 10배 정도 증가하게 되며 수분과 함께 황산(H_2SO_4)으로 쉽게 변화한다. 대기에 안개가 끼었거나 습도가 높을 때 부식성이 높은 황산 박무를 형성하여 산성비의 원인이 된다. 산성비는 금속에 대하여 부식성이 강하며 시야의 감소와 빛의 분산, 가죽 · 종이 · 금속 · 재료의 부식, 식물의 잎맥 사이의 표백과 백화현상을 일으키며 잎에 황색이나 황갈색의 반점이 생기는 피해를 준다.

아황산가스의 사용 용도는 농업용 훈증제, 살균 · 살충제, 과일 및 야채의 부패를 방지하기 위한 보존제, 표백제, 펄프공업, 광유의 정제(방향족 성분의 용제추출), 각종 아황산염과 화학약품의 제조 등이다.

아황산가스가 인체에 미치는 영향은 그 농도와 노출시간이 문제된다. 아황산가스는 고농도일수록 비강 또는 인후에서 많이 흡수되며, 저농도인 경우에는 극히 저율로 흡수된다고 한다. 고농도일수록 기관까지 도달하는 양이 많고 비강과 인후에 미치는 피해가 크다. 또한 호흡을 빨리하면 할수록 많이 도달한다. 눈에도 자극을 주어 안질환을 일으키며, 급성 피해로는 불쾌취기, 시야방해, 생리적 장애, 압박감, 기도저항 증가 현상이 나타나고, 만성피해로는 폐기종, 기관지염, 폐쇄성 질환 및 폐렴을 일으키며 천식으로까지 진전된다.

- 황화수소(H_2S)

맹독성 물질로 계란 썩는 냄새를 낸다. 황산화물 중 자연계에 84% 존재한다. 일반적으로는 황화수소가 연소되어 아황산가스로 쉽게 변하기 때문에 연소과정 중 황화수소는 거의 배출되지 않는다. 석유정유공장, 동물처리공장, 황산염 사용공장, 비스코스공장 및 고무제품공장 등에서 배출된다. 금속의 표면에 검은 피막을 형성하여 외관상 피해를 주며 페인트 · 도료 등을 변색시킨다.

- 이산화질소(NO_2)

질소산화물은 아황산가스 및 일산화탄소와 함께 중요시되고 있다. 석탄과 석유가 연소하는 과정에서 공기 중에 포함된 질소 및 연료 중에 함유된 질소분이 연소온도에 영향을 받아 산소와 결합하여 여러 가지 질소산화물(NO_2, NO, N_2O, N_2O_3, N_2O_4, N_2O_5)을 생성한다. 질소산화물은 산성비 생성과 옥시던트 생성에 주요 원인 물질이 되기도 한다. 식물보다도 사람이 피해를 받기 쉽다.

질소산화물은 연소온도가 높을수록 많이 생성되며, 이산화질소는 대기오염에 제일 많은 영향을 주며 연소과정에서 배출된 일산화질소(NO)가 증기 중에서 산화하여 생성되기도 한다.

이산화질소는 온도에 따라 변화가 심하여 온도가 20℃ 이하가 되면 무색기체인 사산화이질소(N_2O_4)가 되고, 온도가 20℃ 이상이 되면 무색기체인 일산화질소로 분해되기도 한다.

일산화질소는 무색, 무취의 기체이며 이산화질소는 적갈색의 자극성 기체로서 무색의 일산화질소보다 독성이 5~7배 강하다. 이산화질소, 일산화질소 모두 대기 중 고농도로 존재할 경우 단독으로 독성을 가진다.

이산화질소는 자동차의 가속과 고온연소 시 다량 발생하며 폭약, 비료, 필름의 제조 등에 사용되며 금속을 부식시킨다.

이산화질소는 그 자체가 직접적으로 눈에 대한 자극이 없다는 것을 제외하고는 아황산가스의 피해와 거의 비슷한 호흡기 질환, 즉 기관지염, 폐기종 및 폐렴 등을 일으키며 섬유성 폐쇄성기관지염, 폐암을 일으킨다. 이산화질소는 혈색소(Hb)과 결합하여 메트헤모글로빈(metHb) 혈증을 유발하고 용혈을 일으키는 것이 특이하다.

- 아산화질소(N_2O)

약간 달콤한 냄새를 가진 공기보다 무거운 무색의 불활성 기체로 흡입 시 웃음을 일으키고 기분을 좋게 해준다고 알려진 웃음가스이다. 치과에서 마취제로도 사용한다. 아산화질소는 체내에서 분해되지 않고 폐를 통해서 배출된다. 대기에서 매우 안정되며 체류시간이 20~100년이어서 온실가스로 주목받고 있다. 성층권의 오존(O_3)을 분해하는 물질로 알려져 있다.

- 탄화수소(HC)

탄소와 수소의 화합물로서 자동차 같은 수송기관에서 많이 발생한다. 자연계에서는 유기물질이 썩을 때, 매립장, 쓰레기 소각, 산불, 소와 흰개미 등에서도 발생한다. 메탄가스가 대부분을 차지하며 자체로서는 인체나 동 · 식물에 피해를 별로 주지 않는다. 그러나 대기 중에서 산소, 질소, 염소 및 황과 반응하여 여러 종류의 탄화수소 유도체를 생성한다. 주로 에탄(C_2H_6)이 대기오염의 주범이다. 탄화수소는 이산화질소와 반응하여 자외선을 받으면 광화학적 작용을 일으켜 산성이 강한 2차 오염물질인 옥시던트를 생성하기 때문에 문제가 되고 있다.

- 일산화탄소(CO)

일산화탄소는 산소가 충분하지 않은 상태에서 연료가 연소되면서 생성되는 물질이다. 무색, 무미, 무취의 질식성 가스로 Hb과의 친화력이 산소에 비해 약 210배 강하여 일산화탄소 흡입 시 산소의 공급이 차단되어 중독을 일으키게 된다. 연탄가스 중독의 원인이다.

- 이산화탄소(CO_2)

정상 대기 중의 농도는 303~320ppm이다. 실내 공기오염의 지표로 사용되며 이산화탄소는 지구의 온실효과를 유발하는 온실가스이다. 매년 약 0.7ppm 정도 증가하는 것으로 추정한다.

– ppm(parts per million): 무게기준으로 1g/1백만이다.

- 암모니아(NH_3)

무색의 자극성 기체로 유기물의 부패 시 생성된다.

- 불화수소(HF)

알루미늄공업, 인산비료공업, 유리공업 등에서 발생하며 인체보다 농작물 및 식품, 가축에 피해가 더 크다. 불화수소, 불소(F)등은 농작물의 잎을 고사시키고 성장을 지연시킨다.

② 2차 오염물질

대기 중에 방출된 1차 오염물질, 즉 질소산화물과 탄화수소가 대기 중에서 자외선의 영향을 받아 광화학 반응에 의하여 생성한 물질을 말한다. 2차 오염물질은 염화니트로실(NOCL) 과산화수소(H_2O_2), 아크로레인(CH_2CHCHO), PAN(peroxyacetylnitrate: 과산화아세틸질산염), 오존 등으로 코, 눈, 점막 등을 자극하는 광화학스모그를 발생시킨다. 2차 오염물질 중 강산성 물질을 옥시던트라고 하며 오존, PAN, PBN (peroxybenzoylnitrate)이 해당되며 주로 태양광선이 있는 낮에 증가한다. PAN은 잎의 하단이 청동색으로 변하게 하며, 생육을 지연시킨다.

■ 오존(O_3)

오존은 3개의 산소원자가 결합하여 대기 중에서 가스로 존재하는 무색의 물질로서, 자극적인 냄새가 있으며, 공기보다 약간 무거우나 물에는 잘 녹지 않는다. 오존은 대기 중에서 자연적으로 발생하거나 주로 자동차 배기가스에 의해 이차적으로 발생한다. 오존 발생의 원인인 질소산화물의 54%, 탄화수소 97%가 자동차에서 배출된다. 햇빛이 많이 쬐이는 여름철 오후 2~3시 사이에 많이 발생하며, 도시지역이 높은 오존농도를 나타내는 경향이 있으나 질소산화물이 바람에 의해 수백 마일 이동하여 도시 외의 지역에서도 높은 오존 농도가 나타날 수 있다.

오존의 80% 정도는 지상 약 10~35km 높이인 성층권에 분포하여 오존층을 형성하며, 10%는 지상 35km 이상의 높이에, 그리고 나미지는 10km 이하에 분포한다.

대기 중 오존농도는 산업혁명 이전에 10ppb이었으나, 현재는 약 40ppb를 유지하고 있다.

– ppb(parts per billion): 무게기준으로 1g/10억이다.

• 오존이 인체에 미치는 영향

오존은 기체이므로 인체가 오존에 노출될 수 있는 경로는 피부, 인후, 폐이다. 오존이 비록 낮은 농도일지라도 흡입하게 되면 일차적으로 영향을 받는 기관이 호흡기이며, 가슴통증, 기침, 메스꺼움, 인후자극, 충혈 같은 다양한 건강 문제를 야기한다. 특히 오존에 반복적으로 노출되면 폐에 비가역적 손상이 초래될 수 있다. 또한 기관지염 · 심장병 · 폐기종 · 천식을 악화시킬 수 있고, 폐용량을 감소시킬 수 있다. 오존에 발암성이 있는가의 여부는 아직 실험적으로는 증명되지 않았으나, 일반적으로 대기오염이 심한 지역에서는 폐암 발병률이 높다.

- 오존에 의한 피해를 줄일 수 있는 방안
  - 자동차 배기가스의 규제기준 강화: 자동차 배기가스의 규제기준을 강화하여 오존의 농도가 높은 상황에 노출되지 않도록 주의해야 한다.
  - 외출 금지: 일반적으로 오존은 태양빛이 강하고, 공기의 이동이 적을 때 많이 발생하므로 여름철이나 정오를 전후하여 태양빛이 강할 때에 어린이나 노약자는 외출을 삼가는 것이 좋다. 특히 오존 경보가 내려진 상황에서는 밖에서 일을 하거나 운동하는 사람도 실외활동을 피해야 한다.
  - 비타민 C와 E 섭취: 비타민 C와 E를 충분히 섭취함으로써 오존에 의한 조직 손상을 어느 정도 막을 수 있다. 비타민의 예방효과는 성인보다는 폐의 발육이 진행 중인 어린이에서 더욱 효과적인 것으로 알려져 있다.
  - 대기오염 정화식물의 식재: 식물의 대기오염물질 정화기능을 이용하여 대표적인 오존 생성 전구물질의 하나인 질소산화물을 많이 흡수할 수 있는 식물을 식재함으로써 오존생성 자체를 줄일 수 있다. 현재 전국적으로 많이 식재되어 있는 은행나무는 오존에 대한 내성도 높을 뿐만 아니라 이산화질소의 흡수량도 많아 오존 농도가 높은 도로변에 심기에 적절한 나무이며, 남부지방의 경우 녹나무도 적절하다.

5) 대기오염의 역사적 사건

대기오염의 주요 사건은 표 12-12와 같다.

(1) 뮤즈계곡 사건

- **발생시기와 장소**: 1930년 12월 벨기에 뮤즈계곡
- **환경**: 분지, 고기압, 무풍상태, 기온역전 등 비정상적인 기상상태가 약 3일간 지속되고 연무가 발생하였다. 계곡에는 24km에 걸쳐 용광로, 화력발전소, 유리공장, 아연제련소, 황산공장, 비료공장 등이 가동 중이었다.
- **피해**: 약 60여 명이 사망하고 전 연령층에 걸쳐서 호흡기 및 자극증상환자 수천 명이 발생하였다. 주증상은 해소와 호흡곤란이었으며 사망자는 대부분 만성폐질환 환자였다. 이외 가축, 식물과 재산상의 피해가 일어났다.
- **원인물질**: 각종 공장에서 발생되는 아황산가스, 황산박무, 불소화합물, 일산화탄소, 질소화합물, 금속화합물 및 분진 등 미세입자가 원인물질이다.

표 12-12 대기오염 주요 사건

사건	사건	피해	내용
뮤즈계곡 (1930. 12.)	곡지, 무풍상태, 저온, 기온역전, 연무발생 공장지대(철, 금속초자, 아연)	60명 사망, 6,000명 이환, 전 연령층의 급성 호흡 자극(폐의 염증성 장해 등)	아황산가스, 불소화합물, 일산화탄소, 분진 SO_2: 10~38ppm(3일 이상)
요코하마 (1946)	미풍, 비교적 높은 오염, 구릉지 도시 · 공장	천식증상	대기오염물질(불명)
도노라 (1948)	곡지, 무풍상태, 저온, 기온역전, 연무발생 공장지대(철, 황산, 아연)	인구 14,000명 중 환자 6,000명 발생, 전 연령층 폐자극, 20명 사망(폐 염증성 장해)	아황산가스, 기타 황산 SO_2: 0.5~2.0ppm(5일간)
포자리카 (1950. 11.)	안개, 낮은 역전층, 도시오염, 자동차 공장	22명 사망, 32명 입원, 호흡곤란, 섬박사극, 기침	황화수소(20~25분)
런던 스모그 (1952. 12.)	하천 평지, 무풍상태, 기온역전, 습도 90%, 한랭	2주간 4,000명 이상 사망, 환자 수 불명, 그 후 2개월 이내 8,000명 사망	아황산가스, 분진 SO_2: 최고 0.7ppm TSP: 10.5ug/m^2(5일간)
욧가이치 천식 (1962~1963)	해안 평지, 석유화학공장군	기침, 천식, 만성 기관지염, 기관지 천식 등 환자 982명, 사망 80명	SO_2, NO_2, 포름알데히드
로스앤젤레스 (1954, 1955, 1979)	해안분지, 1년을 통해 해양성 기후, 기온역전이 거의 매일 발생, 급격한 인구증가, 자동차 수 증가, 석유계 연료소비 증가	눈, 코, 기도, 폐 등 점막의 지속적 반복성 자극, 일상생활의 불쾌감, 가축, 식물, 과실의 손해, 고무제품, 건조물의 손해	석유계 연료에서 유래, SO_2, SO_3, NO_2, 알데히드 케톤, 산, 아크롤레인포름알데히드, 오존, 니트로올레핀 등
보팔 (1984)	미국 Union Carbide 공상, 부풍, 지면 먼지, 심야기온 15.5℃	폐수송, 실명, 기침, 호흡곤란, 사망 약 4,000명, 입원 200,000명	Methyl Isocyante(MIC), 카바메이트계 살충제, 포스겐가스
체르노빌 원자로 폭발(1986. 4.)	방사성 물질 유출로 대기 중 방사성 원료 증발	사상자 수천 명, 기형아 출산 증가, 40만 명 난민 발생, 인근 국가에서도 방사성 물질 검출	방사성 물질
뉴욕 (1953, 1963, 1966)	지상 부근의 역전층, 도시 오염, 자동차 공장	사망자 165명 상기도, 심장장해 사망자 200명 사망자 160명(3일간)	
뉴올리언즈 (1955)	하구삼각주, 미풍, 시내의 집중된 발생원	1일 입원 환자 25명에 비해 200명 천식	대기오염물질(불명)

(2) 요코하마 사건

- **발생시기와 장소:** 1946년 일본 요코하마
- **환경:** 무풍상태의 공업지대였고 농연무가 발생하였다.
- **피해:** 이 지역에 근무하는 미군 및 지역주민에게 천식이 발생하였다.

- **원인물질**: 원인불명이나 요코하마 공업지대에서 발생한 대기오염으로 추정하고 있다.

(3) 도노라 사건

- **발생시기와 장소**: 1948년 1월 미국 펜실베니아주의 공업도시
- **환경**: 분지, 고기압, 무풍상태, 기온역전 등 비정상적인 기상상태가 약 4일간 지속되었으며 연무가 발생하였다. 공장지역으로서 철공장, 전선공장, 아연공장, 황산공장이 밀집되어 있었다.
- **피해**: 인구 14,000명 중 중증 11%, 중등증 17%, 경증 15%로서 전 인구의 43%가 피해를 입었고, 17명이 사망하였다. 사망자는 전부 노인이었으며, 이 중 13명은 심장병 또는 호흡기질환의 질병을 가지고 있었다. 주증상은 해소, 호흡곤란, 흉부협착감이며, 평소 동일 기간 중의 사망자는 불과 2명이었다.
- **원인물질**: 각종 공장에서 발생하는 황산암모늄, 질소산화물, 아황산가스 및 황산 미세먼지가 혼합된 연무질이 원인이었다. 이때 아황산가스의 농도는 0.32~0.39ppm이었다.

(4) 포자리카 사건

- **발생시기와 장소**: 1950년 11월 멕시코 포자리카
- **환경**: 황산공장에서 일어난 사고로 황화수소가 다량 배출되었고, 분진과 역전현상이 발생하였다.
- **피해**: 황화수소의 누출로 인구 22,000명 중 320명이 급성중독에 걸려 22명이 사망, 주증상은 해소, 호흡 곤란, 점막자극 등이 나타났다.
- **원인물질**: 황화수소

(5) 런던 스모그 사건

- **발생시기와 장소**: 영국 런던에서 1952년 12월, 1880년, 1892년, 1948년에도 발생하였으나 1952년 살인적 스모그 사건이 발생하였다.
- **환경**: 하천유영 평지 무풍상태, 기온역전 등 비정상적인 기상상태가 약 5일간 지속되었으며 연무가 발생하고 온도는 약 10℃, 습도 90% 이상의 저온다습 현상과 안개, 인구조밀, 짙은 연무형 스모그가 발생하였다.
- **피해**: 3주간 4,000명 사망하고 그 후 2개월에 걸쳐서 8,000명이 사망하였다. 전 연령층에 걸쳐 심폐증 환자가 발생하였고, 특히 45세 이상은 중증환자가 발생하였다. 사

망자 대부분은 만성기관지염, 천식, 기관확장증, 폐섬유증 환자였다.

- **원인물질**: 석탄연소 시 발생하는 아황산가스, 에어로졸, 분진 중 60%가 아황산가스로 아황산가스와 분진이 안개와 결합하여 발생하였다. 대기 중 아황산가스의 농도는 최고 0.7~1.3ppm이었다.

(6) 욧가이치 천식 사건

- **발생시기와 장소**: 1962년~1963년 일본 욧가이치
- **환경**: 정유공장, 석유화학공장이 밀집된 곳에서 발생하였다.
- **피해**: 1962~1964년 사이 총 1,231명에게서 천식이 발생하였고, 80여 명이 사망하였으며, 주증상은 악취, 기침, 천식, 만성기관지염이었다.
- **원인물질**: 이산화황, 이산화질소, 포름알데히드 등 대기 중 아황산가스의 농도는 최고 1ppm으로 환경기준(1시간 평균치 0.1ppm 이하)의 10배로서 오염이 안 된 지역보다 8배 이상 높은 수치였다.

(7) 로스앤젤레스 스모그 사건

- **발생시기와 장소**: 1954년, 1955년, 1979년 미국 캘리포니아주 로스앤젤레스
- **환경**: 해안분지, 안개와 기온역전, 백색연무 발생, 인구증가로 인한 자동차 수의 증가 추세가 나타나고 있었다.
- **피해**: 스모그에 의한 눈 · 코 · 기도 · 폐 등의 점막자극과 고무제품 균열, 건축물 손상 등이 있었다.
- **원인물질**: 자동차 배기 등 석유계 연료에 의해서 일산화탄소, 아황산가스, 삼산화황, 이산화질소, 오존, 탄화수소, aldehyde, PAN(RCO_3NO_2), acroleine, formal dehyde, PBN 등 특히 황산화물과 탄화수소가 자외선과 반응하여 광화학 스모그를 형성하였다.

(8) 보팔 사건

- **발생시기와 장소**: 1984년 인도 중부 보팔
- **환경**: 미국의 다국적 기업인 유니온 카바이트회사의 살충제 공장에서 메틸이소시안(MIT, CH_3CNO)의 유독가스가 1시간 동안 누출되었다. 이 가스는 주로 면역기능장애와 기계 독성을 유발하였다.
- **피해**: 주민 70만 명 중 20만 명이 가스를 흡입하여 2,800여 명의 인근 주민이 사망하

였고 2만 명 이상이 응급치료를 받았으며, 생존자도 대부분이 실명이나 호흡기장애, 중추신경계와 면역체계의 이상을 경험하였다. 주증상은 심한 기침, 호흡곤란, 구토, 눈의 충혈, 폐의 팽창 등이 있었으며, 가축의 떼죽음으로 막대한 재산피해가 발생하였다.

- **원인물질**: MIT(CH_3CNO)의 유독가스가 주 원인물질이었다.

(9) 체르노빌 원자로 폭발사건

- **발생시기와 장소**: 1986년 4월 구 소련 체르노빌 원자력 발전소
- **환경**: 원자로의 멜트다운에 의해 방사성 물질이 유출되어 대기 중에 방사성 원료의 증발이 일어났다. 멜트다운이란 평소 1,090℃이던 원자로의 핵심부 온도가 2,200~2,766℃까지 올라가면서 원자로의 봉인된 보호용기가 녹아 원자로의 핵심부가 녹는 현상을 뜻한다.
- **피해**: 세계 최대의 원전사고로 수천 명이 희생되었고, 오염된 채소는 폐기처분되었으며 기형아를 출산하고 40만 명의 난민이 발생하였다. 이때 누출된 방사능 물질은 구 소련 지역에 가장 큰 피해를 주었으나, 기상현상에 따라 계속 이동함으로써 인근 국가인 독일 남부, 그리스, 스칸디나비아 국가와 영국 등의 채소, 과일, 낙농제품 등에서도 방사능 물질이 검출되었다. 이는 지구상에 계속 잔류하게 될 것이므로 장래에 수천 내지 수백만 명의 백혈병 및 암환자가 발생할 것으로 전문가들이 경고하였다.
- **원인물질**: 방사성 물질

6) 대기오염이 기상에 미치는 영향

(1) 기온역전

고도가 증가함에 따라 기온이 상승하는 현상이다. 이런 현상은 고도에 따라 기온이 하강하는 대류권에서의 정상적인 기온분포와는 반대이다. 대류권에서는 건조공기의 경우 100m 상승하면 기온이 0.56℃ 하강한다. 그러나 고도가 상승되어도 기온이 상승하여 상부의 기온이 하부기온보다 높아 공기의 수직 확산이 일어나지 않는 현상을 기온역전(temperature inversion)이라 한다. 이 상태가 되면 자동차나 공장굴뚝에서 발생한 대기 하층에 있는 대기오염물질은 공기의 상승운동이 제한되고 계속 축적되므로 바람직하지 않다. 과거 대기오염 사건은 거의 역전상태에서 발생되었다.

기온역전은 일반적으로 복사성 역전, 침강성 역전, 난류성 역전, 전선성 역전의 네가지로 구분된다. 이 중 대기오염 사건과 관련 있는 것은 복사성 역전과 침강성 역전이다.

① **복사성 역전**

복사성 역전은 지표 가까이서 발생하므로 접지성 역전, 지표성 역전 또는 방사성 역전이라고도 하며, 지표 200m 이하에서 발생하고 아침 햇빛이 비치면 쉽게 파괴된다. 낮 동안에 태양복사열에 의해 지표의 온도는 높아지나, 밤엔 지표의 온도가 낮아지므로 자정부터 새벽에 잘 일어난다. 특히 낮 동안은 바람이 적고 구름이 없는 맑은 기후이며, 밤엔 습도가 낮아 지표면이 쉽게 냉각되어 결국 대기층 온도가 지표면 온도보다 높아 공기의 수직 확산이 일어나지 않는 역전이다. 이때 안개가 발생하기 쉬운데, 런던 스모그 사건이 이에 해당된다.

복사성 역전은 지형의 영향을 크게 받는다. 지표면에 기복이 있거나 구릉이 존재하면 지표면의 높은 곳에서 형성된 차가운 공기가 골짜기 쪽으로 이동함으로써 저지대에서는 크고 두꺼운 역전층이 형성되고, 고지대에는 역전층이 거의 생기지 않는다. 뮤즈 계곡 사건이 이에 해당된다.

② **침강성 역전**

침강성 역전은 공기층 전체가 하강할 때 형성된다. 침강하는 공기는 압력의 증가 때문에 압축되어 공기층의 하부보다 상부가 더 많이 침강하게 된다. 결과적으로 압축에 의한 열은 하부보다 상부가 훨씬 커지게 된다. 결국 역전층의 상부는 하부보다 온도가 높아져서 기온역전이 발생한다. 겨울철에 대륙의 북부나 아열대의 바다 위에는 커다란 고기압의 중심부가 놓이는 경우가 많아 역전층의 하강이 발생하여 침강성 역전이 발달한다. 침강성 역전은 보통 1,000m 내외의 고도에서 발생하며 역전층의 두께는 약 600m에 이른다. LA 스모그 사건이 이에 해당한다.

(2) 열섬현상

열섬현상(heat island effect)이란 도심의 온도가 대기오염이나 인공열 등의 영향으로 주변지역보다 높게 나타나는 현상을 말한다.

도심과 주변지역의 온도를 연결하는 등온선을 그릴 경우, 섬의 등고선과 비슷하게 나타난다고 해서 도심의 고온부를 '열섬'이라 부른다. 열섬에 의해 마치 도시 전체가 비닐하우스에 둘러싸인 것 같은 온실효과가 나타난다.

열섬이 생기는 가장 큰 원인은 공장의 매연, 자동차 배기가스, 냉 · 난방기기 가동에 의한 인공열의 발산이다. 그 밖에도 아스팔트나 콘크리트 면적 확대로 인한 지표면의 보온효과, 녹지면적 축소 등을 원인으로 볼 수 있다.

열섬현상은 고기압의 영향으로 하늘이 맑고 바람이 약할 때 주로 발생하며, 계절적으로는 여름보다 겨울에 뚜렷하고 낮보다 밤에 심하게 나타난다. 열섬으로 인해 도심 상공에는 오염물질이 흩어지지 않고 머물게 되는데 이것을 먼지 돔이라 한다. 여름철에는 열섬현상이 반복되면서 해가 진 뒤에도 대기온도가 떨어지지 않는 열대야 현상이 나타난다. 열섬을 방지하기 위해서는 냉 · 난방연료 및 자동차의 사용을 줄이고 도심에 공원 · 녹지 등을 충분하게 조성해야 한다.

(3) 온실효과

온실효과(green house effect)란 대기 중의 수증기와 이산화탄소 등이 온실의 유리처럼 작용하여 지구 표면의 온도를 높게 유지하는 효과를 말한다. 대기는 태양에서 복사되는 단파장을 거의 통과시켜 지표면까지 도달하게 하지만, 지표면에서 방출되는 복사는 파장이 길기 때문에 대기 중의 수증기, 이산화탄소, 오존 등에 대부분 흡수되거나 다시 열로 변화되어 지표면으로 방출된다. 이 결과, 지표면과 하층대기에는 온도의 상승이 나타나게 된다. 이 효과를 온실효과라고 하며, 이 가스를 온실가스라고 부른다.

이와 같은 온실효과가 없다면 지상의 온도는 현재보다 낮아져서 −20℃ 정도까지 떨어질 것이다. 현재 지구의 평균 지상기온은 15℃로 인간과 생물이 생활하기에 적당한 환경이다. 오늘날에는 화석연료의 사용 증가, 수림 벌채의 증가, 농업 · 공업 등 각종 산업활동의 확대, 프레온 가스의 사용 등으로 대기 중에 온실가스가 급격히 증가되었다. 이 추세로 가면 온실효과가 더욱 심화되어 지구의 온도가 상승하면서 빙하와 빙산이 녹아내리고 해수면이 상승하는 등 지구온난화로 인해 환경에 커다란 변화가 일어날 것으로 예상된다. 온실효과에 의한 지구기온의 상승은 해수면의 온도를 상승시켜 나타나는 엘니뇨현상 등을 일으키는 것으로 알려져 있다. 뿐만 아니라 오늘날의 기상이변 등의 원인도 온실효과에 의한 지구온난화에서 찾는다.

온실가스란 적외선 복사열을 흡수하거나 다시 방출하여 온실효과를 유발하는 대기 중의 주요 가스를 말한다. 수증기, 이산화탄소, 아산화질소, 메탄, 오존 등이다. 대기 중에는 '몬트리올 의정서'의 규제를 받는 '할로카본'이나 '염소' 및 '브롬'을 함유하는 물질처럼 순전히 인간에 의해 만들어진 수많은 온실가스도 있다. 지구의 온실효과에 미치는 영향을 이산화탄소가 50%, 메탄가스가 20%, 염화불화탄소(CFC)가 15%, 일산화탄소가 10%, 기타가 5% 정도의 비중인 것으로 알려져 있다.

(4) 지구온난화

지구온난화(global warming)는 지구 표면의 평균온도가 상승하는 현상으로 기온이 올라감에 따라 발생하는 문제를 포함한다. 1972년 로마클럽 보고서에서 처음 공식적으로 지적되었다. 이후 1985년 WMO와 UNEP가 이산화탄소가 온난화의 주범임을 공식적으로 선언하였다. 온실효과를 일으키는 온실가스가 온난화 현상의 가장 중요한 원인이다.

기후변화협약은 지구의 온난화를 규제 및 방지하기 위한 국제협약으로, 1992년 브라질의 리우데자네이루의 환경회의로 '리우환경협약'이라고도 한다. 우리나라는 1993

년 47번째로 가입하였다. 이 협약에서 제시한 지구온난화 방지를 위한 규제대상 물질은 이산화탄소를 비롯한 탄산, 메탄가스, 프레온가스 등이 대표적이다. 기후변화협약에 따른 온실가스감축은 구속력이 없으므로 온실가스의 실질적 감축을 위해 '교토의정서'를 제3차 당사국 총회(1997년 일본 교토)에서 채택하였다. 교토의정서에 의하면 온실가스의 역사적 책임이 있는 선진국 38개국을 대상으로 제1차 공약기간(2008~2012년)동안 1990년 배출량 대비 평균 5.2%의 감축을 규정하는 것으로 되어있다. 1997년 교토의정서에서는 온실가스 감축의무 국가들의 비용효과적인 의무부담을 이행하기 위해 교토메커니즘을 아래와 같이 제시하였다.

- **공동이행제도**: 선진국 A국이 선진국 B국에 투자하여 발생된 온실가스 감축분을 A국의 감축실적으로 인정하는 제도이다.
- **청정개발체제**: 선진국이 개도국에 투자하여 발생된 온실가스 감축분을 선진국의 감축실적으로 인정하는 제도이다.
- **배출권거래제도**: 온실가스 감축의무가 있는 국가들에 배출쿼터를 부여한 후 동 국가간 배출쿼터의 거래를 허용하는 제도이다.

발리 로드맵에서는 교토의정서가 종료되는 2012년 이후 조치사항을 결정하였다. '교토의정서'에 따르면 선진국 38개국만이 온실가스 감축의무를 가졌으나 발리 로드맵에 의해 2012년 이후 모든 선진국과 개도국이 온실가스 감축에 참여하는 계기가 마련되었다.

파리기후협약은 2015년 12월 유엔(UN) 기후변화협약 당사국총회(COP 21)에서 채택되었다. 교토의정서가 2020년 만료됨에 따라 이의 연장선으로 파리기후협약은 선진국과 개도국의 구분없이 '모든 국가가 자국이 스스로 정한 방식'(NDC)에 의해 2020년부터 온실가스 감축을 의무적으로 시행해야 하는 195개국 전체의 범사회적 약속이다. 파리기후협약의 핵심은 지구평균기온상승을 산업화이전에 비해 2℃ 이내보다 낮은 수준으로 유지하고 온도상승을 1.5℃ 이하로 제한하는 내용이 담겨 있다.

기후변화 관련 정부 간 협의체(IPCC)가 2018년 10월 인천 송도 컨벤시아에서 제48차 총회를 열어 지구평균온도 상승폭 1.5℃ 목표의 필요성과 달성방안을 넣은 「지구온난화 1.5℃」 특별보고서를 195개국 만장일치로 승인하였다. 유엔기후변화협약 당사국총회(UNFCCC-COP)는 2015년 파리기후협약에서 '이번 세기말(2100)까지 지구 평균온도가 산업화 이전(1850~1900년 평균온도)보다 2℃ 이상 상승하지 않도록 하되 1.5℃를 넘지 않도록 노력한다'에 합의하였다. 기후위기에 대응하기 위해 세계 각국은 탄소중립 중심으로 재편되고 있다. 우리나라도 기후위기에 적극 대응하기 위해 2020년 대국민 2050 탄소중립 비전을 선포한 바 있다.

지구의 연평균기온은 원래 400년에서 500년 정도를 주기로 약 1.5℃ 정도의 범위에서 계속 변화한다. 15세기에서 19세기까지는 비교적 기온이 낮은 시기였으며, 20세기에 들어서는 계속 기온이 오르는 추세이기 때문에 어떤 면에서는 기온 상승이 자연스러운 현상일 수도 있다. 하지만 대기 중의 이산화탄소 양은 1800년대에는 280ppm이었으나 1958년에는 315ppm, 2000년에는 367ppm으로 계속 증가하고 있으며 다른 온실가스도 증가하고 있다.

기후변화에 관한 정부간 패널(IPCC)의 연구에 따르면 1990년부터 2100년까지는 지구의 기온이 1.4℃에서 5.8℃까지 오를 가능성이 있으며, 이에 따른 해수면 상승과 홍수나 가뭄, 각종 기상이변이 예측되고 규모 또한 커질 것으로 예측하고 있다. 2000년 7월 NASA는 지구온난화로 그린란드의 빙하가 녹아내려 지난 100년 동안 해수면이 약 23cm 상승하였다고 발표하였다. 그린란드의 빙하 두께는 매년 2m씩 얇아지고 있으며 이로 인해 1년에 500억 톤 이상의 물이 바다로 흘러들어 해수면이 0.13mm씩 상승하고 있다.

(5) 우산효과

대기 중에 부유하는 미립자(에어로졸)가 햇빛을 가로막아 지구상의 기온 상승을 방해하는 작용을 말한다. 에어로졸과 우산이 비슷한 역할을 하고 있다는 데서 비롯된 말이다. 양산효과 또는 차폐효과라고도 한다.

(6) 산성비

대기 중에는 탄산가스가 보통 0.033% 존재하고 있으며, 비가 올 때는 탄산가스가 빗물에 용해되어 탄산을 형성하여 수소이온농도지수(pH)가 5.6 정도 된다. 그러나 아황산가스나 이산화질소에 오염된 빗물은 황산과 질산을 형성하여 pH 5.6 이하의 더 강한 산성을 나타나게 되는데 이러한 빗물을 산성비(acid rain)라고 한다.

공장이나 자동차 배기가스에서 배출된 황산화물과 질소산화물이 대기 중 산화되어 황산과 질산으로 변환되고, 비 또는 안개의 형태로 지상에 강하하는 것이다.

$$SO_2 + O_2 \rightarrow SO_3 \ SO_3 + H_2O \rightarrow H_2SO_4$$

산성비는 호수나 하천의 산성화로 인한 생태계의 교란으로 물고기의 떼죽음과 금속류 · 석조물의 부식으로 인한 문화재와 재산상 손실, 식물의 탈색과 고사 등 농작물이나 삼림에 피해를 준다.

(7) 스모그

스모그(smog)는 연기(smoke)와 안개(fog)라는 용어가 합쳐져 만들어진 말로 원래는 연기와 안개가 섞인 것을 가리키는 말이었지만, 현대에서는 대기오염물질로 하늘이 뿌옇게 보이는 현상을 부르는 말로 쓰이게 되었다.

자동차 배기가스나 화력 발전소 · 공장 등에서 나오는 대기오염물질 때문에 발생하며 대도시에서 많이 생기지만, 바람에 실려가 다른 곳에 피해를 주기도 한다.

① 런던형 스모그

유황스모그라고도 하며 공기 중에 아황산가스의 함량이 많을 때 발생한다. 주로 공장 및 빌딩의 연소시설이나 일반 가정의 난방시설 등에서 배출되는 아황산가스, 연기 등 직접 굴뚝에서 나오는 오염물질에 의하여 생긴다. 아황산가스는 특히 황산안개로 되어 호흡기에 치명적이다. 유럽과 미국 동부지역의 많은 도시에서 발생하며, 공기 중에 습기와 부유 먼지가 많을 경우 더욱 악화된다.

② LA형 스모그

광화학스모그라고 말하며 대기가 안정되어 있는 상태에서, 주로 자동차 배출가스에서 많이 나오는 질소산화물, 탄화수소 등이 축적되고 강렬한 햇빛(자외선)의 작용으로 강산성 물질인 옥시던트(오존, 알데히드, 과산화아세틸질산염)가 생기는 현상을 말한다. 대기 아래층에서 공기가 엷은 갈색을 띠면서 일어나는 광화학 빈사작용에 의해 발생한다. 이 스모그는 맑은 날에도 안개가 낀 것처럼 보이는 상태이다. 이로 인해 식물이 해를 입으며 시야가 흐려지고 눈이 따갑고 눈병이 발생하고 호흡기장애가 생기게 된다. 이 중에서 문제가 되는 것은 유독성이 강한 오존가스이다.

최근 발생하는 스모그 사건들을 살펴보면 런던형과 LA형이 복합된 형태를 취하는 경우가 많다. 예를 들면, 1970년 일본 도쿄의 경우, 대기 중 옥시던트 농도가 0.34ppm에 달하였으며 황산박무의 농도가 평상시의 10배 정도 되었고 부유분진도 평상시의 10배 정도인 461μm/m^{3}였다. 진단 결과 두 가지 형태의 스모그 원인이 복합적으로 작용한 것으로 드러났다.

최근 서울에서는 겨울에는 런던형 스모그를, 여름에는 LA형 스모그가 발생되고 있는데, 낮에 근교의 산에 올라가 보면 서울의 도심을 광화학스모그가 뒤덮고 있는 모습을 확실하게 볼 수 있다.

7) 대기오염이 건강에 미치는 영향

일반적으로 오염된 대기에서 생활하면 우선 눈, 코 및 상기도 점막이 먼저 감각적인 영향을 받으며 잇따라 생리적으로 가역적인 반응이 일어난다. 호발집단은 심장질환, 호흡기계, 순환기계 질환 등을 갖고 있는 노약자와 어린이이며 오염물의 종류, 농도, 지형 및 기상조건, 개인차, 인구밀도, 생활환경과 생활조건 등 여러 가지 요인이 관계되기 때문에 원인과 결과의 관계를 밝히기는 어렵다.

(1) 대기오염 피해의 특징

- 대기오염에 의한 피해는 오염물질의 농도와 폭로시간에 비례하여 커진다.
- 단일오염물질보다 혼합오염물에 노출되면 상승작용으로 피해의 정도가 증가된다.
- 노년층과 유아의 피해가 커진다.
- 피해지는 주택지역보다 공장지역 주변에서 많이 발생하고 풍속이 낮고, 기온역전이 많은 날에 피해가 증가한다.

(2) 건강장애

대기오염이 일상생활에 미치는 영향을 단기에 식별하기는 어렵다. 왜냐하면 저농도의 2개 이상의 오염물질이 서로 복합작용하거나, 장기간에 걸쳐 노출되었을 때 피해가 나타나기 때문이다. 대기오염이 인체에 미치는 장애를 세분하여 살펴보면 다음과 같다.

- **호흡기장애**: 기관지염, 천식, 기도폐쇄장애, 인후염, 점막자극 및 점막세포 파괴
- **눈의 장애**: 각막 및 결막의 자극, 눈 점막의 자극
- **정신적 장애**: 정신 및 신경의 증상, 알레르기성 장애
- **대사장애**: 혈액학적 · 세포학적 · 효소학적 변화
- **간접적 피해**: 시정의 감소로 인한 자연환경 악화, 태양광선의 차단으로 인한 자외선 양의 부족

(3) 건강에 영향을 미치는 오염물질

건강에 영향을 미치는 오염물질들은 다음과 같다.

- **폐자극성 물질**: SO_2, NO_2, O_3, HCl, Cl_2, HN_3, Br_2
- **눈을 자극하는 물질**: PAN, O_3, HCHO, SO_2, HF, NH_3, NO_2
- **질식성 오염물질**: CO, H_2S, SO_2, Cl_2
- **폐섬유성 물질**: 바륨, 석면, 코발트, 규산
- **발암물질**: 3-4 벤조피렌, 석면, 니켈, 크롬, 비소
- **신경장애**: CS_2, Pb_3, Hg, Ni, 페놀, 시안, Br_2, CO
- **신장장애**: 카드뮴, 페놀

- **발암물질**: 망간, 아연과 아연화합물
- **육아종을 일으키는 물질**: 베릴륨
- **전신성 독물**: 은, 수은, 불화물, 카드뮴, 이산화셀렌
- **알레르기성**: 특히 봄철 꽃가루

(4) 초미세먼지

먼지는 입자의 크기에 따라 총먼지(total suspended particles, TSP), 지름이 10μm 이하인 미세먼지, 지름이 2.5μm 이하인 초미세먼지로 나뉜다.

이 가운데 10μm 이하의 미세먼지(PM-10)는 사람의 폐포까지 깊숙이 침투해 각종 호흡기 질환을 일으키는 직접적인 원인이 된다. 황산염, 질산염, 암모니아 등의 이온 성분과 금속화합물, 탄소화합물 등 유해물질로 이루어져 있는데, 주로 자동차 배기가스에서 발생하며 이 때문에 세계 각국에서는 10μm 이하의 먼지를 임계농도(기준)로 정해 엄격하게 규제하고 있다.

초미세먼지(PM-2.5)는 미세먼지의 4분의 1 크기밖에 되지 않는 아주 작은 먼지로, 사람의 눈에는 거의 보이지 않는다. 미세먼지와 마찬가지로 자동차나 화석연료에서 발생한다. 미세먼지보다 훨씬 작기 때문에 기도에서 걸러지지 못하고 대부분 폐포까지 침투해 심장질환과 호흡기 질병 등을 일으킨다. 특히 입자가 큰 먼지와 달리 단기간만 노출되어도 인체에 심각한 영향을 미치기 때문에, 심할 경우 조기 사망으로 이어질 수도 있다.

8) 대기오염대책

대기오염대책의 기본원칙은 인간이 생활하기에 쾌적한 환경을 만드는 것이다. 이러한 목적을 달성하기 위하여 자원의 낭비와 소각 폐기물을 줄이고 사용한 자원을 회수해 재사용하며, 연료의 절약 및 효율의 향상으로 대기오염을 줄여야 한다.

대기오염을 줄이기 위한 방안은 다음과 같다 .

- 인간의 건강을 유지하고 쾌적한 환경이 유지되도록 하는 WHO의 권고기준을 적용하는 것이 바람직하다. 우리나라의 경우, 대기환경기준은 1978년 아황산가스에 대한 기준을 최초로 설정하였으며, 1983년에는 일산화탄소, 이산화질소, 총먼지, 오존 및 탄화수소, 1991년 납, 1995년 PM-10, 2010년 벤젠, 2011년 미세먼지 PM-2.5에 대한 환경기준을 추가로 설정(2015년부터 적용)하였다(표 12-13). 이 중, 일부 항목은 환경기준을 달성함에 따라 아황산가스는 1995년, 2001년, 일산화탄소는 1995년, 미세먼지 PM-10은 2001, 2007년, 이산화질소는 2007년에 환경기준을 단계적으로 강화하였으며, 2018년 3월 미세먼지 PM-2.5 환경기준을 추가로 강화하였다(2018 환경백서).

표 12-13 대기환경 기준

항목		기준	측정방법
아황산가스		• 연간 평균치 0.02ppm 이하 • 24시간 평균치 0.05ppm 이하 • 1시간 평균치 0.15ppm 이하	자외선형광법 (Pulse U.V. Fluorescence Method)
일산화탄소		• 8시간 평균치 9ppm 이하 • 1시간 평균치 25ppm 이하	비분산적외선분석법 (Non-Dispersive Infrared Method)
이산화질소		• 연간 평균치 0.03ppm 이하 • 24시간 평균치 0.06ppm 이하 • 1시간 평균치 0.10ppm 이하	화학발광법 (Chemiluminescene Method)
미세먼지	PM-10	• 연간 평균치 50μg/m^3 이하 • 24시간 평균치 100μg/m^3 이하	베타선흡수법 (β-Ray Absorption Method)
	PM-2.5	• 연간 평균치 15μg/m^3 이하 • 24시간 평균치 35μg/m^3 이하	중량농도법 또는 이에 준하는 자동측정법
오존		• 8시간 평균치 0.06ppm 이하 • 1시간 평균치 0.1ppm 이하	자외선광도법 (U.V. Photometric Method)
납		• 연간 평균치 0.5μg/m^3 이하	원자흡광 광도법 (Atomic Absorption Spectrophotometry)
벤젠		• 연간 평균치 5μg/m^3 이하	가스크로마토그래프법 (Gas Chromatography)

1. 1시간 평균치는 999천분위수의 수의 값이 그 기준을 초과해서는 안 되고, 8시간 및 24시간 평균치는 99백분위수의 값이 그 기준을 초과해서는 안 된다.
2. 미세먼지(PM-10)는 입자의 크기가 10μm 이하인 먼지를 말한다.
3. 미세먼지(PM-2.5)는 입자의 크기가 2.5μm 이하인 먼지를 말한다.

출처: 환경부(2018). 환경백서.

- 대도시에서 황산화물을 저감시키기 위해서 탈황시설을 늘리며, 굴뚝을 높게 하고 저유황유를 사용하며 배연탈황설비를 개선하거나 대체하는 것이 중요하다.
- 무연탄 사용량을 감소시키는 방안이다. 무연탄을 많이 사용하는 화력발전소의 경우 열에너지를 얻기 위한 다른 방법의 모색이나 청정연료로 대체가 필요하다.
- 연료정책으로 연료사용 패턴을 조정하고 저공해 대체연료를 개발하여 보급하는 것이 시급하다. 최근 전기자동차, 하이브리드 자동차, 식물성 오일을 이용한 자동차 등을 실용화하기 위한 연구가 거듭되고 있다.
- 자동차 배출가스 규제대책을 강구해야 한다. 신규제작 자동차의 배출가스 허용기준을 강화하고 경유자동차에 대해서는 저공해 엔진을 부착하도록 유도한다. 특히 경유자동차 배출허용기준 강화로 저공해화를 촉진해야 한다.
- 차량 연료첨가제를 규제해야 한다. 차량용 연료의 첨가제는 내연기관의 연소 활동을 원활히 하고 불순물의 부착 및 산화 등을 방지 · 제거하기 위하여 삽입한다. 연료첨가제는 안티녹킹제, 옥탄가 향상제, 세척제, 침착물 제거제, 산화방지제, 방부식제, 방빙제, 색

소 등이 있으며 그 자체가 연료는 아니다. 특히 휘발유 연료의 첨가제 중 옥탄가 향상제인 4메틸납은 납을 첨가하기 때문에 대기오염의 원인이 된다.

- 오염대비용부담의 원칙을 적용해야 한다.

5. 물과 강

1) 물

물은 자연계에 존재하는 가장 풍부한 물질 중의 하나로 바닷물이 96.5%, 담수가 2.6%로 존재한다. 물은 지구의 온도를 일정히게 유지시켜 주는 기대한 안정제 역할을 힌다. 지구가 심한 기후 변동을 겪지 않고 비교적 온화한 기후를 유지할 수 있는 것은 대기 중에 존재하는 수증기 때문이다.

인체의 70~80%가 물인 것을 감안할 때 물은 생명의 근원이자, 생명 그 자체이다. 인간은 체내 수분함량이 부족하면 신진대사에 장애가 생기고 체내에 노폐물과 독소가 축적되면서 사망에 이르게 된다. 물 없이 수명을 유지할 수 있는 기간은 약 1주일 정도(4~9일)에 불과하다. 인간은 하루에 약 2L의 물이 필요하나 목욕수, 세탁수, 화장실용 등 생활용수까지 합하면 하루에 300L 이상이 필요하다.

UN 국제인구행동연구소(PAI)는 1인당 연간 물 사용 가능량 1,000t 미만은 물 기근 국가, 1,000~1,700t은 물 부족 국가로 분류하였는데, UN은 1993년 한국을 물 부족 국가로 경고했다.

다행히 국민 1인당 하루 물사용량이 1997년 이후에는 전반적으로 감소추세에 있으나 가용 수자원 총량 자체가 부족한 점을 감안할 때 무엇보다 안정적인 물 확보와 공급은 계속하여 사회적 이슈가 될 것으로 보인다.

(1) 수자원의 종류

① 지표수

지표수란 지면을 흐르고 있는 하천이나 저수지, 호수 등에 고여 있는 물을 말한다. 하천수는 산간계곡을 흐르는 동안에 낙엽, 고목, 동물사체 등에 의해서 오염되기는 하나, 그 양이 비교적 적으므로 물이 흐르는 동안에 하천의 자정작용능력에 의해서 정화된다. 그러나 인구가 많고 공장이 많은 지역을 통과할 때는 도시하수, 공장폐수 등에 오염될 기회도 많을 뿐 아니라, 오염물질의 양이 많아져 수질이 악화된다. 우리나라는 연평균 강수량은 많으나, 장마철에 집중되어 있기 때문에 지표수가 풍부한 것은 아니다.

② 지하수

지표면에 내린 빗물은 지하로 침투하거나 땅 위를 흐르는 사이에, 일부는 증발하고 일부는 토양으로 침투하게 된다. 지하로 침투한 물을 지하수라 하는데, 지각의 윗부분인 토양층과 암석층에 보관되며 식물의 수분 공급원이 된다. 지하수는 주요 자원으로서 미래의 식수로 사용되게 될 것이다.

그러나 최근 지표수에 비해 지하수 오염이 심각한데 그 이유는 다음과 같다.

- 산소 공급이 부족하고 적정량의 미생물 수가 부족하여 정상적인 정화작용이 일어나기 어렵다.
- 지하수 오염을 발견하고 그 오염 정도를 추정하며 인위적으로 정화시키는 것이 어렵다.
- 지하수는 매우 천천히 흐르므로(1년에 약 1.5m) 오염물질이 바다로 씻겨 내려가는 데 수십 년에서 수백 년이 걸린다.

③ 바다

바다는 지구상에서 가장 큰 수자원 저장소로 육지의 모든 담수가 최종적으로 도달하는 목적지이다. 그러나 염분농도가 높아 직접 음용수나 관개수 또는 세탁용수로 사용할 수는 없다. 그러나 과학기술의 발달로 바닷물로부터 담수를 분리하는 기술이 개발되었고, 이를 상용시키기 위한 노력이 진행 중이다.

④ 빙하

빙하는 물이 고체 상태로 존재하는 것으로서 지표수를 구성하는 수자원 중 가장 많은 담수를 저장하고 있으나 이용하는 데 많은 어려움이 있다. 빙하는 남극대륙에 85%, 그린란드에 11%, 기타지역에 4%가 있다. 빙하가 전량 녹으면 해수면은 60m나 상승하여 세계의 주요 도시는 침수될 것이다.

(2) 물의 자정작용

나무에서 떨어진 열매나 낙엽은 빗물에 씻기거나 바람에 날려 개울로 운반되고, 농경지에서 흘러나온 비료나 동물의 배설물, 쓰레기 침출수 등은 빗물에 휩쓸려 개울이나 연못으로 흘러가게 되어 물이 오염된다. 그러나 오염된 물이 깨끗한 상태로 되돌아오는 것을 자정작용이라 하고, 그 능력의 크기를 자정용량이라 한다.

자정작용은 크게 물리적 작용과 생물 · 화학적 작용이 서로 밀접하게 연관되어 이루어진다.

① 물리적 자정작용

물리적 자정작용이란 물의 희석 또는 확산, 여과, 침전 등으로 물이 정화되는 것을 말한다. 희석 또는 확산에 의한 자정작용은 상류에서 흘러 내려온 깨끗한 물에 의해 오염물질의 농도가 상대적으로 줄어드는 것으로 오염물질 총량의 변화는 없다. 여과에 의한 자정작용은 물이 하상의 모래층과 자갈층을 통과할 때 그 양에 비례해서 오염물질이 제거되는 것을 말한다. 침전에 의한 자정작용은 오염물질이 물의 아래로 침전하여 제거되기도 하지만 여과와 침전은 완전히 물 밖으로 제거되는 것이 아니라, 물에 침전 · 퇴적된 오염물질은 항상 물과 접촉하고 있는 상태이기 때문에 수질을 다시 오염시킬 잠재적인 오염원이기도 하다.

② 생물 · 화학적 자정작용

수질오염의 원인은 대부분 유기물인 경우가 많다. 유기물은 물속에 살고 있는 미생물의 작용에 의해 생물 · 화학적인 산화 및 환원으로 분해된다. 유기물이 수중에 유입되면 먼저 수중 미생물이 유기물을 영양원으로 하여 번식한다. 이때 유기물의 일부는 미생물의 세포로 변하고, 나머지는 세포합성과 생명유지를 위한 에너지를 생산하는데 이용된다. 복잡한 유기물은 미생물에 의해 물과 이산화탄소로 대부분 분해되며, 질소를 포함한 유기물질은 질산화 과정을 거쳐 질산염 같은 안정된 무기물질로 전환된다. 생물 · 화학적 자정작용은 물의 온도나 물속에 녹아 있는 산소량, 미생물의 종류 등의 영향을 받으며 충분한 시간이 필요하다.

물이 오염된다고 하더라도 자정작용에 의해 시간이 지나면 오염물질은 분해되어 없어진다. 그러나 물의 자정용량의 한계를 벗어난 과잉오염상태는 결국 자정능력을 상실하고 수질오염을 초래하며 인간이 사용하지 못하게 된다. 정상적인 수질로 되돌리기 위해서는 많은 시간과 비용이 들어가기 때문에 오염되기 전에 적절한 물관리가 중요하다. 오늘날 물의 자정작용이 빠른 속도로 이루어질 수 있도록 시설을 갖춘 곳이 폐수처리장이나 하수처리장이다.

2) 상 · 하수

「수도법」에 따르면 '수도'란 관로, 그 밖의 공작물을 사용하여 원수나 정수를 공급하는 시설의 전부를 말하며, 크게 세 가지로 분류되어 급수인구 5,000명 이상을 상수도라 하고, 5,000명 이하 100명 이상의 수도를 간이수도라 하며, 기숙사 · 사택 등 100명 이하에 공급하는 자가용 수도를 전용수도라 한다.

(1) 상수의 생산과정

상수를 공급하기 위해서는 수량이 풍부하고 공급이 안정적이며, 수질이 양호하고 오염될 가능성이 낮은 수원을 확보하는 것이 중요하다. 좋은 수원의 선택과 유지는 상수 공급의 핵심사항이다.

일반적으로 용천수, 지하수, 산림지역에서 유출된 상류 하천수 등은 양질이며 양적으로도 안정되어 있다. 비교적 소규모의 상수공급에서는 이것들을 수원으로 할 수 있다. 그러나 대도시는 수요를 충당하기 위해 유량이 많은 하천수에 의존해야 할 경우가 많다.

상수공급을 위한 급수의 세 가지 요소는 수량, 수압, 수질이다. 급수의 세 가지 요소를 충족시키기 위해서는 수원에 물을 모아 도시까지 운반하여 집집마다 급수하는 시스템과 수질의 양호성을 보존하는 시스템이 요구된다.

상수도 생산과정은 취수탑에서 펌프를 통해 퍼올린 물을 침사지, 약품투입, 침전지, 여과지, 염소소독을 한 후 정수지, 배수지를 거쳐 각 가정으로 공급하는 것이다(그림 12-4).

① 취수탑

펌프를 이용하여 수원으로부터 상수도의 원수를 퍼 올리기 위한 시설로, 원수에 포함되어 있는 나뭇잎, 플라스틱, 종이, 비닐 등 비교적 큰 협잡물을 제거하기 위해 스크린을 설치한다.

② 침사지

정수장에서 물리적 작용에 의해 물을 정화시키는 과정이다. 원수에 함유된 비교적 비중이 큰 모래, 자갈, 흙 등은 물의 움직임을 줄여 가라앉히고 비중이 작아 물에 뜨는 고체 부유물은 밴드스크린이라는 거름체로 분리하거나 제거한다.

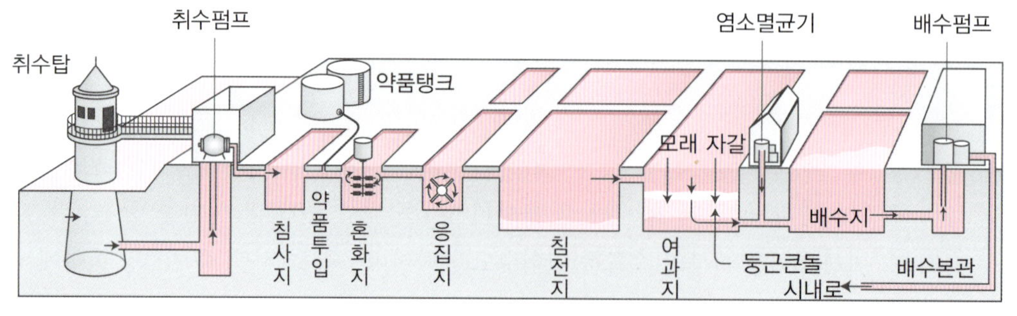

그림 12-4 상수의 생산과정(정수장의 구조)

③ 약품탱크, 혼화지, 응집지

정수장에서의 화학적 처리과정으로, 물에 떠 있는 4~10cm 이하의 입자를 제거하는 과정이다. 응집제로는 황산알루미늄, 폴리염화알루미늄, 황산철, 염화철 등이 사용되고 보조제로는 소석회, 소다회, 가성소다, 알긴산나트륨, 활성규산 등이 사용된다.

혼화지는 원수 내의 입자와 응집제가 잘 혼합될 수 있도록 급속혼합을 하는 급속응결조이며, 응집지는 급속응결조에서 서로 엉킨 입자들이 더 큰 입자를 만들기 위해 완속 교반을 하는 곳이다.

④ 침전지

일반적으로 중력에 의해 침전되지 않는 고운 흙 입자 등의 콜로이드상의 미립자를 제거하기 위해 정수용 약품을 넣어 엉겨붙게 만들어 가라앉게 하는 화학적 처리과정이다. 정수용 약품은 일반적으로 백반(K_2SO_4)과 황산알루미늄[$Al_2(SO_4)_3$]을 사용한다.

최근에는 침전지를 2~3층으로 건조하여 경사판을 설치하고 소형화시켜 사용하고 있다. 그리고 혼화지와 침전지를 일체로 한 고속 응집침전지가 있는데, 관리하기 어렵지만 용지가 적게 소요되므로 널리 이용되고 있다.

⑤ 여과지

약품처리로 엉긴 찌꺼기는 침전지에서 가라앉으며, 이 과정에서도 제거되지 않은 불순물은 모래로 된 여과지에서 걸러진다.

여과지는 완속여과지와 급속여과지로 나누어지는데 우리나라에서는 거의 대부분이 급속여과 형태로 정수하고 있다.

- **완속여과지**: 영국에서 발명된 방법으로, 유럽에서 널리 이용되고 있다. 침전지의 물이 모래층(두께 70~90cm)을 통과하면서 여과되는데, 탁도와 세균 등이 완전히 제거될 뿐 아니라 암모니아, 철, 망간 같은 용해성 물질들도 잘 제거된다. 여과속도는 3~5m/일이며 여과된 물은 세균의 99%가 제거된다.

- **급속여과지**: 미국에서 개발되었으며 기계여과라고도 한다. 이는 약품침전지를 겸해야 하며, 여과속도는 120~150m/일이다. 완속여과법과는 달리 세균류와 미소한 생물은 여과수 속에 새어나오게 된다. 급속여과지는 여과 시 사용하는 매재의 종류에 따라 단층여과, 2층여과, 다층여과로 나누어진다. 우리나라에서는 일반적으로 매재를 모래로 사용하는 단층여과를 주로 사용하고 있다.

최근에는 급속여과조작의 자동화가 성행되어 단순한 원리로서 자동급속여과장치가 개발되고 있다.

⑥ **염소소독**

마지막으로 물에 남아 있는 세균을 죽이고 서식하지 못하도록 적당량의 염소를 첨가한 다음, 정수지에 저장한다. 그러나 염소소독은 가격이 싸고 잔류성이 좋은 반면, 냄새가 나고 물속의 유기물질과 반응하여 발암성 물질인 트리할로메탄($CHCl_3$)을 생성하므로 원수의 수질이 좋지 않은 곳에서는 염소 대신 값이 비싸지만 오존을 사용하는 것이 좋다. 우리나라의 경우 원수의 수질이 좋지 않은 남부지역의 정수장에서는 오존소독을 하는 곳이 점차 늘고 있다.

⑦ **정수지, 배수지**

깨끗해진 정수지의 물을 펌프로 각 배수지에 보낸 후 각 가정으로 공급한다. 고층 건물의 경우에는 일단 지하에 있는 수수(受水) 탱크에 넣은 후, 이것을 펌프로 옥상 탱크에 퍼올려 여기서 급수한다. 급수관은 과거에는 납관을 사용하였으나 지금은 아연도금 강관이나 염화비닐관 · 폴리에틸렌관 · 구리관 등 여러 가지를 사용하고 있다(그림 12-5).

(2) 상수의 기준

상수도의 수질기준은 「환경정책기본법」을 기본법으로 하여 「수도법」 등의 영향을 받는다. 먼저 「수도법」 제26조 수질기준에서 수도를 통하여 음용을 목적으로 공급되는 물의 수질검사 기준은 ① 병원성 미생물에 오염되었거나 오염될 우려가 있는 물질, ② 건강에 해로운 영향을 미칠 수 있는 무기물질 또는 유기물질, ③ 심미적 영향을 미칠 수 있는 물

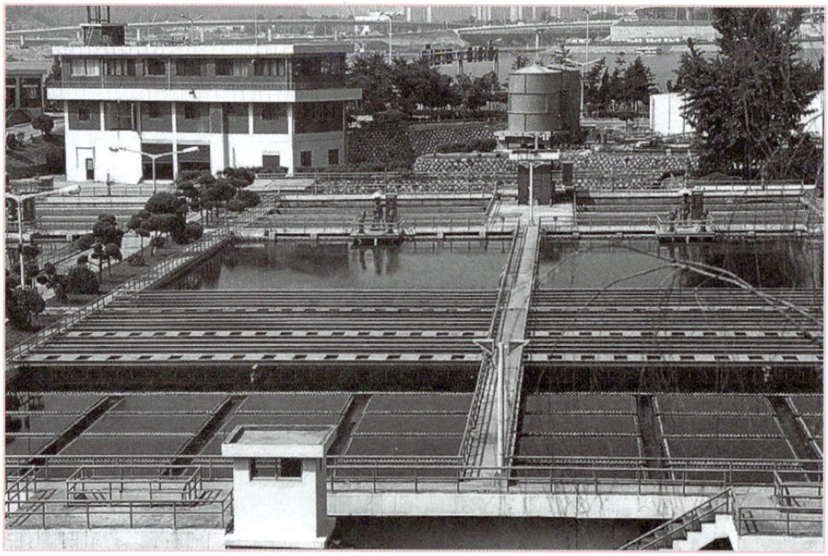

그림 12-5 영등포 정수처리장

질, ④그 밖에 건강에 해로운 영향을 미칠 수 있는 물질이 함유되어서는 안 된다고 명시되어 있다.

또한 「먹는 물 수질기준 및 검사 등에 관한 규칙」(개정 2011. 12. 30.)에서 총 64개 항목을 제시하고 있다.

- 일반세균 및 총대장균군 등 미생물에 관한 기준 6개 항목
- 납, 불소, 비소 등 건강상 유해영향 무기물질에 관한 기준 13개 항목
- 페놀, 다이아지논 등 건강상 유해영향 유기물질에 관한 기준 17개 항목
- 잔류염소, 총 트리할로메탄 및 클로로포름 등 소독제 및 소독부산물질에 관한 기준 10개 항목
- 경도, 냄새, 맛, 색도 등 심미적 영향물질에 관한 기준 15개 항목
- 세슘 등 방사능에 관한 기준 3개 항목

(3) 하수

하수란 가정이나 공장에서 쓰고 버린 오수를 말하며 하수를 정화하는 일을 하수처리라고 한다. 근대적인 하수처리시설은 19세기가 되어서야 서구에 도입되었으나, 하수처리의 기원은 바빌론과 고대 그리스 시대까지 거슬러 올라간다. 역사를 살펴보면 강이나 개울의 물은 하수처리와 급수라는 두 가지 목적으로 동시에 사용되어 왔다. 그런 까닭에 물을 매개로 하는 콜레라나 장티푸스 등의 수인성 감염병이 자주 발생하였다. 이러한 문제점을 해결하기 위해 하수처리가 요구되었고, 20세기 중반이 되어 효과적인 하수처리방법이 개발되었다. 우리나라의 경우 2016년 기준 하수도 보급률이 93.2%에 달하고 있다.

① 하수처리시설

하수처리시설은 하수를 자연계로 방출하기 전에 모아 처리하는 것으로 오수뿐만 아니라 빗물(우수)도 처리한다. 빗물은 비교적 깨끗하기 때문에 자연계로 그대로 방출시킬 수 있는 물이다. 선진국의 경우, 오수와 우수를 따로 분류하여 처리하는 분류식을 많이 사용한다. 분류식은 시설투자 비용이 많이 들어가는 단점이 있으나 하수처리 비용은 적게 들어가는 장점이 있다(그림 12-6).

오수와 우수를 같이 처리하는 합류식은 시설투자 비용이 적게 드는 반면 하수처리 비용이 많이 든다. 합류식의 경우, 강수량이 많으면 시설의 용량을 초과해 환경오염의 원인이 될 수 있기 때문에 현재 하수관거 시스템은 분류식으로 시설하는 것이 원칙적이다.

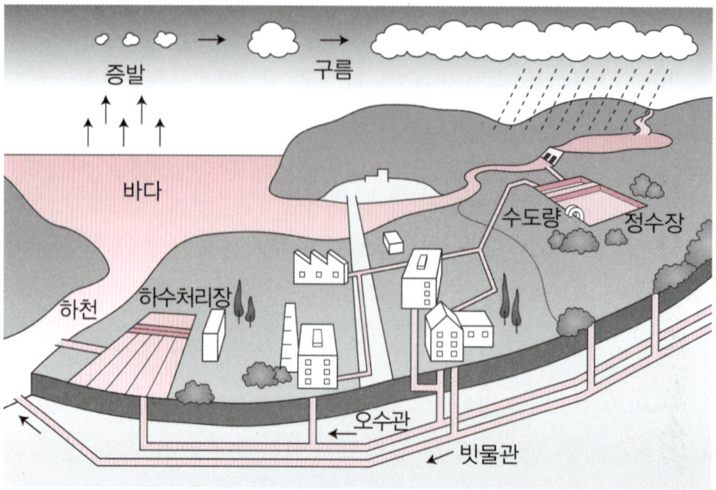

그림 12-6 하수도 시설

② **하수처리방법**

하수처리는 하수 중에 포함된 오염물질의 제거를 목적으로 그 처리방식에 따라 1차 처리, 2차 처리, 3차 처리로 분류된다. 하수처리는 보통 3단계로 구성되지만 대부분 3단계를 모두 사용하지는 않는다. 그리고 하수원천, 관련 법규 등에 따라 각기 다른 하수처리법을 사용한다(그림 12-7).

하수처리 공정과정을 살펴보면 다음과 같다.

- 1차 처리

1차 처리는 하수 중에 부유하는 물질이나 침강성 물질을 물리적으로 제거하는 방법이다.

주로 중력에 의한 부유물의 침강, 부상된 부유물의 분리 등의 방법이 이용되며 대개 하수처리장에서 최초침전지(1차 침전지)까지의 공정이다.

하수관거를 통해 하수처리장으로 최초 유입된 유입하수는 스크린을 통해 협잡물을 제거하고, 침사인양기를 이용해 모래를 제거한다. 스크린을 통과한 하수는 침사지를 통과하면서 0.2~0.1mm의 모래 또는 무기물을 침전시켜 제거한다.

최초 침전탱크는 부유성 고형물을 중력침전으로 제거하는 시설이다. 침전지 체류시간은 2.6시간이며 BOD 제거율은 30%, SS 제거율은 40% 정도이다. 1차 처리에서 하수의 부유고체 및 세균의 약 50%가 제거되고 유기성 오물의 약 30%가 제거된다.

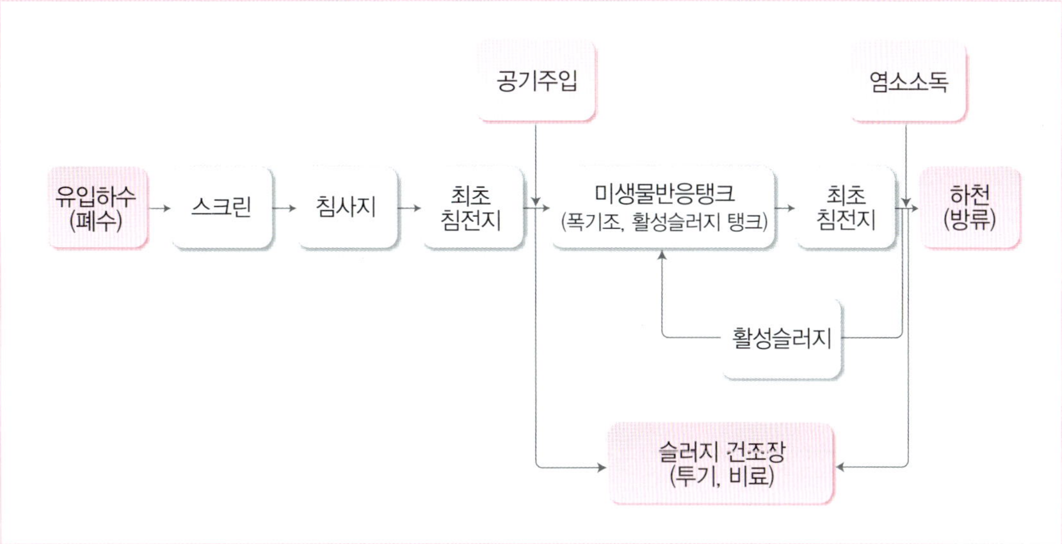

그림 12-7 하수처리 순서

침전탱크를 통과한 하수에 염소를 첨가해 잔존 세균의 대부분을 죽인다. 대도시에서는 화학약품을 사용해 부유고체의 80~90%를 제거한다.

침전탱크로부터 나오는 슬러지(sludge)는 소화조로 들어가면 세균이 슬러지를 소화시켜 이산화탄소, 메탄, 그 밖의 부산물을 만든다. 이 중 가연성 기체는 모아져 소화조와 가열 공징에 필요한 열원을 공급하고 시실 내 가스기판의 연료로 사용된다. 슬러지는 매립에 사용하거나 건조시켜 비료로 사용한다.

- 2차 처리

오늘날 대도시는 보통 1차 처리와 2차 처리가 모두 필요하다. 왜냐하면 1차 처리로는 30% 정도의 유기물질만 제거할 수 있기 때문이다. 2차 처리는 호기성(好氣性) 및 혐기성 세균을 사용하여 유기성 오물을 분해시키는 미생물반응탱크 과정이다. 호기성세균 이용방법에는 활성오니법, 살수여상법, 산화지법 등이 있는데, 효율을 높이기 위해서는 하수를 가능한 많은 세균에 접촉시키는 한편, 그 세균에 충분한 산소를 공급해야 한다. 이런 종류의 2차 처리법 중 가장 흔한 것은 슬러지를 미생물로 가득 채우거나 활성화시키는 활성 슬러지법이다. 이 방법은 약 95%의 세균과 90% 이상의 부유고체와 유기물질을 제거할 수 있는데, 주로 도시하수의 처리에 이용된다. 살수여상법은 1차 침전을 한 다음 유출수를 미생물 등 점막으로 덮인 돌 등의 위에 뿌려서 폭기시키는데 호기성 세균에 의해 정화작용이 일어나는 것으로 산업폐수, 분뇨 등의 처리에 쓰인다. 산화지법은 하수를 연못 또는 웅덩이에 넣고 자정작용에 의해 안정되도록 하는 방법이다.

■ 3차 처리

2차 처리에서 제거되지 않은 농약, 유기화학물질, 냄새물질, 트리할로메탄 전구물질, 색도, 음이온계면활성제 질소, 인 같은 영양물질을 제거하는 고도의 처리 과정이다. 3차 처리의 목적은 이러한 물질을 제거하여 자연계로 방출할 수 있고 공업 용도로 사용할 수 있을 정도의 안전한 물을 만들기 위해 설계되었다. 방사선 처리, 인공 연못으로의 배출, 염소처리, 활성탄 및 오존처리 등을 비롯한 상당수의 방법이 사용된다.

보통 도시 하수처리에는 생물학적 2차 처리를 활용해왔는데 최근에 들어서 질소와 인의 법적 규정을 강화하여 질소와 인을 제거할 수 있는 3차 처리공정이 도입되고 있다. 그뿐만 아니라 기존의 2차 처리공정만 되어 있는 하수처리시설도 질소와 인을 제거할 수 있는 3차 처리공정으로 바뀌고 있다.

우리나라의 경우, 주요 상수원인 낙동강 · 금강 등의 수질이 나빠지면서 강 하류 지역의 수질이 3급수 이하가 되어 일반적인 정수방법으로는 오염물질의 제거가 어렵다. 1989년 이후 중금속, THM, 페놀사건, 벤젠 등 각종 수돗물 유기물질 오염사고가 다발하면서 낙동강을 원수로 하는 정수장에서 우선적으로 고도정수 시설을 도입하게 되었다.

3) 수질오염

수질오염이란 가정에서 쓰고 버리는 생활하수, 산업활동에 의한 산업폐수, 농촌의 농 · 축산 폐수 등이 정화되지 않고 하천이나 호수로 유입되어 물의 물리 · 화학적 변화가 발생하여 각종 용수로 사용할 수 없게 되거나 수중생물의 서식에 심각한 피해를 줄 정도로 수질이 나빠지는 것을 말한다.

(1) 수질오염의 원인

수질오염의 주원인으로는 생활하수, 산업폐수, 농 · 축산폐수, 가축의 분뇨 등이 있는데 이 중에서도 양적으로 가장 큰 비중을 차지하는 것이 생활하수이다.

생활하수는 사람이 생활하면서 발생시키는 생활폐수와 분뇨로 구분되며 생활폐수는 주방, 목욕, 청소, 세탁 등으로 오염된 물로 하루 평균 1인당 약 400~500L 정도를 발생한다. 분뇨의 배출량은 1인당 1일 평균 1.2L 정도이다. 생활하수는 수질오염의 약 70%를 차지한다.

산업폐수는 식품의 가공 · 제조 과정에서 발생하는 식품폐수, 산업발전과 더불어 각종 오염물질이 함유된 공장폐수, 화학공장의 폐수, 매년 해양으로 유입되는 기름에 의한 기름폐수 등을 들 수 있다.

표 12-14 점오염원 및 비점오염원 특성

구분	점오염원	측정방법
배출원	• 공장, 생활하수, 분뇨처리장, 가두리양식장, 축산농가 등	• 논, 밭, 임야, 대지, 도로, 대기 중의 오염물질 등
특징	• 인위적 • 배출지점이 특정 • 한 지점으로 집중적 배출 • 자연적 요인에 영향을 적게 받아 계절적인 변화 작음 • 차집 용이, 처리효율 높음	• 인위적 및 자연적 • 배출지점이 불특정 • 희석 · 확산되면서 넓은 지역으로 배출 • 계절에 따른 변화가 심하여 예측이 곤란함 • 차집 곤란, 강우의 영향을 받아 처리효율이 일정치 않음

수질오염원은 방지와 관리의 편리를 목적으로 점오염원과 비점오염원으로 구분된다. 점오염원은 특정 위치에서 하수관이나 도랑을 통하여 폐수가 배출되는 것을 말한다. 공장, 폐수처리장, 발전소, 폐광, 석유탱크, 유정 등이 해당된다. 지금까지 대부분의 수질오염 방지 노력은 이러한 점오염원의 관리에 집중되어 왔는데, 이것은 처리가 용이하고 심각성 또한 쉽게 눈에 띄기 때문이다(표 12-14).

비점오염원은 여기저기 산재해 있는 넓은 지역에서 오염물질이 배출되는 것을 말한다. 경작지, 목장, 삼림 벌채 지역, 도시지역, 공사장, 주차장, 도로 등이 해당된다. 비점오염원에 의한 오염은 비가 올 때 지표수나 눈이 녹아 땅으로 스며드는 물에 오염물질이 포함된다.

(2) 수질오염의 지표

오염에 대한 지표는 수질상태와 함께 오염발생원과 그 영향에 대한 관계를 규정하는 역할을 하며, 대용지표 · 간접지표 · 잠재오염도 등도 함께 사용한다. 지표값은 일반적으로 ppm · ppb 등의 농도를 사용한다.

수질오염의 지표는 물리 · 화학적 지표, 생물학적 지표, 부영양화지표, 미량원소오염지표 등으로 분류한다. 수질오염지표는 아니지만 용존산소는 수질을 판단하는 데 주요항목이다. 본 장에서는 수질오염지표의 이해를 돕기 위해 용존산소를 물리 · 화학적 지표에 포함한다.

① 물리 · 화학적 지표

■ 용존산소(Dissolved Oxygen, DO)

물속에 녹아 있는 산소의 양을 표시하는 것으로 DO농도가 포화상태에 접근할수록 그 수역은 건강하며, 생명을 지지하는 능력이 향상된다. 물속의 산소가 완전히 소모되면 혐기성 생물을 제외하고는 모든 생물이 사멸하게 된다. 더구나 혐기성 미생물의 대사 부산물은 황화수소, 암모니아, 메탄처럼 독성을 가지면서 고약한 냄새가 나는 기체를 생성하기 때문에 물속에 물고기가 서식할 수 없고 바닥은 검게 썩어 고약한 악취가 난다.

- **부유물질(Suspended Solids, SS)**

부유물질은 유기물질과 무기물질을 함유한 현탁고형물로, 2mm 이하를 말하며 일반적으로 물의 탁도를 결정한다. 맑은 하천의 경우 25ppm, 호수의 경우 1ppm이면 투명도가 1m 정도이다. 수중의 부유물질이 유기물질인 경우는 용존산소를 소모시키며, 많은 경우 어류의 아가미에 축적되어 폐사를 일으키고, 빛의 수중전달을 방해하거나 수중식물의 광합성에 장애를 일으킨다.

- **수소이온농도(pH)**

pH는 물의 산성 · 알칼리성을 판정하는 지표로 사용된다. 모든 물질은 pH에 따라 용해도가 변하므로 용해도의 변화와 외부물질의 유입여부를 알 수 있다. 지표수의 경우 이산화탄소 함유량이 적어 알칼리성이고, 지하수는 이산화탄소 함유량이 많아 약산성이다. pH 6.0~8.0이 어류 생존에 가장 적합한 농도이다.

- **생물학적 산소요구량(Biological Oxygen Demand, BOD)**

수중에 서식하는 호기성 미생물이 유기물질을 분해할 때 소비되는 용존산소의 양으로 오염유기물질의 강도를 나타낸다. 원래는 수중의 산소부족상태를 나타내는 지표였지만 현재는 생물학적으로 분해 가능한 유기물의 농도에 대한 간접지표로 수질기준을 나타내는 데 많이 사용된다. 수중의 BOD농도가 증가하는 것은 DO농도는 감소된 오염된 물이다.

통상 상수원으로 적합한 BOD는 2ppm 이하이어야 하며, 5ppm이 넘으면 하천은 자기 정화능력을 상실하기 시작한다. 생활하수에 들어있는 대표적인 유기오염물질은 음식 찌꺼기와 분변이다.

된장국 1L에 들어 있는 유기물을 분해하는 데 산소 52,500mg이 필요하다. 그러나 물 1L에 그렇게 많은 산소가 녹을 수 없다. 수온 10℃를 기준으로 할 때, 물 1L에 최대한으로 녹을 수 있는 산소량(포화 용존 산소량)은 11.33mg에 불과하며 물고기가 살 수 있으려면 최소한 용존 산소량이 5ppm은 되어야 하므로 호기성 미생물이 유기물을 분해할 때 사용할 수 있는 산소량은 6.33ppm이다. 결국 된장국의 BOD를 6.33ppm으로 낮춰야 물고기가 생존하는데 큰 지장이 없게 되며 그렇게 하기 위해서는 오염된 물을 8,300배로 희석해야 한다.

$$52{,}500(\text{mg/L}) \times 1(\text{L}) = 6.33(\text{mg/L}) \times x(\text{L})$$

$$= 52{,}500/6.33 = 8{,}300$$

■ 화학적 산소요구량(Chemical Oxygen Demand, COD)

수중에 있는 모든 유기물, 아질산염, 제1철염, 황화물 등은 물속에 녹아 있는 산소를 소비한다. COD란 이런 유기물질이 들어있는 물에 과망간산칼륨(KMnO4)이나 중크롬산칼륨($K_2Cr_2O_7$) 등의 수용액을 산화제로 넣으면 유기물질이 산화된다. 이때 산화되는데 필요한 산소요구량을 나타낸 것이 COD이다.

BOD는 생물학적 처리가 가능한 유기물질의 강도만을 나타내는 데 비해 COD는 불가능한 것까지 포함한 전체 유기물질의 강도로서 사용된다. 즉, COD에서는 분해가능한 유기물, 미생물의 양, 분해되지 않는 유기물을 함께 측정하게 되므로 수질에 대한 유기오염의 지표가 된다. COD값이 작을수록 DO농도가 높아지므로 깨끗하고 건강한 물이 된다.

② 생물학적 지표

■ 대장균군

대장균군은 자체적으로는 별로 해가 없으나 인축의 장관 내에 생존하는 균이므로 분변성 오염의 지표로 이용되며, 분뇨에 생존하는 병원성 미생물보다 저항력이 강하기 때문에 수인성 감염병의 지표세균으로 사용된다. 음용수에서는 대장균이 100mL에서, 샘물 및 먹는 샘물의 경우는 250mL에서 검출되지 않아야 한다.

■ 반수치사농도(LC50)

수생생물에 대한 급성독성의 측정에 사용하는 지표로 특정한 물질이 24(48, 72)시간 경과 후 반수가 살아남는 농도를 말하는데, 중금속과 화학물질 등의 복합영향도 조사할 수 있다.

■ 생물학적 오염도(BIP)

BIP는 단세포생물 중 엽록체가 없는 생물군의 백분율을 말하며, 맑고 깨끗한 물일수록 BIP가 적고 오염이 심한 물에서는 100%가 된다.

■ 생물학적 수질계급

수질오염의 정도를 알기 위해 지표생물을 이용하는 경우가 있다. 지표생물이란 독특한 환경조건에서만 살 수 있는 생물을 말하는데, 이러한 지표생물을 이용하면 그 지역의 환경조건이나 오염 정도를 알 수 있다. 1급수는 간단한 정수과정만을 거쳐 식수로 사용이 가능한 깨끗한 수질이다. 1급수에서만 서식하는 개체로는 열목어, 산천어 등이 있다. 이들 지표생물은 대개 강의 최상류나 계곡에서만 볼 수 있다. 2급수는 식수로 사용이 가능하며 수영도 할 수 있는 수질을 말한다. 갈겨니, 은어 외에 대부분의 어류와 곤충 등을 발견할 수 있다. 3급수는 탁류로 참붕어, 거머리, 피라미가 사는데, 이 물은 공업용수로 사용된다. 그리고 4급수에는

표 12-15 급수별 지표 생물

구분	생물지표종	
	어류	저서생물
1급수 (매우 좋음~좋음)	산천어, 금강모치, 버들치, 열목어	강도래, 가재, 뿔하루살이, 민하루살이
2급수 (좋음~보통)	갈겨니, 쉬리, 은어, 쏘가리	다슬기, 조개넙적거머리, 강하루살이, 동양하루살이
3급수 (보통~약간 나쁨)	피라미, 끄리, 모래무지, 참붕어	물달팽이, 돌거머리, 물벌레, 밀잠자리
4급수 (약간 나쁨~매우 나쁨)	붕어, 잉어, 메기, 미꾸라지	왼돌이물달팽이, 실지렁이, 붉은깔다구, 나방파리류

실지렁이, 깔따구, 모기유충, 붕어, 잉어, 미꾸라지 등이 서식하는데, 이런 물에서 수영을 했을 경우에는 피부병이 생길 수 있다(표 12-15).

③ 부영양화 지표

호수의 부영양화 현상은 단지 질소나 인뿐만 아니라 일광, 온도, 비타민, 유해 중금속의 농도 등 다양한 영향인자에 따라 달라지지만, 주로 질소와 인의 농도가 부영양화 지표로 가장 많이 사용된다. 일반적인 부영양화의 한계값은 질소 0.1~0.2ppm 이상, 인 0.02~0.03ppm이 부영양화의 기준으로 적용되고 있다. 또한 조류에 반드시 함유되어 있는 엽록소 α를 측정하여 10ppb(μm/L) 이상이면 부영양화가 일어나고 있다고 판정한다.

물속의 인은 주로 인산비료나 생활하수에 기인하며, 그 외에 분뇨나 공장폐수 등도 원인이다. 물속의 질소 역시 일단 분뇨나 축산폐수 등에 의한 오염을 의심할 수 있다. 따라서 하수처리 시 질소나 인은 고도처리의 대상물질이다. 부영양화 현상이 발생하면 물은 냉각수로서 가치가 크게 떨어지고, 관광이나 위락시설의 가치도 하락시킨다. 또한 발생한 조류는 상수처리 과정에서 여과지를 폐색시키고 비린 맛과 냄새를 발생시킨다.

④ 미량원소오염 지표

물리적·화학적 지표나 생물학적 지표는 간접적인 경우가 많으므로, 독성물질의 경우 매우 낮은 농도를 나타낸다고 해도 그 물질농도를 직접 정량해야 한다.

이러한 물질은 무기물과 유기물로 분류할 수 있으며, 무기물은 다시 중금속류와 비금속류로 분류할 수 있다. 중금속류에서 중요한 종류는 구리, 아연, 수은, 카드뮴, 납, 크롬, 망간 등으로 광산폐수와 업종별 공장폐수나 중금속을 포함한 공장폐수에 포함되어 있다. 비금속류에는 시안, 비소, 플루오르가 중요하며, 광산이나 공장에서 배출된다.

유기물은 인간이나 생물에 급·만성 중독을 일으키거나 발암성·변이원성이 생기는 다양한 유기화합물이 오염지표화되어 있다. 유기인·PCB·계면활성제·트리할로메탄(THM) 등 유기 할로겐 화합물이 대표적인 물질이다.

(3) 수질오염의 형태

① 부영양화

강·바다·호수 등의 수중생태계에 영양물질이 증가하여 조류가 급속히 증식하는 현상이다. 부영양화라는 용어는 '영양분이 풍부하게 공급되었다'라는 뜻의 그리스어에서 유래되었다.

부영양화 과정은 자연적 과정 혹은 인위적 과정으로 발생한다. 자연적 과정의 대표적인 예로 호수가 육지로 변화하는 과정을 들 수 있다. 즉, 빈영양화 상태의 호수가 서서히 중영양화, 부영양화 단계를 거치면서 점진적으로 늪으로 변하고 결국 육지화하는 자연적 과정으로 나타나기도 한다.

그러나 인위적인 부영양화 과정은 수중생태계에 유입되는 생활하수나 산업폐수, 가축의 배설물, 비료 등 식물의 생장에 필요한 영양소를 제공해 주는 암모니아, 질산염, 인산염 등의 영양물질이 늘어나면, 영양소의 순환속도가 빨라져 조류의 광합성량이 급격히 증가하여 최종적으로 대량증식하게 되는데, 이 현상을 인위적 부영양화 또는 문화적 부영양화라고 한다.

■ **부영양화 현상**

부영양화가 발생되면 다음과 같은 일반적인 현상이 나타난다.

호수나 댐의 pH는 중성에서 약알칼리성을 띠며 수역 내의 조류가 과다하게 발생하여 물이 녹색이나 갈색으로 변하며 투명도도 감소한다. 과다증식한 식물성 플랑크톤이 물의 표면을 뒤덮어 햇빛을 차단하면 수생식물이 죽게 되며, 조류의 산소소비량이 급속히 증가하여 하천, 호수, 댐에 서식하는 동·식물이 다량으로 폐사한다. 폐사한 동식물과 플랑크톤의 사체부패 시 산소를 소모하므로 생물학적 산소 요구량 농도가 증가하고 용존산소 농도는 급격히 감소한다. 용존산소가 부족할 때 유기물의 잔재가 혐기성 세균에 의하여 부패하여 악취가 발생하고 독성물질이 생기므로 급수원으로서 이용가치도 거의 상실된다. 또한 특정 생물의 비정상적인 번식으로 인하여 먹이와 공간에 대한 경쟁이 심화되어 종의 다양성이 급격히 낮아지게 된다.

우리나라에서는 낙동강 하류지역이 부영양화에 의한 수질오염이 가장 심각한 곳으로 이는 하구둑 건설로 호수화되면서 다량의 영양염이 유입 · 퇴적되었기 때문이다.

■ **부영양화 관리법**

호수의 수질을 보전하기 위해서는 종합적인 부영양화 방지대책이 요구되는데, 일시적으로 수질을 개선할 수는 있으나, 부영양 호수의 수질회복은 많은 시간과 투자가 필요하다. 장기적인 효과를 거두기 위해서는 오염물질의 유입제한이 병행되어야 한다.

- 수역 내 오폐수 및 영양염류(질소와 인)의 유입을 방지한다. 특히 가정에서 버리는 생활하수 중 세제 성분에 의한 인의 유입이 전체의 60%에 이르는 만큼 호수나 댐으로 유입되는 하수 및 오폐수의 철저한 정화처리가 필요하다.
- 황산구리($CuSO_4$)나 염소제 등을 살포하여 조류의 증식을 억제한다.
- 수중폭기(공기주입), 강제혼합법 등으로 저류수의 수질을 개선한다.
- 바닥의 진흙(저니, 底泥) 제거로 영양염류를 제거한다.
- 진흙을 고화하여 영양염류의 용출을 억제한다.
- 갈대나 부들 등 영양염류를 잘 흡수하는 식물대를 형성시킨다.

② 적조현상

적조현상은 연안 해역에서 대부분 발생되며, 일차적으로 부영양화된 해수가 플랑크톤의 폭발적인 발생으로 붉은빛을 띠는 이차적인 현상이다. 주로 발생하는 플랑크톤은 편모조류 · 규조류 · 야광충 등인데, 적색세균 · 남조류 등에 의해 생기기도 한다. 적조로 인한 바닷물의 색은 보통 붉은색이지만, 플랑크톤의 종류에 따라서 황갈색 · 황녹색 · 암자색을 띠는 경우도 있다.

적조현상의 원인은 표층수의 수온이 상승한 경우나 폭우 · 장마 등으로 인한 담수의 유입으로 영양염이 크게 증가한 경우, 충분한 일사량으로 광합성 작용이 활발하여 조류가 대량 번식할 경우, 또는 무풍상태가 계속되어 해수의 혼합이 잘 되지 않는 경우 등이다.

우리나라의 경우 해수의 온도가 21~26℃(주로 6월 중순에서 9월 하순)인 7, 8월 장마기간 중 육지의 오염물질이 바다로 대량 유입되어 바닷물을 부영양화시키면서 9월부터 적조가 집중 발생하고 있다.

적조의 지속기간은 며칠에서 수십 일 동안이며, 대책으로는 담수(호수)의 경우는 취수과정에서 황산동을 투여하며, 해수의 경우는 진흙 · 황토 등을 살포하나, 대부분은 자연소멸을 기다린다.

적조로 인한 피해는 부영양화 현상의 피해와 같다. 즉, 어패류의 대량 폐사, 유독성 적조생물로 인한 인명피해, 관광산업의 피해 등을 들 수 있다.

적조현상을 예방하기 위해 호수나 댐의 부영양화 예방, 담수 및 연안해역의 가두리 양식장에서 사료의 과다사용 억제, 하수 및 폐수 슬러지의 해양투기 금지 등을 들 수 있다.

③ 녹조현상

특히 남조류에 의해 물색을 현저하게 녹색으로 변화시키는 현상을 녹조현상이라 한다. 녹조라는 말은 1996년 우리나라에서 처음 사용된 말로 연안의 해수가 붉게 변하는 적조현상과 비교하여 물색이 녹색으로 변한다고 하여 신문이나 방송 등에서 붙인 이름이다.

④ 중금속 오염

공장폐수 중 수은(Hg), 납(Pb), 카드뮴(Cd), 크롬(Cr) 등은 물에 분해되거나 안정한 화합물로 되지 않고 혼합상태로 남아 수질과 토양을 오염시키므로 먹이연쇄에 따라 물고기 등 각종 음식물을 통하여 인체로 이동 · 축적되며, 아울러 중금속에 의한 신경마비, 언어장애, 사지마비 등을 일으킨다.

중금속에 의한 인체와 식물의 피해는 표 12-16과 같다.

표 12-16 중금속에 의한 인체와 식물의 피해

구분	건강장애	작물 피해현상
카드뮴(Cd)	급성: 구토, 설사, 위염, 호흡곤란 만성: 인후염, 비염, 골격변화	잎의 황백화, 벼 가지치기 억제. 뿌리신장의 저해
수은(Hg)	급성: 단백뇨, 신염, 구내염 만성: 구내염, 치내염, 기억력 손실	뿌리신장의 저해
비소(As)	급성: 구토, 설사, 탈수증 만성: 시각장애, 간경변	뿌리 썩음, 새 뿌리 발생억제 잎의 황화 고사
납(Pb)	급성: 복통, 구토, 설사, 배뇨 이상 만성: 시각장애, 변비, 빈혈	잎의 황백화
구리(Cu)	급성: 점막자극, 설사, 배뇨 이상 만성: 소화관 자극, 건강장애	뿌리신장 저해, 작은 뿌리 발생 억제, 철 결핍 유발, 잎의 황백화
아연(Zn)	급성: 피부변질, 탈모, 구토 만성: 조사자료 없음	새잎의 황백화, 잎의 적갈색 반점

⑤ **합성세제 · 농약의 오염**

합성세제는 다른 오염물질과는 달리 수면 위에 거품층을 형성하기 때문에 산소가 물 속으로 녹아 들어갈 수 없게 할 뿐 아니라 햇빛을 차단시켜 플랑크톤의 정상적인 번식을 방해하여 미생물에 의한 분해가 어렵고 수질을 오염시킨다.

PCB, DDT, BHC 등이 강, 호수, 바다 등으로 들어가게 되면 분해되거나 감소되지 않고 먹이연쇄에 따라 인체에 축적되어 피부염, 암, 기형아 출산, 불임 등의 원인이 된다.

(4) 수질오염 사건

수질오염은 19세기 중엽 영국 런던의 콜레라 사건 외에도 이질, 장티푸스, 소아마비 등 많은 감염성 질환을 발생시켜 왔다. 그러나 상수도 보급과 더불어 세균에 의한 피해는 줄었으나 환경오염과 연관된 문제가 발생하고 있다.

① **미나마타병**

- **발생시기와 장소**: 1952년 일본 구마모토현 미나마타만 주변 일대
- **환경**: 공장폐수가 어패류를 오염시키고 오염된 어패류를 지역주민이 섭취하였다.
- **피해**: 사지마비, 청력장애, 시야협착, 언어장애, 선천성 신경장애가 발생하였다. 장기간에 걸쳐 약 1,600명 정도의 환자 발생되어 300여 명이 사망하였고, 1965년까지 부분적인 중독증상이 나타난 사람은 약 6,000명이었다. 모체에게서 중독증상이 없어도 체내에 축적된 수은이 배출되지 않고 태반을 통해 태아에게 유입되어 선천적 미나마타병(뇌성마비)을 발생시켰다.
- **원인물질**: 수은 화합물

② **이타이이타이병**

감염자가 일본말로 '아프다'라는 뜻인 '이타이'를 반복한 것에서 병명이 유래되었다.

- **발생시기와 장소**: 1954년 일본 도마야현 간쓰천 유역
- **환경**: 폐광석에 오염된 하천수를 농업용수로 사용하여 오염된 쌀을 사람이 섭취하였다.
- **피해**: 약 20년간 오염된 쌀을 섭취한 중년여성 258명 중 128명이 사망하고, 신세뇨관에 병변이 발생하였다. 심한 요통 · 고관절통, 골연화증, 보행장애(오리걸음), 보행불능, 사지와 늑골의 병적 골절, 전신쇠약 등을 발생시켰다.
- **원인물질**: 카드뮴

③ **제임스강 오염**

- **발생시기와 장소**: 1975년 미국 버지니아주 호스웰시
- **환경**: 살충제 제조공장 종업원들에게 살충제로 인한 직업병이 발생하였고 살충제를 하수에 버린 후 제임스강이 오염되었다.
- **피해**: 강 하류 100km 구간의 물고기는 떼죽음을 당하였으며, 굴이 오염되고, 키폰 등의 유독물질이 쉽게 분해되지 않고 오염 물질이 하천 바닥에 퇴적되어, 원상태로 회복되는 데까지는 200년이 걸릴 것으로 예상된다.
- **원인물질**: 유독성 살충제

그 외 위스콘신주 우물 페놀오염 사건, 미시시피강 페놀오염 사건, 영국 디(Dee)강의 페놀오염 사건 등 페놀오염 사건이 발생하였으며, 우리나라에서도 수질오염으로 많은 사회문제가 대두되었다. 1989년 수돗물 중금속 사건, 1990년 트리할로메탄(THM) 사건, 1991년의 페놀 사건, 1992년 낙동강에 오염물 유출 사건 등 수질오염으로 인해 식수의 불안을 가져오게 한 사건이 많았다.

(5) 수질오염의 영향

수질오염에 의한 영향은 원인물질의 발생주체, 원인물질의 운반과정, 영향을 미치는 주체와 원인의 종류 등으로 분류할 수 있지만, 명확하게 구분하기 어렵거나 두 종류 이상의 물질이 복합적으로 작용하여 영향을 증가시키기도 한다.

수질오염의 영향은 다음과 같다.

- 인체에 수인성 감염병을 발생시키거나, 중금속 등에 의한 중독현상을 일으킨다.
- 생활환경을 오염시켜 불쾌감을 주고 여가생활에 악영향을 준다.
- 수중생물의 폐사, 용존산소의 부족, 부영양화, 적조현상 등 수중생물에 미치는 영향은 상당히 심각하다.
- 상수의 오염과 상수원의 부영양화는 음료수의 맛과 냄새를 악화시킨다.
- 하수처리에 고도의 기술이 요구된다.
- 지하수는 유입과 유출이 활발히 일어나지 않는 수원이므로 토양에 의한 정화작용의 범위를 넘어 오염이 일어날 경우에 회복이 무척 어렵다. 특히 오염된 물의 지하침투와 폐기물처리장에서 유입된 빗물이 지하수를 오염시킬 수 있다.
- 농작물의 고사 · 수확량 저하 · 농작물 오염 등 급 · 만성 피해가 발생한다.

(6) 수질오염관리

규조류, 남조류, 녹조류 등 조류로 인한 피해가 증가함에 따라 환경부는 수질오염관리를

위해 한강, 금강, 낙동강, 영산강 등에서 조류종을 분석함은 물론 이로 인한 수질상태를 매월 모니터링하고 있다. 수질관리의 일환으로 조류경보제와 수질예보제가 있는데, 조류경보제는 「수질 및 수생태계 보전에 관한 법률」에 따라 1998년부터 주요 상수원으로 사용되는 호소를 대상으로 관심-경계-조류대발생 3단계로 구분하여 상수원의 안전한 먹는 물 공급 및 피해 최소화를 위해 시행된 제도이며, 수질예보제는 수질예보 및 대응조치에 관한 규정(환경부 훈령)에 따라 2012년부터 4대강 하천구간을 대상으로 관심-주의-경계-심각의 4단계로 구분하여 조류발생을 사전 예측하고 대처를 하기위해 시행된 제도이다.

(7) 수질오염대책

수질오염을 방지하기 위해서는 개인, 가정, 기업, 국가 모두의 노력이 필요하다. 음식찌꺼기로 인한 수질오염의 회복에는 엄청난 양의 깨끗한 물이 필요하므로 가정에서는 음식찌꺼기나 각종 세제 등을 줄이고, 기업에서는 오염원의 사용량 및 배출량을 최소화하는 노력과 함께 완벽한 정화처리를 해야 한다. 국가는 하천 및 호수, 댐 등을 효율적으로 관리하여 식수원을 보호하고 하수도 처리시설에도 만전을 기해야 한다.

6. 식품과 건강

1) 식품위생의 이해

식생활은 인간의 생명과 건강을 유지 · 증진하기 위한 중요한 요소이며, 지역적 특성과 개인적 특성에 근거하여 식생활이 형성된다. 오늘날 식품의 제조, 가공, 보존 등 식품공업 기술의 발달은 풍요롭고 편리한 식생활 문화를 발전시켜 왔다. 그러나 식품첨가물, 용기, 포장재, 농약, 항생물질, 환경오염물질 등 화학물질의 안전성 문제가 인간의 생명과 건강을 위협하는 새로운 요소로 대두되고 있다. 최근 우리나라 국민의 식생활 수준이 매우 선진화되었음에도 환경오염에 따른 식품안전성에 대해서는 아직도 많은 부분이 낙후성을 보이고 있다.

식품위생에 대해 1955년 WHO 환경위생전문위원회에서 정의한 바에 의하면 식품위생이란 '식품 그 자체뿐만 아니라 식품의 생육 · 생산 · 제조 · 유통 · 소비까지 일관된 전 과정을 위생적으로 확보하여 최종적으로 사람에게 섭취될 때까지 모든 단계에서 식품의 안전성, 건전성 및 완전무결성을 확보하기 위한 모든 수단'을 뜻한다. 그러므로 식품위생은 식품, 첨가물, 기구 및 용기와 포장까지 포함한 위생을 말한다.

우리나라는 식품의 질적 향상을 도모하기 위한 기준으로 HACCP과 ISO 22000 등의 국제규정을 따른다.

2) 위해요소 중점관리기준

(1) HACCP의 정의

HACCP(hazard analysis critical control point)은 위해요소분석(hazard analysis)과 중요관리점(critical control point)의 영문 약자로서 '햇썹' 또는 '위해요소중점관리기준'이라 한다. 위해요소분석이란 '어떤 위해를 미리 예측하여 그 위해요인을 사전에 파악하는 것'을 의미하며, 중요관리점이란 '반드시 필수적으로 관리하여야 할 항목'이란 뜻을 내포하고 있기 때문에 HACCP은 위해방지를 위한 사전예방적 식품안전관리체계를 말한다(그림 12-8).

(2) HACCP의 필요성

HACCP제도는 식품의 원재료부터 제조 · 가공 · 보존 · 유통 · 조리단계를 거쳐 최종소비자가 섭취하기 전까지의 각 단계에서 발생할 우려가 있는 위해요소를 규명하고, 이를 중점적으로 관리하기 위한 중요관리점을 결정하여 자율적이며 체계적이고 효율적인 관리로 식품의 안전성을 확보하기 위한 과학적 위생관리체계이기 때문에 식품의 안전을 위해서 반드시 필요하다.

HACCP은 전 세계적으로 가장 효과적이고 효율적인 식품안전관리체계로 인정받고 있으며, 미국 · 일본 · 유럽연합 · 국제기구(COD, WHO, FAO) 등에서도 모든 식품에 HACCP을 적용할 것을 적극 권장하고 있다.

HA: 위해요소 분석
원료와 공정에서 발생가능한
병원성 미생물 등 생물학적 ·
화학적 · 물리적 위해요소 분석

+

CCP: 중요관리점
위해요소를 예방 · 제거 또는
허용수준으로 감소시킬 수 있는
공정이나 단계를 중점관리

그림 12-8 HACCP의 마크 및 정의

우리나라의 경우, 식품의약품안전처와 농림축산식품부에서 적용하고 있는 HACCP 제도는, 의무적용과 적용희망업소를 대상으로 한 자율적용체제로 운영하고 있다. 더불어 모든 식품분야에 HACCP원칙에 의한 적용과 지정이 가능하다. 그림 12-8은 우리나라의 HACCP의 마크이다. 우리나라는 2017년 한국 식품안전관리인증원을 설립하여 축산물과 식품을 통합하여 인증관리를 하고 있다. 2020년도까지 단계적인 업체의 의무적용을 계획 · 추진하고 있다.

3) 국제표준화기구 22000

(1) ISO의 정의

국제표준화기구(international standards organization for standardization, ISO)는 재화 및 서비스와 관련된 제반설비와 활동의 표준화를 통하여 국제교역을 촉진하고 지적 · 학문적 · 기술적 · 경제적 활동 분야에서의 협력증진을 하기 위한 목적으로 1947년에 창설된 국제기구이다.

ISO는 표준 및 관련활동의 세계적 조화를 촉진하고, 국제규격을 개발 · 발행하며, 회원기관과 관련 국제기구와의 협력을 도모한다. 이러한 국제표준의 적용 및 사용은 New Round의 출범 등과 관련된 국제무역 장벽에 효과적으로 대응할 수 있는 방안을 제시할 수 있으며, 따라서 ISO에서 제정된 국제표준을 적절하게 이해하고 활용한다면 우리 기업들의 대외경쟁력을 한층 강화시킬 수 있을 것이다.

(2) ISO 22000의 도입 배경 및 필요성

ISO 22000은 기존의 HACCP이 가지는 지역성 및 규제 중심의 강제성에서 식품산업의 식품안전관리를 품질경영시스템(ISO 9001) 차원에서 접근하여 국제표준화한 규격이다. 또한 ISO 22000은 식품산업에서 고객만족을 위한 국제적 필수인증으로 요구되고 있으며, 식품의 위해 · 위험 방지를 위해 HACCP 원칙을 적용하여 식품공급사슬 전 과정의 식품안전성 확보를 위해 식품분야의 국제규격으로 개발되었다.

ISO 9000 인증제도란 제품을 일일이 검사하지 않고 제품의 생산조직을 제3자인 인증기관이 객관적으로 평가하여 업체의 품질보증시스템을 인증하는 제도로서, 기업이나 어떤 조직에서 품질경영을 위해 구비해야 할 최소한의 요구사항을 정한 것이다.

ISO 22000은 ISO 9000시리즈인 ISO 9001 품질경영시스템과 HACCP 시스템을 통합하여 운영할 목적으로 덴마크규격협회(DS)가 발의하고, 2005년 9월 1일에 국제규격이 되었다. 전 세계 14개 국가 및 Codex 국제식품규격위원회(Codex Alimentarius International Food Standards), 국제식품안전협회(Global Food Safety Initiative, GFSI), 유럽식품산업협회(European Food Industry Organization, CIAA) 등의 조직이

ISO 산하 기술분과위원회(WGB)에 참여하여 만들어진 규격이다.

(3) ISO 22000의 적용범위

인증규격의 적용범위에는 식품안전에 직접적으로 영향을 미치는 농작물 재배 · 원료의 생산 · 제품의 제조 · 포장 · 운송 및 판매에 이르는 모든 조직과 간접적으로 영향을 미치는 사료 생산자, 포장재 생산자, 장비 및 세척제 생산자들도 포함하고 있다.

(4) ISO 22000의 도입효과

ISO 22000의 도입은 식품의 안전을 위하여 위해물질관리 등에 대한 사항이 추가된 것으로 식품안전 경영시스템 정비, 품질관리 용이, 관계법규에 따른 시스템의 준수로 신뢰감 부여, 고객만족, 홍보효과, 무역규제에 대한 진입수단 효과가 있는 것으로 본다.

4) 식중독

어떤 미생물 혹은 화학물질에 오염된 음식물을 먹은 후 단시간 내에 복통과 구토, 설사 등을 주증상으로 하는 질환을 묶어서 식중독이라 한다.

식생활의 다양화, 식품의 대량생산 및 조리, 교류의 증가 및 신속화 등으로 식중독의 원인은 다양화되고, 발생이 때와 장소를 가리지 않으며 식중독 사건 또한 대형화되어 인간의 생명이 위협받고 있다.

표 12-17 식중독의 분류

구분	유형	원인균(물질)	감염원	주요 원인식품
세균성 식중독	감염형	살모넬라균 장염비브리오, 캄필로박터	가축, 쥐, 어패류	닭, 달걀, 식육 등. 생선회, 초밥 등, 닭고기 등
	독소형	황색포도상구균 보툴리누스균	사람의 피부, 화농창, 토양	곡류가공식품, 도시락 등, 통조림식품 등
	혼합형	웰치균 병원성 대장균	사람 및 동물의 장관, 토양, 변	가열조리식품, 식육 및 가공품 식육제품, 농산물가공품 등, 식육, 야채, 물 등
자연독 식중독	식물성	식물성 식품에 함유된 각종 독소성분	식물성 식품	독버섯, 감자(눈), 독미나리 등
	동물성	동물성 식품에 함유된 각종 독소성분	동물성 식품	복어, 독꼬치, 조개 등
화학성 식중독	급성 · 만성 알레르기형	오염 및 잔류된 유독 · 유해물질, 알레르기 유발물질 (유해아민 등)	각종식품, 어류	농약, 불량식품첨가물, 중금속류 및 기타 화학물질에 오염된 식품, 꽁치, 고등어 등 붉은색의 어류

출처: 식품의약품안전처.

식중독에 대한 법적 정의는 마련되어 있지 않으나, 「식품위생법」 제2조 제10호에서 식중독은 '식품의 섭취로 인하여 인체에 유해한 미생물 또는 유독물질에 의하여 발생하였거나 발생한 것으로 판단되는 감염성 또는 독소형 질환'으로 정의하고 있다.

WHO는 식중독의 정의를 '식품 또는 물의 섭취에 의해 발생되었거나 발생된 것으로 생각되는 감염성 또는 독소형 질환'이라고 규정하고 있다. 식품의약품 안전청은 식중독을 세균성 식중독, 자연독 식중독, 화학성 식중독으로 분류한다(표 12-17).

(1) 세균성 식중독

① 감염형 식중독

식품에서 미리 증식한 균이 식품과 함께 섭취되어 소장에서 더욱 증식한 후, 장 점막을 침범하여 식중독이 생기는 경우로서 잠복기는 6~48시간(보통 12~24시간) 정도이다. 독소에 의한 식중독과 달리 발열이 있으면서 오한, 몸살 등의 전신 증상과 함께 복통, 설사 등의 증상이 발생한다. 대변검사를 해보면 백혈구가 검출된다.

대표적인 원인균은 살모넬라(*Salmonella typhimurium*, *Salmonella enteri-tidis*) 장염비브리오(*Vibrio vulnificus*), 캄필로박터(*Campylobacter jejuni/coli*) 등이다.

■ 살모넬라 식중독

살모넬라로 불리는 세균은 약 2,000여 종이 있으며, 이들 균형은 일반적으로 사람에서 사람으로 감염되지 않고 음식에 오염되어 1g당 10만 개 이상 수준으로 증식된 음식을 섭취하면 급성 위장염을 일으키는 세균이다.

- 특성

열에 약하여 저온살균(62~65℃에서 30분 가열)으로도 충분히 사멸되기 때문에 가열이 충분치 못하였거나 조리식품에 2차 오염 시 살모넬라에 의한 식중독이 발생한다. 살모넬라균은 저온 및 냉동상태에서뿐만 아니라 건조에도 강하여 6~9월에 가장 많이 발생되며, 겨울에는 발생 빈도가 낮으나 양호한 난방 등으로 인하여 증가되는 경향이 있다. 따라서 미국 · 영국 · 우리나라 등 선진국에서 가장 많이 발생되고 있는 식중독이다.

한편 살모넬라는 산발적 설사병의 원인균으로 주목받고 있으며, 식품을 취급하는 사람의 보균율이 일반 건강자 보균율에 비해 10배 정도로 높다. 특히 최근 개, 고양이 등 반려동물과 녹색 거북이가 살모넬라의 중요한 오염원으로 주목되고 있기 때문에 어린이의 각별한 주의가 요구된다.

- 원인 식품

식육과 난류가 가장 대표적이며, 현대적 시설을 갖춘 양계장에서 생산되는 달걀은 살모넬라의 오염 우려가 적지만 메추리알은 현재에도 상당한 주의를 기울일 필요가 있다. 특히 살모넬라는 적당한 습도가 되면 알 껍질을 통해 내부에 침입하고 그 속에서 증식한다. 메추리알은 껍질이 매우 얇아 취급 중에 금이 가기 쉽고 이를 통해 쉽게 오염될 수 있기 때문에 세심한 주의가 요구된다.

- 증상

살모넬라 식중독의 잠복기는 8~48시간으로서 평균 24시간 전후이며, 주요 증상은 복통, 설사, 발열로 간혹 구토와 어지러움을 수반하기도 한다. 경과는 비교적 양호하며 가벼운 경우 2~3일 내에 회복된다.

항생물질치료를 할 때에는 일시적으로 살모넬라가 소실되지만 투약을 중지한 후 얼마 되지 않아 다시 살모넬라를 배설하는 장기 보균자도 있으므로 살모넬라 장염환자나 건강 보균자에 대한 정확한 치료는 현실적으로 어려운 문제이다.

- 예방

살모넬라는 우리 주변 환경에 널리 분포되어 있기 때문에 인위적으로 모든 살모넬라를 제거하기란 불가능한 상태이다. 즉, 도살장의 시설 전체가 높은 수준으로 오염되었다면 식육 등의 오염을 완전히 방지하는 것은 현실적으로 불가능하다.

따라서 식육으로부터 살모넬라 오염을 확산시키지 않기 위하여 저온유통을 철저히 하여 살모넬라의 증식을 억제하는 것이 가장 바람직하다. 따라서 음식물 제공자나 소비자는 오염 우려가 있는 음식물의 가열조리를 철저히 하고, 조리 후 2차 오염 방지와 함께 증식 기회를 주지 않기 위하여 조리된 식품은 가급적 빨리 먹는 것이 바람직하다.

■ 장염비브리오 식중독

- 특성

장염비브리오는 육지에서 비교적 가까운 바다나 갯벌에 분포하며 수온이 20℃가 넘으면 왕성히 증식한다. 저온에서는 활동이 둔화되어 5℃ 이하에는 거의 증식이 불가능하지만 사멸하지는 않는다. 균은 바닷물의 식염 농도와 유사한 3%의 농도에서 활발히 증식하지만, 소금을 함유하지 않은 물에는 매우 약하므로 염류의 표면이나 아가미 등을 수돗물로 깨끗이 씻는 것만으로도 상당량의 균을 줄일 수 있다.

특히, 장염비브리오는 다른 식중독균에 비하여 증식 능력이 매우 좋기 때문에 식중독을 일으킬 수 있는 균량까지 도달하는 시간이 매우 짧다. 그러나 열에 약하여 60℃에서 15분, 100℃에서 수분 내로 사멸되는 식중독균이다.

- 오염경로

장염비브리오는 바닷물에 분포되어 있기 때문에 오염원은 해산 어패류이다. 여름철에 근해산의 고등어, 문어, 오징어, 피조개 등의 표피 · 내장 · 아가미 등에 부착된 장염비브리오가 회로 섭취하는 과정에서 오염되어 시간이 경과됨에 따라 오염된 장염비브리오가 증식하여 직접 식중독을 일으키는 경우가 있다. 또한 어패류에 부착된 장염비브리오가 냉장고, 도마, 행주, 칼 및 조리자의 손을 통하여 다른 식품을 오염시키고, 균이 증식된 식품을 섭취하여 식중독을 일으키는 2차 오염에 의한 경우가 있다.

- 증상

장염비브리오 식중독은 일반적으로 식사 후 10~18시간에 대부분 발생하지만 때로는 수 시간 이내에 혹은 수일 경과된 후에 발생하는 경우도 있다. 증상은 다른 세균성 식중독과 마찬가지로 급성 위장염 증상을 보이며, 주요증상으로는 복통, 설사, 발열(통상 40℃ 이하), 구토 등이 있다.

장염비브리오 식중독 증상의 특징은 상복부의 복통과 설사가 심하며 설사는 일반적으로 물 같은 설사이나 경우에 따라서 혈변을 동반하기도 한다. 심한 설사가 수차례 계속되어 탈수증상을 일으켜 사망할 수도 있기 때문에 의사의 적절한 치료가 요구되며, 통상 2~3일 경과하면 회복되나 정상적인 변으로 회복되기까지는 약 일주일 정도가 소요된다.

- 예방

식품 중에 장염비브리오가 조금 있다고 해서 반드시 식중독에 걸리는 것은 아니다. 장염비브리오가 많이 오염된 식품을 한꺼번에 섭취하지 않는 한 식중독은 발생하지 않는다.

장염비브리오는 증식력이 매우 좋다. 장염비브리오는 겨울에는 안심할 수 있지만 5월경부터 주의해야 하며, 특히 7~9월에는 더욱 주의해야 한다.

장염비브리오는 열에 약하기 때문에 가열 조리가 가장 바람직하나 생선의 특성상 가열이 불가능할 경우도 있으므로, 저온에서 증식이 억제되는 장염비브리오의 특성을 고려하여 생선을 구입한 즉시 5℃ 이하의 냉장고에 보관해야 한다.

또한 장염비브리오는 소금이 없는 물에 약하기 때문에 수돗물로 잘 씻는 것도 비브리오 식중독 예방에 좋은 수단이 될 수도 있다. 특히 2차 오염을 방지하기 위하여 전용 칼 · 도마를 사용하거나 사용한 조리기구는 잘 씻고 뜨거운 물에 소독하도록 해야 한다.

■ 캄필로박터 식중독

• 특성

캄필로박터의 가장 큰 특징은 산소가 충분한 호기적 조건에서는 완전히 발육할 수 없을 뿐만 아니라, 산소가 완전히 없는 혐기적인 조건에서도 발육하지 않는다. 이 균의 발육에 필요한 산소농도는 대기 중의 산소농도(약 21%)보다 낮은 3~15% 혹은 5%(미호기적 조건) 정도가 최적농도이다.

또한 산소가 충분한 호기적 조건 하에서는 서서히 사멸된다. 그러나 주변 환경 조건, 즉 식품의 종류나 보관온도 등에 따라 사멸하는 정도는 다르다. 일반적으로 10℃ 이하의 저온에 보관하는 경우에는 호기적 조건 하에서도 상당히 오랜 시간 생존할 수 있다.

캄필로박터의 증식 온도는 다른 식중독균과 상당한 차이가 있다. 최저 발육온도는 약 30℃에서부터 최고 발육온도는 46℃이다. 따라서 살모넬라와 장염 비브리오 등 식중독균이 증식 가능한 실온(25℃)에서는 캄필로박터는 거의 증식할 수 없다.

• 원인식품 및 오염경로

캄필로박터의 오염원은 사람 · 가축 · 가금류 · 반려동물 · 반려동물 · 어패류 및 하천 등이며, 자연환경에 널리 분포하는 균이다. 가축의 보균율은 소에서 20% 이하, 돼지에서는 30~70%, 닭에서는 20~50%로 살모넬라보다도 높다. 기타 참새 · 비둘기 · 까마귀 등 야생 조류에도 분포한다.

따라서 동물의 분뇨가 우유 · 하천수 · 우물 등을 오염시키거나 가축 · 가금의 도살 시 식육에 오염되어 이를 섭취한 사람이 식중독에 걸리게 된다. 시판되는 생육 중에는 살모넬라와 같은 수준으로 캄필로박터가 오염되어 있다.

캄필로박터의 다양한 분포와 특성으로 인해 오염경로도 다양하다. 즉, 식육 및 그 가공품, 식육으로부터 샐러드 등 기타 식품으로 2차 오염, 우유 · 음료수 · 쥐 · 바퀴 등에 의한 식품오염, 반려동물(개 · 고양이 · 작은 새) · 소 · 돼지 · 닭 등의 접촉감염, 사람에서 사람으로의 감염(주로 어머니에게서 아이로의 감염) 등이 있으나, 캄필로박터는 공기에 노출되면 단시간에 사멸하고 건조에 극도로 약하므로 건조된 식품과 알 표면에는 생존하지 못한다.

• 증상

캄필로박터 식중독의 원인균은 캄필로박터 제주니(*Campylobacter jejuni*)와 캄필로박터 코리(*Campylobacter coli*)지만 거의 캄필로박터 제주니에 의해 발생한다. 캄필로박터 식중독은 일반적으로 어른보다는 소아가 증상이 심하나, 사망하는 예는 드물고 1~2주 내에 회복된다. 잠복기는 2~7일 정도로 길다.

보통 발열 · 권태감 · 두통 · 현기증 · 근육통 등을 전구증상으로 하여 구역질 · 복통을 일으키며, 그 후 수 시간에서 2일간에 걸쳐 일반적으로 물 같은 설사를 하며 점액과 혈액이 섞일 수도 있다. 특히 소아에서는 이질과 같은 설사 증세를 보인다. 하루 설사 횟수는 10회 이상일 수도 있으나 대개는 2~6회 정도이다. 일반적으로 예후는 양호하며 항생물질을 투여하면 치료가 된다.

• 예방

카필로박터 식중독은 생균에 의한 감염형 식중독이지만 감염을 일으키는 데 필요한 균량은 밝혀지지 않았다. 그러나 이 균은 동물 · 사람의 장관 내에 상재하고 동물의 배설물 중에 존재하며 생육이 1차 오염원이라는 점과 미호기적 조건 하에서 30℃ 이상에서 증식하는 점, 특히 공기 · 열 · 건조에 극도로 약하고 10℃ 이하의 저온에서는 호기적 조건에서도 장기간 생존 가능한 특성 등을 고려했을 때 예방법은 다음과 같다.

- 생균의 감염에 의해 발생하므로 식품을 충분히 가열하여 균을 사멸시킨다. 물 중에서도 장기간 생존이 가능하므로 음료수는 충분히 끓여 먹는다.
- 일반적으로 식육에 많이 오염되어 있으므로 식육으로부터 기타 식품으로 2차 오염을 방지해야 한다. 특히 냉장고의 저온조건에서도 균의 생존이 가능하므로 보관 시 주의가 요구된다.
- 식육을 냉장 보관할 경우 육즙이 다른 식품에 스며들거나 떨어지는 일이 없도록 용기나 포장 비닐에 넣어 보관한다.

② 독소형 식중독

■ 황색포도상구균 식중독

• 특성

황색포도상구균은 자연계에 널리 분포되어 있는 세균의 하나로 식중독뿐만 아니라 피부의 화농 · 중이염 · 방광염 등 화농성 질환을 일으키는 원인균이다. 우리나라에서 살모넬라 식중독 및 장염비브리오 식중독 다음으로 많이 일어나는 식중독이다.

황색포도상구균은 비교적 열에 강한 세균으로 80℃에서 30분간 가열해야 사멸되나, 황색포도상구균이 생산한 장독소는 100℃에서 30분간 가열하여도 파괴되지 않는다. 황색포도상구균은 살모넬라 등과 달리 7% 정도의 염도와 10~45℃ 온도 영역에서도 발육할 뿐만 아니라 다른 세균에 비해 산성이나 알칼리성에서 생존력이 강한 세균이다.

• 증상

황색포도상구균은 식품에서 증식하는 과정 중 독소를 생산하고 이 독소가 함유된 식품을 섭취함으로써 독소가 위나 장에 흡수되어 구토 · 설사 · 복통을 일으킨다. 이와 같이 세균이 생산하는 독소에 의하여 일어나는 식중독을 독소형 식중독이라 한다. 황색포도상구균 식중독은 보툴리누스 식중독과 함께 대표적인 독소형 식중독으로서, 식품 중에서 대량 증식한 세균의 섭취에 따른 감염형 식중독과는 달리 일반적으로 짧은 시간(평균 3시간)에 식중독을 일으키는 것이 특징이다.

황색포도상구균 식중독 환자의 약 70%가 설사를, 2/3가 복통을, 1/3이 발열증상을 보이지만 38℃ 이상의 고열증상을 보이는 경우는 드물다. 설사에 앞서 구토가 먼저 일어나는 경우가 많으며, 많은 환자가 격심한 구토증상을 일으킨다. 각 증상의 지속 시간은 수 시간 정도이며 특별한 경우를 제외하고 24시간 이내에 회복되고 사망하는 경우는 거의 없다.

황색포도상구균 식중독을 포함한 대부분의 세균성 식중독은 7~9월에 집중적으로 발생하지만 황색포도상구균 식중독은 간혹 겨울철에도 발생한다.

• 원인식품

황색포도상구균은 자연계에 널리 분포되어 있고 여러 종류의 식품에서 증식 가능하기 때문에 그 원인식품은 매우 다양하다. 식생활 형태의 차이에 따라 원인식품이 서로 다르지만 일반적으로 곡류 및 가공품, 복합조리 식품, 유제품 등에서 가장 많이 발생한다.

황색포도상구균 독소는 열에 매우 강하여 끓여도 파괴되지 않기 때문에 감염형 식중독과 달리 열처리한 식품을 섭취할 경우에도 식중독이 발생될 수 있다.

• 예방

건강한 사람의 30~50%가 황색포도상구균의 보균자일 뿐 아니라 자연계에 널리 분포되어 있기 때문에 황색포도상구균의 오염을 완전히 차단하는 것은 사실상 불가능하다.

황색포도상구균 식중독을 예방하기 위해서는 원료의 오염 방지와 함께 충분한 열처리 및 신속한 섭취가 가장 중요하다. 부득이하게 조리식품을 보존해야 할 경우 5℃ 이하의 저온에 보관하여 황색포도상구균의 증식을 억제해야 한다.

특히 황색포도상구균 식중독은 손으로 만든 식품에서 빈번히 발생되므로 식품의 제조 · 조리 전에 손의 화농창 유무를 반드시 점검해야 한다. 경우에 따라서 생과자를 판매하는 사람이 맨손으로 과자를 집거나 용기에 넣는 경우에도 황색포도상구균에 의한 오염이 가능하고, 특히 생과자는 탄수화물과 단백질이 풍부하기 때문에 황색포도상구균의 증식이 용이하므로 주의해야 한다.

또한 감기 기운이 있는 종사자는 마스크를 착용하여 코나 목에 존재하는 황색포도상구균이 기침이나 재채기를 통하여 확산되는 것을 방지해야 하며, 머리카락 · 비듬 및 오염된 의복 등도 황색포도상구균의 오염원이 될 수 있기 때문에 식품의 제조 · 조리에 참여하는 사람은 청결한 위생복과 모자를 착용하여야 한다.

■ 보툴리누스 식중독

• 분포와 성질

이 균은 혐기성균으로 열과 소독제에 저항성이 강한 아포를 생산하는 독소형 식중독균이다. 보툴리누스균 아포는 전 세계적으로 토양에 광범위하게 분포되어 있지만 이 균으로 인한 중독은 그리 흔하지 않다. 이 균의 독소는 항원성에 따라 A형에서 G형까지 일곱 가지의 유형으로 분류되나, 식중독을 일으키는 독소는 A · B · E형 독소이며, F형 중독도 몇몇 발생 사례가 보고되고 있다.

A · B · F형 독소 생산균 아포는 내열성이 강하여 장시간 끓여도 살균되지 않으며 최소 120℃에서 4분 이상 가열하여야 사멸된다. E형 독소 생산균의 아포는 수 분 끓이면 사멸된다. 생산된 독소는 열에 쉽게 파괴되는 단순 단백질로서 80℃에서 20분, 100℃에서 1~2분 가열로 쉽게 파괴된다.

• 특성

보툴리누스 아포는 토양뿐만 아니라 바다나 호수의 바닥에서도 검출된다. 따라서 농산물, 어패류 등 원료 식품에 아포가 오염될 수 있다. 보툴리누스 식중독은 생산된 독소의 섭취로 발생하지만 유아의 경우에는 장관 내에서 생산된 독소에 의해 '유아 보툴리누스증'을 일으키며, 상처에서 증식 · 생산한 독소로 인한 '창상감염'도 있다. 약간의 아포 섭취는 인체에 큰 해가 없으나 식품에서 아포가 발육 · 증식하여 독소를 생산할 경우에는 위험한 식중독을 일으키게 된다.

• 원인식품 및 증상

A, B형 중독의 원인식품은 수분을 함유하고 있고 pH가 4.6 이상의 통조림 식품이며, E형 중독의 원인식품은 어류의 통조림 식품이다. 불량한 통조림의 경우 냉각수로부터 E형 균이 오염되어 식중독을 유발한다.

보툴리누스 식중독의 증상은 독소 섭취 후 8~36시간 후에 나타나며 빠른 경우에는 2시간, 늦은 경우에는 14일째에 증상이 나타난 예도 있다. E형 중독의 잠복기는 짧으며, A, B형 중독은 잠복기간이 길다. 증상은 말단운동신경마비를 일으켜 치사율이 높으며 특이증상으로 무력감, 권태감, 현기증을 보인다. 증상이 발전되면, 약시 · 복시가 나타나고, 안검하수 · 동공확대 등이 나타난다. 체온은 정상이며 의식은 명료하나, 전형적인 신경증상은 중증의 경우에만 나타난다. 사망원인은 호흡곤란이다. 신경증상이 나타나기 전에 비특이적(보툴리누스 독소 이외의 원인)으로 구역질, 구토, 설사 같은 위장염 증상이 종종 나타난다.

• 예방

A, B형 균이 증식하면 보통 부패가 수반되지만 식품을 1.5℃ 전후에 보존한 부패되지 않은 식품에서도 독소가 검출된 예가 있다. 보존 식품에 의한 보툴리누스 중독방지를 위해서는 아래의 네 가지 방법 중 한 가지를 수행하는 것이 좋다.

- 가열에 의한 아포의 완전 살균(120℃에서 4분 또는 100℃에서 30분 이상 가열살균)은 통조림, 병조림, 레토르트 식품에만 적용할 수 있다.
- 물리적 방법(pH 4.5 이하, 수분활성 0.94 이하, 온도 3.3℃ 이하)이나 화학적 방법(아실산나트륨 같은 항균제의 첨가)으로 아포의 발아 및 균의 증식을 방지한다.
- 180℃에서 20분 또는 100℃에서 수분 가열하여 식품 중에 생산된 독소를 섭취 직전 불활성화시킨다.
- 섭취자의 증상 발현 전 항독소를 투여하여 백신접종으로 능동면역 또는 수동면역을 시킨다.

③ 혼합형 식중독

■ 웰치균 식중독

• 특성

웰치균에 의한 식중독은 집단 급식시설 등 다수인의 식사를 조리할 경우에 발생되기 쉬워 집단 조리 식중독이라고도 한다. 웰치균은 열에 강하며 아포는 100℃에서 4시간 가열해도 살아남는다. 웰치균은 열에 강하고 공기가 없는 상태에서 증식하는 혐기성균이기 때문에 대량의 식사를 한꺼번에 가열조리할 경우, 식품 내부는 혐기상태가 되어 웰치균이 발육하기 좋은 환경이 된다. 웰치균에 오염된 식품을 먹을 경우, 웰치균은 인체의 소장에서 증식하고, 장독소를 생산함으로써 장관의 조직세포를 자극하기 때문에 모세혈관의 수분이나 염류를 방출하여 설사가 일어난다.

- 증상

웰치균 식중독은 설사와 복통이 특징이다. 잠복기는 8~16시간, 평균 12시간이다. 건강인은 물 같은 형태의 설사를 1일 2~5회 정도 하며, 2일 정도면 회복된다. 대부분의 환자는 복통을 함께 호소하지만 설사만 하는 경우도 있다. 발열은 거의 없으나, 노인의 경우에는 격심한 설사 때문에 쇠약해져서 발열하는 경우도 적지 않다.

- 원인식품

오염원으로 중요한 것은 가축과 가금류이다. 가축이 도살장에서 해체될 때 오염되어 식중독의 발생원이 된다. 따라서 웰치균의 주요 원인식품은 육류이다. 가정에서는 육류를 가열조리 후 빨리 먹기 때문에 위험은 없지만 단체급식 등 대량 조리의 경우에는 시간이 경과하면서 조리식품의 내부에서 웰치균이 증식할 수 있으므로 빨리 냉각시키는 것이 좋다.

- 예방

일반적으로 웰치균 식중독의 발생률은 낮은 수준이지만 일단 발생하면 규모가 큰 경우가 많으나 증상은 가볍다. 또한 근래의 조리시설은 편리한 대형기기와 이상적인 냉장 · 가열시설을 갖추고 있으므로 웰치균 식중독 발생우려는 적다.

■ 병원성 대장균 식중독

병원성 대장균은 설사, 장염을 일으키는 대장균으로 해외여행자에게서 자주 일어나는 여행자 설사의 원인균이다. 병원성 대장균은 유아에게서 증상이 심하나 성인의 경우에는 오염이 심한 식품을 섭취할 경우에 급성 장염 등의 증상을 나타내기도 한다.

- 종류

병원성 대장균은 사람 및 동물의 대장 내에 분포하는 균으로서 식품에서 대장균이 검출되었다는 것은 사람이나 동물의 분변에 오염되었음을 암시한다. 대장균은 원칙적으로 사람에게는 무해하기 때문에 식품이나 물과 함께 섭취되어도 발병하지 않지만, 숙주의 국소 저항성이 저하된 경우에는 장관의 조직에 침투해 감염증을 일으키며 전신 저항이 저하된 경우에는 패혈증을 일으키기도 한다.

• 특성

병원성 대장균의 감염증은 일반적으로 아동에게서 산발적으로 발생하며, 성인은 물이나 식품을 통해 집단 감염의 원인이 되기도 하나 이질균과 달리 미량으로는 감염이 되지 않는다. 병원성 대장균의 감염은 영 · 유아에 있어서는 미량으로도 발생이 가능하며, 유아에서 유아로 직접 감염도 가능하다.

병원성 대장균은 장관침습성 대장균, 장관독소원성 대장균, 장관출혈성 대장균 등 세 가지 종류로 분류된다.

- 장관침습성 대장균(*Enteroinvasive E.coli*): 원칙적으로 동물에게는 병원균으로 작용하지 않지만 사람에게는 대장의 점막 상피세포 내로 침입하여 증식하고 점막을 괴사시켜 궤양을 형성한다.
- 장관독소원성 대장균(*Enterotoxigenic E.coli*): 설사를 일으키는 독소를 생산하는 대장균으로 주로 물에 의해 감염된다. 동남아시아, 인도, 아프리카 등 열대지역에서 설사의 원인균으로 자주 발생하며, 여행자에게 자주 발생하기 때문에 여행자 설사병이라고도 한다.
- 장관출혈성 대장균(*Enterohemorrhagic E.coli*): 미국, 일본 등에서 집단 발생된 병원성 대장균 O-157로 용혈성 요독증 증후군(HUS)을 수반한 환자는 사망하기도 하며, 특히 소아나 노인은 혈변이나 복통을 동반하는 출혈성 대장염을 일으킨다.

• 오염원 및 증상

병원성 대장균은 가축, 반려동물, 건강보균자 및 자연환경에 널리 분포되어 있기 때문에 햄, 치즈, 소시지, 샐러드, 도시락, 두부 등 여러 종류의 식품이 원인식품이 될 수 있다. 이질이나 장티푸스처럼 물을 매개로 한 집단발생 사례도 있다.

잠복기는 균에 따라 다르지만 위장염형의 경우 12~24시간, 이질형의 경우 12~72시간 정도이다. 일반적으로 영 · 유아는 성인에 비하여 잠복기가 짧고 증상이 심하다.

공통적인 증상은 복통과 설사이며, 복통은 상복부 통증, 설사는 하루 수차례 물 같은 형태로 나타나지만 중증인 경우 피가 섞일 때도 있어 세균성 이질과 구별이 어렵다. 또한 환자의 절반 이상이 발열, 두통, 복통을 일으키며, 구토나 오심이 있다.

- 예방

병원성 대장균은 사람, 동물과 생활 주변에 널리 분포되어 있기 때문에 항상 청결을 유지하고 음료수 및 식품은 가열 · 섭취하는 것이 가장 유효한 예방법이다. 특히, 미국, 일본 등에서 집단적으로 발생한 O-157 병원성 대장균의 예방방법은 다음과 같다.

- 식품을 조리 · 가공 시 위생적으로 취급하고 균의 특성상 열에 약하므로 오염우려 식품을 충분히 가열한다.
- 육류, 특히 분쇄육 등은 중심부까지 충분히 익혀야 하며, 육류와 내장은 분리된 용기에 담아 보관한다.
- 역성비누 또는 알코올 등 소독제에도 쉽게 사멸되므로 식품을 취급할 경우에는 손과 조리기구를 충분히 씻는다.
- 음료수의 위생관리에 힘쓴다.

(2) 자연독 식중독

자연독 식중독은 동 · 식물의 성장과정 중 자연발생적으로 생성되거나 축적된 유독 · 유해물질을 사람이 섭취함으로써 발생하는 식중독이다. 유독 · 유해물질의 생성 · 함유량은 계절 및 환경에 따라 영향을 많이 받으며, 발생경위는 대체로 다음과 같다.

- 유독 동 · 식물을 식용 동 · 식물로 혼돈하여 섭취하는 경우(독버섯 등)
- 특수환경 조건에서 유독화되어 있는 것을 알지 못하고 섭취하는 경우(마비성 조개독 등)
- 특수한 부위 등에 존재하는 유독 · 유해물질을 제거하지 아니하고 섭취하는 경우(복어독, 감자독). 식물성 식중독 중 버섯 식중독 외에 감자독의 경우에는 감자의 녹색 싹 부분의 solanine, 감자의 썩은 부분의 sepsin, 맥각의 ergotoxin 등의 독소가 있으며, 설익은 청매실은 amygdaline을 분해하여 청산을 생성한다.

① 버섯 식중독

버섯에 의한 식중독은 독버섯을 식용버섯으로 오인하여 식용한 경우에 치명적인 식중독을 유발할 수 있으며, 버섯의 독소는 muscaridine과 amanitatoxin 등에 의해 일어난다.

버섯독의 성분은 버섯의 종류에 따라 상이하기 때문에 그 증상 또한 위장형, 콜레라형 및 뇌증상 등 다양하다. 위장형 증상은 구토, 설사, 허탈감 등 위장카타르의 증상을 나타내고 콜레라형 증상은 위장형보다 증상이 심하고 경련, 황달, 창백을 동반한다. 뇌증상은 신경장애를 일으켜 발한, 축동, 근육강직, 침흘림 등의 증상을 보인다.

잠복기는 빠르면 1~2시간 후, 늦어도 수 시간이 지나면 증상이 나타난다. 일반적으로 증상이 나타나기까지의 잠복기가 짧을수록 경증이고, 길수록 중증이다.

일반적으로 버섯의 살이 세로로 쪼개지는 것은 무독하다.

독버섯의 특징

- 색이 아름답고 선명하다.
- 악취가 난다.
- 쓴맛, 신맛이 있다.
- 유즙 분비, 점성의 액 분비, 공기 중에서 색이 변한다.
- 버섯을 끓였을 때 나오는 증기에 은수저를 대면 흑색으로 변한다.

② 복어독 식중독

복어의 어종에 따라 알, 간, 난소 및 껍질 등에 치명적으로 매우 강한 독소인 tetrodotoxin이 있다. 독력의 차이는 종뿐만 아니라 부위에 따라 차이가 있으나, 일반적으로 산란 시 독력이 강하며 난소에 특히 독소가 많이 함유되어 있다.

복어독은 열에 매우 강하여 120℃에서 1시간 이상 가열하여도 불활성화되지 않으나 알칼리에 매우 약하여 4%(NaOH)에서 20분 후면 무독이 된다. 중독증상은 입술의 저림, 구토, 호흡마비, 의식불명 등이며, 일반적으로 30분 내지 4시간 이내에 중독증상이 단계별로 나타나며 8시간이 경과하면 회복하는 예가 많다. 주증상은 시각장애, 운동장애, 호흡장애, 위장장애, 뇌장애이다. 복어독에 의한 중독을 방지하기 위해서는 전문조리사가 조리하는 전문점에서 섭취하는 것이 바람직하다.

③ 조개독 식중독

모시조개, 굴, 홍합 등 조개류에 의한 식중독으로 홍합에 의한 식중독이 가장 중요하다. 홍합의 독소성분(saxitoxin mytilotoxin)은 유독 플랑크톤의 섭취 · 축적에 따른 것이다.

해수 중의 유독 플랑크톤은 해수 온도에 영향을 많이 받으며, 우리나라의 경우에는 늦은 봄부터 초여름까지 남해안 지역 해안에서 자주 발생한다. 따라서 이 시기의 홍합 섭취는 삼가해야 하며, 증상은 말초신경마비와 호흡마비이다.

굴이나 바지락의 독성은 venerupin으로 발열, 비출혈, 복통, 혼수상태를 일으키므로 해양수산부는 조개의 채취시기 지도 및 조기수확 등 적절한 사전관리를 하고 있다. 식품의약품안전처에서는 기준치 이상(80μm/g 이하)의 독소성분이 검출될 경우, 발생지역에서 생산되는 조개류에 대한 판매금지 및 가공식품원료 사용금지를 취하고 있으므로 패독 발생예보에 주의를 기울여야 한다. 잠복기는 12시간 내지 1주일이며

표 12-18 자연독에 따른 식중독 특성

병인	증상	중독경로	잠복기	감수성 및 면역	발생	발병률	기타 특성
감자	• 복통허탈, 현기증 심하면 호흡중추마비			일반적으로 감수성은 있고, 면역은 없음			여름철 섭취 금지
굴·조개	• 구토, 권태, 두통, 오한, 뇌증상						
독미나리	• 구토, 동공산대, 복통, 설사, 호흡곤란, 간대성 경련						
독초 (식물성 알칼로이드)	• 침 흘림, 위장염 • 신경형 동공산대, 호흡마비		6~7일 후				사망률 7%
맥각	• 임신부: 조산, 유산, 위통, 구토, 경련						강한 치사량
버섯류	• 위장형: 구토, 설사, 허탈 • 콜레라형: 위장애, 경련, 황달, 창백동반 • 뇌증상: 신경장애, 근육강직, 침 흘림	독버섯 잘못 사용			7월에 다수 발생하고, 유행은 없음	100%	
복어	• 구토, 설사, 지각이상, 언어장애, 시력장애, 호흡근 마비, 의식명료	복어의 난소, 고환, 내장, 피부 섭취	1~2시간	일반적으로 감수성은 있고, 면역은 없음	겨울에 다수 발생하고, 유행은 없음	60%	조리에 의한 섭취
청매	• 오심, 구토, 복통, 설사, 두통, 지각 이상						
홍합	• 말초신경, 호흡중추 마비						

보통 2~3일 후 증상이 나타난다. 증상은 쌀알만 한 피하출혈에 이어 황달이 나타난다(표 12-18).

(3) 화학성 식중독

급속한 산업의 발달과 더불어 식품의 대량생산이 가능해지면서 식품의 제조·가공의 보존성을 증대하고 영양가를 증대시키기 위하여 여러 화학약품을 첨가하게 되었다. 화학성 식중독은 식품 중에 함유된 유독·유해물질이나 금속이온에 의하여 일어나는 식중독으로 원인물질의 발생형태에 따라 화학물질에 의한 식중독과 알레르기 형태의 식중독으로 분류된다.

이들 화학성 식중독의 발생요인은 다음과 같다.

- 유독·유해한 화학물질의 사용 및 오용, 제조가공시설의 결함에 따른 화학물질의 혼입

- 살충제, 살서제, 농약 등 유독 · 유해물질의 부착 및 잔류
- 착색료, 착향료, 감미료, 방부제, 산화방부제 등 부적합한 식품첨가물을 음식에 사용하거나 사용기준을 초과하여 대량으로 사용한 경우에 화학성 식중독이 발생한다.
- 기구 · 용기 · 포장으로부터의 유독 · 유해물질의 용출 및 이행 등으로 화학성 식중독이 발생한다. 예를 들면, 구리, 아연, 납 또는 이들의 합금으로 된 용기나 합성수지 제품에서 가해성 금속이 용출되어 중독사고가 일어난다.

① 화학물질에 의한 식중독

화학물질에 의한 식중독의 발생 사례는 세균성 식중독 등에 비해 발생 건수는 적지만 계절에 관계없이 발생하며 때로는 집단적으로 발생하기도 한다. 화학물질에 의한 식중독은 비소, 납, 주석, 아연, 카드뮴 등 중금속의 무기물질에 의한 것과 메틸알코올, 살충제 및 살서제 등 유기물질에 의한 것으로 분류할 수 있다.

화학물질에 의한 식중독의 예를 들면 다음과 같다.

- 농약, 특히 비소를 함유한 살충제가 야채나 과실에 부착되어 섭취되었을 때, 조제 분유의 비소중독, 파라치온과 같은 유기인제제의 흡입 등의 중독사고가 일어나기도 한다.
- 우리나라의 경우, 화학적 식중독에 의한 발생 사례보고는 비교적 적지만 1970년대 후반 파라치온이 묻은 포장용기에 든 번데기를 섭취하여 4명이 사망한 사례가 대표적이다. 농촌에서 할머니들이 간혹 밀가루 부침의 재료로 농약을 실수로 사용한 경우도 있다.
- 일본의 경우, 1950년대의 불량첨가물을 사용한 분유에 의한 비소 중독사건, 1960년대에 발생한 통조림에 의한 주석 중독사건 및 쌀기름 제조과정에서 열 매체의 혼입(PCBs)에 따른 식중독 발생사례가 있다.

② 알레르기 형태의 식중독

알레르기 형태의 식중독은 단백질 분해 물질인 히스타민(histamine) 등 유해 아민에 의해 유발되며 식중독 진행속도가 매우 빨리 일어나 빠르게는 5분 정도, 보통 30~60분 사이에 발생한다. 그 원인식품은 꽁치, 고등어 등 붉은살 생선으로 증상은 발적, 안면홍조, 입 또는 눈의 점막 충혈 등이다.

③ 예방

화학물질이 식품에 한번 혼입되면 제거하기가 곤란하기 때문에 혼입되지 않도록 해야 하며 다음 사항을 반드시 준수해야 한다.

- 식품첨가물은 허가된 제품을 사용해야 하며 사용기준에 적합하도록 사용해야 한다.

- 식품첨가물은 다른 용도의 화학물질과 구분하여 보관 · 사용해야 한다.
- 제조과정에서 사용하는 윤활제 등 화학물질은 식품제조과정 중에 식품에 혼입되었는지의 여부를 항상 확인해야 한다.
- 화학물질에 오염되었거나 오염우려가 있는 용기는 식품의 저장 · 운반에 절대 사용해서는 안 된다.
- 화학물질에 의한 오염을 방지하기 위하여 포장된 제품은 청결하고 별도로 구획된 장소에 보관해야 한다.
- 기준 · 규격에 적합하지 아니한 용기 · 포장은 사용해서는 안 된다.
- 부패 · 변질을 방지하기 위하여 보존기준과 유통기준을 준수해야 한다.

(4) 식중독 예보지수

식중독이란 음식물 섭취에 따른 건강장애 중 하나로 식중독을 일으키는 미생물이 식품에 부착 · 증식하거나, 독성물질의 혼입 혹은 잔류에 따른 건강상의 장애를 말한다. 특히, 식품으로 인한 유해의 80~90%를 차지하고 있는 세균성 식중독은 식품의 취급과정에서 적절한 방지대책과 세심한 주의를 기울이면 충분히 예방 가능하다. 이러한 이유로 기상청은 식품의약품안전처와 공동으로 식중독지수 서비스를 제공하고 있다. 식중독지수는 특정 온도와 습도에서의 식중독 발생 확률을 백분율로 수치화한 지수로서 다음 표 12-19와 같다.

특히 조리실의 온도는 상온보다 5℃ 이상이 높기 때문에 음식물이 상하기 쉬우므로 음식물의 보관 등에 주의를 요하고, 음식물의 저장 · 운반 시 적정온도에서 취급되어야 식중독을 예방할 수 있다.

표 12-19 식중독 예보지수의 의미

지수범위	상황조건	주의사항
지수 86 이상	음식물을 방치할 경우 3~4시간이 경과하면 살모넬라균, 황색포도상구균, 장염비브리오균 등의 식중독 발생이 대단히 우려되므로 식품의 취급에 특별히 주의해야 한다.	식중독 위험
지수 50~85	4~6시간이 경과하면 식중독균인 살모넬라균, 황색포도상구균, 장염비브리오균 등이 증식하여 음식이 쉽게 부패할 수 있으므로 음식물을 조리하여 즉시 섭취하고, 조리시설 내 청결에 주의해야 한다.	식중독 경고
지수 35~50	6~11시간이 경과하면 식중독균인 장염비브리오균, 살모넬라균, 황색포도상구균 등에 의한 식중독이 발생할 우려가 있으므로 주의해야 한다.	식중독 주의
지수 35 이하	식중독균인 황색포도상구균, 살모넬라균 등에 의한 식중독이 발생할 우려가 있으므로 식품취급에 주의해야 한다.	음식물 취급 주의

(5) 식중독 예방

식중독의 대부분은 세균에 의한 것이다. 식중독을 예방하기 위해서는 다음의 주의사항을지키는 것이 중요하다.

① 세균이 손, 조리기구, 다른 식품 등에 오염되지 않도록 주의한다.

식중독균이 손이나 조리기구를 통해서 식품에 부착·증식하여 식중독을 일으킬 수 있다. 그러므로 손이나 조리기구를 잘 씻도록 하며 칼이나 도마는 식용, 어용, 야채용으로 나누어 사용한다. 생선, 육류 등을 보존할 때는 다른 식품에 생선과 육류의 수분이 들어가지 않도록 나누어 보관한다.

② 세균을 증식시키지 않는다.

일반적으로 식중독균은 실온상태(10~40℃)에서 급속히 증식한다. 그러므로 냉장고에 보존해야 할 식품을 구입한 경우에는 빨리 냉장고에 넣어 두며, 냉장고와 냉동실에 너무 많은 식품을 넣어두지 않도록 주의한다. 특히, 냉동식품의 해동을 실온에서 하는 것은 금물이다. 중심부가 해동되는 동안 표면온도가 실온과 같은 상태가 계속되므로 세균이 증식하게 된다. 냉동된 식품의 해동은 냉장고 내에서 하거나, 전자레인지를 사용하도록 한다. 조리한 식품은 빨리 먹도록 한다.

③ 세균을 없앤다.

가열하고 조리한 식품은 중심부 온도가 75℃ 이상에서 1분 이상, 충분히 가열하도록 하며 남은 식품을 따뜻하게 할 때도 충분히 가열하도록 한다. 조리기구는 표백제나 뜨거운 물 등에 정기적으로 소독하여 세균을 제거한다. 그러나 식품의 가열로 모든 식중독이 제거되는 것은 아니다. 황색포도상구균이 만드는 enterotoxin은 오염된 식품을 가열해도 잘 파괴되지 않으므로 가열을 과신하는 것은 금물이다.

5) 식품의 보존

초기 인류가 식품을 저장하기 위해 나뭇잎, 조개 등을 사용했던 것과 달리 19세기 초엽에는 병조림·통조림 기술이 개발됨으로써 식품의 장기저장 문제가 해결되었다. 저장용기는 깡통과 병이며 이것에 원료를 완전히 충전하여 가열살균을 하고, 외부와의 접촉을 완전히 차단하여 저장하는 것이다. 충전하는 원료의 pH와 염, 당 등의 농도가 효소작용과 미생물의 번식을 충분히 억제할 수 있을 때에는 가열 살균을 하지 않아도 비교적 저온에서 처리하면 장기간 저장할 수도 있다.

1955년경부터는 합성고분자공업이 발전함에 따라 폴리에틸렌 등 많은 플라스틱 필름이 개발되었는데, 이 재질은 경량성, 투명성, 성형자유의 유연성, 열접착성, 인쇄성 등의 특징을 가지며, 오늘날 통조림이나 병조림보다도 더 많이 이용되고 있다. 또 저장효과 면에서도 머지않아 통조림 용기를 대체할 수 있을 것이다. 식품의 포장에 의한 밀봉저장은 현재 실시되고 있는 저장법 중 가장 많이 이용되고 있는 식품저장법이다. 이 방법은 부패·변질하기 쉬운 식품을 완전히 저장할 수 있으며 직접 식탁에 공급할 수 있다는 점에서 중요한 식품가공법이다.

6) 식품의 보존방법

식품의 변질과정은 미생물의 번식 등과 관련이 있다. 부패는 식품의 미생물이 증식하여 질소함유 단백질을 분해한 후 유효성 물질이 만들어진 상태이고, 변패는 질소 비함유 식품(당질, 지질)이 미생물의 번식으로 인해 변질하는 것을 나타낸다. 식품 보존법은 미생물의 생장과 번식에 필수적인 조건, 즉 공기, 수분, 온도, 빛 등을 물리·화학적으로 차단하여 미생물의 성장을 저지하는 방법이다.

① 물리적 보존법

- **건조법**: 세균은 수분이 15% 이하에서 현저하게 억제되므로 식품을 건조하면 세균발육이 억제된다. 일광건조법과 인공건조법이 있으며 곡류, 육류, 어류, 과실 등의 보존에 이용된다.
- **가열법**: 끓이거나 삶아서 식품의 미생물을 사멸시키는 방법으로 80℃에서 30분 이상이면 대부분의 세균이 사멸된다. 우유의 경우 저온살균법(pasteurization, 63~65℃로 30분간 또는 72~73℃로 15초 동안 열처리 후 급속 냉각)을 이용하고 있다.
- **냉동냉장법**: 10℃ 이하면 세균발육이 억제되고 −5℃ 이하면 대부분의 미생물발육이 억제된다. 냉동법(−10℃ 이하)으로 급랭법과 냉장(1~4℃), 냉장법으로 움저장(감자, 고구마, 채소 등)이 있다.
- **자외선, 방사선 이용법**: 2500~2700Å의 자외선 또는 방사선을 이용하여 식품의 보존이 가능하나 식품의 본질이 변화하는 단점이 있다.
- **밀봉법**: 곡류나 마른식품은 흡습성이 있어서 공기 중에 방치하면 며칠 내에 12~14%의 수분을 흡수하기 때문에 밀봉으로 외기와의 접촉을 차단함으로써 흡습 및 충해를 막는 방법이다.
- **통조림법**: 밀봉법의 종류로서 캔 속의 가스를 제거하고 밀봉 후 다시 가열함으로써 흡습 및 충해를 막음과 동시에 효소의 비활성화, 세균의 발육억제로 변질 없이 장기간 보존이 가능한 방법이다.

② 화학적 보존법

- 지입법
  - **염지법(salting)**: 주로 해산물, 축산물과 야채류를 식염에 절여 식품의 탈수 및 세균의 원형질을 분리함으로써 부패를 방지한다. 염수법과 건조법이 이용된다.
  - **산저장(pickling)**: pH가 낮은 초산을 이용하여 세균, 곰팡이, 효모 등의 미생물발육을 억제하여 부패를 방지하고 과실, 야채류의 저장에 이용된다.
  - 당장 당분이 50% 이상이 되면 효모, 곰팡이, 세균 등의 발육이 억제된다. 과실, 잼, 젤리, 가당연유 등에 많이 이용되고 있다.
- 가스저장법

  이산화탄소, N_4 등의 가스를 사용하여 호기성 부패균의 번식을 막는 방법으로 어육류, 난류 및 야채류의 저장에 이용된다.
- 훈연법

  매연형성이 잘되는 참나무, 벚나무, 떡갈나무 등을 불완전연소함으로써 나오는 연기의 알데하이드 석탄산 등의 물질을 어육류의 조직에 침투시켜 살균 및 건조함과 동시에 저장성과 향미를 증진시키는 방법이다.
- 훈증법

  클로로폼, 이산화질소 등의 훈증가스제를 이용하여 곡류 등에 침투시켜 충해를 방지하고 미생물을 사멸시키는 방법이다.
- 방부제

  식염, 알코올, 초산 등을 이용하여 방부제로 사용하는 방법이다.

7. 주거와 건강

주거공간은 인간이 살아가는데 필수적인 공간으로 가족관계를 유지하고 휴식과 수면 등 생활의 기본적인 공간이다. 또한 현대 사회생활의 대부분 시간을 건물 안에서 보내므로 주거공간의 환경은 건강의 유지 증진에 매우 중요한 공간이다.

1) 주거공간의 기능

① 외부환경의 더위, 추위, 소음, 환경오염 등으로부터 인간을 보호해 주어야 한다.

② 일상생활에 편리하며 알맞은 공간이 확보되어야 한다.

③ 질병발생의 위험이나 각종 사고의 위험이 없어야 한다.

④ 경제성과 능률성이 있어야 한다.

⑤ 생리적으로 적합하고 심리적 안정감을 제공해야 한다.

2) 주거공간의 보건학적 환경

(1) 실내 최적온도

실내 최적온도는 18℃ 정도이며, 여름 22℃ 봄 · 가을 20~21℃, 겨울 19℃에서 쾌적함을 느낄 수 있다. 인체는 겨울에는 추위에 대해, 여름에는 더위에 대해 민감하므로 최적온도는 겨울에는 낮아지고 여름에는 높아진다. 방의 용도에 맞춰 살펴본 권장온도는 표 12-20과 같다.

표 12-20 실내 최적온도

구분	거실과 식당	욕실과 화장실	공부방	침실	복도 및 현관
온도	16~20℃	18~20℃	15~17℃	12~14℃	10~15℃

(2) 실내 최적습도

실내의 쾌적함을 유지하려면 온도 외에도 습도를 고려해야 하는데, 쾌적습도는 40~70%이다. 실제로 쾌적함을 주는 습도는 온도에 따라 달라진다. 15℃에서는 70% 정도, 18~20℃에서는 60%, 21~23℃에서는 50%, 24℃ 이상에서는 40%가 적당한 습도이다.

(3) 실내 난방

인체는 더운 여름철에는 체온이 지나치게 올라가는 것을 방지하기 위해 물질대사를 촉진하는 갑상선호르몬의 분비량을 줄여 신체 내에서의 열생산을 억제하고 겨울에는 반대로 열생산을 촉진한다. 그러나 환절기에 일교차가 커지게 되면 여름철에 알맞게 설정된 우리 몸의 시스템을 일교차에 알맞은 시스템으로 전환하게 되는데, 환절기 과대 일교차에서는 인체가 제대로 적응하지 못하여 쉽게 피로해지고, 면역 시스템이 제대로 반응하지 못해 저항능력도 떨어지게 된다. 이러한 상태에서 과로를 하게 되면 각종 질병이 악화되거나 감기 등 크고 작은 질병에 시달릴 수 있다. 특히 어린이나 여성, 스트레스에 시달리는 직장인은 환절기의 과대 일교차에 주의해야 한다. 적절한 난방과 얇은 옷을 여러 겹 껴입어 체온유지를 해야 한다. 얇은 옷을 여러 벌 입으면 런닝셔츠만 입는 것에 비해 6~7℃ 정도 실내온도를 낮출 수 있다.

실내 보조 난방기구를 사용할 때는 난방기구가 창을 등지도록 설치한다. 난방기구를 창 쪽에서 떨어진 안쪽에다 놓으면 창쪽은 항상 차갑고 안쪽은 항상 온도가 높아 실내

온도 차이가 커 난방효과가 떨어진다. 따라서 창측의 냉기가 들어오는 위치에 난방기구가 창을 등지도록 설치하면 온기가 냉기 위로 올라가기 때문에 공기의 교류가 원활히 이루어져 효과적인 난방을 할 수 있다. 또한 난방기구는 사람이 앉아있는 높이로 설치하면 실제로 사람이 느끼는 온도가 높아 훨씬 따뜻한 난방을 할 수 있다.

보통 태양 복사열은 85% 정도가 실내로 들어오며, 10%는 반사되고 5%는 유리창에 흡수된다. 차양을 창 외부에 달면 75% 정도 열의 흡수가 줄어들고 창 내부에 블라인드를 설치하면 35% 정도 차단할 수 있다. 창에 붙이는 필터 중 콜드필터(Cold Filter)가 있는데 투명한 콜드필터를 붙이면 가시광선은 90% 이상 투과되고 적외선(열)은 투과하기 힘들어 여름에는 시원하고 겨울에는 실내에서 열이 빠져나가는 것을 막을 수 있어 따뜻하다.

(4) 환기

환기는 실내의 공기를 창 밖의 공기와 교환하는 것으로서, 창문이나 환기통 등을 이용하는 자연환기(natural ventilation)와 송풍기나 환풍기를 사용하는 인공환기(기계, 강제환기)로 나눈다. 일반적인 환기의 목적은 더러워진 공기를 교환하고 열이나 습기 등을 제거하는 것이다. 실내 공기의 오염 판단은 공기 중의 이산화탄소의 농도를 지표로 사용한다.

① 자연환기

자연환기란 자연적으로 환기가 이루어지는 것으로 바람을 이용한 풍력환기(wind ventilation)와 실내 외의 온도차를 이용한 중력환기(gravity ventilation)가 있다.

풍력환기는 바람이 불어오는 건물의 창으로부터 외기가 들어와서 반대쪽 창으로 실내의 더러워진 공기를 배출하여 교환되는 것이다. 그러나 바람은 시시각각으로 그 강도와 풍향이 변하므로 풍력환기에 의하여 일정한 환기량을 유지하기는 어렵다.

중력환기는 실내외의 온도 차이에 의해 이루어지는 환기이다. 실내의 온도가 외부보다 높을 때 압력의 차이로 인해 실내로 유입된 공기는 하부로, 실내의 따뜻한 공기는 상부 쪽으로 이동하여 환기가 되는 것을 말한다. 이와 같은 현상은 건물 전체에서도 일어난다. 지붕에 가까운 개구부에서는 밖으로, 지표에 가까운 개구부에서는 안으로, 건물 내부에서는 위쪽으로 공기의 흐름이 생기며, 특히 고층건물에서는 이 현상이 뚜렷하다. 이 흐름은 바람에 의하여 큰 영향을 받으며, 또 건물 내외의 온도차도 수시로 변하므로 언제나 일정한 환기량을 기대할 수는 없다.

② 인공환기

자연환기는 불안정하고 환기량도 불충분할 때가 많아 다수인이 밀집하는 극장, 강당,

밀폐된 실험실, 선박, 탄광 등의 환기를 위해 송풍기나 환풍기를 사용하게 되었다.

1500년경 다빈치가 수력을 이용한 환기선을 고안한 것이 기계를 이용한 최초의 환기였다. 보통 실내에서 인공환기는 담배연기나 인간의 체취를 없애기 위하여 실시한다.

인공환기의 보조환기로 지붕이나 천장을 이용한 자연환기에 의한 옥배환기법을 병행하기도 한다. 인공환기는 실내 수용인원이 분명한 경우에는 1인당 1시간에 $35m^3$의 외기를 공급하며, 수용인원이 확실하지 않을 때는 사무실은 바닥면적 $1m^2$당 1시간에 $10m^3$, 흡연실에서는 $20m^3$ 이상의 외기를 공급하여 실내 유해가스를 허용농도 이하로 내리도록 환기량을 정한다.

3) 주거환경이 건강에 미치는 영향

(1) 실내공기오염

산업화와 자동차 증가로 인한 대기오염, 생활양식 변화로 인한 건축자재 재료의 다양화, 에너지 절약으로 인한 건물의 밀폐화, 토지의 유한성과 건설기술 발달로 인한 실내공간 이용의 증가 등은 실내공기의 오염을 유발시키고 있다.

① 실내공기오염물질

실내공기오염물질로는 인체 호흡 이산화탄소, 수증기, 냄새, 재채기, 기침, 대화, 각질, 비듬, 암모니아 냄새, 의류섬유, 모래먼지, 세균, 곰팡이, 진드기, 화장품 냄새, 각종 미량물질과 사람의 활동으로 인한 먼지, 흡연 분진, 타르, 니코틴, 건축자재로부터 방출되는 각종 발암물질, 대기오염물질, 오존, 모래먼지, 살충제, 소독제, 방충제 등 다양하다.

실내공기의 오염조건은 이산화탄소 0.1% 이하, 먼지 $0.1mg/m^3$ 이하, 세균 수(낙하 5분 노출) 30 이하이다.

② 실내공기오염물질 방지대책

실내공기오염물질 방지대책은 실내의 청결과 함께 실내환기, 실내 적정온도 · 습도유지가 최선의 대책이다. 그러나 현재 대기가 심각하게 오염됨에 따라 오염물질의 실내 유입은 또 하나의 보건학적 문제이다. 공기정화기를 이용해 실내 공기오염을 줄이는 것도 하나의 방법이다.

(2) 새집증후군

빌딩증후군 등으로 불리기도 하는 새집증후군(sick house syndrome)은 새로 지은 주택이나 빌딩을 새로 지을 때 사용하는 건축자재나 벽지 등에서 나오는 유해물질로 인해 건강이 나빠지거나 질환이 생기는 현상을 말한다.

미국의 경우, 이미 80년대에 일본에서도 90년대부터 사회문제로 등장한 새집증후군은 석유화학 문명이 만들어 낸 환경공해병이다. 새집일수록 벽지, 바닥재, 페인트 등 각종 건축자재에서 나오는 포름알데히드, 벤젠, 톨루엔, 클로로포름, 아세톤, 스틸렌 등의 발암물질이 많다. 우리나라 공동주택의 공기오염은 매우 심각하다.

최근 아파트 같은 대규모 주거시설이 보편화되면서 시멘트를 비롯한 많은 화학재료가 건축에 사용되며 본드로 벽지와 장판을 바르고, 포름알데히드가 많은 목재로 가구를 만들어 집안이 각종 화학물질로 가득 차게 되었다. 또 실내 난방을 위해 이중창을 설치하여 나쁜 실내공기가 밖으로 빠져나가기 힘들게 된 밀폐된 환경도 새집증후군을 일으키는 한 원인이다. 특히, 집 안에서 생활하는 시간이 많은 아이나 노인에게 새집증후군은 더욱 심각한 실정이다.

또 집을 지을 때 발생한 라돈, 석면, 일산화탄소, 이산화탄소, 질소산화물, 오존, 미세먼지, 부유세균, 곰팡이, 바이러스, 진드기, 반려동물 등의 생물도 실내공기를 오염시킬 수 있다. 이러한 오염물질이 건물 밖으로 배출되지 못하고 실내에 축적되면 각종 문제를 일으키게 된다.

① 새집증후군을 일으키는 물질과 인체에 미치는 영향

새집증후군을 일으키는 대표적인 실내 유해물질 종류와 인체에 생길 수 있는 증상은 다음과 같다.

- **포름알데히드**: 대표적인 실내오염물질이다. 포름알데히드를 물에 섞은 포르말린은 단열재나 합판, 섬유, 가구 등의 접착제로 건축자재에 널리 쓰이며, 방출수준이 절반으로 줄어드는 데 2~4년이 걸릴 만큼 장기간에 걸쳐 유해물질을 내뿜는다. 포름알데히드는 피부질환, 점막자극, 호흡기장애, 중추신경장애, 발암, 정서적 불안감, 비염, 정신집중곤란, 기억력상실, 호흡기(눈, 코, 입) 자극 및 만성 염증을 유발한다. 한편 여름철에 온도와 습도가 높아지면 포름알데히드와 톨루엔이 일시적으로 증가하는 양상을 나타낸다.

- **방부제, 염화메틸렌**: 피부를 자극하며 호흡기질환을 일으킨다.

- **일산화탄소, 미세입자, 연소가스**: 만성두통, 기관지염, 현기증, 피로감, 정신기능 저하를 유발한다.

- **접착제, 방부제의 톨루엔 등 유기화합물**: 바닥접착제, 칩보드, 페인트 등 건축마감재에서 주로 방출되며, 눈 자극, 의욕저하, 두통, 현기증, 불면증, 천식을 유발하고, 톨루엔은 피부, 눈, 목을 자극하여 두통과 현기증, 피로를 일으킨다.

- **방부제의 붕산염:** 눈을 자극하며 생식기능을 저하시킨다.
- **곰팡이, 음식냄새:** 호흡기 질환을 일으킨다.

새집증후군의 증상은 바로 나타날 수 있고, 심하게 되면 갑작스럽게 나타날 수도 있다. 새집증후군은 크게 '자극반응'과 '알레르기반응'으로 나눌 수 있다. 자극반응은 눈과 코 · 후두점막이 자극을 받아 일어나는 증상이며, 주로 기침을 하거나 목이 쉬고, 두통이 생기고 쉽게 피로감을 느낀다. 알레르기성 질환은 원인을 알 수 없는 아토피 피부염, 두드러기, 기관지 천식 등이 발생하거나 악화될 수도 있다. 한 번 증상이 나타난 후에는 내성이 약해지기 때문에 영 · 유아는 작은 먼지에도 아토피를 일으킬 수 있다.

오염에 짧은 기간 노출이 되면 두통, 눈 · 코 · 목의 자극, 기침, 가려움증, 현기증, 피로감, 집중력 저하 등의 증상이 생길 수 있으나, 오랜 기간 노출되면 호흡기질환, 심장병, 암 등의 질병이 나타날 수 있다.

새집증후군에 적절하게 대처하지 않을 경우에는 화학물질 과민증에 걸릴 위험도 높아진다. 실내공기 오염정도는 집 안팎의 환경조건, 사용한 건축자재의 종류와 공법, 환기시설에 따라 큰 차이가 난다. 극심한 새집증후군의 경우, 실내공기에서 1천여 가지의 화학물질이 발견되기도 하며, 새집의 오염물질은 입주 후 6개월 정도에 최고조에 달한다.

② 새집증후군 예방법

새집증후군의 피해를 줄이기 위한 방법은 다음과 같다.

- **화학물질을 함유하고 있는 마감재 대신 친환경 소재를 사용한다.**
  환경전문가는 화학물질을 함유한 마감재를 처음부터 사용하지 않는 것이 최선의 방법이라고 진단한다. 참숯, 황토, 옥 등 다양한 자연재료를 사용한 벽지나 바닥재로 마감재를 교체한 이후 통증이 70% 이상 줄었다는 사례도 있다.

- **환기를 적절하게 하고 온도와 습도를 조절한다.**
  특히 겨울철엔 문을 닫아 놓고 난방을 하기 때문에 휘발성 유기화합물 등에 의한 실내 공기오염이 훨씬 심화된다. 새 아파트의 경우, 실험 결과에서 실외의 공기보다 실내의 공기가 8배까지 오염된 것으로 나타났다. 따라서 최소한 아침 · 저녁으로 아파트 앞뒤 창문을 마주 열어 집안의 공기를 완전히 교체해야 한다.

  또한 코, 눈, 목 등 점막이 따갑고 자극되는 등의 증상은 온도가 높을수록, 습도가 낮을수록 심해지므로 실내 온도는 18~22℃, 습도는 60% 정도로 조절하는 게 좋다.

이 밖에도 실내 흡연을 삼가하고, 가스레인지로 조리 시 환풍기를 돌려 일산화탄소나 이산화질소를 배출시키고, 살충제, 방향제, 세정제, 향수 등 화학물질 사용을 줄일 것, 드라이클리닝한 옷은 햇볕에 잘 말릴 것, 좁은 방에 컴퓨터나 프린터 등 전자기기를 지나치게 많이 들여놓지 말 것 등을 권고한다.

■ 실내공기 가열방법을 실시한다.

이는 난방을 통해 실내온도를 높여 가구, 바닥, 벽지 등 깊숙이 배어있는 각종 오염 물질을 빼내는 방식으로 베이킹 아웃(baking out)이라 한다. 집안의 가구를 모두 열어놓고, 창문은 완전히 닫은 상태에서 실내온도를 35~40℃까지 올린다. 이때 주의할 점은 갑자기 온도를 올릴 경우, 가구재의 손상 · 마루바닥의 뒤틀림이 생길 수 있으므로, 3℃ 정도씩 천천히 올린 후, 4시간 정도 온도를 유지하고 4시간 정도를 환기해 주는 것이 좋다. 이 경우 포름알데히드는 상당부분 방출되는 것으로 알려져 있다. 특히 어린이나 노약자가 있는 가정에선 최소 2~3일간 베이킹 아웃을 한 뒤 이사하는 게 좋으며, 도배나 페인트칠 등 집단장을 새로 한 뒤에도 베이킹 아웃이 필요하다. 올바른 베이킹 아웃이 되었을 때 전체 유해물질의 30~40%가 해소된다. 그러나 환기를 시키지 않으면 유해물질이 그대로 실내에 남아 있게 되며, 때에 따라서는 새집증후군 유해물질이 다시 결합한다.

■ 공기정화용품을 사용한다.

실내에 잎이 큰 식물을 가급적 많이 들여놓는 것도 이산화탄소 제거 등 실내 공기 정화에 도움이 된다. 키가 크고 잎이 넓은 관엽식물을 실내에 놓아두면 공기오염물질과 냄새 제거, 음이온 발생, 전자파 차단, 소음 차폐, 심신 안정 등의 효과를 얻을 수 있다. 그러나 제거되는 양은 미량이기 때문에 새 집에 입주 시 당장 큰 효과를 기대하기는 어렵다. 국화, 파키라, 잉글리시 아이비, 보스턴 고사리, 종려국, 관음죽, 벤자민 고무나무 등이 대표적 공기정화식물이다.

■ 촉매활용법

일반적으로는 실내공기 가열방법과 환기를 하면 실내 공기질을 개선하여 새집증후군을 해결할 수 있지만, 매우 유해한 건설자재나 가구를 사용한 경우에는 유해물질 흡착제 및 분해제 사용이 권장된다. 최근 새집증후군 처리제로 광촉매가 널리 알려져 있다. 촉매는 자신은 반응 전후에 변화하지 않지만, 화학반응에서 반응속도를 조절해 주는 물질이다. 새집증후군의 경우, 반응속도를 빠르게 해주는 촉매를 사용한다. 촉매는 새집증후군을 일으키는 환경호르몬을 차단하는 물질이 아니기 때문에 촉매 시공 후 필히 환기를 해야 한다.

광촉매는 빛(자외선)에 의해 반응하여 산화작용을 통해 벽이나 자재 안에 있는 포름알데히드 등의 유해물질이나 환경호르몬 등을 분리 · 배출시키는 촉매역할을 한다. 광촉매로는 이산화티탄(TiO_2)이 가장 많이 사용되고 있다. 그 외 형광빛 등에서도 반응하는 가시광촉매, 공기 중의 산소와 반응하는 산소촉매, 피톤치드(삼림욕)효과를 극대화시키는 식물촉매 등이 있다.

그러나 광촉매의 경우, 실내에 들어오는 자외선의 양이 25%인 것을 감안할 때 그 효과를 크게 기대하기 어려우며, 여러 가지 촉매를 단일제품으로 만든 복합촉매가 유리하다. 광촉매가 가지고 있는 취약점과 단일 촉매제품으로서의 한계를 뛰어넘는 새로운 복합촉매는 96~99%의 포름알데이드 제거 효과를 가지고 있다.

(3) 헌집증후군

헌집증후군이란 오래된 집이 건강에 나쁜 영향을 주는 현상으로 병든집증후군(sick house syndrome)이라고도 한다.

헌집증후군의 원인은 습기 찬 벽지와 벽 안에 피는 곰팡이, 배수관에서 새어 나오는 각종 유해가스, 인테리어 공사 뒤 발생할 수 있는 휘발성 유기화합물 등이다.

곰팡이는 기관지염이나 천식, 알레르기 등을 유발하며, 오래된 배수관이나 가스관에서 새어나오는 메탄가스와 암모니아, 일산화탄소, 이산화질소, 이산화황 등은 두통 또는 현기증을 유발할 수 있다. 벽지와 장판, 가구 등을 새 것으로 바꿀 경우 새집증후군에서처럼 아세톤, 벤젠, 포름알데히드 등 각종 유기화합물이 발생하여 두통이나 알레르기 같은 만성질환을 일으킬 가능성이 크다.

헌집증후군을 예방하기 위해서는 환풍장치를 설치하여 습기를 제거하고 낡은 배수관을 교체하거나 환기를 자주 시켜주어야 한다.

(4) 냉방병

냉방이 원인이 되어 발생하는 질병으로 장시간 동안 환기가 안 되는 사무실이나 가정에서 에어컨을 가동시킨 상태로 생활할 때에 실내 · 외의 큰 온도 차이에 적응하지 못해서 생기는 일종의 신체 부적응증후군이다. 냉방병은 이미 신체가 여름철 기온에 어느 정도 적응한 상태에서 냉방 가동으로 저온 환경에 노출됨으로써 일어난다.

① 냉방병의 원인

냉방병의 주원인으로는 실내온도와 외부온도의 심한 차이, 실내습도의 급격한 감소, 환기의 부족을 들 수 있다. 보통 냉방 시 외부와의 온도차는 보통 5℃ 정도가 알맞다.

고온다습한 날에는 습도만을 내리게 하는 것으로도 더위는 훨씬 참기가 쉬워지며, 장시간 냉방 상태에 있게 되는 경우에는 의복으로 체온을 조절해야 한다. 냉방병은 냉방시설이 되어 있는 사무실 · 공장 · 백화점 등에서 일하는 사람이 흔히 걸리며, 여성에게 많다.

또한 대형건물의 에어컨 냉각수를 오염시키는 레지오넬라균도 냉방병의 주범이므로 레지오넬라증을 예방하려면 에어컨 청소를 자주 해야 한다.

② **냉방병의 증상**

냉방병의 증상은 두통 · 식욕부진 · 코막힘 등 감기와 비슷한 증상, 위장장애, 현기증, 신경통 등의 지병이 나타나고, 팔 · 다리 · 허리 · 등줄기가 냉하고 몸이 무거워진다. 몸, 특히 발의 나른함, 관절의 중압감이나 통증, 여성의 경우는 월경통, 월경 불순 등의 폭넓은 증상이 나타난다.

③ **냉방병 예방**

냉방병을 예방하기 위해서는 다음과 같은 환경을 유지해야 한다.

- 실내 · 외 온도차를 5℃ 이상 높이지 않고, 평균 실내온도를 25℃ 정도로 유지한다.
- 중앙집중식 냉방이 국소적 냉방보다 더 좋다.
- 2시간에 5분 정도는 환기를 시켜준다.
- 에어컨으로부터 나오는 찬 공기를 직접 접촉하지 않는다.
- 냉방실 내에서 장시간 근무를 할 경우, 때때로 몸을 움직여 준다.
- 에어컨 가동 중에는 긴팔 옷이나 스타킹을 착용하여 보온에 유의한다.
- 과로나 수면부족도 냉방병의 원인이 되므로 평소에 주의해야 한다.

여름철에는 습도에도 유의해야 한다. 여름철 습도는 60~70% 정도지만 냉방장치를 1시간 이상 가동하면 실내 수분이 응결돼 습도가 30~40%로 내려가게 된다. 이렇게 되면 호흡기점막이 건조해지면서 레지오넬라증과 인후염이 생길 가능성이 높아진다. 이때는 감기에 걸린 듯한 증세를 일으킨다. 따라서 냉방이 잘 되는 사무실에서는 근무시간 중 따뜻한 물이나 차를 마셔 수분을 충분히 섭취하도록 한다.

8. 폐기물과 건강

1) 폐기물의 이해

폐기물이란 쓰레기, 연소재, 폐유, 폐산, 폐알칼리, 동물의 사체 등 사람의 생활이나 사업활동에 필요 없게 된 물질을 말한다. 일반적 개념으로는 쓰레기라고도 하지만 「폐기물관리법」에 의하면 '버리는 것은 모두 폐기물'이라고 볼 수 있다(표 12-21).

표 12-21 폐기물정책 패러다임의 변화

구분	이전 정책	새로운 정책
정책여건	폐기물로 인한 환경오염 심화	기후변화, 원자재 · 에너지 고갈
목표	쾌적한 생활환경 조성	자원순환사회 구축
추진전략	감량 → 재활용 → 처리	효율적 생산 · 소비 → 물질재활용 →에너지회수 → 처리선진화
주요과제	쓰레기종량제, 생산자책임재활용 제도 및 처리시설 설치	자원순환성평가, 재활용품질인증, 폐자원 등 에너지화, 처리광역화
핵심개념	폐기물	자원(순환/천연)

2) 폐기물의 종류와 특성

(1) 도시폐기물

도시폐기물이란 도시에서 배출되는 쓰레기로서 생활쓰레기와 상업쓰레기가 주종을 이루며, 도시하수처리 슬러지와 가로 청소물 및 건설폐기물도 도시폐기물에 포함된다.

도시쓰레기 소각은 생활폐기물 중 분리수거되는 재활용품, 대형쓰레기, 음식물쓰레기 등을 제외한 가연성 폐기물을 주로 소각한다. 보통 도시지역 가까이 건설하여 생활폐기물의 운반비용을 절감하고 소각할 때 발생하는 열에너지로 증기터빈을 가동하여 발전하거나 폐열을 인근지역의 난방과 온수를 공급하는 열병합 발전의 에너지원으로 활용한다.

(2) 농업폐기물

농촌지역의 논농사나 밭농사 과정에서 발생하는 폐기물로 각종 농약병, 비료, 페비닐과 보온재, 각종 폐종이류가 대부분이다. 특히 지나친 농약사용과 비료투입은 수질오염과 토양오염의 주요한 원인이 된다. 사용한 농약병의 잔류물을 그대로 토양이나 하천에 버리는 경우에는 적은 양이라 할지라도 매우 유독한 물질이므로 오염의 정도가 심각하여 별도로 수거하여 보관한 뒤 처리해야 한다. 또한 이러한 폐기물을 수거한 뒤에는 적절하게 처리해야 한다.

(3) 고형폐기물

액상이나 가스상이 아닌 불용성 물질의 폐기물을 말하며 도시폐기물, 하수오물, 농업쓰레기, 파쇄물 및 광산 잔재물 같은 산업폐기물을 포함한다. 쓰레기, 폐가전제품, 폐가구류, 동물의 사체와 산업활동에서 발생되는 오니, 분진, 연소재, 폐주사물, 폐합성수지 등을 말한다.

비위험 고형폐기물(solid waste)의 98.5%는 석유와 천연가스 제품으로 광산 및 산업활동에서 발생한다. 광산폐기물은 종종 광산부지 근처에 쌓인 채 방치됨으로써 대기와 수질을 오염시킬 가능성이 있으며 산업폐기물로는 금속파편, 플라스틱, 종이, 발전소 분진 및 산업폐기물의 찌꺼기 등이 있다.

(4) 유해폐기물

독성 · 부식성 · 점화성 또는 반응성이 높은 폐기물을 말한다. 폐건전지, 폐형광등, 체온계 및 수은온도계 등의 수은함유 폐기물, 카드뮴-니켈 전지, 폐플라스틱 등 카드뮴을 함유한 폐기물, 기타 유해물질을 포함한 폐기물 등이 있다. 유해폐기물을 소각하면 대기오염, 수질오염, 토양오염 등의 문제를 일으킬 염려가 있어 이들 유해물질을 함유한 폐기물을 유해폐기물(hazardous waste/harmful waste)로 지정하여 분리 · 수집하고 있다. 「폐기물관리법」에서는 산업폐기물 중 연소찌꺼기, 오니, 폐산, 폐알칼리 등 사업장에서 파생한 유해물질이 소정검정방법에서 판정기준을 초월한 것을 유해산업폐기물로 정하여 특별규제하고 있다.

(5) 산업폐기물

산업활동에 수반하여 발생하는 폐기물로 사업장폐기물이라고도 한다. 유해성의 유무에 따라 유해폐기물과 일반폐기물로 구분된다. 폐기물의 90% 이상은 일반폐기물이지만 유해폐기물은 그 유해성 때문에 취급과 처리 · 처분 시 특별한 법적 규제를 받고 있다.
산업폐기물(industrial waste)의 종류와 속성은 다음과 같다.

- **폐산 · 폐알칼리**: pH가 2.0 이하 및 12.5 이상 되는 폐기물로서 부식성이 있다.
- **폐유기용제**: 할로겐족(디클로로메탄 · 트리클로로메탄)과 비할로겐족(벤젠 · 톨루엔 · 아세톤 등)의 용매성분을 함유한 폐기물로서 물이나 기타 물질과 강력하게 반응하는 성질이 있다.
- **폐유**: 기름 성분이 5% 이상인 폐기물로서 인화성이 있다.
- **함유 폐기물**: PCB 콘덴서, 트랜스의 절연체, 열처리용 열매체 등 광범위하게 사용되고 있으며 독성이 크다.
- **슬러지(sludge: 광재), 분진, 폐주물사, 소각잔재물, 도자기편류, 폐촉매, 폐흡착제**: 이들은 용출특성 시험을 거쳐서 납, 구리, 수은, 카드뮴, 비소, 6가크롬, 시안, 유기인, 테트라클로로에틸렌, 트리클로로에틸렌이 일정한 농도 이상으로 검출되면 독성을 띠는 것으로 판정한다.
- **폐석면 · 폐농약**: 각기 발암성과 유독성이 있는 폐기물이다. 폐석면은 건물의 절연제

와 내화제로 널리 쓰였던 것인데, 발암물질로 알려져 지금은 사용이 금지되어 있다.

- **폐합성고분자화합물**: 플라스틱 등의 합성고분자 물질로서 난분해성 때문에 유해폐기물 로 분류된다.
- **기타**: 환경부 장관이 정하는 것 등이 있다.

(6) 방사성 폐기물

원자력 시설이나 방사성 물질을 다루는 작업장과 실험실에서 나오는 폐기물을 말한다. 핵분열 생성물, 방사화된 냉각수, 냉각가스 등의 누출물, 실험실과 작업장에서 사용한 헝겊, 종이, 세척수 등의 오물 · 폐액 등이 포함된다. 폐기 및 처리 시 주변의 자연 방사능에 대한 영향이 최대 허용선량의 1/10 이하여야 한다는 것이 법적으로 규정되어 있다.

처리방법으로는 첫째, 고체폐기물은 불연물과 가연물로 나누어 가연물은 소각한 후, 재를 불연물과 함께 드럼통에 넣고, 이것을 콘크리트로 굳힌 후 깊은 바다 또는 땅 속에 묻는다.

둘째, 액체 폐기물은 이온교환법으로 농축해서 드럼통에 넣거나 또는 화학적으로 처리한 후 대량의 물로 희석해서 방류한다.

셋째, 기체상태인 폐기물은 반감기가 짧은 핵종의 감쇄를 기다려 필터로 여과하여, 공중의 방사성 물질의 농도가 최대 허용농도의 1/10 이하임을 확인하면서 배기설비부터 방출하는 방법이 취해지고 있다.

이러한 방법도 방사능에 의한 환경오염을 방지하는 근본적인 해결법이라고는 할 수 없으며, 원자력 이용이 본격화됨에 따라 증대하는 폐기물 처리문제는 중요한 과제가 되었다.

우리나라의 경우 1989년 방사능 핵폐기물 처리장 건설문제가 제기되었으며, 뚜렷한 지역적 님비현상이 사회문제였다. 그러나 정부와 민관의 노력으로 2011년 한국원자력환경공단은 경주로 이전하여 방폐장을 건설하였고, 2015년 중 · 저준위 방사성 폐기물을 최초로 처분하였다.

(7) 핵폐기물

원자력발전소 및 각종 연구소 등에서 나오는 원자력 부산물을 말한다. 핵폐기물은 고준위폐기물과 중저준위폐기물로 구분된다.

고준위폐기물이란 사용 후의 핵연료를 말하는 것으로 원전연료를 핵분열시키고 난 후 재활용이 가능한 우라늄과 플루토늄을 제외한 나머지 찌꺼기를 말한다. 우라늄과 플루토늄의 재활용을 위해 주로 물속에 넣어 보관한다.

중저준위폐기물이란 원자로 내의 방사능을 흡착하는 이온교환수지, 방사능을 걸러

낸 필터, 액체폐기물 처리과정을 거친 뒤 남은 찌꺼기, 방사능 처리과정에 사용된 각종 도구(비닐 주머니, 걸레 따위)를 태우고 남은 재 등을 말한다.

핵폐기물은 보통 콘크리트나 아스팔트로 혼합하여 드럼에 넣어 응고시키는 방법으로 보관한다. 우리나라의 경우 1978년 이후 원자력발전이 시작되어 1997년 12기의 원전을 가동하였으며, 2016년부터 25기가 가동 중에 있다.

(8) 건축폐기물

건축물의 신축과 해체 과정에서 발생하는 토사, 폐벽돌, 폐콘트리트, 폐목재, 폐합성수지, 철근 등의 폐기물을 말한다. 발생 종류로는 토사, 폐벽돌 및 폐블록, 폐콘크리트, 폐아스콘, 폐목재, 폐합성수지, 철근을 포함한 폐금속편류 등이 있다.

건축폐기물(construction waste)은 한 번 발생하면 대량으로 배출되고, 재활용 가능성이 높지만 공사현장에서 혼합 · 배출되기 때문에 재활용률이 낮다. 이는 효율적인 처리체계를 구축하지 못한 실정이어서 어렵게 조성한 매립지의 수명을 단축시킨다.

(9) 포장폐기물

포장폐기물(packaging waste)은 제품포장에 사용되고 나서 버려지는 물질을 말한다. 포장용기, 포장재, 완충재로 분류할 수 있는데, 포장용기의 종류는 크게 유리병, 금속캔, 플라스틱병, 종이팩 등으로 구분할 수 있다. 우리나라에서 사용되는 용기로는 유리병이 주종을 이루어 왔으나, 근래에 와서는 금속캔류와 플라스틱병, 종이팩 등의 이용률이 크게 신장되고 있으며 재활용률은 아직 낮은 편이다.

포장폐기물은 생활쓰레기의 25%를 차지하고 있고, 필요 이상의 과다포장으로 포장재 사용량이 연평균 8.4%씩 증가 추세에 있다. 또한 대부분 한 번 쓰고 버려지는 스티로폴 등의 합성수지류 포장재는 부피도 과대하고 난분해성이어서 쓰레기 관리 및 처리가 곤란하다. 포장폐기물관리에 대한 엄격한 규제와 선구적 재활용시스템을 구축한 독일은 1998년 개정된 포장폐기물법에 원료재활용률을 처음으로 도입하여 플라스틱제품 용기 포장에 대한 재활용률을 60% 이상으로 규정하고 이 중에서 원료 재활용률을 60% 이상으로 정하였다.

3) 폐기물처리

폐기물을 인위적으로 조작하여 감량화 · 무해화하거나 재생을 시도하는 공정이다. 폐기물은 분류체계에 따라 정해진 과정을 거쳐 처리된다. 일반적으로 생활폐기물은 재활용이 가능한 것을 제외한 폐기물을 수집 · 운반하여 적환장에 모은 다음, 종류에 따라 곧바로 매립하거나 소각처리하고, 사업장폐기물은 폐기물처리업자가 수집한 뒤 소각 등의 중간처리과정을 거쳐 처리된다.

표 12-22 생활폐기물 처리 현황 추이 (단위: 톤/일)

구분	2003	2005	2007	2009	2010	2011	2012	2013	2014	2015	2016
계	50,736	48,398	50,346	50,906	49,159	48,934	48,934	48,728	49,915	51,247	53,772
매립	20,450	13,402	11,882	9,471	8,797	8,391	8,391	7,613	7,813	7,719	7,909
소각	7,348	7,753	9,348	10,309	10,609	11,604	11,604	12,331	12,648	13,176	13,610
재활용	22,938	27,243	29,116	31,126	29,753	28,939	28,939	28,784	29,454	30,352	32,253

출처: 환경부(2018). 환경백서.

폐기물처리는 기능적으로 발생억제, 재활용, 중간처리, 최종처리의 4단계를 거친다. 발생억제는 기본적으로 쓰레기종량제와 음식물쓰레기 감소 등 자원을 절약하여 폐기물이 생기지 않도록 노력하는 것이다. 재활용단계는 자원을 다시 쓸 수 있도록 가공과정이 필요한 단계이고, 중간처리는 파쇄, 압축, 고형화, 여과, 중화, 소각, 흡착, 소화 등의 물리적 · 화학적 · 생물학적 공정을 말하며, 최종처리는 매립 또는 해역배출 등의 방법으로 처분하는 것이다. 모든 폐기물은 중간처리를 철저히 하면 자원절약과 에너지회수 효과를 얻을 수 있고 최종처리의 부담을 덜 수 있다.

생활폐기물 매립처리비율은 지속적으로 낮아지는 반면, 폐자원에너지화 정책에 따라 소각 비율은 증가하는 추세로, 2016년에는 25.3%를 소각처리하였다. 재활용 비율은 2008년 59.0%를 넘어섰으며, 2016년에는 60.0%를 재활용하였다. 쓰레기종량제 실시, 재활용정책 및 폐자원에너지화 등 정책에 힘입어 폐기물처리구조가 단순 매립 위주에서 폐자원을 선순환시키는 자원순환형으로 전환되고 있는 추세이다(2018 환경백서, 표 12-22).

(1) 폐기물의 중간처리

폐기물의 최종처리에 앞서 감량화 · 무해화 · 안정화 등을 실시하는 인위적인 처리과정이다. 폐기물관리체계에서 '처리'는 흔히 중간처리만을 뜻하기도 한다.

① 중간처리

중간처리의 목적은 폐기물 관리운영과 체계의 효율 증진, 재활용 물질 회수, 퇴비 등의 처리생성물이나 열 · 가스 등의 에너지 회수이다.

② 중간처리방법

중간처리방법은 재생처리 및 물리적 · 화학적 · 생물학적 방법으로 나뉜다.

- 재생처리방법은 폐기물의 형태와 기능을 현재 상태 그대로 재사용하기 위해 골라내는 것을 말한다.

- 물리적 방법에는 파쇄, 선별, 여과, 탈수, 건조, 고형화, 압축 등이 있는데, 파쇄는 고형물의 크기를 작게 만드는 것이고, 탈수는 폐기물용적을 감소시켜 취급 · 운반을 간편하게 한다. 고형화는 시멘트, 아스팔트 등의 고화제를 활용해 고화처리의 유해물질 용출을 막는 방법이다. 이러한 공정을 거치면 처리과정의 효율이 높아질 뿐 아니라 폐기물의 부피가 줄어들어 운반과 가공이 편리하고 비용도 줄어든다.
- 화학적 · 생물학적 처리는 부피와 무게를 줄이고 처리부산물 및 에너지를 회수하는 효과가 있다. 일반적인 화학적 처리방법은 소각인데 무게와 부피를 줄이기에 효과적일 뿐만 아니라 열의 형태로 에너지를 얻을 수도 있어 점차 사용비율이 증가하는 추세이다.
- 생물학적 처리방법에는 퇴비를 얻는 호기성소화와 메탄가스를 얻는 혐기성소화가 있다. 이러한 과정을 거치면 폐기물의 형태와 성질이 화학적으로 안정되므로 환경에 끼치는 영향이 줄어들고, 매립대상물질의 부피가 크게 감소하므로 최종처리 장소인 매립지 공간이 절약되며 매립지 사용기한이 늘어나는 효과가 있다.

(2) 폐기물의 최종처리

중간처리를 거친 폐기물의 잔재를 육지에 묻거나 바다 등에 버려 폐기물을 자연환경으로 돌려보내는 것을 말하며 처분 또는 최종처분이라고도 한다. 더 이상 사용할 수 없거나 재활용할 수 없는 물질, 재활용품 회수시설에서 골라내고 남은 찌꺼기, 중간처리공정에서 생긴 물질과 에너지를 회수한 뒤 남은 잔재물 등은 어떤 방법을 통해서라도 최종적으로 처분해야 한다.

현행 「폐기물관리법」에서 인정하는 처리방법은 육지매립과 해역배출이다. 육지매립은 폐기물을 지표 또는 지하에 묻는 가장 일반적인 방법으로, 매립은 폐기물 처리를 위한 모든 노력을 다한 뒤에 취하는 마지막 수단이므로 폐기물종합관리체계의 최종단계에서 실행한다. 해역배출은 오염물질의 국가 간 이동문제 때문에 더욱 제한된 규정에 따라 처리하는 방법으로, 국내법뿐 아니라 해양관련 국제법의 규제를 받는다.

4) 폐기물이 인체에 미치는 영향

(1) 소각처리와 다이옥신

올리(Olie, 1977) 등이 도시쓰레기 소각로의 비산재(Fly Ash) 중에 다이옥신류가 포함되어 있다고 발표한 이후, 캐나다, 미국, 유럽 등에서 활발한 조사가 진행되어 도시쓰레기 소각로 이외에도 각종 연소시설로부터 다이옥신류가 배출되고 있다는 것이 확인되었다. 일본에서도 타치가와(1983) 교수가 도시쓰레기 소각로 비산재에 2, 3, 7, 8-TCDD 등 다이옥신류가 함유되어 있다고 발표한 이후, 일본 후생성은 전문가 회의 및 긴급 실태조사하여 폐기물처리 시 다이옥신 등의 발생 메커니즘에 관한 연구를 5년에 걸쳐 진행하였고, 1990년 12월에는 '다이옥신류 발생방지 등에 관한 가이드라인'을 제정 · 발표했다.

① 다이옥신의 속성

다이옥신(dioxin)이란 polychlorinated dibenzoparadioxin을 말하며, 화학적으로 매우 안정된 화합물이다. 상온에서는 무색의 결정성 고체이고 염소 수가 증가함에 따라 물에 쉽게 용해되지 않는다. 또한 다이옥신은 증기압이 매우 낮고, 유기용매에는 용해되지만 용해성은 낮으며, 열화학적으로도 안정하고, 미생물에 의한 분해도 거의 일어나지 않는다. 그러나 약 310nm의 자외선을 흡수하면 광화학분해를 거쳐 대기 중에서 분해된다. 다이옥신의 독성은 청산가리(KCN)보다 10,000배나 강하기 때문에 지금까지 인간이 만들어 낸 물질 중 가장 독성이 강한 것으로 알려져 있다.

② 인체에 미치는 영향

간과 피부에 영향을 미치고, 기형아 출산의 증가와 암 발생률을 높인다.

③ 발생원

다이옥신류의 발생원으로는 폴리염소화비페닐(PCBs), 클로로페놀, 페녹시(phenoxy)계 제초제의 불순물질, 도시쓰레기 소각, 자동차 배출가스, 금속(Fe, Mg, Ni, Al) 제조, 펄프표백, 부식물질(humic), 하 · 폐수슬러지, 염소사용 등이 있다. 다이옥신의 주요 발생원은 표 12-23과 같다.

표 12-23 다이옥신의 주요 발생원

발생원분류		대상시설	주요 세부내용
1차 발생원	인위적인 발생	화합물 제조	염화페놀 관련물질의 제조 공정 (제초, 곰팡이 방지,살충제의 용도)
		폐기물 소각	도시폐기물, 산업폐기물, 의료폐기물, 슬러지의 소각에 따른 연료배출물, 비산재 및 잔재의 매립지
		펄프, 종이제조	염소화합물에 의한 표백처리 공정
		자동차	휘발류 첨가제(사에틸납), 포착제(1-염화-1-브로모에탄) 사용
		기타	담배연기, 에너지 소비가 많은 산업시설 등
	자연적인 발생		화산, 화재, 번개 및 산불 등
2차 발생원	식품섭취, 음용수 섭취, 공기흡입, 피부접촉, 토양, 하수오니, 퇴비 및 퇴적물 등		

출처: 한국환경정책 · 평가연구원(http://www.kei.re.kr).

9. 토양과 건강

1) 토양오염의 이해

토양오염이란 토양 속에 오염물질이 함유되는 현상으로 대부분의 경우, 대기오염물질의 강하, 폐수 · 하수 · 폐기물의 투기(投棄), 농약 · 비료살포 등에 의해서 오염된다. 오염된 토양에서 성장한 각종 식물 중 특히 농산물이 유해한 물질을 흡수함으로써, 농산물을 섭취하는 인간이나 동물에게 해를 끼치거나 토양의 물리 · 화학적 성질을 저해하는 현상을 말한다. 토양오염은 곧 지하수의 오염원, 하천수의 오염원이 될 가능성도 있다.

또한 「토양환경보존법」 제2조에서는 '토양오염이라 함은 사업활동, 기타 사람의 활동에 따라 토양이 오염되는 것으로서 사람의 건강, 재산이나 환경에 피해를 주는 상태를 말한다' 라고 명시하고 있다.

(1) 토양오염의 특성

일반적으로 토양은 고체상태의 흙, 액체상태의 지하수, 기체상태의 공기가 토양 내에 어우러진 것으로 그 자체가 자정능력을 가지고 있다. 이런 토양의 자정능력에도 불구하고 외부의 방대한 오염물질의 유입은 토양의 오염을 초래하게 된다. 토양은 각종 오염물질로부터 직접적인 영향을 받을 수 있지만 대부분 대기나 수질에 의해 오염되기 때문에 토양오염이 문제화되기 시작한 것은 최근이다. 토양오염은 인간에게 직접적인 위험을 주지는 않지만 토양작물의 생육을 저해할 뿐만 아니라 인간이 오염된 작물을 섭취하게 되므로 간접적이지만 심각한 위험을 초래하게 된다.

토양오염의 특성은 다음과 같다.

- 토양이 오염되면 토양생물과 지하수가 오염되고 결국 간접적으로 인간에게 피해를 주게 된다.
- 급성적인 피해보다는 오랜 기간 누적되어 피해를 일으키는 만성적인 영향을 주게 된다.
- 토양오염은 대부분의 환경오염처럼 한번 오염되면 회복이 어려워 대기나 수질에 비해 훨씬 많은 시간과 경제적 투자를 해야 한다.

그러므로 토양오염은 간접적이고 만성적이며, 회복의 어려움이 있다.

(2) 토양오염의 원인

① 농약의 과다사용

최근에 많이 사용되는 여러 가지 독성물질의 농약은 미생물의 작용을 억제하여 토양의 정화능력을 감소시킨다. 그러므로 과도한 농약사용은 토양의 정화능력을 훨씬 넘는 토양오염을 유발한다. 또한 농약은 토양 내에서 물리, 화학 및 생물학적 반응을 일으켜 유해한 성질로 변화될 수 있기 때문에 장기간 일정한 장소에 계속 살포하게 되면 작물의 수확이 감소되는 경향이 있다.

② 비료의 과다사용

농산물의 수확량 증가를 위해 화학비료를 사용한다. 그러나 화학비료의 투여량 중 농작물이 이용하는 것은 비교적 낮아 상당량의 비료 성분이 토양 중에 남게 된다. 잔존 비료의 일부는 빗물에 의해 지하로 스며들고 나머지는 농지에 계속 축적되어 염류 집적 현상이 일어나 심할 경우에는 작물이 말라 죽는다. 또한 비료 중의 중금속에 의해서도 토양오염이 발생되는데 이들 물질은 비소(As), 카드뮴(Cd), 크롬(Cr), 코발트(Co), 납(Pb), 니켈(Ni) 및 아연(Zn) 등으로 농작물에 흡수되어 인간에게 피해를 준다.

③ 생활폐수 및 산업폐수

대부분의 유기물은 토양 속의 미생물에 의해 분해되며, 무기염류도 흙에 흡착되거나 녹아서 식물에 흡수된 후 그 성분이 줄어들어 토양은 복원된다. 그러나 중금속은 오랜 기간 토양 속에 남아 농작물을 오염시키고, 그것을 먹은 가축이나 인체에 축적되는 가장 심각하고도 위험한 토양오염 물질이다.

중금속을 함유한 생활폐수와 산업폐수의 배출은 토양오염을 시키는 유독한 오염원이 될 수 있으며, 중금속 중 가장 해로운 것은 카드뮴, 아연, 구리, 비소, 수은, 납 등이 있다. 이러한 중금속들은 화학공장 등 유해물질을 생산 · 저장하는 공장에서 유해 화학물질의 누출에 의해 토양이 오염될 수 있다. 또한 오니(sewage sludge)의 방출도 토양오염의 원인이 된다.

④ 유류

주유소나 기름 저장탱크의 저장시설이 노후되면 파이프 연결 부위의 파손이나 저장탱크의 파손으로 기름이 새어나와 토양을 오염시키며, 토양의 기공을 막아 토양 생태계를 마비시킨다. 기름 오염원으로 군부대의 정비창, 비행장 등도 거론된다.

⑤ 광산폐기물

방치된 폐광산이 지하에 있는 광석과 광석 더미를 광산 주변에 방치하는 경우, 광석에 있는 각종 유해 중금속이 빗물과 함께 녹아내려 심각한 토양오염을 유발한다.

⑥ 대기 및 수질오염

자동차, 공장, 주택에서 배출된 대기오염물질이 공기 중에 떠다니다가 빗물에 의해 땅속으로 들어가는 경우이다. 수질오염물질도 토양오염의 원인이 된다.

(3) 토양오염물질

토양오염물질은 토양에서 분해되지 않고 장시간 잔류하는 물질로 농작물의 생육을 저해하거나 지하수를 오염시키는 등의 작용으로 사람의 건강에 좋지 않은 영향을 미친다.

토양환경보전법 시행규칙 1조의2(일부개정 2015.11.30 환경부령 제622호)에 의하면 카드뮴, 구리, 비소, 수은, 납, 6가크롬화합물, 아연, 니켈, 불소화합물, 유기인화합물, 폴리클로리네이티 드비페닐, 시안화합물, 페놀류, 벤젠, 톨루엔, 에틸벤젠, 크실렌, 석유계총탄화수소, 트리클로로에틸렌, 테트라클로로에틸렌, 벤조피렌, 기타 위 물질과 유사한 토양오염물질로서 토양오염의 방지를 위하여 특별히 관리할 필요가 있다고 인정되는 물질들은 환경부장관이 고시하여 규정하고 있다.

2) 토양오염의 형태

(1) 토양의 산성화

토양의 산성화(acid soil)는 기후나 공해에 의해 토양의 pH가 낮아지는 현상을 말한다. 토양의 산성화가 나타나는 현상은 토양에서의 증발량 증가, 부식이나 비료에 의한 산성화, 산성비와 공해물질 유입으로 인한 산성화 등에 기인한다.

토양이 산성화되면 식물이 제대로 자라지 못하고, 낙엽이나 동물 사체의 분해가 제대로 되지 않아 토양 동물의 영양공급이나 먹이 제공에 직접적으로 영향을 주게 된다. 따라서 산에 있는 흙을 넣거나 석회를 뿌려서 중화시키기도 한다.

(2) 토양의 알칼리화

토양의 알칼리화(alkali soil)는 토양이 나트륨, 마그네슘, 칼슘 같은 가용성 염류를 많이 포함하고 있어 약알칼리성을 나타낸다. 흔히 세계 각지의 스텝지대, 열대 또는 온대 사막지대의 낮은 지대에서 많이 보인다.

토양에 알칼리성이 강해지면 일반 작물은 자라지 않는다. 개량은 관개용수에 의한 가용성 염류의 유출, 석고의 시용에 의한 탈알칼리화, 황산철 · 황산암모늄 · 황 등 산성 시약의 시용, 객토 등이 있다.

3) 토양오염 방지대책

토양오염은 물질의 최종 도착지이기 때문에 적절한 관리 외에 방지책은 없다고 볼 수 있다. 몇 가지 관리방법을 살펴보면 다음과 같다.

(1) 적절한 농약과 비료의 사용

농약은 안전 사용법에 따라 적절한 시기에 적당량을 사용하고 특히 유기염소제나 유기수은제 농약, 비산연같이 오랫동안 토양이나 생물체에 잔류하거나 생물체에 커다란 해를 주는 맹독성 농약은 사용하지 않도록 한다.

(2) 유기농법 사용

최근에 토양을 보호하기 위해 농약과 화학비료 대신에 천적을 이용하고 퇴비 등 유기질 비료를 사용하는 유기농법이 전파되고 있다.

(3) 가정하수 · 산업폐수의 철저한 관리

물의 재이용 확대를 위해 「물의 재이용 촉진 및 지원에 관한 법률」을 제정하고 2020년까지 25.4억톤의 물을 재이용하기 위하여 하수처리수 재이용 및 빗물이용 등을 확대해 나가고 있다.

산업폐수의 배출허용기준은 「수질 및 수생태계 보전에 관한 법률」에서 규정하고 있으며, 폐수배출량 규모에 따라 1종에서 5종으로 차등화하고, 또한 지역에 따라 '청정'지역(가장 엄격), '가'지역(보통), '나'지역(느슨함), 특례지역 등 4단계로 차등화하여 구분, 적용하고 있다.

(4) 위생매립 방식 적용

폐기물 · 독성물질의 매립방식을 위생매립으로 철저히 관리한다.

(5) 객토

정화능력이 크게 떨어진 토양이나 오염된 토양을 개량하는 데에는 오염된 흙을 제거하고 깨끗한 흙으로 바꾸는 객토 또는 토양교환법이 이용되기도 한다. 객토는 매우 효과적이지만 비용이 많이 드는 단점이 있다.

제3절 | 환경보건과 간호사의 역할

1. 환경유해요인 노출 가능집단 파악

지역사회간호사는 먼저 환경유해요인에 노출될 가능성이 있는 집단을 파악해야 한다. 환경유해요인은 자연적 · 인위적으로 발생하는데 특성별로는 세균, 바이러스, 기생충 같은 생물학적 유해요인과 농약, 유기용제, 대기오염물질 같은 화학적 유해요인 그리고 방사선, 소음, 온도와 같은 물리적 유해요인으로 나눌 수 있다. 이 외에 교통사고, 산업재해 같은 기계적 요인과 스트레스, 실직 같은 정신사회적 요인도 위험요인이다.

화학적 유해요인은 탄소(Carbon)가 있으면 유기물질, 없으면 무기물질로 구분되는데, 주요 무기물질로는 중금속이 있다. 중금속의 종류로는 카드뮴, 크롬, 수은, 망간, 동, 니켈, 비소 등이 있는데 이 중 납과 수은은 신경독성물질이고, 카드뮴은 신장과 뼈에 치명적인 독성이 있는 물질이다. 또한 유기물질은 환경에 분해되지 않은 채로 장기간 보존되는 지속성 물질(POPs)로 환경문제를 유발한다. 유기물질은 신경계와 면역계에 대한 독성물질로 암을 유발할 가능성이 있다. 대표적 유기물질은 DDT와 다이옥신 등이다.

휘발성유기화합물(Volatile Organic Solvents, VOCs)은 벤젠, 톨루엔과 포름알데히드 등이 있는데, 기관지를 자극하고 두통을 유발한다.

물리적 유해요인은 방사선, 소음, 진동 등으로서 소음은 가장 대표적인 환경오염문제다. 소음의 크기는 데시벨(dB)로 측정되는데, 85dB 이상 소음에 지속적으로 노출되면 소음성 난청을 유발하고, 85dB보다 낮은 상태에서도 정신적인 피해와 심혈관질환을 유발한다.

2. 환경사정

지역사회간호사는 인구집단별 건강문제 사정 시 자연환경 및 생활환경을 포함시켜야 한다. 그리고 공기, 물, 식품, 토양 등의 환경문제와 건강의 관련성은 물론 생물, 화학, 물리학적 위험요인 노출에 대한 수준측정 결과에 따른 관련 정보도 수집해야 한다.

특히 개인이나 가족의 건강사정 시에 환경 위험요인 관련 질문을 포함시켜야 하며, 지역사회사정 시에는 환경적 요인인 음용수 공급상태(수질오염, 불소처리, 식수상태), 하수처리방법, 쓰레기 처리방법, 대기오염, 환경오염, 사고가능성, 주거환경(주택, 부엌, 화장실 형태) 등도 포함해야 한다.

3. 환경보건 관련 위해 의사소통의 주요역할

지역사회간호사는 환경보건과 관련하여 위해 의사소통(risk communication)에서 주도적 역할을 담당해야 한다.

위해 의사소통은 1980년대 후반 서구에서 사용되기 시작하여 용어로 정착되었고 1989년 미국연구평의회(National Research Council)에 의해 정의되었다.

위해 의사소통은 관련관계자 사이에서 인체건강 및 환경 위해성에 관한 정보를 어떤 목적 아래 교환하는 것(OECD)으로서, 정부공무원, 국민, 사업자, 시민단체 등 모든 사람들이 환경 위해성에 관한 정보를 공유하면서 상호 의사소통을 도모하는 것(일본 환경성), 위해 평가자, 위해 관리자 및 관련자들 사이에서 위해(risk)에 대한 정보와 결정사항을 상호 교환하는 과정(FAO/WHO)이다.

위해 의사소통의 목표는 특정한 대상을 위하여 명확하고 이해하기 쉬운 용어로 정확하고 적절한 정보를 전달하여 기관 역량과 책임감을 바탕으로 한 정책신뢰성 구축 및 강화를 추구하는 것이다.

위해 의사소통의 기본원칙은 다음과 같다.

- **신속성**: 신속히 대응해야 한다.
- **개방성**: 정직하게 공개하고 공유해야 한다.
- **일관성**: 한 목소리로 말해야 한다.
- **공감성**: 책임여부와 별개로 피해자에 대해 적극적으로 관심을 표명하고 대중에 대한 책임을 져야 한다.
- **신뢰성**: 정확한 자료를 제시하여 국민에게 신뢰를 얻어야 한다.

그러므로 지역사회간호사는 위해 의사소통에서 주요 역할을 담당할 수 있도록 자질을 개발함과 동시에 정보를 표현하고 경청하며 논리적으로 정리하고 열린 마음으로 지역사회 주민들의 신뢰를 얻을 수 있도록 노력하여야 한다.

4. 환경보건자원 파악 및 의뢰

지역사회간호사는 환경보건 관련 모든 자원에 대한 목록은 물론 업무 내용을 숙지하고 있어야 한다. 또한 자원의 위치, 주소, 연락처 및 자원이 제공하고 있는 사업의 목적, 업무, 접촉방법, 이용범위, 조건 등을 파악하는 것과 동시에 언제, 어디서, 어떻게 도움을 줄 것인가를 알아야 신속하게 의뢰할 수 있다.

5. 환경보건교육

지역사회간호사는 인구집단을 대상으로 교육할 때 환경보건에 대한 내용을 포함시켜야 한다. 특히 환경위험요인 등을 파악해 생활 주변 화학물질 노출관련 모니터링을 실시하여 예방교육을 하여야 한다.

① 석면

석면은 건물의 바닥, 천장, 벽 등을 구성하는 석고로, 소음방지용 텍스(tax)로, 화장실 칸막이 등 다양한 건축자재로 쓰이고 있다. 2011년 환경부는 「석면안전관리법」을 제정하고 생활주변 석면관리를 강화하고 있다. 석면으로 인한 질병은 악성중피종암 및 흉막질환, 폐암, 석면폐증 등이 있다. 예방법은 공공건물이나 학교시설 등의 정기적 관리점검과 석면노출위험시설물을 전문기관이 철거 및 개보수하는 것 등이 있다. 특히 어린이들이 이용하는 학교 등의 석면관리는 더욱 더 철저히 이루어져야 한다.

② 수은

수은은 온도계나 형광등을 깨뜨리는 경우를 제외하고 일상생활에서의 노출은 거의 없다. 만일 가정에서 온도계를 파손 시 수은을 만지거나 증기를 흡입하지 않도록 유의하고 어린이는 빨리 대피시켜야 한다. 수은은 급성독성물질이므로 청소 시 환기를 시키고 종이를 이용하여 수은방울을 다른 종이로 굴리거나 안약 용기 등을 이용하여 빨아들이도록 하며, 사용된 종이와 안약 용기 등은 즉시 밀폐용기에 담아 폐기해야 한다. 수은 제거를 위하여 진공청소기를 사용하면 수은 증기가 배출구를 통해 공기 중으로 퍼질 우려가 있으므로 금기이다. 청소 후에는 몸을 깨끗이 씻고 오염된 의류는 밀봉 후 폐기해야 한다.

③ 포름알데히드

포름알데히드는 수지원료로서 플라스틱 제품, 식기제품, 전기 및 전자 부품, 페인트, 종이, 카펫, 사진 현상 등에 사용된다. 특히 새집증후군 및 새 가구 등에서 포름알데히드 문제가 제기되고 있다. 실외보다는 실내공기 중 농도가 높은 포름알데히드는 면역체계가 약한 어린이에게 더욱 큰 영향을 미친다.

④ 카드뮴

카드뮴은 석유, 윤활류, 디젤연료 등의 구성물질이고, 금속도금과 배터리산업에 주로 이용되고 있다. 성분 및 생산지가 미확인된 제품인 반지, 팔찌, 목걸이 등 어린이 장신구는 카드뮴 이외 납 등 중금속이 다량 검출되므로 반드시 안전 확인마크를 확인해야 한다. 또한 체내 카드뮴 축적으로 인한 피해를 줄이기 위해서는 중금속이 많이 함유되어 있는 수산물의 내장 등은 섭취하지 않는 것이 좋다.

⑤ 벤젠

벤젠은 플라스틱, 드라이클리닝, 살충제, 소독제, 세정제, 농약 등의 원료로 이용되며, 페인트, 시너, 왁스, 고무, 접착제와 점착제 등에 들어 있다. 또한 대기 중의 벤젠은 80% 이상이 자동차 배기가스로 인한 것이다.

⑥ 클로로포름

클로로포름은 일상생활에서 사용되는 살충제, 곰팡이 제거제, 바닥 광택제, 얼룩제거를 위한 드라이클리닝 제품 등에 이용된다. 이에 환경부는 1990년 이후 클로로포름 등 8개 항목을 먹는 물 소독부산물 기준항목으로 관리하고 있다. 클로로포름은 염소 소독부산물로, 염소가 유기화합물과 반응 시 간접적으로 생성되므로 수돗물을 음용수로 사용할 때에는 반드시 15~20분 정도 끓이거나 정수기를 사용해야 한다. 지하수를 음용수로 사용할 시에는 최근 수질검사 결과표를 확인하고 이용한다. 또한 염소소독이 되고 있는 수영장을 이용한 후에는 물로 씻어내는 습관을 가져야 한다. 그리고 염소가 포함된 살충제 및 곰팡이 제거제를 사용할 때에는 그 공간에 머물지 말고 창문을 활짝 열고 환기시켜야 한다.

우리 생활주변에는 이러한 유해하고 다양한 화학물질들이 많이 존재하므로, 지역사회간호사는 이런 유해물질들을 알리고 교육하는 것은 물론 지역사회주민들을 보호할 수 있는 환경조성에 적극적으로 나서야 할 것이다.

참고문헌

가톨릭대학교 의과대학 예방의학교실 가톨릭 산업의학센터(2003). 산업보건학. 수문사.

간호학대사전(2002). 대한간호학회편. 한국사전연구사.

강순환 외(2007). 개정 산업간호 직무지침. 한국산업간호협회.

고용노동부 www.moel.go.kr

고용노동부(2014). 산업재해 통계자료.

고용노동부(2015). 산업안전보건법 시행규칙.

고용노동부(2015). 산업안전보건법 시행령.

고용노동부(2015). 산업안전보건법.

고용노동부(2017). 산업재해 통계자료.

국가통계포털 www.kosis.kr

권백순(2005). 중소규모 사업장의 안전관리실태 및 관리방법에 관한 연구. 충주대학교 산업대학원 석사학위 논문.

근로복지공단 www.kcomwel.or.kr

김모임 외(1999). 대상자 중심의 지역사회 간호학. 현문사.

김성실 외(2000). 지역사회간호학. 정문각.

김연옥(1989). 한국의 기후와 문화. 이화여대 출판부.

김영임(1997). 산업전문간호사의 교육과정(산업전문간호사 제도의 추진방향에서). 한국산업간호협회.

김정남 외(2008). 지역사회간호학. 수문사.

김화중 외(2008). 지역사회간호학 제8판. 수문사.

김화중(1992). 산업간호학. 수문사.

대한산업보건협회 www.kiha21.or.kr

대한산업안전협회 www.safety.or.kr

법제처 www.moleg.go.kr

보건복지부 www.mohw.go.kr

산업보건공공학술대회(2000). 산업보건 공동 학술대회: 5인 미만 사업장의 산업보건 관리방안. 한국산업간호학회, 노동부 외 4개단체 연합.

안양희 외(2017). 제2판 지역사회보건간호학. 현문사.

안전보건공단 www.kosha.or.kr

오미성 외(2015). 성과기반 지역사회간호학. 퍼시픽북.

왕명자 외(2010). 제5판 지역사회 간호학-분야별. 현문사.

유광수 외(2013). 지역사회간호학 3판. 학지사메디컬.

유호신 외(2011). 지역사회간호학 제3판 II. 수문사.

윤재현 (2011). 고 소음 유발 작업기기의 소음특성 및 저감방법에 관한 연구. 원광대학교 박사학위논문.

조동란 외(2005). 미국의 산업간호실무. 현문사.

조유향 외(2014). 지역사회간호학 제7판. 수문사.

지역사회보건간호학 편찬위원회 편(2022). 최신 지역사회보건간호학2.

질병관리본부 국가건강정보포털 http://health.cdc.go.kr

최연희, 이지현 외(2014). 지역사회보건간호학 II. 수문사.

통계청 http://kostat.go.kr

통계청. 주민등록인구통계.

한국MSDS시험원 www.msdskorea.com

한국간호과학회(2008). 산업전문간호사제도.

한국보건산업진흥원www.khidi.or.kr

한국산업간호협회 www.kaohn.or.kr

한국산업간호협회(2008). 산업간호 개요.

한국산업보건협회(2008). 유해물질 허용기준.

한국산업안전공단(1999). 사업장 건강증진 운동 우수사례집. 한국산업안전공단.

한국수자원공사 www.kwater.or.kr

한국원자력환경공단 www.korad.or.kr

한국특수건강진단협회 www.kasod.or.kr

환경부 www.me.go.kr

환경부(2018). 환경백서.

환경부. 환경영향평가법.

환경부. 환경정책기본법(법, 시행령, 시행규칙).

환경청(2022). 환경백서.

ILO(1997). International directory of Occupational health and safety services and institutions: OHS Series No. 16. Geneva.

Levy B.S. & Wegman D. H.(2000). *Occupational Health: recognizing and prevention work-related disease and injury*. Philadelphia: Lippincott Williams & Wilkins.

Lewis, R.(1997). Metals. *Occupational & Environmental Medicine. 2nd ed*. Appleton & Lange. Stanford.

Ruth B. Freeman & Janet Heinrich(1981). *Community Health Nursing Practice. 2nd ed*. W. B. Saunders Company.

Stanhope, M & Lancaster, J.(1992). *Community health nursing*. Mosby.

United Nations(2004). World Population to 2300.

United Nations(2017). World Population to 2100.

Community Health Nursing

CHAPTER 13

재난관리

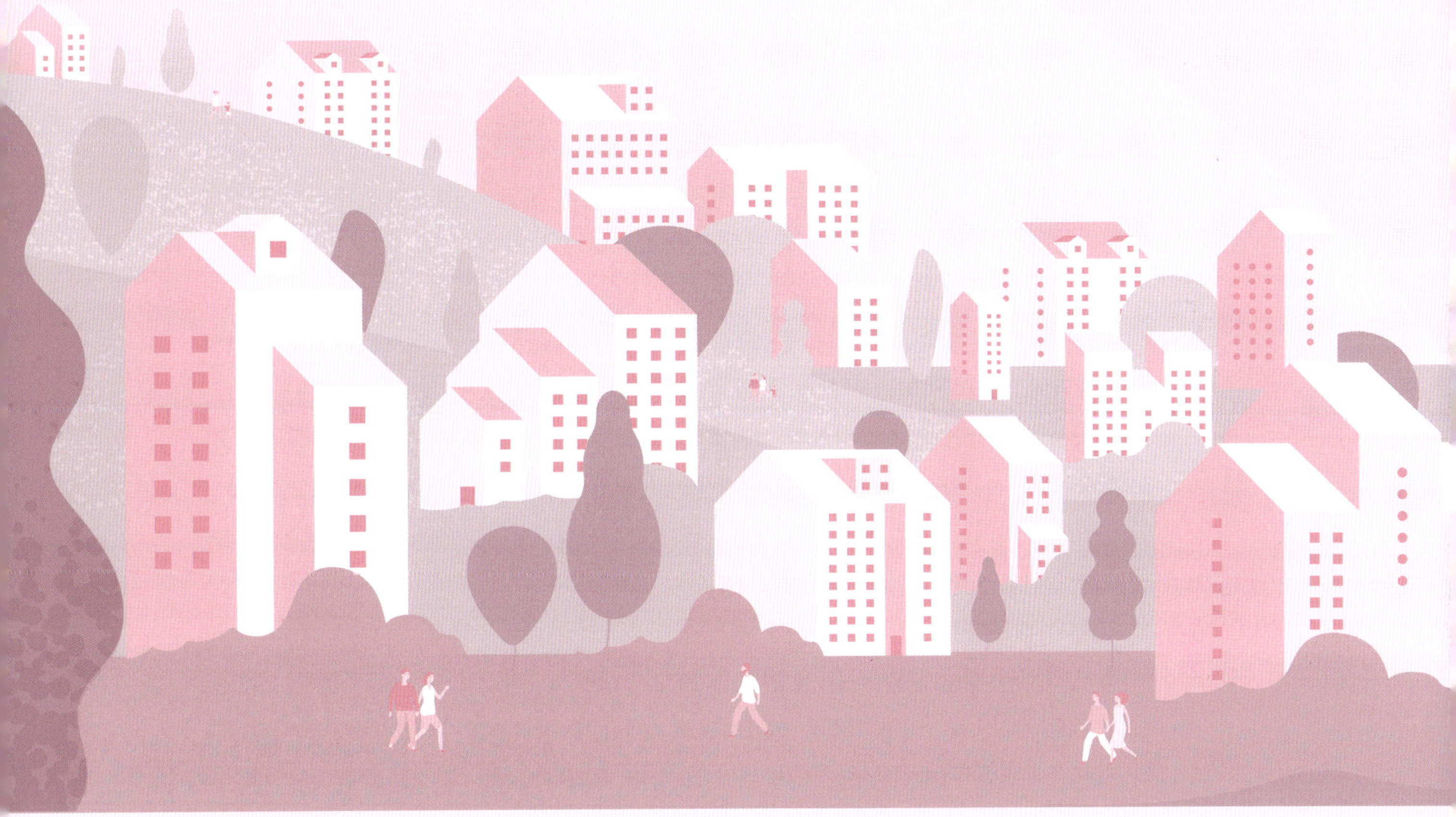

학습목표

1. 재난예방의 중요성을 설명할 수 있다.
2. 재난안전관리체계를 이해할 수 있다.
3. 국제 재난구호 활동의 내용을 확인할 수 있다.
4. 국제 재난구호 활동에 참여하는 간호사의 역할을 설명할 수 있다.

제 1 절 | 재난의 이해

1. 재난의 개요

1) 재난의 개념

'재난(disaster)'이라는 단어에서 'dis'는 '분리', '떨어짐'을, 'asteo'는 별을 뜻하며 재난, 재해, 참사, 재앙이라는 의미를 가지고 있다. 재난은 국가와 시대별 및 사회적 배경에 따라 다르게 정의되고 있다. 「자연재난대책법」에서 자연재난은 자연현상 때문에 발생하는 피해로 정의하고, 「재난 및 안전관리 기본법」에서 재난은 국민의 생명 · 신체 · 재산과 국가에 피해를 주거나 줄 수 있는 것으로 크게 자연재난과 사회재난으로 구분한다.

재난은 물리적 요인(재난규모의 측면)만으로 정의하기 어렵다. 왜냐하면 사람이 거주하지 않는 계곡의 홍수와 산사태는 재난으로 보기 어렵기 때문이다. 그러므로 재난은 인간생활의 영역에 영향을 미치는 사회적 요인(재난의 사회적 충격 정도)도 고려되어야 한다.

따라서 재난이란 그 지역사회의 기본조직 및 정상기능을 와해시키는 갑작스럽고 큰 규모의 사건으로서 재난의 영향을 받은 지역사회가 외부의 도움 없이 극복할 수 없고, 일상적인 능력으로 처리할 수 없는 생명과 재산 · 사회 간접시설 · 생활수단의 피해를 일으키는 단일 또는 일련의 사건으로 정의될 수 있다.

2003년 대구지하철 참사를 겪은 정부는 범정부적인 재난대응체제 마련에 나서 각 부처에 흩어져 있던 재난대응기능을 통합하고, 2004년 6월 재난관리를 총괄하는 정부기관으로서 행정자치부 산하 소방방재청을 신설하였고, 「재난 및 안전관리기본법」은 통합된 재난관리 관련법으로서 「소방기본법」, 「민방위법」과 함께 우리나라 재난을 관리하는 관련법으로 거듭나게 되었다.

2014년 세월호 사태 이후, 국민의 재난안전의식 고취와 재난안전 및 대응체계에 대한 큰 변화가 일어났다. 그리하여 각종 재난에 안전한 선진국가 건설을 위한 정부조직개편에 의해 국민안전처가 출범되었다. 재난안전 컨트롤타워 구축을 목적으로 육상과 해상, 자연재난과 사회재난으로 분산된 재난대응체계를 총괄하고 안전행정부, 소방방재청 및 해양경찰청 등에 분산되어 있는 재난안전기능이 국민안전처로 통합 · 개편됨에 따라 이에 맞추어 재난대응체계를 정비하였다. 대규모 재난 발생 시 효과적인 재난수습을 위하여 필요한 경우에는 국무총리가 중앙대책본부장의 권한을 행사할 수 있도록 하며, 국민안전처장관이 재난 및 안전관리체계를 강화하는 한편, 그 밖에 현행제도의 운영상 나타난 일부 미비점을 개선 · 보완하였다.

2017년 7월 국가재난에 대한 대응 역량을 강화하고 안전에 대한 국가와 지방자치단체 간 유기적 연계가 가능하도록 국민안전처와 행정자치부를 통합하여 행정안전부를 신설하였다. 신설되는 행정안전부에 재난 및 안전관리를 전담할 재난안전관리본부를 설치하여 재난의 효과적인 수습을 위하여 국무총리가 중앙대책본부장의 권한을 행사할 수 있으며, 행정안전부 장관이 재난안전관리본부를 총괄 · 지휘하고 있다.

2) 재난의 유형 및 현황

(1) 재난의 유형

일반적으로 재난발생 원인에 따라 분류하는데, 재난발생 과정의 시간적 차이, 재난발생 지역에 따른 차이, 피해의 규모에 따른 분류 등 다양한 방법이 사용되고 있다.

「재난 및 안전관리기본법」에서는 재난을 크게 자연재난과 사회재난, 해외재난으로 구분하고 있다.

① 자연재난

태풍, 홍수, 호우, 강풍, 풍랑, 해일, 대설, 낙뢰, 가뭄, 폭염, 지진, 황사, 조류 대발생, 조수, 화산활동, 소행성 · 유성체 등 자연우주물체의 추락 · 충돌, 그 밖에 이에 준하는 자연현상으로 인하여 발생하는 재해이다.

② 사히재난

화재 · 붕괴 · 폭발 · 교통사고(항공사고 및 해상사고 포함) · 화생방사고 · 환경오염사고 등으로 인하여 발생하는 대통령령으로 정하는 규모 이상의 피해와 에너지 · 통신 · 교통 · 금융 · 의료 · 수도 등 국가기반체계(이하 "국가기반체계"라 한다)의 마비, 「감염병의 예방 및 관리에 관한 법률」에 따른 감염병 또는 「가축전염병예방법」에 따른 가축전염병의 확산 등으로 인한 피해이다.

③ 해외재난

대한민국의 영역 밖에서 대한민국 국민의 생명 · 신체 및 재산에 피해를 주거나 줄 수 있는 재난으로서 정부차원에서 대처할 필요가 있는 재난을 말한다.

(2) 재난 현황

① 자연재난 현황

최근 자연재난으로 인한 피해는 점점 다양화, 대형화되는 추세이다. 오늘날 자연재해는 모든 사회와 모든 사람들의 안전을 위협하고 있고, 위협의 정도도 전례를 찾기 어려울 만큼 증대했기 때문에 사람들의 웰빙을 크게 해치고 있다. 최근 지구온난화의 영향으로 여름은 더 더워지고 겨울은 더 추워지는 경향이 나타나면서 자연재해의 발생빈도와 피해도 점점 커지고 있다. 한국에서도 여름에 폭염과 더불어 폭우와 태풍이 빈번하게 일어나고 겨울에는 한파가 이어지면서 삶에 영향을 미치고 있다. 자연재해 중에서 한국에 가장 큰 피해를 끼치는 것은 태풍과 호우이며, 겨울철 대설의 발생 빈도도 증가하면서 피해가 커지고 있다. 1991년 이후 호우와 대설 발생횟수의 증가가 관찰되는데, 특히 2000년대 초반 이후로 그 증가세가 두드러지게 나타난다.

한국에서 발생한 자연재해 피해를 살펴보면, 특정 태풍과 호우의 강도에 따라 피해의 정도가 상당히 큰 등락을 보인다. 1987년 태풍 셀마로 인해 1,000명 이상의 사망·실종자가 발생하였고, 1998년 태풍 예니와 1989년 호남지역 홍수로 각각 384명과 307명의 사망·실종자가 발생하였다. 또한 1984년부터 1990년 사이에는 홍수와 태풍으로 대규모 이재민이 발생하였다(그림 13-1).

1984년에는 수도권의 홍수로 36만 명이 넘는 이재민이 발생하였고, 1990년에는 중부지방의 대홍수로 20만 명이 넘는 이재민과 1조 원 이상의 재산 피해를 입었다. 2000년 이후 자연재해로 인한 피해자 수는 줄어들었지만 피해액은 증가하는 추세가 관찰되었다. 지난 30년 사이에 가장 큰 피해액을 남긴 자연재해는 2002년의 태풍 루사로, 피해규모가 8조 원을 넘었다. 2003년에는 태풍 매미의 영향으로 6조 원에 가까운 피해를 입었으며, 2006년의 태풍 에위니아도 2조 원 이상의 피해를 입혔다. 2014년에는 브라질의 가뭄, 인도-파키스탄의 홍수 등 전 세계적으로 980건의 대규모 자연재해가 발생하여 7,700여 명의 사망자와 약 121조 원의 경제적 손실이 발생하였으며, 이는 과거 10년 평균 발생횟수 830회, 사망자수 580명을 훨씬 상회하는 것으로 집계되었다.

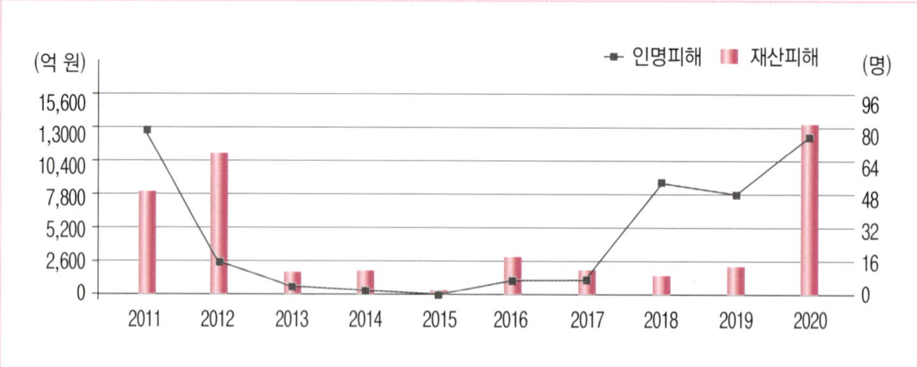

그림 13-1 자연재난 발생현황

출처: 행정안전부(2021). 재해연보, e-나라지표.

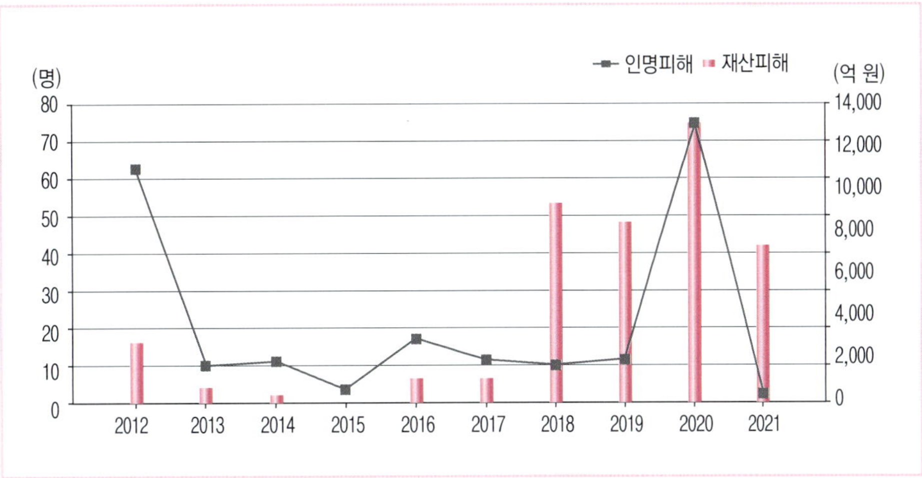

그림 13-2 자연재난 인명피해 발생 현황 추이

출처: 행정안전부(2021). 재해연보.

우리나라는 2014년 2월 대설과 8월 집중호우 등 총 23회의 자연재해로 2명의 사망자와 7,691명의 이재민, 1,800억 원의 재산피해가 있었으며, 특히 8월 25일 남부지방의 국지성 집중호우로 부산, 울산, 경남지역에 상당한 피해가 발생하였다.

2016년 9월 경주 지진 피해, 9월 태풍 차바로 경남, 부산 지역의 피해가 높았으며, 2017년 11월 포항 지진은 계기 관측이 시작된 이래 국내에서는 두 번째로 강한 지진이었다.

우리나라에서는 매년 호우, 태풍, 대설 등 자연재난으로 인하여 많은 피해가 발생하고 있으며 연평균(2012~2021년) 인명피해(사망 · 실종)는 25명, 재산피해는 3,691억 원(각 당해연도 가격기준)이었다. 2021년도에는 총 30회의 재난이 발생하였으며, 이로 인해 42명이 사망하고 660억 원의 재산피해가 발생하였다. 자연재난 인명피해 발생현황 추이는 그림 13-2와 같다.

② 사회재난 현황

- 사고 유형: 도로교통, 화재, 산불, 철도, 폭발, 해양, 가스, 유도선, 환경오염, 공단내시설, 광산, 전기(감전), 승강기, 보일러, 항공기, 붕괴, 수난, 등산, 추락, 농기계, 자전거, 레저, 놀이시설

2017년 사고(화재, 붕괴 등 23개 유형) 발생은 291,285건으로 전년 대비 12,293건(4%) 감소, 인명피해는 351,496명으로 전년 대비 16,355명(4.4%) 감소하였으며, 사회재난 발생 현황 추이는 표 13-1, 그림 13-3과 같다. 사고발생현황 소관 기관은 중앙부처와 지방자치단체로 구분할 수 있다.

표 13-1 사회재난 발생 현황 추이

구분		2009	2010	2011	2012	2013	2014	2015	2016	2017
발생건수		292,287	280,607	286,851	303,707	294,707	297,337	315,736	303,578	291,285
인명피해(명)	계	376,835	366,911	365,947	383,129	366,591	367,757	386,391	367,851	351,496
	사망	7,257	6,758	6,709	7,322	7,147	6,848	6,434	6,531	5,960
	부상	369,578	360,153	359,191	375,807	359,444	360,909	379,922	361,270	345,329

※사고발생현황(23종) 소관 기관

1) 중앙부처 소관 사고통계(15종)
- 도로교통사고: 경찰청 교통안전과
- 화재사고: 소방청 화재대응조사과
- 산불사고: 산림청 산불방지과
- 철도사고: 국토교통부 철도운행안전과
- 항공기사고: 국토교통부 항공철도사고조사위원회
- 승강기: 행정안전부 승강기안전과
- 유도선사고: 행정안전부 안전제도과, 해양경찰청 해양안전과
- 광산사고: 산업통상자원부 산업재난담당관실
- 가스사고: 산업통상자원부 산업재난담당관실
- 환경오염사고: 환경부 비상안전담당관
- 폭발사고: 산업통상자원부 산업재난담당관실
- 공단내시설사고: 산업통상자원부 산업재난담당관실
- 보일러사고: 산업통상자원부 산업재난담당관실
- 해양사고: 해양경찰청 수색구조과
- 전기(감전)사고: 한국전기안전공사

2) 지방자치단체 소관(8종)
- 붕괴, 수난(익사 등), 등산, 추락, 농기계, 자전거, 레저, 놀이시설 사고

출처: 행정안전부(2018). 재난연감.

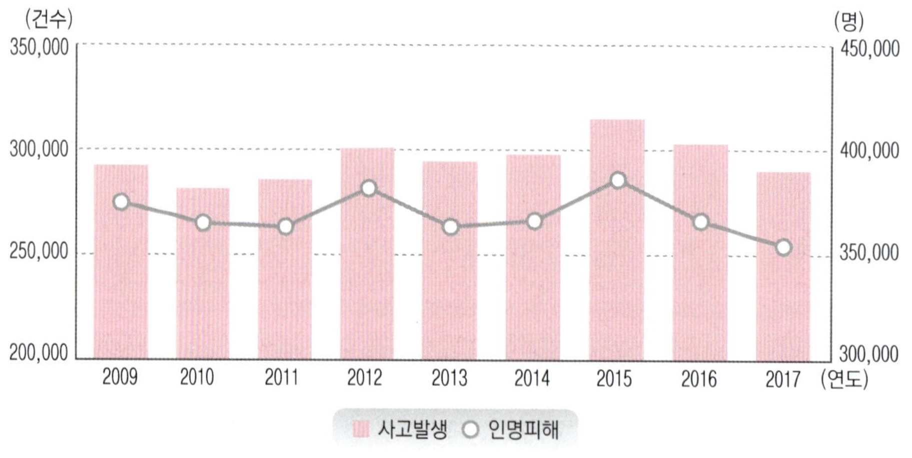

그림 13-3 사회재난 발생 현황 추이

출처: 행전안전부(2018). 재해연보.

재난의 종류를 발생지역에 따라 구분하기도 하며 재난으로 인한 인명피해 정도와 이차적 피해발생 가능성, 의료시설의 상황변화를 중심으로 모든 재난을 원인과 관계 없이 도시형과 지방형으로 구분하기도 한다. 건강서비스를 제공하는 방법과 기간에 따라 긴급형, 응급형, 장기형으로도 구분할 수 있다.

재난의 규모에 따른 분류는 재난발생 지역 내에서 복구할 수 있는 정도는 1급 재난, 재난발생 지역 주변의 도움이 필요한 경우는 2급 재난, 국가적 차원의 도움이 필요한 경우는 3급 재난으로 구분한다.

3) 재난관리

재난관리란 각종 재난을 관리하는 것으로서 재난으로 인한 피해를 극소화하기 위해 재난의 발달단계에 따른 정책의 개발과 집행과정을 포함한 일련의 회환과정이라고 할 수 있다.

재난의 예방, 대응, 복구 과정이 보다 과학적이고 효과적으로 이루어질 때 인적 · 물적 피해를 줄일 수 있다. 미국, 프랑스 등에서 취하고 있는 응급의료중심체계는 재난현장에서의 구조와 응급의료 제공에 중점을 두어 신속하고 체계적인 환자관리가 가능하지만 재난발생 시 구조인력 동원에 한계가 있으며, 평상시 전문 인력의 양성과 유지에 많은 비용이 드는 단점이 있다.

(1) 재난관리의 개념과 유형

「재난 및 안전관리 기본법」에서도 재난관리를 재난의 예방, 완화, 대비, 대응 및 복구를 위하여 행하는 모든 활동으로 정의하고 있다. 또한 재난관리의 시간적 업무처리 순서에 따라 예방 · 완화단계, 대비단계, 대응단계, 복구단계로 구분한다(표 13-2).

재난관리 과정은 보는 시각에 따라 다르게 분류하기도 하지만 일반적으로 재난 발생 시점이나 관리시기를 기준으로 구분한다.

재난관리유형은 주민중심체계와 응급의료중심체계로 구분된다. 주민중심체계는 재난복구에 중점을 두며, 재난현장에서의 기능은 미리 훈련된 전문 인력의 부재로 임기응변적이고 비효율적이며 혼란스러울 수 있다. 그러나 운영비용 측면에서는 대규모 인원 동원이 가능하며 비교적 적은 비용으로 유지되는 장점이 있다.

(2) 우리나라의 재난관리체계

① 재난관리 및 조직

2017년 국민안전처와 행정자치부가 통합하여 행정안전부로 명칭이 변경되었다. 국민안전처의 재난관리기능이 한층 강화되어 2차관에 해당하는 차관급 재난안전관리본부가 설치되었으며, 소방 기능은 대한민국 소방청으로 독립하여 해양수산부 소속이 되었다. 「재난 및 안전관리 기본법」 제6조(2017)에 따르면 행정안전부장관은 재난관리를 위하여 국가 및 지방자치단체가 행하는 재난 및 안전관리 업무를 총괄 · 조정한다. 또한 필요한 조치를 하기 위하여 행정안전부에 중앙재난안전대책본부를 설립하고, 재난중앙대책본부의 장이 되어 구조 · 구급 · 수색 등의 활동을 신속하게 지원

표 13-2 재난관리의 단계별 정의 및 활동

단계	정의	활동
예방·완화	인간의 생명과 재산에 영향을 미치는 자연적 또는 인위적 위험성 정도를 줄이거나 제거하기 위해 장기적 관점에서 취해지는 모든 활동을 말한다. 예방·완화단계는 당해 사회가 과거에 비상상황이 발생했는지의 여부를 떠나 어떤 위험성에 노출되어 있다는 것을 전제로 한다.	• 건축법규, 재난보험, 소송(기소) • 토지사용관리 • 공공예방·완화안전교육, 과학적 연구 • 위험지도제작 • 안전법규, 기타 관련법령 및 조례 • 세금경감 및 세금인상정책
대비	비상시 효과적인 대응을 용이하게 하고 작전능력을 향상시키기 위해 취해지는 사전 준비활동을 말한다.	• 비상방송시스템구축 • 대응활동을 위한 비상통신시스템 구축 및 관리 • 대응조직(기구)관리 • 긴급대응계획의 수립 및 연습 • 재난방송 및 공공정보자료 • 대응시스템의 가동연습 • 재난위험성 분석 • 지역 간 상호응원협정체결 • 자원동원관리체계 구축
대응	재난발생 직전과 직후 또는 재난이 진행되고 있는 동안에 취해지는 인명구조, 재산손실의 경감 긴급복구활동을 총칭하는 개념이다.	• 비상시스템의 가동 • 시민들에 대한 비상대비 및 방어활동을 유발하도록 하는 긴급지시 • 응급의료지원활동 전개 • 긴급대응계획의 가동 • 대책본부 및 긴급구조 통제단의 가동 • 공식적으로 승인된 대 주민 비상 경고 • 피해주민 수용 및 구호 • 긴급대피 및 은신 • 탐색 및 구조 • 대응자원동원 • 경보시스템의 가동
복구	일반적으로 단기 복구와 중장기 복구활동으로 구분하여 관리한다. 단기 복구는 최소한의 필수불가결한 생활지원활동을 말하며, 중장기 복구는 정상적인 생활상태로의 복구 및 보다 향상된 상태로의 복귀를 위해 취해지는 활동을 말한다.	• 피해주민 및 대응활동요원에 대한 재난심리상담(외상 후 스트레스 장애 관리) • 피해평가 • 잔해물 제거 • 보험금 지급 • 대부 및 보조금 지원 • 재난으로 인한 실직자 지원 • 유익한 재난관련 공공정보 제공 • 대응계획 평가 • 대응계획 수정 및 수정내용 배포 • 임시거주지 마련

하기 위해 행정안전부 · 소방청 또는 해양경찰청 소속의 전문 인력으로 구성된 특수기동구조대를 편성하여 재난현장에 파견할 수 있다(「재난 및 안전관리 기본법」 제14조, 2017). 행정안전부의 조직도는 그림 13-4와 같다.

- 안전정책실
  - 정부 안전관리 정책의 총괄
  - 안전기준의 통합적 관리 및 불합리한 기준 개선
  - 재난안전예산의 합리적 확충 및 사업 효율성 제고
  - 재난안전산업 육성 및 기술 개발
  - 긴급신고 통합체계 구축 · 운영
  - 생활안전 분야 정책의 총괄 · 지원
  - 현장과 점검 중심의 안전관리
  - 국민 안전교육 추진 및 안전문화 향상
  - 승강기 안전관리 강화
  - 재난 예방정책 총괄 · 조정
  - 재해예방사업 추진
  - 재해예방제도 운영 · 지원
- 재난관리실
  - 여름절 · 겨울절 자연재난 선제적 대응체계 주진
  - 지진재난관리 선진화로 국민안전 실현
  - 현장에서 작동하는 지진 대응역량 강화
  - 사회재난 전문성 강화를 통한 조정 · 지원 역할 강화
  - 매뉴얼과 훈련의 일체화로 재난대응역량 제고
  - 재난 대비 · 대응 인프라 확충
  - 재난안전통신망 구축 및 운영
  - 국민 불편의 최소화를 위한 복구지원체계 운영
  - 민 · 관 협력을 통한 구호물자 신속 지원
- 재난협력실
  - 사회재난 대응
  - 현장과 점검 중심의 안전관리
  - 재난사고 원인조사

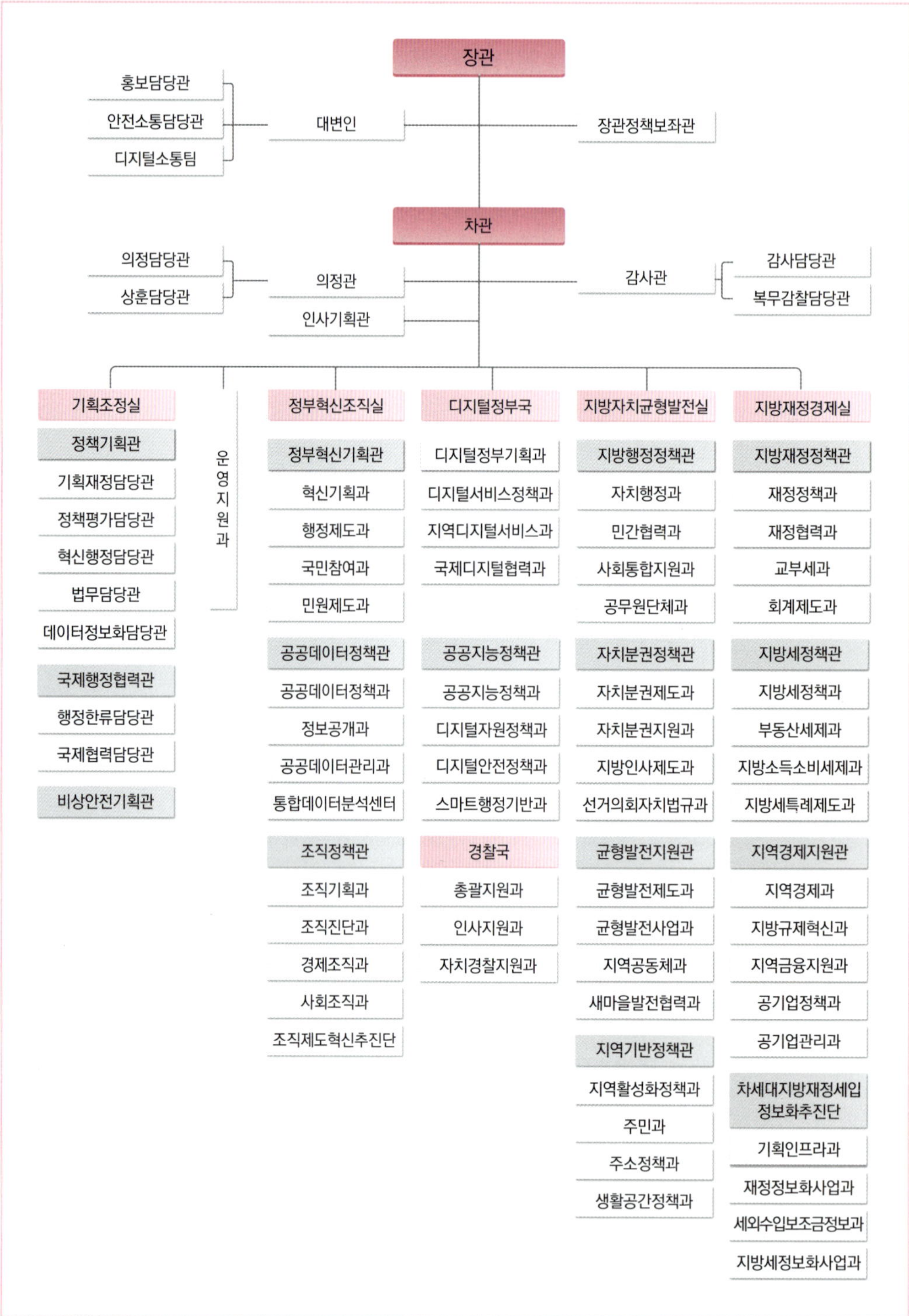

그림 13-4 행정안전부 조직도(2022)

■ 비상대비정책국

- 안보환경에 대응한 비상대비태세 강화
- 민방위제도 운영 및 민방위대 편성 · 관리
- 실전과 같은 비상대비훈련 · 교육 실시(그림 13-5)

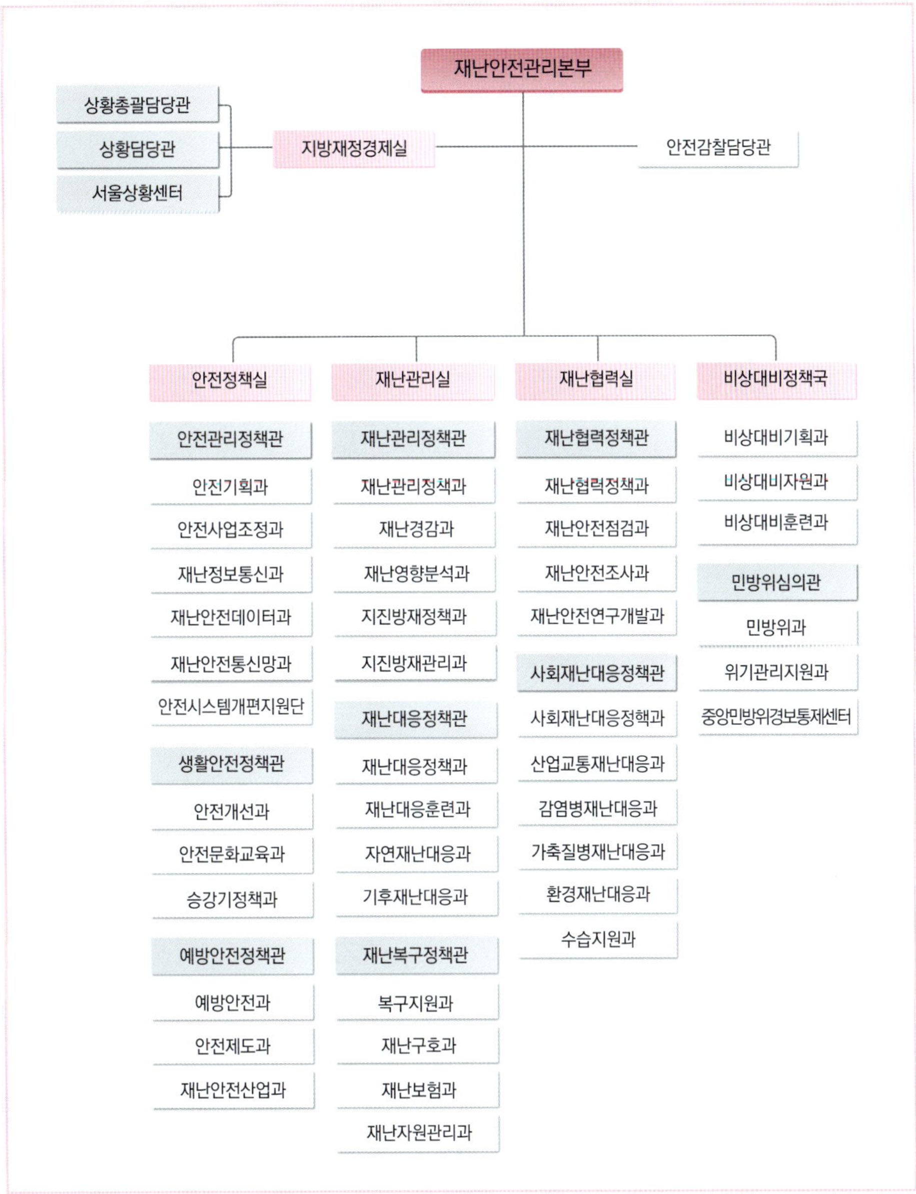

그림 13-5 재난안전관리본부 조직도

전시 국민행동요령 주요내용

- 준비: 가장 가까운 대피장소 알아두기, 전시 대비물품 준비하기 등
- 대피: 화학 · 생물학 · 핵무기 공격 시 대피요령 및 주의사항 등
- 듣기: 정부방송 청취, 상호 격려 및 구호 · 헌혈 참여, 안전질서 유지 등

2. 재난관리

1) 재난건강서비스

(1) 건강에 미치는 영향

재난은 인명과 재산피해를 발생시키고, 예기치 못한 사건 경험으로 인한 신체적 · 정신적 손상을 입힌다. 신체적 손상이 없다 하더라도 생존자는 재산상의 손실로 인한 정신적 충격과 악화된 생활환경으로 인한 2차적 건강문제를 경험하게 되며, 이들을 돕는 구호담당 직원이나 자원봉사자 역시 제2의 피해자가 될 수 있다.

재난은 대대적인 물리적 손상뿐만 아니라 인간의 건강과 삶의 질에도 많은 영향을 끼치게 되어 일반 응급상황과는 다른 건강요구가 발생하게 된다. 또한 재난은 인간의 삶의 질에서 개인에게 또는 지역사회 전체에 많은 부정적인 영향을 미치게 되는데, 개인에 대한 재난피해는 사상자 발생, 거주지 상실, 생필품 공급차단, 신체적 · 정신적 외상, 구매능력의 상실 등을 들 수 있다.

(2) 단계별 건강서비스

재난으로 변화된 환경은 단순한 외상치료로는 해결하기 어려운 복잡한 건강요구를 가지고 있으며, 이에 적절히 대응하기 위한 전략이 요구된다. 즉, 재난건강서비스는 재난발달단계 전체에 걸쳐 제공되어야 하며, 환경의 변화로 인한 건강위협요인까지 고려해야 한다.

국제적십자위원회와 WHO는 HELP(health emergency in large popu lation)프로그램을 개발하면서 건강서비스 영역은 단순한 의료서비스가 아님을 분명히 하고 있다.

3. 재난간호

1) 재난간호의 정의

나이팅게일(Nightingale)의 간호활동은 크림전쟁에서 보여준 재난간호에서 시작되었다. 전장에 마련된 스쿠타리(Scutari) 병원의 시설과 인력이 열악하여 전쟁으로 인한 손상보다는 이차적 감염에 의한 손상이 더욱 컸다.

최근 빈번한 재난발생과 대형사고 발생은 재난간호의 영역을 구분하고 재난관리의 커다란 테두리 안에서 공조체제 구축과 명확한 역할분담이 이루어져야 할 필요를 절감하게 되었다.

재난간호는 간호제공 환경이 일반적인 임상간호나 지역사회에서 제공되는 간호와는 상황적으로 매우 다르며, 재난의 유형과 이에 대처하는 재난관리체계에 따라 다루어지는 비중도 각기 다르다.

국내 · 외에서 빈번하게 발생되는 재난에 대해 간호영역에서도 재난간호 교육과정 개발과 보수교육, 재난간호사 민간자격제를 추진하기에 이르렀다.

2) 재난간호의 특성

재난간호는 '재난으로 인하여 변화된 환경에서 스스로 문제를 해결할 수 없는 대상자를 돕기 위해 재난의 발달단계별 간호를 제공하는 것'이라고 정의할 수 있다.

재난간호 대상자는 재난피해자, 피해자의 가족, 재난구호요원 모두가 포함되며, 간호제공 단위는 개인, 가족, 집단, 지역사회 등 다양하다. 또한 재난간호 대상자는 건강문제와 연령층이 다양하여 아동, 노인, 임산부에 대한 간호는 물론 정신간호 문제 등에 직면하게 되므로 재난간호를 제공하는 간호사는 한 영역에 전문적인 간호능력보다는 일반적이고 다양한 요구를 수용할 수 있는 간호능력이 요구된다.

그 밖에 재난간호를 수행하는 데 필요한 최소한의 능력은 건강요구사정, 적응력, 융통성, 창의성이라 할 수 있다.

(1) 재난간호를 제공하는 간호사가 갖추어야 할 능력

- 통합적이고 상호협력적인 마인드를 갖춘다.
- 재난간호를 제공할 지식과 능력을 갖춘다.
- 리더로서의 자질을 발휘한다.

(2) 재난의 특성

- 실질적인 위험이 크더라도 그것을 체감하지 못하였거나 방심하게 된다.
- 본인 및 가족과의 직접적인 피해 외에는 무관심하게 된다.
- 시간과 기술, 산업발전에 따라 발생빈도 및 피해 규모가 다르다.
- 인간의 면밀한 노력이나 철저한 관리에 의해 상당부분 근절이 가능하다.
- 발생과정이 돌발적이며 강한 충격을 지니지만, 같은 유형의 재난이라도 피해의 형태나 규모, 영향 범위가 다르다.
- 재난발생 가능성과 상황변화를 예측하기 어렵다.
- 고의든 과실이든 타인에게 준 피해는 배상의 책임을 가지는 일반적인 특성이 있다.

(3) 재난간호 제공 시 지켜야 할 수칙

- 자신의 안전을 최우선으로 한다.
- 대상자의 건강요구 우선순위를 안다.
- 의료법과 응급의료법을 따른다.
- 공조체계 내에서 지시에 따른다.
- 대다수를 위해 최선을 다한다.
- 경고신호의 의미를 알고, 자신 및 대상자의 안전을 확보한다.
- 필요시 리더십을 발휘한다.
- 필요시 적절한 기관에 의뢰한다.
- 이용 가능한 자원과 인력을 이용한다.
- 건강의 위협을 감소시키기 위한 환경과 조직 활동의 변화를 관찰한다.

제2절 | 재난예방 및 대응

1. 재난단계별 간호

1) 재난완화 · 대비단계의 간호

(1) 긴급신고

긴급재난신고체계는 다섯 가지로 구분이 가능하며 다음과 같다.

① 119 안전신고센터

119 안전신고센터에서는 재해 및 안전에 대한 신고체계를 확립하여 인터넷을 통한 재해 및 안전 관련 민원접수를 24시간 받고 있다. 각종 재해는 물론 사고위험성이 있는 위험요소에 대한 신고를 할 수 있으며, 신고 접수 시 '119 안전신고센터'에서 각 시 · 도 종합상황실로 즉시 정보가 전달되어 신속한 처리가 가능하며, 권역별로 긴급구조를 위한 특수구조대를 설치하여 인근에서 바로 현장에 출동할 수 있도록 운영하고 있다.

② Emergency Ready

Emergency Ready는 외국인을 위한 재난안전정보 영문 앱으로 국내 거주 외국인과 관광객 등에게 재난안전정보를 제공하기 위한 서비스로 외국인이 유사 시 손쉽게 활용할 수 있는 국민행동요령(동영상) 및 전국 대피소 정보, 외국인이 위급 시 빠른 신고를 할 수 있도록 119 신고 기능을 제공하고 있다.

③ 섬 지역 긴급이송지원시스템

U-IT기반 섬지역 긴급이송지원시스템은 섬 지역의 응급환자 발생 시 119 종합상황실에서 가장 가까운 나르미선에 현장 출동을 요청하고, 이송 중인 나르미선의 실시간 모니터링을 통해 인근 구조 · 구급인력을 지원, 의료시설과의 정보공유 등으로 응급환자의 골든타임을 확보하여 신속한 긴급 이송체계를 확보하게 되는 시스템이다.

④ 안전신문고

'안전신문고'는 생활 주변에 안전사고를 유발할 수 있는 각종 위험요소의 민원접수창구로서 국민의 제보를 받아 안전관리를 개선해 나가는 국민참여형 안전진단 시스템이다. 안전신문고 홈페이지뿐만 아니라 스마트폰에 설치한 앱으로 언제, 어디서나 간편하게 사진만 찍어 신고하면 국민안전처에서 소관 정부기관에 전달하여 개선조치를 하도록 하고 있다(안전사고 위험요소 주변 시설물: 도로 훼손, 보도블럭 파손, 가로등 파손, 전기선 노출, 맨홀 파손, 교통표지판 안 보임, 교통안내 표지판 개선, 어린이놀이시설 파손, 급경사지, 안전지대 유도봉 훼손, 주변 공사현장 위험물 방치 등).

⑤ U-119 신고시스템

U-119 신고시스템은 요구호자 및 재난취약 계층에게 맞춤형 서비스를 제공하기 위해 '안심콜' 서비스를 제공하고 있다. 안심콜 서비스는 본인 또는 대리인이 전화로 신고할 경우, 미리 등록한 이용자 정보를 바탕으로 신속하고 적절한 응급처치가 가능한 119 구급차를 이용할 수 있어 긴급상황 발생에 대비할 수 있다. 또한 움직임 센서 등을 갖춘 가정에서 환자가 넘어지거나, 움직일 수 없는 상황이 발생한 경우 시스템을 통해 119로 자동 신고해 주는 기능 및 긴급상황에 처해 있는 외국어 사용자와 상황실 간의 의사소통을 지원해주는 Help Me 119 등으로 구성되어 있다.

(2) 상황전파

긴급재난상황알림체계는 현재 다음과 같이 운영되고 있다.

① 긴급재난문자전송서비스(CBS)

긴급재난문자는 재난 · 재해 발생 예상지역과 재난발생 지역 주변에 있는 국민에게 재난정보 및 행동요령 등을 신속히 전파하는 대국민 재난문자 서비스이다.

② 안전디딤돌

안전디딤돌 앱은 재난문자와 재난뉴스를 확인하고 국민행동요령에 따라 대처할 수 있도록 재난안전정보를 제공하는 정부 재난안전의 대표 '앱(App)'이다.

③ 재난알리미

재난알리미는 국민안전처에서 운영하는 카카오톡 플러스친구로, 풍랑주의보, 폭설주의보, 미세먼지 경보 등의 다양한 주의사항 정보를 톡(talk 메시지)으로 알려주는 서비스이다.

④ DMB 재난경보

DMB(digital multimedia broadcasting) 재난경보는 디지털 멀티미디어 방송 서비스로 KBS 지상파 기지국을 통해 음성, 문자 등의 데이터 방송으로 재난경보 해당 지역에 있는 주민과 행락객 등에게 재난 정보와 행동요령을 신속히 전파하고 있다.

⑤ TV 자막방송

TV 자막방송(disaster informaton transform system, DITS)은 기상특보 및 국민행동

요령 등의 재난정보를 실시간으로 TV에 방송자막으로 서비스한다.

- **전파대상(방송사)**: KBS, MBC, SBS, YTN, TV조선, JTBC, 채널A
- **운용절차**: 기상청(기상특보 발생시) → 국민안전처 → 미래창조과학부 → 각 방송사(수도권, 지방)

⑥ 민방위경보

민방위경보는 민방공경보와 재난경보로 구분하며, 민방위사태(적의 침공이나 호우, 태풍, 지진 등)가 발생하거나 발생할 우려가 있는 경우, 국민들에게 상황을 신속히 알리기 위해 전국 2,035개소 민방위 경보단말과 방송매체(라디오, TV, DMB, CBS)를 통해 단계별 민방공경보(경계 · 공습, 화생방) 또는 재난경보(재난경계 · 재난위험)를 사이렌과 음성 · 문자방송 등을 통해 알려주고 있다. 이 중 사이렌은 국민들이 긴급 대피가 필요한 경우에 취명하며, 민방공대피훈련과 같이 연 5회 대응훈련을 위해서도 취명하고 있다.

(3) 예방교육

① 재난관리 역량강화

국민행동요령은 각종 재난 발생 시 재난상황(자연재난, 사회재난, 인적 재난, 생활안전 등)에 따른 행동방법이다.

안전체험교육은 국가재난 및 화재, 대형사고에서 국민의 재난대처 능력을 기를 수 있는 가상 재난체험시설 교육서비스로 재난유형별 대응체험(소화기 사용법, 지진, 풍수해, 연기피난, 응급처치, 영상관 등)을 운영하고 있다.

② 해양경비안전관리

- 바다로 캠프

  국민의 해양안전의식 고취와 해양재난 사고대응 능력 향상을 위하여 최첨단 교육훈련시설을 활용한 해양재난 안전체험 프로그램을 개발하여 운영하고 있다.

③ 현장대응 역량강화

- 민방위 교육과 훈련

  민방위 교육과 훈련이란 민방위 대원이 전시, 사변 또는 이에 준하는 비상사태나 국가적 재난 등의 사태가 발생했을 때 효율적으로 대처함으로써 주민의 생명과 재산을 보호할 수 있도록 그 임무와 역할수행에 필요한 지식과 기술(민방위 제도, 안보 및 재난, 생활안전 등 체험실습교육)을 습득하는 일련의 과정을 말한다.

(4) 대응 · 훈련

① 재난관리 역량강화

- **이재민 구호시설**

  이재민 구호시설은 자연재해(주택 침수, 파손, 반파, 전파 등) 발생 시 이재민 및 일시대피자에게 임시주거시설을 제공하고 재해구호물자(생필품) 등을 지원함으로써 이재민 구호와 생활안정에 기여할 수 있는 서비스를 말한다.

- **무더위 쉼터**

  무더위 쉼터란 한여름 폭염발생 시 폭염취약 계층(노약자)을 보호하기 위하여 6~9월 말까지 경로당과 복지관 및 동주민센터의 실내온도를 26~28℃로 유지하여 시민들이 휴식을 취하고 응급조치를 받을 수 있도록 운영하고 있는 서비스이다.

② 비상대비 민방위역량제고

- **민방위비상대피소**

  민방위사태 발생 시 주민의 생명과 재산을 보호하기 위하여 정부지원으로 설치하거나 지정한 공공장소의 지하 대피시설이다. 지역별로 지정된 민방위비상대피시설은 국민재난안전포털사이트에서 위치와 정보를 조회할 수 있다.

- **을지훈련**

  을지훈련은 비상사태의 대비 절차와 방법을 숙달하여 비상사태 발생 시 국민의 안전한 삶을 보장하기 위한 전국 시, 군, 구 이상의 행정기관과 주요 민간업체 등 약 4,000여 기관에서 참가 실시하는 연습이다.

③ 재난현장대응 역량강화

- **재난대응 안전한국훈련**

  재난대응 안전한국훈련은 국민안전처 출범을 계기로 범국가적 총력 재난대응체계 확립을 위해 발생 가능한 모든 재난유형에 대비한 실전 위주 국가종합훈련 서비스이다.

(5) 재난피해복구제도

① 피해복구절차/피해복구비 신청절차-1

피해복구비 신청절차는 시 · 군 · 구청에 직접 방문하여 하는 신고 및 인터넷을 통해 접수하여 처리할 수 있으며, 재난이 종료된 날로부터 10일 이내에 사유재산 피해신고를 해야만 지원을 받을 수 있다(외국인에 대한 사유재산 피해는 각 해당 동사무소에 신고).

② **피해복구절차/피해주민 간접지원 원스톱-2**

피해주민 간접지원 원스톱서비스는 피해주민이 피해신고만으로 '재난지원금'뿐만 아니라 '세제 · 융자 등' 간접지원까지 지원받을 수 있도록 행정절차 및 구비서류 등을 간소화하여 원스톱으로 제공하는 서비스이다.

③ **피해복구절차/재해구호물자 지원-3**

재해구호물자 지원은 민간 물류센터를 이용하여 생필품 등 재해구호물자를 신속하게 지원하고 접근성이 떨어지는 구호의 사각지대에 해당하는 이재민에게 긴급구호 서비스를 제공한다.

④ **풍수해보험**

풍수해보험은 국민안전처가 관장하고 민영보험사가 운영하는 정책보험으로써 보험가입자가 부담해야 하는 보험료의 일부를 국가 및 지자체에서 보조함으로써 국민은 저렴한 보험료로 예기치 못한 풍수해(태풍, 홍수, 호우, 해일, 강풍, 풍랑, 대설, 지진)에 대해 스스로 대처할 수 있도록 하는 선진국형 재난관리제도이다.

⑤ **다중이용업소 화재배상책임보험**

화재배상책임보험은 「다중이용업소의 안전관리에 관한 특별법」 제13조의2에 따라 다중이용업주가 의무적으로 가입해야 하는 보험으로, 화재(폭발)로 인한 타인의 신체 또는 재산 피해를 보상하는 보험이다.

⑥ **특별재난지역선포**

특별재난지역선포는 자연재난과 사회재난으로 인한 피해를 정부차원의 사고 수습이 필요하다고 선포하는 정책으로, 선포 시 구호물품 및 복구에 필요한 행정, 재정, 금융, 의료, 특별지원, 세제상 혜택을 받게 된다.

- **재난심리상담센터**

  재난심리상담센터는 재난을 당하거나 사고 경험 충격을 해소하고 정신건강증진 및 심리지원을 하고자 여러 가지 활동을 하며, 크고 작은 재난경험이 있는 국민들에게 언제든지 도움을 주기 위한 대국민 서비스 센터이다.

- **화재피해주민 지원센터**

  화재피해주민 지원센터는 화재발생 시 화재보험에 가입하지 않은 피해 국민에게 소방관서 및 일부 사회봉사 기관들이 생활, 의료, 국세, 지방세제 지원 등 각종 피해복구지원 절차와 구호제도 등의 행정정보를 제공하여 조속한 생활안정을 돕기 위한 대국민 서비스 센터이다.

(6) 병원재난대책

의료기관에서는 재난에 대해 '병원 내 재난'과 '병원 외 재난'으로 구분한다. 병원 내 재난은 병원의 정상기능을 마비시키는 병원직원의 외상이나 죽음, 병원 내 화재, 전기나 가스공급의 중단, 오염 등이 이에 해당한다. 병원 외 재난은 병원의 기반시설이나 인적 자원의 손상은 없으면서 대량의 환자가 한꺼번에 유입되는 상황으로서 병원이 속한 지역사회에서 재난이 발생한 경우가 이에 속한다.

재난발생은 병원 밖의 지역사회의 영향으로 또는 내부시설의 문제로 병원 자체 내에서도 발생할 수 있다. 우리나라의 경우 대개의 응급실 또는 응급의료센터를 운영하고 있는 대형의료기관에서는 심폐정지 환자발생 시 사용하는 '코드블루(code blue)' 체제를 갖추고 있으나, 병원 내 각종 재난대책으로서 종합적인 '코드(code)' 체계를 갖추고 있는 경우는 드물다.

(7) 안전문화의식 고취

재난에 대처하고 이를 신속히 복구하는 일보다 중요한 것은 재난을 예방하기 위한 방재의식과 주민들의 안전문화의식 고취라 할 수 있다. 안전문화의식의 정착을 위해서는 현재 위험요소에 노출된 상태에서 주거하고 있거나 산업장에 소속되어 있는 근로자는 물론 유아에서 청소년에 이르는 다양한 교육대상층에 초점을 두어야 한다.

(8) 대피로 및 대피소 지정

주민을 대상으로 하는 대피훈련은 기존 주민대상의 민방위훈련, 건물사용자와 소방대의 소방훈련, 재난발생과 관련된 부처의 소속요원들이 참가하는 재난상황 종합 구호훈련 등이 있다. 일반주민은 평상시 거주지나 직장 건물의 대피로를 확인해 두어야 하며, 재난 시 대피를 유도하는 소방대원의 지시를 따라야 한다.

(9) 전문요원의 양성

① 국내 재난 관련 교육프로그램

행정자치부에서 2008년 재난관리종사자에 대한 직무교육 위주의 교육프로그램을 개발하고 전문교육훈련센터 설립방안을 제시하였다. 우리나라 대학에서는 산업재난을 예방하고자 하는 안전공학과, 소방학과, 응급구조학과가 있으며, 전문대학 과정으로는 소방시설과와 응급구조과 등이 있다.

재난 · 재해가 복합적이고 연쇄적 · 대형화되면서 재해경감 활동의 필요성이 증대되고 있으며 기업의 위기관리도 기존 재무적 리스크 관리에서 비재무적 리스크 관리로 중심이 이동하고 있다.

② **외국의 재난 관련 교육프로그램**

미국의 국토안보부(Department of Homeland Security, DHS)의 재난안전기구인 연방재난관리청(Federal Emergency Management Agency, FEMA)에서는 '재난은 통상적으로 사망이나 상해, 재산의 피해를 가져오고 실질적인 절차나 정부의 자원으로 관리할 수 없는 심각하고 규모가 큰 사건을 말하며, 갑작스럽게 발생하기 때문에 신속한 복구를 위해서는 정부와 민간조직들이 즉각적이고 협력적으로 대처해야 하는 사건'이라고 정의했다. 미국의 재난관리 관련 단기교육 및 훈련과정은 매우 다양하다. 국내 재난중심 훈련과정은 FEMA 산하 비상관리연구소(Emergency Management Institute, EMI)에서 표준화된 학습모듈을 개발하여 보급하고 있고, 미국적십자사에서도 구호 중심의 요원을 훈련시키기 위한 과정을 개발하고 있다.

2) 재난단계의 간호

(1) 현장진료소 설치 및 운영

① **현장지휘소**

우리나라의 경우 현장지휘소의 소장은 소방청 관계자가 담당하게 되어 있으며, 그 밖에 경찰팀, 의료팀, 이송팀, 통신팀, 지원팀 등에서 파견된 대표들로 구성된다.

② **환자수용소**

최초로 현장에 도착한 응급구조반 또는 의료팀은 재난현장으로부터 안전한 곳에 환자수용소가 위치할 장소를 선정하고 현장에서 구출되는 환자들의 중증도를 분류하고 기본적인 응급처치를 수행한다.

③ **현장진료소**

대개의 경우 재난현장에서 환자를 즉시 병원으로 이송하게 되나, 대량의 환자 발생으로 이송이 늦어지거나 재난현장이 의료시설과 먼 거리에 있는 격리된 곳이라면 응급처치소에서 응급처치를 시행한 후 이송하게 된다.

④ **환자이송부**

환자를 이송할 이송부는 응급차량의 진입이 용이하고, 응급처치로와 인접한 곳으로 무선 통신이 방해받지 않는 곳이어야 한다. 또한 필요에 따라 헬기의 이착륙이 가능한 곳이 바람직하다.

(2) 중증도 분류

중증도 분류(triage)는 현장에서의 환자 응급처치와 병원으로의 환자이송 우선순위를 결정하기 위한 것이다. 대량 환자 발생 시 현재 가장 많이 사용되는 체계는 1순위 긴급(적색), 2순위 응급(황색), 3순위 비응급(녹색), 4순위 지연(흑색) 등 색상으로써 환자를 중증도별로 구분하는 것이다.

① 중증도 분류횟수

환자의 응급상황은 시시각각 변할 수 있어 재난현장에서의 중증도 분류는 보통 2~4회 정도 시행된다.

② 중증도 분류와 이송

환자의 이송은 중증도 분류와 밀접한 관계를 갖는데 표 13-3의 분류에 따라 구분한다.

- 긴급환자와 응급환자는 응급차량이나 항공기로 이송하되, 항공이송은 원거리의 특수센터나 3차 진료기관으로 이송하며, 응급차량은 근거리 3차 진료기관으로 이송한다.
- 비응급환자는 대중교통수단을 이용하여 원거리에 위치한 1 · 2차 병원으로 이송한다.
- 사망자는 특수차량을 이용하여 임시영안소 또는 인근병원의 영안소로 이송한다.

표 13-3 중증도 분류체계의 정의 · 증상 및 징후

구분		정의 · 증상 및 징후
1순위	긴급환자(적색)	• 수분 또는 수 시간 이내에 응급처치를 요하는 중증환자의 기도 폐쇄 • 개방성 흉부손상 • 심한 호흡곤란 또는 호흡정지 • 대량출혈 또는 수축기 혈압 30mmHg 이하 혼수상태의 중증 두부손상 • 개방성 복부 손상, 골반골 골절을 동반한 복부손상, 기도화상을 동반한 중증화상 • 경추손상이 의심되는 경우 • 원위부 맥박이 촉지되지 않는 골절 • 심장병, 저체온증, 지속적인 천식 혹은 경련
2순위	응급환자(황색)	• 수 시간 이내에 응급처치를 요하는 중증환자, 중증의 화상 • 경추를 제외한 척추손상, 중증의 출혈 • 다발성 골절
3순위	비응급환자(녹색)	• 수 시간 또는 수 일 후에 치료하여도 생명에 관계가 없는 환자, 소량의 출혈 • 경증의 열상 및 화상, 타박상, 단순골절
4순위	지연환자(흑색)	• 사망자, 소생의 가능성이 없는 환자, 20분 이상 호흡 · 맥박이 없는 환자, 두부나 몸체가 절단된 경우 • 심폐소생술을 시행해도 효과가 없다고 판단되는 경우

(3) 현장진료소에서의 응급처치

응급처치 수준은 기본적으로 전문외상소생술(advanced trauma life support, ATLS)이 시행되어야 한다. 이러한 처치는 응급의학 의료진, 응급 전문간호사, 1급 응급구조사 등에 의하여 시행되며, 필요한 경우에는 집중처치도 시행하는 것이 바람직하다. 단계적인 응급처치 순서는 다음과 같다.

① 기도확보

흙, 먼지, 이물질 등과 외상에 의한 구강 내 출혈, 치아손상, 구토에 의한 이물질 등으로 호흡곤란이 나타날 수 있다. 흡입기(suction)나 손가락으로 즉시 제거하고 호흡보조기구를 삽입하거나 기관삽관술을 시행한다.

② 산소투여

호흡곤란 환자, 의식이 명료하지 않은 환자, 혈압저하 환자, 다발성 외상환자 등에게는 산소마스크로 산소를 투여한다. 화학물질이나 기도외상 등으로 호흡곤란이 있는 환자는 기관삽관술과 함께 호기말 양압(positive end expiratory pressure, PEEP)을 이용한 호흡저지를 한다. 가능하면 현장에서 산소포화도 측정기를 이용하여 혈액 내 산소포화 정도를 측정한다.

③ 호흡관찰

다발성 늑골골절, 피하기종 등에 흉관삽관술을 시행할 수 있다.

④ 수액투여

환자가 도착하자마자 수액을 투여한다. 14~16게이지(gauge)의 주사침을 이용하며, 출혈 환자에게는 혈액량 확장제를 투여한다.

⑤ 심기능 관찰

압좌증후군이나 조직손상 등에 의해 고칼륨혈증 등이 발생할 수 있으므로 심전도를 관찰한다.

⑥ MAST 착용

출혈이 동반된 골반골절이나 하지골절 등의 환자는 순식간에 쇼크에 빠지기 쉬우므로 MAST(military anti-shock trousers)를 착용시킨다. 단 임신 3기의 산모, 복강 내 장기가 외부로 돌출된 경우, 이물질이 복부를 관통한 경우 등에서는 MAST를 착용해서는 안 된다.

⑦ 진통제 투여

진통제는 합병증이 적고, 작용시간이 짧은 것이 바람직하다. 모르핀(morphine) 3~5mg을 정맥주입 또는 5~10mg을 근육주사하며, 기타 벤조디아제핀(benzodia zepine) 계통, 케타민(ketamine), 바비튜레이트(barbiturate) 등이 이용된다.

(4) 병원의 재난대응

① 응급센터의 재구성

재난이 발생하면 집중적인 처치를 받을 중증환자의 수는 재난의 유형에 따라 차이가 있으나 전체 피해자의 약 15% 정도에 불과하다. 평상시 각 병원은 지역사회에서 일어날 수 있는 재난상황에 대비하여 병원조직과 운영능력에 맞는 재난대책을 세워두어야 한다.

② 대량환자 입원 시 우선순위 결정

재난 시의 의료처치는 평상시와 다르므로 소생의 대상범위를 환자의 손상 정도, 연령, 기왕력 및 의료장비 등을 고려하여 결정하며 소생이 가능한 경우에는 복잡한 시술보다는 신속하고 안전한 방법을 시행한다.

- **1순위**: 간단하고 수술시간이 짧게 소요되며 생명을 구할 확률이 매우 높은 환자
- **2순위**: 간단하고 수술시간이 짧게 소요되며 생명을 구할 확률이 비교적 낮은 환자
- **3순위**: 복잡하고 수술시간이 짧게 소요되며 생명을 구할 확률이 매우 높은 환자
- **4순위**: 복잡하고 수술시간이 짧게 소요되며 생명을 구할 확률이 비교적 높은 환자

(5) 현장쇼크관리

대부분의 사람들은 재난현장에서 심리적 충격을 받게 되는데, 일반적으로 멍한 상태인 외상성 우울이나 정상신체반응으로서 오심 · 구토를 경험하게 된다. 그중 4분의 1에 해당하는 사람들은 심한 쇼크, 과잉반응, 전환반응 등을 보이게 되므로 전문적인 치료를 의뢰해야 한다.

- **정상반응**: 불안감을 나타내며, 심한 경우 발한 · 오심 · 구토 등을 보인다. 간단한 명령은 수행할 수 있다.
- **외상성 우울**: 멍하니 서있거나 앉아있는 상태로 '정상반응'과 같이 간단한 구조업무에 참여할 수 있다.
- **심한 쇼크**: 판단력이 소실되어 '집단 공포심'을 일으킬 우려가 크므로 격리시키는 것이 좋다.

- **과잉반응**: 위협적인 말투, 부적절한 유머, 여기저기 뛰어다니는 등의 행동양상은 과민반응으로 조속히 현장에서 격리시킨다.
- **전환반응**: 청각장애, 시각장애, 히스테리성 혼수, 마비 등의 신체증상으로 나타나며, 즉시 치료가 필요하다.

3) 재난복구단계에서의 간호

재난복구단계에서 요구되는 건강서비스는 중·장기로 진행되면서 지역사회 건강관리자원과 연계된다. 이재민에게 임시거주지를 제공하고 무료진료 및 건강보험료 면제 등을 통한 의료구호, 예방접종, 방역, 감염병관리, 전문치료 의뢰, 심리적 지지 등의 활동이 요구된다.

(1) 요구도 사정

재난복구를 위한 지역사회의 문제를 파악하기 위하여 공식적으로 보고된 재난 관련 행정자료, 현장진료팀의 결과보고, 주민이나 지도자 면담, 가정방문, 설문조사 등을 통하여 재난지역의 건강 관련 요구도 사정을 실시한다.

- 지역사회의 피해 정도
- 재난대상자의 인구학적 특성(연령층, 세대구성 형태 등)
- 환경상태(식수공급, 하수 및 쓰레기처리, 도로상태 등)
- 건강상태(사망자 및 부상자 수, 만성질환자 실태, 정신질환자 실태 등)
- 지역사회자원(유용한 보건의료시설, 의료공급품의 목록, 지원체계 및 인력 등)

(2) 집단구호

이재민에 대한 집단구호는 재난의 유형에 따라 수일 또는 수년간 계속될 수 있다. 평상시 지역사회 건강관리자는 재난대책위원회를 통해 대피시설물을 지정하여 유사시 사용할 수 있도록 행정적 조치와 대국민홍보를 해두어야 한다.

① 대피소관리

대피소는 개인 또는 가족이 한정된 공간에서 환경의 위협을 피해 최소한의 생리적 욕구를 해결하기 위한 임시거처이다. 이재민의 임시거처는 안전한 곳으로서 급수, 급식, 환경온도로부터 보호, 통신, 건강관리, 물자 유입 등이 가능한 장소여야 한다.
이재민의 연령층이 다양할 경우, 주거환경의 변화와 집단생활에서 건강문제가 발생할 수 있다.

대피소 관리는 급수, 영양, 환경위생, 의료지원의 역학적 관계를 포함해야 하며 이를 수행하기 위해 인적·물적 자원의 활용 능력과 리더십이 요구된다.

② 임시진료소 설치 · 운영

재난으로 인해 부상을 당한 이재민은 「의료보호법」에 의거 의료보호 1종 대상자로서 국고 부담으로 치료받게 된다. 진료소의 설치는 대피소 건물 1층에 배치하며, 의료진이 24시간 상주할 수 있도록 한다. 관할 보건소장은 보건소 및 보건지소 등에 비상대기조를 편성하고 운영지휘 및 통제를 할 수 있다.

(3) 심리적 지지

재난은 뜻하지 않은 사건 때문에 일시에 생명과 재산에 피해를 주게 되어 신체적 불편감은 물론 상실감에서 오는 심리적 변화로 인해 재난 피해 이전의 생활로 복귀하는 데 어려움을 겪게 한다. 일반적으로 자연재난의 경우에는 무력감과 공포를 갖게 되며, 인적 재난의 경우에는 죄책감과 분노를 갖게 된다.

① 재난과 심리변화

재난의 유형과 관계없이 일반적으로 재난이 발생하는 순간부터 복구기간까지 심리적으로는 쇼크기, 반응기, 회복기를 거치게 된다.

- **쇼크기**: 재난발생 후 48시간 이내
  부정, 공황, 회피, 공포, 자제력 상실, 불신
- **반응기**: 재난발생 48시간 이후부터 2주 이내
  좌절, 무력감, 강박행동, 우울, 죄책감, 의심, 절망감, 정서불안, 소화불량, 불면
- **회복기**: 재난발생 2주 이후부터 6개월
  개인: 자제력 회복
  가족: 가족기능 회복
  지역사회: 안정감, 새로운 희망

대상자에게 도움이 되는 지지적 간호행위는 다음과 같다.

- 대상자를 존중한다.
- 대상자의 눈을 응시하고 몸짓을 주시한다.
- 대상자를 솔직하게 대한다.
- 할 수 있는 것과 할 수 없는 것에 대해 현실적으로 대처한다.
- 대상자의 장점을 강조할 기회를 놓치지 않는다.
- 대상자가 느끼는 방식대로 받아들인다.
- 개방식 질문을 하여 자신의 고통을 자유롭게 표현할 수 있도록 한다.
- 다른 사람이 개입될 때는 대상자의 허락을 받는다.

- 감정의 요점을 파악하되 너무 상세한 설명에 얽매이지 않는다.
- 경청하고 되물어보아 상담자의 이해 내용을 확인한다.
- 현재의 감정이나 정서를 외부로 표출하도록 한다.
- 언제 끝내야 할지를 안다.

② 급성스트레스장애와 위기상황 스트레스

급성스트레스장애 또는 위기상황 스트레스란 비정상적인 상황을 정상인들이 경험한 후 갖는 정상적인 정서를 말한다. 위기상황 스트레스의 대상자는 재난피해자는 물론, 피해자 가족, 인근 주민, 구조 및 구호요원, 자원봉사자 등이 모두 포함될 수 있다.

- 급성스트레스장애(acute stress disorder, ASD)

  신체적 증상으로는 피로, 흉통, 소화기 증상, 식욕 변화, 수면장애 등이 있고 정서적 증상으로는 혼란, 부정, 우울증, 기억손실, 악몽, 공포, 절망감, 난폭함, 무력감 등을 경험한다.

- 위기상황 스트레스(crisis incident stress, CIS)

  본인 또는 다른 이들의 죽음이나 심한 부상에 대한 실실석인 상황이나 위협, 사망의 목격, 신체의 절단 등 극심한 외상성 스트레스 요인에 노출된 후 발달하는 특징적인 증상들이다. 사건 경험 후 3개월 이내에 발현하며 증상은 6개월 이내에 회복되기도 하지만 개인에 따라 차이가 있다. 치료를 위해서는 약물치료와 함께 인지행동치료법, 그룹치료법, 대면치료법 등을 적용한다.

- 외상 후 스트레스장애(post traumatic stress disorder, PTSD)

  전쟁, 고문, 자연재해, 사고 등의 매우 고통스러운 생활사건이나 외상사건 후에 공포, 두려움, 무력감 등의 불안증상이 나타나는 것을 말한다. 사건을 재경험하게 되고 이와 관련된 상황 및 자극을 회피하기 위한 행동을 보이는 것이 주 증상이다. 주목할 점은 증상이 바로 나타날 수도 있지만, 1년 이상이 지난 후에 나타날 수도 있다는 점이다. 치료법으로는 선택적 세로토닌 재흡수 억제제(SSRIs)가 우선적으로 고려되는 약물이며 정신치료요법을 사용할 때는 정신역동적 정신치료를 사용한다. 이 밖에 행동치료, 인지치료, 최면요법 등의 심리요법을 활용한다.

③ 개인지지와 집단지지

- 개인지지

  재난 직후에는 1:1의 개인지지와 친밀감 형성이 중요하며, 복구기간에는 감정표출을 유도하기 위한 집단지지가 유효하다. 응급상황을 경험하게 되면 환자나 환자의 가족, 친구들은 목격하는 자체만으로도 급성스트레스(위기상황스트레스)를 경험하게 된다. 증상은 호흡곤란이 가장 흔하나 흉통, 메스꺼움, 순환장애로 인한 어지러움 등을 호소한다. 급성스트레스장애는 적절한 시기에 적절한 완화책이 주어지지 않음으로써 외상 후 스트레스장애(PTSD)로 진전될 수 있다. 이러한 심리적 응급처치의 한 방법으로 국제위기상황 스트레스 재단의 Safer Model을 적용해 볼 수 있다.

- 집단지지

  집단지지는 재난발생 후 1주일에서 2주일 사이에 적용하는 것이 적절하며, 10~15명 정도의 동질 집단으로 구성하여 실시하는 것이 좋다.

  - 공통의 경험을 사실대로 이야기한다.
  - 재난에 대한 느낌을 서로 나눈다.
  - 긍정적인 결론으로 유도하며 미래에 대한 구상을 한다.

④ 심리적 응급처치

심리적 응급처치는 피해자의 즉각적인 요구에 초점을 맞춘 개입으로써 절차에 따라야 한다. 외상 후 초기에 간단하고 심리치료적인 응급처치를 시행함으로써 피해자는 물론, 배우자나 부모 그리고 자녀와 같은 가족들의 고통을 줄일 수 있다. 실질적인 문제해결 중심으로 접근해야 하며, 목적은 치료에 있는 것이 아니라 재난으로 인한 부정적인 영향을 감소하는데 있다.

심리적 응급처치의 성패를 좌우하는 것은 정확한 평가에 있다. 첫 5분 안에 많은 요인을 빠르게 평가하여야 한다. 전문가는 개인이나 지역사회에 존재하는 자발성, 탄력성 그리고 회복능력을 전제 하에 움직여야 한다. 심리적 응급처치의 목표는 다음과 같다.

- 안전 확보(주관적, 객관적)
- 스트레스와 관련된 증상 감소
- 휴식과 수면 회복
- 중요한 자원과의 연계
- 사회적 지원체계와의 연계

또한 심리적 응급처치는 이하의 핵심요소를 포함한다.

- 더 큰 피해로부터의 생존자 보호
- 심리적 각성 감소
- 가장 고통스러워하는 사람에 대한 지원
- 가족과 함께 있도록 하고, 사랑하는 사람과의 재회 도움

- 정보를 제공하고 대화와 교육 촉진
- 위기상황 중 효과적인 의사소통 방법 사용

심리적 응급처치는 다음의 ABC(Disaster Mental Health Response Handbook, NHS Health, 2000) 내용을 포함한다(Box 13-1).

Box 13-1 심리적 응급처치의 ABC

- Arousal(각성)
  - 아주 높은 각성 수준을 줄이는 것
  - 괴로워하는 피해자들에게 위안을 주는 것
  - 사랑하는 사람들과 재결합할 수 있도록 돕는 것
  - 더 심각한 위협으로부터 보호하는 것
  - 물질적인 필수품을 안전하게 보호해주는 것 등을 포함
- Behavior(행동)
  - 행동 장애를 보여주는 사람은 이로 인한 상해로부터 보호받아야 하므로 다른 지원 시스템과 연결되어야 하며 통제력을 회복하도록 도와주어야 함
- Cognition(인지)
  - 해리와 같은 인지 장애는 현실에 근거한 정보를 제공해주고, 올바른 방향으로 이끄는 방식의 일반적인 지원을 통해 다루어줘야 함
  - 만약 환자들이 얘기하기를 원한다면 현실적으로 경험한 것을 함께 이야기하도록 함
  - 정신상태 검사를 실시할 때 잠재적인 두부 손상이나 치명적인 결과를 일으킬 수 있는 병적 요소를 파악하는 것이 포함되어야 하며, 환자들은 수후 사회적 지원 시스템으로 연결되도록 함

2. 재난상황에서 간호사의 역할

재난은 재난발생 가능성과 상황변화를 예측하기 어렵고, 발생과정은 돌발적이며 강한 충격을 지니고 있다. 실질적인 위험이 크더라도 그것을 체감하지 못하거나 방심할 수 있으며, 같은 유형의 재난피해라도 형태나 규모, 영향범위가 다르다. 그러나 인간의 면밀한 노력이나 철저한 관리에 의해 상당 부분 근절시킬 수 있다.

간호사의 재난교육과 관련하여 재난간호는 응급간호의 확대 정도로 생각하는 경향이 있는데, 최근 들어서 국내·외 대형 재난 발생 증가와 재난교육에 대한 간호사의 재난교육의 필요성이 증가하고 있다. 재난간호는 다수의 사상자나 재산상의 피해를 발생시켜 지역사회 전체에 영향을 미치는 재난에 대비·대응하는 것이다. 재난관리에서 가장 중요한 단계는 대비단계로, 최근 재난대비 단계의 중요성을 더욱 강조하고 있다. 재난상황에서 재난간호역량은 상황발생에 대해 대응뿐 아니라 예방, 대비, 대응 및 복구의 개념까지 포함하는 간호사의 다양한 역할이 요구된다.

1) WHO의 재난상황에서 요구되는 간호사의 핵심역량

재난간호의 대상자는 재난피해자, 피해자의 가족, 재난구호요원이며, 재난간호 제공단위는 개인, 가족, 집단, 지역사회이고 재난간호를 실제적으로 수행하기 위해서 평소에 최소한의 건강요구사정, 적응력, 융통성, 창의성을 길러야 한다. 재난상황에 대한 통합적이고 상호 협력적인 마인드와 재난간호를 제공할 지식과 능력을 갖추고 리더로서의 자질을 발휘할 수 있는 구비조건을 갖추어야 한다.

WHO는 재난상황에서 요구되는 간호사의 핵심역량을 다음의 여덟 가지로 제시하고 있다.

- 윤리적 · 법적 쟁점에 대해 의사결정하기
- 치료원칙 지키기
- 대상자의 요구를 시정하고 계획하기
- 간호 제공하기
- 대상자를 안전하게 보호하기
- 의사소통과 대인관계 능력 유지하기
- 지역사회건강 유지하기
- 응급상황에서 건강관리 체계와 정책 이해하기

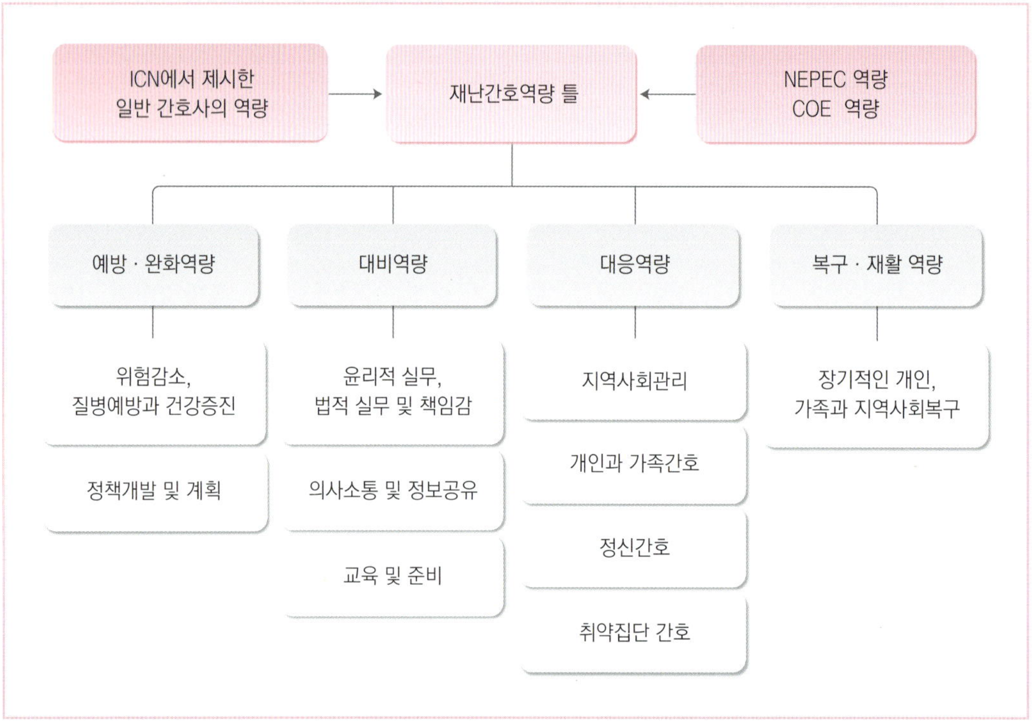

그림 13-6 ICN의 재난간호역량 개념 틀

출처: ICN AND WHO Western Pacific Region(2009). ICN Frame work disater nursing competencies.

2009년 ICN와 WHO는 ICN 재난간호역량틀(ICN Framework of disaster nursing competencies)을 개발하여 재난간호역량을 일반간호사 역량과 긴급대처 교육역량으로 구분하고 재난 단계별로 제시하고 있다. ICN의 재난간호역량은 4개의 범주 안에 10개의 영역, 각 영역별 구체적 행동 기준은 130개로, 예방 · 완화역량(위험감소, 질병예방과 건강증진, 정책개발 및 계획), 대비역량(윤리적 실무, 법적 실무 및 책임감, 의사소통 및 정보공유, 교육 및 준비), 대응역량(지역사회관리, 개인과 가족간호, 정신간호, 취약집단 간호), 복구 · 재활역량(장기적인 개인, 가족과 지역사회복구)으로 구성되어 있다(그림 13-6).

2) 간호사의 윤리적 · 법적 쟁점에 대한 의사결정

(1) 윤리적 원칙

재난과 같은 위기상황에서 인간의 생명과 건강을 다루는 간호활동은 법적 · 윤리적 쟁점을 갖게 된다. 재난상황에서 간호사는 의료 및 간호서비스와 관련된 법적 · 윤리적 의무에 따라 대상자의 권리를 보호하며 법적 책임을 감소시키기 위해 노력해야 한다.

재난상황의 경우 의료서비스 자원이 한정적임에 따라 평상시대로 의료서비스를 제공하는 것이 불가능함에 따라 재난상황에서 세부적인 재난계획을 수립하여 의료서비스의 제공 및 수용 가능한 수준을 확인하여 한정된 자원으로 환자에게 합리적인 돌봄을 제공할 수 있도록 준비해야 한다.

(2) 윤리적 가치

윤리적 가치는 공정성, 돌봄의 의무와 자원분배의 의무를 포함한다.

① 공정성

정책 입안자와 법률 제정자는 계층, 인종, 이웃 혹은 개인적인 인맥과 같은 요소를 고려하지 않고 재난에 취약한 집단을 대상으로 자원과 노력을 집중할 수 있는 방법을 모색해야 한다. 예를 들어, 백신접종에 대한 우선순위는 재난의 노출 심각성과 취약성에 따라 정해야 한다. 정책과 법률은 기존의 돌봄 접근성의 불평등을 인식하고 가장 취약한 집단의 요구를 고려하여 공정한 자원분배를 지원할 수 있어야 한다.

② 돌봄의 의무

재난 정책과 법률 제정의 기반을 이루는 윤리 요소는 전문가의 돌봄의 의무를 지원한다. 예를 들어, 역할분담에 대해 기술하는 정책, 즉 직접적인 돌봄을 제공해야 하는 의료서비스 전문가와 중증도 분류에 책임이 있는 의료서비스 전문가의 역할을 분리하는 정책은 의료서비스 인력의 전문적인 통합을 이루는데 필요하다.

의료서비스 전문가들은 환자를 돌보는 의무를 가지며 돌봄 기관은 의료서비스 전문가들을 지원하는 의무를 가진다. 감염의 위험을 감소시키기 위한 개별 보호 장비의 구비, 통제, 다양한 메커니즘은 위험에 직면할 수 있는 의료서비스 전문가들을 보호하기 위한 조치이다.

③ 자원분배의 의무

의료서비스 기관과 공중보건 관리자는 최대한 많은 수의 생명을 구하는 것을 목표로 자원을 분배해야 한다. 전문가는 지역사회에 대한 자원분배와 환자에 대한 자원분배 사이에서 균형감을 유지해야 한다. 의료서비스 전문가는 평상시에도 지역사회에 대한 자원분배와 환자에 대한 자원분배 사이에 딜레마를 경험하지만, 특히 공중보건 재난상황하에서는 자원부족의 수준이 평상시보다 자원분배의 어려움을 경험할 수 있다.

(3) 윤리적 과정

윤리적 과정의 요소에는 투명성(transparency), 일관성(consistency), 비례성(proportionality), 책임성(accountability)이 있다.

① 투명성

대중 참여 과정은 지역사회의 가치를 반영하고 그 지역사회의 가치가 신뢰할 만하다는 것을 입증하여 윤리적으로 건전한 정책을 입안하기 위한 중요한 과정이다. COVID-19와 같은 신종감염병이 대유행하는 상황이 발생하면 공중보건 관리자는 현재 가지고 있는 계획을 대중과 명백히 소통하는 데 노력해야 하며, 이는 재난이 발생한 이후에도 마찬가지이다. 진정한 참여 과정은 전문가 그룹의 의견뿐 아니라 그 외 이해관계에 있는 조직과 기관, 정치적인 과정에 잘 대변되지는 않지만 이러한 정책 결정으로 인해 크게 영향을 받을 수 있는 사람들의 견해까지 포함하는 것이어야 한다. 지역사회는 아동과 부모, 노인, 장애인 등 다양한 사람들로 이루어져 있기 때문에, 우선순위 설정과정에 나타나는 선택과 결정으로 인해 집단들마다 다양하고 민감한 반응을 보인다. 정책은 그러한 다양한 집단의 가치를 반영해야 한다.

② 일관성

유사한 집단에게 의료서비스를 제공하는 데 있어서 일관성을 유지하는 것은 공정성을 증진시키는 방법 중 하나이다. 동일한 재난지역이라 할지라도 각기 다른 의료기관에서 환자들이 수준 차이가 나는 의료서비스를 받는다면 부족한 자원이 공정하게 분배되지 못한다. 이에 일관성 있는 정책은 취약 집단을 보호하지 못하는 불공정한 요소를 없애는 것이다. 그러나 반대로 기관과 지리적 지역에 걸쳐 과도하게 일관된 정책을 유지하려고 한다면, 지침을 수행하는 데 있어서 유연성을 저해할 수 있다. 따라서 지역사회의 가치를 반영하는 융통성이 필요하지만 관행으로 일반적인 지침을 따르기 어려운 상황일 때는 기록을 남기는 것이 필요하다.

③ 비례성

재난 정책은 개인과 의료서비스전문가들에게 부담을 주는 측면을 포함하고 있다. 즉, 사회적 거리, 학교폐쇄 혹은 검역과 같은 부담을 갖게 된다. 공중보건 재난의 정도에 적합하고 알맞은 한도의 제재와 정책이어야 한다. 따라서 부과된 정책은 감염원의 전파방지와 같은 중요한 공공의 요구를 충족해야 하고 재난의 범위와 심각성에 따라 정책을 수행하는 시간과 정책의 규모가 적절히 제한되어야 한다.

④ 책임성

효과적인 재난 계획은 모든 수준의 의료서비스체계에 있는 개인이 계획을 수용하고 적절한 책임하에서 행동하기를 요구한다. 책임성은 돌봄의 의무와 자원분배 의무의 일부분이기도 하다. 개별 의료서비스 전문가는 효과적인 재난 계획을 수립할 수 있도록 재난 관련 개념과 지식에 대해 교육을 해야 하는 책임이 있다(AMA, 2004). 지역기관은 재난 정책에 책임이 있고, 정부기관은 지역사회가 재난과 관련된 정책을 계획하고 수행할 수 있도록 하는 데 책임이 있으며, 지역사회 구성원들은 정부기관과 지역 공공기관이 재난 정책의 다양한 요소에 책임이 있다는 것을 알고 있어야 한다.

제3절 | 재난구호활동

1. 국제적 협조의 필요성

과거의 자연재난은 현대에 들어서 인적 재난과 국가기반재난으로 변하고 있으며, 더욱이 한 나라만이 대응할 수 없는 대형재난이 증가되고 있는 추세이다. 따라서 재난 극복의 범위를 전 인류가 한 목소리를 내어 공동대응하여야 한다. 지진, 태풍, 홍수 등 자연재해로 긴급재난이 발생했을 때 피해국에서 지원을 요청하거나 국제기구의 피해국 지원 요청이 올 경우, 긴급재난의 정도를 고려하여 긴급구호 지원을 하여 피해국 주민의 인명과 재산의 손실을 최소화하고 피해국 정부의 재건을 위한 국제적인 협조가 필요하다.

1) 국제재난현장의 특성

- 갑작스런 재난으로 인한 피해국가의 각종 수요의 폭증
- 국가기반시설과 통신시설의 손상
- 희생자 발생 및 피해지역 공무원들의 업무 과다
- 상호지원 폭주(outburst)
- 국제지원 쇄도(influx)
- 피해국의 언론압박(media pressure) 심화

2) 국제재난구호의 특성

- 모든 국제지원은 피해국의 요청에 의함(on request)
- 모든 국제적 지원은 피해국을 지원(assistance)하기 위한 보조적(back-up) 기능 수행
- 지원단위(NGOs, GO)는 주체가 될 수 없음
- UN 총회는 의결을 통해 사무차장(emergency relief coordinator, ERC)이 국제재난 대응을 조정(coordination)하도록 만장일치로 채택됨
- 양자 간 지원을 우선원칙(bilateral assistance predominates)으로 함

3) 대한민국 해외긴급구호대

해외긴급구호는 해외재난이 발생할 경우 피해국에 대한 긴급구호대의 파견, 긴급구호 물품의 지원, 임시 재해복구의 지원 등 해외재난 지역에서의 신속한 인명구조와 재난구호에 기여하는 것을 목적으로 한다. 또한 국제사회의 책임 있는 일원으로서 해외재난이 발생할 경우 피해국에 대하여 즉각적인 지원을 제공함으로써, 인도주의와 인류애를 실현하여 국가이

미지를 제고하고자 한다.

2007년 3월「해외긴급구호에 관한 법률」및 2007년 10월「해외긴급구호에 관한 법률 시행령」이 제정되어 해외긴급구호 대책을 수립하고 범정부 차원의 원활하고 신속한 해외긴급구호 수행을 도모하게 되었다.

대한민국 해외긴급구호대 의료지원팀의 파견 및 역할과 활동 수칙을 살펴보면 다음과 같다.

- 모든 국제 재난구호는 피해국을 지원하기 위한 보조적 기능을 수행한다.
- 재난현장으로의 출동단계부터 철수까지 현장구호활동조정센터(onsite operation and coordination centre, OSOCC)를 통한 국제적 공조가 이루어지도록 해야 한다. 즉, 구호활동의 시작부터 철수까지 반드시 국제사회 클러스터(cluster)와 협조해야 한다.
- 국제적 재난구호의 'cluster approach'는 유엔과 국제 재난구호 기관과 단체들의 구호활동을 분야별로 전문화하여 제공하는 것으로 분야별 주도기관은 다음과 같다(표 13-4).

우리나라는 2014년 12월 13일 총 24명의 의료진과 11명의 지원대가 에볼라 대응 해외긴급구조대로 파견되었고, 이후 약 3개월간의 긴급구조 활동을 마치고 복귀하였다. 이 긴급구호대는 3개월이라는 대한민국 해외긴급구호대(KDRT) 역사상 가장 긴 기간 동안 파견되었으며, '감염병'이라는 새로운 형태의 재난에 대응하기 위해 파견되었다는 점에서 우리의 인도적 지원의 지평을 개척한 계기로 평가되고 있다.

표 13-4 국제 재난구호기관별 분야

주도기관	분야
FAO	농업
IOM	난민촌(캠프) 조율 및 관리
UNDP	조기 복구
UNICEF/SC	교육
UNHCHR/IFRC	응급 및 비 식량 지원
WFP	비상통신, 식량, 물류
WHO/PAHO	보건
UNICEF	영양
UNHCHR/DPC	보호
UNICEF/DINEPA	수질 및 위생

출처: General Assembly Resolution 46/ 182(2005). Humanitarian Reform Agenda.

특히 정부는 해외긴급구호대 파견 과정에서 시에라리온 내 에볼라 대응을 주도하는 영국과 포괄적인 협력체계를 수립하고, 에볼라 치료소 내 민간 NGO와의 협업 및 우리 의료진 후송 시 WHO 및 EU 등과의 협업 등 다층적인 국제협업체제를 구축하였다.

- 대한민국 해외긴급구호는 피해국에 대한 긴급구호대의 파견, 긴급구호 물품의 지원, 임시 재해복구의 지원 등 해외재난 지역에서의 신속한 인명구조와 재난구호에 기여하는 것을 목적으로 한다.
- 대한민국 해외긴급구호대는 구조대 및 의료진을 중심으로 한 두 가지 표준 편성표를 기준으로 구성된다.
- 대한민국 해외긴급구호대 의료지원팀은 의료기기 및 장비와 수송기의 지원체계가 확립되어 있다.

4) 국제재난구호단체

(1) 국제적십자사(ICRC)

전쟁터에서 부상당한 병사를 도와주겠다는 한 사람의 자발적 행동에서 시작되어 이제 전 세계 수백만 명의 전쟁 희생자들에게 도움의 손길을 내미는 조직으로 거듭나게 된 국제적십자사(International Committee of the Red Cross, ICRC)는 이미 지난 150여 년간 주요 분쟁지역에서 인도주의를 실천해왔다. ICRC는 각종 인도주의 활동을 실시함과 더불어 무력충돌 상황에 적용되는 국제법을 지속적으로 발전시켜, 무력충돌에 더 이상 참여하지 않거나 참여할 수 없는 이들에 대한 보호활동을 강화해왔다.

ICRC는 중립적이며 공평하고 독립적인 인도주의 기관으로서, 인도적 보호를 보장하고 전쟁 및 무장폭력과 충돌로 인한 희생자를 지원하고 있다. 국제법에 따라 ICRC는 피억류자, 무력충돌로 인한 부상자 및 환자 그리고 민간인에 대한 중립적 지원의 영구적인 책임을 가지고 있다.

(2) 국제연합아동기금(UNICEF)

국제연합아동기금(United Nations Children's Fund, UNICEF)은 2차 세계대전 직후인 1946년에 창립된 유엔기구이다. 지난 약 70여 년 동안 UNICEF는 인종, 종교, 국적, 성별과 관계없이 전 세계 개발도상국에서 거리의 아이들과 어린이 노동자, 난민 어린이 등 어려운 처지에 놓인 어린이를 위하여 영양, 보건, 식수공급 및 위생, 기초교육 분야에서 다양한 보호사업을 펼쳐 왔다.

1989년 UN아동권리협약의 채택으로 어린이권리 문제가 국제적인 의제로 떠오르면서 UNICEF의 활동은 어린이 생존과 보호, 발달, 참여 분야에 이르기까지 아동권리 전체로 확대되었다.

현재 UNICEF는 유엔이 채택한 새천년 개발목표 8개항을 달성하기 위해 보건, 에이즈, 식수와 위생, 영양, 교육, 어린이 보호, 사회통합 등 일곱 가지 중점사업 분야를 정하고 190개 이상의 국가 및 영토에서 활동하고 있으며, 156개 개발도상국에서 어린이들의 생명을 구하고, 어린이의 삶을 개선하기 위한 다양한 사업을 펼치고 있다.

(3) 유엔난민기구(UNHCR)

유엔난민기구(United Nations High Commissioner for Refugees, UNHCR)는 제2차 세계대전으로 터전을 잃은 유럽인들을 돕는 목적으로 출범하였다. UNHCR 사무소는 1950년 12월 14일 UN총회에 의해 창설되어 3년간 임무를 수행하고 해산하도록 임무를 부여받았으며 이듬해 7월 28일, 난민 지원에 대한 법적 근거이자 UNHCR의 활동에 지침이 되는 부속서인 1951년 '난민 지위에 관한 협약'이 채택되었다.

1956년 UNHCR은 소비에트 연방이 헝가리 혁명을 강제 진압하여 발생한 난민 사태라는 최우선 긴급 상황에 직면하였다. 1960년대 아프리카 식민지 시대가 종료되자 UNHCR의 개입이 필요한 대륙 규모의 대규모 난민위기가 발생하였다. 이후 20년 이상 UNHCR은 아시아 및 라틴 아메리카 지역에서 발생하는 실향 위기를 도와야만 했다. 20세기 말에는 아프리카에서 새로운 난민문제가 발생하였으며, 발칸반도에서 잇달아 발생한 전쟁으로 유럽에서 새로운 난민사태가 발생하였다.

21세기 초 UNHCR은 콩고민주공화국, 소말리아 및 아시아와 특히 30년간 발생한 아프간 난민 문제 같은 아프리카에서 발생한 난민위기 사태를 돕고 있다.

(4) 한국국제협력단(KOICA)

한국국제협력단(Korea International Cooperation Agency, KOICA)은 세계적인 선진 원조기관으로 도약하기 위해 보다 효과적이고 효율적인 무상원조사업 수행에 힘쓰고 있다. 개발도상국의 빈곤감소 및 삶의 질 향상으로 지속 가능한 사회경제발전을 실현하고 국제사회와 상호조화를 통해 범지구적 개발문제해결에 기여할 수 있는 방향으로 사업을 전개하고, 대외무상원조 예산을 개발도상국 중 빈곤감소와 경제사회발전에 보다 효율적으로 활용하기 위해 국가별 · 지역별로 '선택과 집중'의 원칙 아래 봉사단협정체결에 따라 단원을 파견하고 활동을 지원하고 있다.

5) 간호사의 역할

2013년 7월에 개정된 한국간호사윤리강령에서 간호사는 건강을 위협하는 사회적 유해환경 재해로부터 대상자를 보호하고 건강한 환경을 보전 · 유지하는 데 참여한다고 명시되어 있으며, 이를 위해서는 재난상황에 대비하여 필요한 지식과 역량을 획득하고 유지할 의무가 있다.

재난상황의 간호사들에게는 기본적인 전문지식과 기술을 바탕으로 보다 전문화된 역량이 요구된다. 재난현장에서 활동하는 간호사들은 환자를 분류하고 응급처치를 제공함은 물론 생명을 위협하는 외상으로부터 피해를 최소화시킬 수 있어야 한다. 재난간호대상자는 재난 피해자, 피해자의 가족, 재난 구호요원 모두가 포함되며 간호제공단위는 개인, 가족, 집단지역사회 등 다양하다. 또한 간호사들은 위기상황 스트레스 관리(critical incident stress management, CISM)에 대한 이해를 기초로 하여 재난간호대상자에게 심리간호를 제공할 수 있어야 한다. 최근에는 대형병원에서 자체적으로 주기적인 재난훈련 및 교육을 실시하면서 좀 더 전문적인 교육을 이수하고자 꾸준히 재난간호교육과정에 간호사들을 참여시키고 있는 추세이다. 재난교육과정은 국군간호사관학교, 재난현장에 대한 교육의 일원으로 간호사를 포함하여 해외긴급구호단을 구성하여 교육하고 있으며 국가재난 응급의료 전문가교육(national disaster life support, NDLS)과정을 통해 재난교육을 시행하고 있다. 또한 대학원과정에서도 응급전문간호사 과정에 재난에 대한 교육내용을 포함하여 운영하고 있다. 재난간호를 제공하는 간호사는 한 영역에서 전문적인 간호능력보다는 일반적이고 다양한 요구를 수용할 수 있는 간호능력이 요구된다(표 13-5).

표 13-5 재난간호 간호사의 요구 능력

능력	설명
비판적 사고	윤리적이고 타당한 사고능력을 이용하여 의사결정을 하고 문제의 우선순위를 판단해야 한다. 또한 임상적 판단과 의사결정 기술을 적용하여 환자를 분류하고 간호를 제공해야 한다.
대상자 사정	재난 환경에서 자신 및 대상자, 대응팀 요원의 안전문제를 사정하고, 건강문제를 규명해야 한다. 또한 생물테러와 같이 대량 사상자가 발생하는 상황을 인지할 수 있어야 하며 재난에 취약한 인구집단에 대한 이해를 높이고 사정해야 한다.
간호기술	안전한 약물 사용 및 예방접종을 실시하고 프로토콜을 근거로 각종 응급처치와 침습적 중재, 수액 및 영양요법을 위한 간호기술, 환자이송을 올바르게 시행해야 한다. 화생방 및 핵폭발 물질과 관련하여 격리와 독을 제거하고, 개인보호 장비를 사용할 수 있어야 한다. 또한 응급 시 의사소통을 위한 장비 사용 및 정보 관리기술을 적절히 발휘해야 한다.
의료정보 및 의사소통	보건 관련 정보를 의사소통하기 위해 컴퓨터를 원활히 사용해야 하며, 지역응급 지휘체계와 의사소통하는 방법 및 역할을 명확히 인지해야 한다. 환자 및 대외 기관으로부터 정보제공을 요청받았을 때 문의처를 알고 있어야 하며, 위기 의사소통 원칙에 대해 인식해야 한다. 또한 간호사정, 중재, 결과 기록을 올바르게 시행하며, 재난상황에서 대상자 및 가족, 대응자들에게서 나타날 수 있는 두려움, 스트레스 등의 반응을 인지할 수 있어야 한다.
질병관리	해당 지역의 보건기관과 질병관리본부 등의 유관기관과 협력하여 지역사회 질병을 모니터링하기 위한 활동을 수행한다.
윤리적 태도	의료전문가적인 태도를 견지하고 대상자의 정보를 보호하도록 노력해야 한다.

재난관리 지진 사례

2016년 9월 경상북도 경주에서 지진이 발생하고 1년이 지난 2017년 11월 경상북도 포항시에서 규모 5.4의 지진이 발생하였다. 1년 전에 발생한 경주 지진에 비해 규모는 작았지만 피해는 훨씬 컸다. 경주 지진 이후 기상청으로부터 지진 시 긴급재난 문자가 발송되었다. 최초 지진이 발생한 후 행정안전부는 신속하게 중앙재난안전대책본부 1단계를 가동했으며, 재난 시 중앙정부와 지방정부의 협업으로 지진 발생 5일 만에 포항지역을 특별재난지역으로 선포하여 지자체의 피해복구를 효율적으로 지원할 수 있게 하였다. 포항 지진이 발생한 날은 2017년 대학수학능력 시험 바로 전날이었으며, 여진이 발생한다면 전국적으로 큰 혼란이 일어날 것이므로 1주일 뒤로 신속하게 연기되었다. 그러나 포항지역의 진앙지는 도심지와 가까워 피해 정도가 크게 나타났다. 추워지는 날씨 속에서 이재민들은 집으로 돌아가기를 불안해했고 국토부와 한국토지공사는 주택, 조립식 주택과 컨테이너를 제공하는 한편, 장기적인 주거 안전대책을 긴밀히 협력하였다. 지반특성에 따라 4~5층 건물, 필로티 건물에서 집중적으로 발생하였으며, 지진으로 인해 시설물에 피해가 발생할 경우 지자체조례에서는 긴급위험도 평가단을 가동하여 시설물의 위험도를 평가하도록 하였다. 따라서 신속하고 체계적인 지진 대비태세와 장기적인 구호대책이 마련되어야 한다.

출처: 행정안전부(2018). 재난씨 우리 헤어져 재난대응사례집.

■ 사례와 관련한 간호과정 제시

<table>
<tr><th colspan="2">영역</th><th>문제목록</th><th>중재전략</th><th>자원연계</th></tr>
<tr><td rowspan="7">대상자
·
지역사회</td><td rowspan="7">사회적
건강
문제</td><td>• 대량 사상자
• 발생 및 부상</td><td rowspan="7">• 환자 이송 및 치료
• 인명피해 최소화
• 재해구호 물품지원
• 대피소운영(임시주거시설, 급식, 세탁 지원)
• 여진 위험으로 수능 1주 연기 후 실시
• 심리회복 지원</td><td rowspan="7">• 중앙재난안전대책본부
- 지역재난안전 대책본부
• 중간긴급구조 통제단
• 지역긴급구조 통제단
• 재난심리회복지원센터
• 보건복지부, 경찰청 등의 관계기관
• 중앙행정기관구호지원기관: 대한적십자사, 전국재해구호협회</td></tr>
<tr><td>• 먼지, 석면을 포함한 독성성분의 흡입으로 폐 부종, 폐질환 유발 위험</td></tr>
<tr><td>• 교통, 통신, 지원시설 파괴</td></tr>
<tr><td>• 이재민 발생</td></tr>
<tr><td>• 전기누전, 가스유출 등 2차 화재발생</td></tr>
<tr><td>• 건물붕괴
- 수능 시험장 균열</td></tr>
<tr><td>• 심리적 문제(불안, 불면, 두려움, 외상 후 스트레스장애)</td></tr>
</table>

재난관리 지진 사례(계속)

■ 토론하기

- 앞의 사례에서 가장 우선 되어야 할 문제는 무엇일까요?

- 사례관리자로 지역사회간호사의 역할을 할 때에 앞의 사례에서는 어떤 역할이 중점이 되어야 할지 토론해 봅시다.

- 재난간호에서 더욱 발전되어야 할 부분을 생각해 봅시다.

참고문헌

간호신문 www.nursenews.co.kr

국가과학기술위원회(2012). 제4회 재난재해과학기술지원실무위원회.

국가과학기술위원회(2013). 제2차 재난 및 안전관리기술개발 종합계획.

국가법령정보센터 www.law.go.kr

국민안전처(2014). 재해연보.

국민안전처(2015). 국가재난관리.

국민재난안전포털 www.safekorea.go.kr

김주원(2011). 재난 시 일개 권역응급의료센터 간호사의 업무지침 개발 간호학석사 학위논문. 울산대학교산업대학원.

대한적십자사 www.redcross.or.kr

보건복지부(2013). 재난안전관리집행계획.

송창영(2014). 국민안전교육과정개발연구 최종보고서. 중앙공무원.

신병문(2011). 소방의 국제협력 발전 방안에 관한 연구. 서울시립대학교 도시과학대학원, 방재공학과(방재공학전공) 석사학위논문.

연천군 재난안전대책본부 www.yeoncheon.go.kr/safe

유니세프 한국 www.unicef.or.kr

유엔난민기구 www.unhcr.or.kr

유영란 외(2012). 의료인을 위한 재난관리의 실제. 수문사.

e-나라지표 www.index.go.kr

이옥철 외(2010). 응급 및 재해간호. 현문사.

이정일(2010). 재난관리론. 한국고시회.

정경진(2014). 국민안전처 신설에 따른 재난안전 R&D 추진체계 개선방향. 한국과학기술기획평가원.

최희정 외(2018). 지역사회간호학. 현문사.

한국국제보건의료재단 www.kofih.org

한국국제협력단 www.koica.go.kr

한국지방자치학회 행정안전부(2008). 선진국의 재난 및 안전관리체계 비교연구.

행정안전부 www.mois.go.kr

행정안전부(2017). 2016 재해연보, 내부자료.

행정안전부(2017). 재난심리회복지원 실무 매뉴얼(2017).

행정안전부(2018). 재난대응사례집(재난씨 우리 헤어져).

행정안전부(2021). 2020 재해연보, 내부자료.

ICN and WHO Western Pacific Region(2009). ICN Framework of disaster nursing competencies.

ㄱ

가정간호 분류체계 213
가족간호 454
가족간호계획 478, 491
가족간호과정 465
가족간호사정 466, 482
가족간호수행 492
가족간호진단 475, 490
가족간호평가 492
가족구조 469, 482
가족기능평가도구 473
가족밀착도 471
가족발달이론 464
가족사정도구 469
가족사정방법 469
가족생활주기 458
가족연대기 473
가족체계이론 462
가족체제 484
간병급여 585
간접전파 730
간접표준화 143
간호계획 218, 570
간호과정 204
간호방법 225
간호사정 204
간호수행 232
간호역량 198
간호진단 209, 285, 476, 570
간호진단분류체계 477
간호체계 198, 199
간호평가 272
감각온도 814
감염 726
감염력 128
감염병 726, 728
감염병 역학조사 151
감염병 예방 733
감염 성공 129
감염성질환 753
감염 실패 129
강의 410
개연성 132
개인보호구 593
거미줄 모형 135
건강 80, 883, 899
건강관리서비스 758
건강관리실 610
건강관리체계이론 190
건강권 86
건강보험제도 104
건강상태 스크리닝 756
건강생활지원센터 354
건강신념모형 365
건강영향평가 809
건강의 결정요인 81
건강증진 360
건강증진모형 367
건강증진사업 374
건강증진종합계획 37
건강진단 602
건강-질병 연속성 84
건강 캠페인 415
건강형평성 87
건축폐기물 895
격리 592
견학 415
결과평가 275
경제력 지지 50
경제성장 799
경제적 기능 8
경제적 유인제도 810
계획 187
계획된 행동이론 398
고형폐기물 892
공공부조 59
공동 유대감 6
공동체 6
공중보건 15
과정평가 274
관리 50
관리감독자 557
관리대책 157
교육자 11
교토의정서 803
구성주의 학습이론 397
구조-기능주의 이론 464
구조평가 274
국민건강보험 62
국민건강보험제도 62

찾아보기

국민건강증진종합계획 374
국민보건서비스 61
국제간호실무 분류체계 212
국제간호협의회 69
국제보건 67
국제보건과 간호 70
국제보건기구 67
국제연합아동구호기금 69
국제연합아동기금 944
국제재난구호활동 942
국제적십자사 944
국제표준화기구 864
근본생태주의 797
기류 814
기술역학 159
기습 815
기여위험도 167
기온 813
기온역전 834
기존지식과의 일치성 132
기획 187
기획과정 189
기후 812
기후변화협약 802
기후순화 812
기후요소 812
기후인자 812
긴급재난문자전송서비스 924

ㄴ

나이팅게일 125
냉방병 890
노인보건복지서비스 705
노인보건사업 691
노인실명예방사업 717
노인의료복지시설 706
노인장기요양보험제도 697
녹조현상 859
논리모델 304
농업폐기물 892
눈보호구 597

ㄷ

다문화가족 494
다문화가족정책 97
다문화가족지원센터 98
다문화간호 110, 112
다문화건강 관련 이론 108
다문화 관련법 106
다문화사회 91
다문화 현황 92
단일 감염원 유행 154
대기 819
대기오염 822, 839
대기오염물질 822
대기현상 821
대변자 12
대치 591
대칭성 172
도노라 사건 832
도시기후 813
도시폐기물 892
도시화 799
독력 129
동물병원소 729

ㄹ

런던 스모그 사건 832
로스앤젤레스 스모그 사건 833

ㅁ

만성질환 742
만성질환자 가족 494
매체활용 249
맬서스주의 646
메리 말론 729
명예산업안전감독관 561
모성보건 관리 675
모성사망률 664
모자보건 104
모자보건사업 661, 665
모자보건 정책 669
목적 309
목표 309
문제중심 학습 416
문화사정 112
문화적 역량 111

물 843
물질안전보건자료 588
물품관리 542
뮤즈계곡 사건 830
미나마타병 860
민감도 147
민방위경보 925

ㅂ

바람 814
발리 로드맵 804
발병률 139
발생률 139, 140
발생수 138
방문간호시대 20, 23
방문건강관리사업 753, 754
방사선 627
방사성 폐기물 894
방음보호구 597
배수지 848
범이론적 모형 402
법정감염병 734
변화촉진자 13
병원력 129
병원소 729
병원체 128, 728
병인요인 128
보건간호 17
보건간호시대 20, 25
보건관리대행사업 561
보건관리자 558
보건관리전문기관 561
보건교사 506
보건교육 389
보건교육 담당자 391
보건교육매체 419
보건교육사 392
보건교육수행 438
보건교육평가 443
보건교육평가계획 422
보건교육프로그램 404
보건복지부 조직도 53
보건사업기획 296
보건사업기획 과정 305
보건사업기획 모형 298
보건소 342
보건소 지역보건의료정보시스템 266
보건의료관련법 34
보건의료서비스 70
보건의료전달체계 43, 46, 48, 86
보건의료정보 265
보건의료정보보호 267
보건의료정책 103
보건의료체계 48
보건의료행정조직 50
보건자원 개발 49
보건정책 28
보건지소 353
보건진료소 355
보존자 13
보팔 사건 833
보호구 596
복사성 역전 835
복사에너지 816
봉급제 55
부영양화 857
부유물질 854
분단토의 412
분산분석 176
분포도 172
분할표 174
불쾌지수 818
브레인스토밍 412
블렌디드 러닝 418
비상대비정책국 919
비율 138

ㅅ

사고예방 572
사람 간 전파 유행 155
사람병원소 729
사례관리 255
사례관리 과정 259
사례관리 모형 258
사례관리자 14, 257
사례발굴자 14
사례연구 418

찾아보기

사보험 63
사업계획 수립단계 329
사업과정 설정단계 328
사업 수행단계 329
사업 평가단계 329
사회·경제적 요인 86
사회보장제도 57
사회보장형 47
사회보험 59, 63
사회복지서비스 61
사회생태주의 797
사회인지이론 399
사회재난 911
사회적 마케터 14
사회주의형 47
사회지지도 472
사회통제 기능 8
사회학습이론 396
사회화 기능 8
산성비 838
산업간호 545
산업보건 547
산업보건의 561
산업보건 인력 556
산업보건조직 552
산업장 보건교육 436
산업재해 574
산업재해보상 585
산업전문간호사 561
산업폐기물 893
산업피로 572
산업화 799
산포도 171
삼차예방 195
상관계수 174
상관분석 178
상담 411
상담자 12
상대위험비 165
상병보상연금 586
상부상조 기능 8
상수 848
상징적 상호주의 이론 463
상하이 국제회의 365
상호교류 5
새싹가족 457
새집증후군 886
생물학적 산소요구량 854
생물학적 설명 가능성 132
생정통계 650
생태주의 797
생활습관성 요인 745
서비스전달체계 50
서술통계 168
세계보건기구 68
세균성 식중독 866
세미나 413
세부계획 310
소음 619
수레바퀴 모형 134
수소이온농도 854
수용성 339
수질오염 852
수행 315
수행계획 226
숙주요인 130
숙주의 감수성 731
스모그 839
스트레스 요인 193
습관적 요인 85
시간적 변수 161
시간적 선행관계 131
시간적 속발성 131
시뮬레이션 415
시범 414
식중독 865
식중독 예방 881
식중독 예보지수 880
식품위생 862
신뢰도 150
신맬서스주의 646
신생아 및 영아사망률 663
신유효온도 817
실내공기오염 886
실험연구 167
실험적 입증 132
심포지엄 413

ㅇ

안면보호구 597
안전관리자 557
안전디딤돌 924
안전보건관리책임자 556
안전정책실 917
약품관리 542
약품탱크 847
여과지 847
역학 122
역학적 삼각형 모형 132
역학적 인과관계 131, 157
역학조사 152
역할극 414
연관성의 강도 131
연관성의 일관성 131
연관성의 특이성 131
연교차 814
연구자 13
연속 공동 감염원 유행 155
열섬현상 835
염소소독 848
영유아 건강관리 682
영유아보건사업 681
예측도 148
온실효과 836
온열조건 813
온열지수 816
옹호자 12
왜도 173
외부체계도(생태도) 472
요양급여 585
요코하마 사건 831
욧가이치 천식 사건 833
용량-반응관계 132
용존산소 853
우산효과 838
우선순위 285, 308
우선순위 결정 213
유병률 138, 140
유사성 132
유엔난민기구 945
유연방어선 193
유전적 요인 86, 745
유족급여 586
유해물질 598
유해폐기물 893
유행 152
유행곡선 154
유효온도 817
응급의료전달체계 45
응급처치 522
응집지 847
의료급여 사례관리 261
의료급여제도 65, 104
의료보장 61
이론 184
이상기압 625
이상기온장해 622
2차 발병률 140
이차예방 194
이타이이타이병 860
인구 644
인구구조 652
인구동태 649
인구변천이론 647
인구성장 5단계설 648
인구정책 656
인구정태 649
인구증가 798
인구통계 649
인두제 55
인본주의 학습이론 395
인적 변수 159
인지주의 학습이론 394
인체검체 채취 153
일교차 814
일차보건의료 338
일차예방 194
일차의료 제공자 11

ㅈ

자가간호 결핍 198
자가간호 역량 198
자가간호 요구 197
자가간호이론 195
자료분석 208, 280
자료수집 207, 278
자연독 식중독 876

찾아보기

자연재난 911
자원의 조직 및 배치 49
자유방임형 46
작업환경 599, 600
작업환경관리 587, 590
장기요양급여 701
장의비 586
장해급여 585
재가노인복지시설 707
재난 910
재난간호 921
재난관리 915, 920
재난관리실 917
재난단계 929
재난복구단계 933
재난알리미 924
재난협력실 917
재활 763
재활간호 764
저소득가족 493
저출산 · 고령화 대책 659
저항선 191
적응이론 200
적정기능수준 85
적조현상 858
전략 310
접근성 338
정보수집자 13
정상방어선 193
정수지 848
정치적 요인 85
제1차 오타와 국제회의 361
제2차 애들레이드 국제회의 363
제3차 선즈볼 국제회의 363
제4차 자카르타 국제회의 363
제5차 멕시코시티 국제회의 364
제6차 방콕 국제회의 364
제7차 나이로비 국제대회 364
제8차 헬싱키 국제대회 364
제임스강 오염 861
조손가족 456
조율 140
조정자 14
주거 883
주산기사망률 663
준비단계 328
중앙보건행정조직 50
중재수레바퀴모델 233
지각된 감수성 365
지각된 심각성 366
지각된 이득 366
지각된 장애 366
지구온난화 836
지도자 12
지렛대 이론 133
지리적 영역 5
지방보건행정조직 51
지불부담 능력 339
지역보건의료계획 345
지역사회 4, 80, 122, 184, 296, 321, 338, 342, 360, 389, 438, 443, 462, 482, 500, 545, 572, 590, 644, 661, 691, 796, 812, 903, 910, 923, 942
지역사회간호 203
지역사회간호사 48, 741
지역사회간호시대 21, 26
지역사회보건간호 17
지역사회자원 246
지역사회 참여 249
지역적 변수 160
직업건강 567
직업건강간호 563, 565
직업건강간호과정 562
직업병 612
직업재활급여 586
직접간호 제공자 11
직접규제 810
직접전파 730
직접표준화 142
진동 621
진료비 지불보상제도 54
진료전달체계 44
진폐증 637
질 관리 321
질병발생의 다요인설 128
질병의 예방수준 137
질병의 자연사 123, 136
집단검진 146
집단구호 933
집단토의 412

집합체 6
집행계획 226

ㅊ

첨도 173
청력보호구 597
체감온도 814
체계이론 184
체르노빌 원자로 폭발사건 834
초미세먼지 841
총액계약제 56
추론통계 175
취수탑 846
취약가족 493
측정지표 138
치매안심센터 710
침강성 역전 835
침사지 846
침전지 847

ㅋ

카이제곱 검정 177
컴퓨터 보조학습 416
코호트 연구 164
콜레라 환자 126
쾌감대 817

ㅌ

타당도 147
토양 899
토양의 산성화 901
통합건강증진사업 380
특수율 140
특이도 148

ㅍ

파리기후협약 804
패널토의 413
평가 317
평균치 비교 176
폐기물 891, 897
폐기물처리 895
포괄수가제 56
포자리카 사건 832
포장폐기물 895
표준화율 142
프로그램 학습 416
프로젝트법 414
플립러닝 419
피부보호구 598

ㅎ

하수 849
학교감염병 관리 517
학교건강증진 385
학교 결핵관리 519
학교보건 500, 502
학교보건 관련법 510
학교보건교육 432
학교보건실운영 540
학교보건 조직 509
학교폭력 537
학생건강관리 513
한국국제협력단 945
합리적 행위이론 397
해돋이 모형 108
해외재난 911
핵가족 456
핵폐기물 894
행동 계기 366
행동주의 학습이론 393
행위별 수가제 54
헌집증후군 890
현황분석 305
협력자 13
혼화지 847
화학성 식중독 878
화학적 산소요구량 855
확대가족 456
환경 796
환경관리주의 797
환경문제 798, 800
환경보건교육 905
환경보건자원 904
환경사정 903
환경영향평가 806
환경요인 131
환경유해요인 903

찾아보기

환경적 요인 86
환경조사 153
환기 592
환자-대조군 연구 156
후향적 코호트 연구 157
휴업급여 585

A

acceptable 339
accessible 338
acid soil 901
affordable 339
air humidity 815
air movement 814
analogy 132
AR 167
attack rate 139
attributable risk 167
available 339

B

Biological Oxygen Demand 854
biologic plausibility 132
blended learning 418
BOD 854
brainstorming 412
buzz session 412

C

case control study 156
case management 255
case study 418
Chemical Oxygen Demand 855
climate 812
COD 855
common tie 6
community 4
comparison of means 176
consistency of other knowledge 131, 132
construction waste 895
contingency table 174
continuous common source pattern 155
correlation coefficient 174
counselling 411
count 138
crude or unadjusted rate 140
cues to action 366
cultural competency 111

D

demographic statistics 649
demographic transitional theory 647
demonstration 414
descriptive statistics 168
DI 818
disaster 910
discomfort index 818
Dissolved Oxygen 853
DMB 재난경보 924
DO 853
dose response relationship 132

E

effective temperature 817
EIA 806
environment 796
environmental impact assessment 806
epidemic 152
epidemic curve 154
epidemiologic triangle 132
epidemiology 122
ET 817
experimental evidence 132

F

field visit 415
flexible line of defense 193
flipped learning 419

G

geographic area 5
global health 67
global warming 836
green house effect 836

group discussion 412

H
HACCP 863
health campaign 415
health education 389
health information 265
health promotion 360
health promotion model 367
heat island effect 835

I
ICN 69
ICRC 944
incidence rate 139
infection 726
infectious disease 726
infectivity 128
inferential statistics 175
International Council of Nurses 69
international standards organization for standardization 864
intervention wheel model 233
ISO 864
isolation 592

K
KOICA 945
kurtosis 173

L
lecture 410
lever theory 133
line of resistance 191
M
MAPP 모형 302
MATCH 모형 299
maternal mortality rate 664
measure of dispersion 171

N
National Health Insurance 62
National Health Service 61
new effective temperature 817
NHI 62
NHS 61
normal line of defense 193
nursing agency 198
nursing system 198

O
optimum level of function 85
outcome evaluation 275

P
packaging waste 895
panel discussion 413
PATCH 모형 298
pathogen 728
pathogenicity 129
PBL 416
perceived barriers 366
perceived benefits 366
perceived seriousness 366
perceived susceptibility 365
pH 854
PHIS 266
plan 187
planning 187
point source pattern 154
population 644
PRECEDE–PROCEED 모형 371, 403
predictive value 148
prevalence 138
primary prevention 194
problem based learning 416
process evaluation 274
projcet methods 414
propagated pattern 155
public assistance 59
Public Healthcare Information System 266

Q
QA 326
QI 326

찾아보기

R

radiation energy 816

ratio 138

rehabilitation 763

relative risk 166

reliability 150

revervoir 729

role playing 414

RR 166

S

school health 500

secondary attack rate 140

secondary prevention 194

self-care agency 198

self-care deficit 198

self-care requisites 197

self-care theory 195

seminar 413

sensitivity 147

SERVQUAL 모델 331

sick house syndrome 886, 890

simulation 415

skewness 173

smog 839

social insurance 59

social interaction 5

social welfare service 61

specificity 148

specificity of the association 131

specific rate 140

standardized rate 142

strength of association 131

structure evaluation 274

substitution 591

Suspended Solids 854

symmetry 172

symposium 413

system theory 184

T

temperature 813

temporality 131

tertiary prevention 195

theory 184

TV 자막방송 924

t-검정 176

U

UNDP 805

UNEP 805

UNHCR 945

UNICEF 69, 944

United Nations Development Programme 805

United Nations Environment Programme 805

United Nations International Children's Emergency Fund 69

UN개발계획 805

UN지속개발위원회 802

UN환경계획 805

V

validity 147

VDT 증후군 630

ventilation 592

virulence 129

W

web of causation 135

wheel model 134

WHO 4, 68